薪火传承

【张义明医论医话医案选集】

主编 张义明 赵芸 杨秀秀

山东科学技术出版社

编辑委员会

前　言

以中国传统文化为底蕴的中医药学，自神农尝百草、轩辕岐伯论医道、扁鹊华佗悬壶济世，至今在全世界影响深远并在异域地方使用、验证并受到推崇，行世三千余年，饱经沧桑，历经扬弃，其深刻的哲理，科学的论理，涵盖了自然科学、人文哲学和社会科学的诸多领域。完整的中医理论体系，丰富的临床经验，精湛的诊疗技术，科学的医疗思维，神奇的临床疗效，伴随着现代医学的飞速发展，今天依然熠熠生辉，璀璨守目，保持着强大的生命力，堪称东方瑰宝，屹立于世界医学之林。除了中医经典理论自身的强大魄力，同样也离不开历代医家长期的医疗实践，理论的传承和创新。临床经验的个性化积累，在漫长的历史发展中形成了各具特色的不同学术流派的中医理论和学术思想。如西汉的医经与经方两大派别。东汉张仲景的伤寒学派，金元时期的滋阴、河间、易水学派，明清的温热学派等，从而涌现出了扁鹊、张仲景、华佗、孙思邈、朱丹溪、李东垣、叶天士等一大批中医大家。不同中医学派相互渗透、传承和发展，推动和促进了中医学术的发展和理论的完善，使中华民族的岐黄薪火传承至今，愈燃愈旺。

我们这一代中医人，有幸赶上了振兴和发展中医药的历史潮流，特别是受山东省中医药五级师承教育的激励，师徒结缘，在各级政府和医院领导的关心和支持下，承担了历史赋予我们的责任和义务，将张义明老师近五十年的从医经验和学术认识进行整理和发掘，尽管我们水平有限，但传承中医薪火的重任和动力，使我们同举笔墨，历经三载，稿凡三易，终成是书。

全书共分三部分，第一部分为医论篇，主要是对中医经典理论和学术思想的继承和探讨，其中部分论文已在中医期刊上发表；第二部分为医话篇，主要是应用中医理论指导临床实践的心得体会；第三部分是医案篇，主要总结内、外、妇、儿、五官和肿瘤等学科典型病例的治疗经验。虽论、话、案三篇体例不同，但均具以下共同特点：一、真实，所有资料均来自张义明老师近五十年学术思想和临床经验的积累。二、宗典，学术宗岐黄，如医论是对学习中医经典理论感悟的论述，医话是临床应用经典理论的体会和总结，医案是应用中医经典理论指导临床的典型案例验证。三、兼容，以四大经典为理论支撑，吸取历代医家之精华，采纳现代医学之长,西为中用。四、创新,在理论和临床上,均有个人的见解和创新,如阴阳学说的渊源、脏腑的定位辨证、即病多瘀论、治癌顺脏气等。五、实用,所有资料均系张义明老师近五十年的行医经验和学习体会的真实记录,因此具有启迪性、实用性。

"橘井泉香落甘露,杏林春满育后生",我们祝愿中华民族的岐黄医学薪火,在我们这一代中医人的手中更好地传承下去,继续得到创新和发展,使中国传统医学伴随着中华民族的伟大复兴梦,展现更加灿烂的前景,为人类的健康事业做出更大贡献。

由于我们的水平有限,书中之谬误敬请同道批评斧正。

编　者

二〇一四年十月十六日

序

中医药学是中华优秀文化之瑰宝,在长期的医疗实践中形成了独具特色的医疗体系。其源远流长,前至先秦、后及当代,名贤辈出,代有传人;其名言至理,临证经验,良方妙药,似浩瀚汪洋,美不胜收。观当今诸多名家,医德高尚,医术精湛,匠心独具,学验俱丰,宝贵财富亟赖后学发扬光大,以造福人类。亦是弘扬民族文化,振兴中医事业的需要。

吾与张义明主任医师相识是在他任滕州市中医医院业务院长时,他工作扎实、治学严谨、待人谦恭、德艺双馨使我心仪和敬佩。在临证中,辨证论治贯穿始终,遣方用药严谨精练;经方、时方择善而从,中医、西医兼容并蓄。从医从政近五十载,从医,医德高尚、医术精湛,颇受人民群众敬重;从政,尽职尽责、兢兢业业,为中医事业的振兴付出了大量的心血。他无愧于齐鲁名医之称号。

为继承整理其学术经验,其学术继承人赵芸、邵珠琳等诸君,尊师重道,敏而好学,通过随师应诊,悉心领悟,不断总结学习心得,同举笔墨,历经三载,稿凡三易,终成《薪火传承》一书。

日前将其稿从网上传与我,细览之爱不释手,《薪火传承》分医论、医话、医案三部分,医论,主要是对中医经典理论和学术思想的继承和探讨,从字里行间折射出他对经典感悟深刻,应用体会的新颖,论述精辟;医话,是笔者应用中医理论指导临床实践的心得体会,是他在五十年临床工作中的真知灼见并有些创新;医案,它涵盖了内、外、妇、儿、五官和肿瘤等学科,典型病例和经验,理法方药,丝丝入扣,对启迪后学、开拓思路有很好的指导作用。读后感到真实、亲切、有理、有据,尤其是临床验案,采用中医辨证分型和现代医学的病名结合,使中、西医人员一看就一目了然。是书有治学经验、经典阐发、题材新颖、内容详实宏富读后受益匪浅。

积多年的经验证明,中医事业的振兴需要有一个宽松的外环境和融洽的内环境,还要三靠:一靠党的中医政策,为中医发展提供良好的外部环境;二靠有一支热爱中医,认真贯彻党的中医政策,坚持"三并"方针,团结带领中医药人员扎实工作的管理队伍;三靠有一批具有真才实学的铁杆中医队伍,这支队伍信念坚定,熟读经典,勤于临证,甘为人梯,毫无保留地将自己的经验传授给后人。当前,中医发展的势头很好,党和国家十分重视中医工作,习近平总书记多次指出,中医药学是打开中华文明宝库的钥匙;国家拨出专款用于中医院建设和老中医带徒补助,中医药的发展驶入了快车道。出现了"日出江花红似火，春来江水绿如蓝"的大好形势，让我们以实际行动迎接中医的春天。

"桔井泉香落甘露，杏林春满育后生，我们祝愿中华民族的岐黄医学薪火，在我们这一代中医人的手中更好地传承下去，并创新和发展，使中国医学伴随着中华民族的伟大复兴梦，展现更加灿烂的前景，为人类的健康事业做出更大贡献"。这是笔者的愿望，也是几代中医人的愿望。此书付梓，对全省老中医经验继承工作大有裨益，值得称颂。爱不揣工拙，欣然为序。

山东省枣庄市原中医管理处处长　　梁继荣
山东省枣庄市中医医院原院长

甲午年冬于煤城知乐斋

2

目　录

附：主要作者简介

第一章　医论集

第一节　理论源薮

一、阴阳学说渊源析疑

阴阳学说不仅是中国古代哲学思想的启萌,同时也是中国古代文化基本框架的一个重要组成部分。阴阳学说的对立统一思想与长期的医疗实践相结合,从而形成了中国传统医学的基本理论根基。

由于阴阳学说形成和发展的历史悠久,对其渊源问题说法不一。不论是社会科学领域,还是中医医学界,历来认为阴阳学说起源于《周易》,即八卦。故讲阴阳必言八卦,提八卦必及阴阳。这正如近年来庞朴教授所指出的:"……在整个中国学术史中,阴阳与八卦,历来都被相信是二而一、一而二的关系。说阴阳就是说八卦之理,言八卦就是讲阴阳之象,二者岂止一源,干脆原是异名同谓之一体。这一点已经成了一个传统信念"。这种传统信念在中医学术界更加根深蒂固。例如在近年来的中医教科书中均谓:"阴阳学说是殷周时期的哲学思想,渊源于《周易》","《周易》讲阴阳,《洪范》讲五行","《周易》、《洪范》记载了我国早期的阴阳五行学说"等等。然而,深入地考究一下我国古代文化的发展史,特别是从近年来我国新出土的历史文物中,则不难看出这种传统观念不仅错误地结论了阴阳学说形成和发展的历史,而且混淆了阴阳与八卦及古代其他占卜方法的基本概念及其相互关系。本文则试图对阴阳概念、阴阳学说以及中医阴阳学说的源头问题,并就阴阳与八卦的关系述以刍见,以求同道赐正。

（一）从阴阳二字寻源

阴阳二字,起源甚早。甲古文已见到"阳"字,金文又有"阴阳"连用,如《夒佰子𣪘》铭曰:"夒佰子㜇父,作其征𣪘。其阴其阳,以征以行"(《商周金文录遗》)。《敔𣪘》铭曰:"南淮夷迁殳,内伐昴、㵸参泉、裕敏,阴阳洛"(《双剑多吉金文选》)。又《吕氏春秋·重己篇》说:"室大则多阴,台高则多阳。"《说文》曰:"阴,闇也,""阳,高明也,水之北,山之南也"。可见阴阳在早期的人类观念中,只不过代表自然界中正和反两个方面的现象而已。乃至《诗经》中的"既景乃冈,相其阴阳"(《大雅·公刘》)也都是简单地保持造字时的原始意义,即"阳"为日光洒射,"阴"为洒射之否定。除此以外，尚无其他深奥之义。

在中国奴隶社会后期，即西周初期，人们已开始用取象比类的方法，如"仰观天象，俯察地理，中旁人事"，"远取诸物、近取诸身"等，对周围事物进行细致的观察，天长日久，这种感性知识积累多了，上升为理性知识，即抽象的概括。在当时历史条件下，对人类生活影响较大的莫过于昼夜、寒暑等自然现象，常见到天地、日月、风雨、雷电、水火、男女等。因此阴阳的概念也就是在这些直观对立现象的基础上产生的。

大概从西周末年以后，阴阳开始被想象为"气"，与风雨晦明一起被认为是天之"六气"，开始用阴阳来解释自然界某些现象的变化规律。据《国语·周语》记载，公元前780年发生大地震就记有："幽王二年，西周三川皆震，佰阳父曰。周将亡也！夫天地之气，不失其序，民乱之也。阳伏而不能出，阴迫而不能蒸，于是有地震。今三川实震，是阳失其所而镇阴也"。

《国语·越语下》也有关于阴阳的记载。如"是故聚不阤崩，而物有所归，气不沉滞，而亦不散越，是以民生有财用，而死无所葬……故天无伏阴，地无散阳……"

《国语·越语》还记载了范蠡论阴阳之事。如"范蠡曰……阳至而阴，阴至而阳，日困而还，月盈而匡。"

《左传》中也有关于阴阳的记载。如"周内史叔兴聘于宋，宋襄公问焉，曰：'是何祥，吉凶焉在？'对曰：'今兹鲁多大丧，明年齐有乱，君将得诸侯而不终。'退而告人曰：'君失问，是阴阳之事，非吉凶所生也'。"见于《左传·僖公十六年》。

当然，像这样对地震、日食、水旱、风雹等都用阴阳来解释，从科学的角度来看，未免笼统，但从哲学的意义上来说，用阴阳对立统一的思想去捕捉自然界某些事物的内在矛盾，并把宇宙间的一切，视为有机的统一整体，这应该说是阴阳概念发展史上的一次飞跃。值此，阴阳再也不是停留在直观概念的境地，而开始步入含有对立统一思想的朴素哲学范畴。这就是阴阳学说形成的初期阶段。

从战国时代，阴阳的含义逐步深化。如"道生一，一生二，二生三，三生万物，万物负阴而抱阳，冲气以为和"（《老子·四十二章》）。这里老子已明确指出，万物都有阴阳，阴阳则是万物之和。所以，这个时代的阴阳概念，已不是单纯地说明日光的向背，以及六气之类的意义。"它已经成了一种属性，一种原力，一种使万物得以成为'物'，而又分为万物的根源"（《阴阳五行探源》）。《老子》所谓的"道"，即含有物质实体，又有事物运动变化规律的意思。如《淮南子》中解说："夫道者，复天载地……禀受无形，源流泉浡，冲而徐盈，混混滑滑，浊而徐清"。这段话可以作为对《老子》道"有物混成"的注解。所谓一、二、三，可以认为是三种气。一可以称为冲气，二、三是指阴阳二气，在先秦是指多数的意思。二生三是说有了阴阳，很多的东西就产生出来了。冲气是阴阳二气开始分化而还未分化时的气，与道差不多，所以又叫做"一"。

到战国中叶，由于阶级矛盾的激烈，在意识形态领域中出现了我国历史上"诸子蜂起、百家争鸣"的局面。此时的子思,集前人关于阴阳思想的精华,倡导了阴阳学说,成为我国历史上阴阳家的创始人。

据上所述,阴阳作为简单的直观概念,最早见之于奴隶社会后期,即西周初期,约为公元前 1060 年左右。从直观概念上升为哲理,最早见之于《国语》,约为公元前 700～公元前 500 年左右。到战国中叶,才是阴阳学说真正形成之时。可见那种认为阴阳学说渊源于《周易》的传统认识,是与历史不相符的。《易经》不存在明确的阴阳观念,"《易》以道阴阳"只是战国时人对《易经》的看法,两汉后所兴起易学的阴阳观更是《易传》阴阳观念深入人心的结果;《易》的阴阳论内涵从根本上说是由《易传》赋予的。《易经》中有"—"、"- -"两种组成卦画的基本表示符号,它们多少反映了两种相反势力的排斥与联结,至多可以说其中隐含了发展为阴阳观念的可能性,但这并不就是阴阳观念;以"阳爻","阴爻"分别称谓这两种符号,所谓"阳"也、"阴"也,只不过是阴阳观念已成为《周易》的基本观念后才作出的称谓。阴阳观念在我国发现确乎较早,论阴阳者多要上溯到原始时代曾盛行过的生殖崇拜现象、日月神话。从考古发掘的为数不少的壁画、器物上所刻有的某些图纹、原始文字以及有关文献记载来看,我国原始时代确发生过崇拜生殖的现象,产生过日月神话,这对后期阴阳观念的产生也的确会发生极其重大的影响,尤其是以人的两性及其和合生衍来推类认识万物的存在与变化,更应当说是原始人类的基本观念,这也是萌发更为一般化、普遍化、具有相当程度抽象意味的阴阳观念的肥沃土壤;但这仍并不就是阴阳观念;人类认识的范围、思维的水平(智力的程度),当时尚不足以概括出像阴阳这样一种一般性的观念,引发观念的原型并不就是观念本身;遽以"—"、"- -"为生殖崇拜的孑遗或阴阳之符、甚断《易经》的基本观念即阴阳观念,这是不足取的。

(二)关于阴阳与八卦的关系

五行、八卦、阴阳,本是三种不同的思想体系,它们分别起源于三种不同的占卜方法:"钻龟、陈卦、枚占"(《阴阳五行探源》)。《礼记·表记》载:"殷人遵神,率民以事神",在殷周时期,人们唯一所信仰的就是神,任何行动都必须遵照神灵的旨意,因而他们似乎无事不卜,且占卜方式不一。《易》之八卦就是当时所流行的一种比较简单的卜卦,有人称为易卦。不过这个初期的易卦开始是什么样子,前人说法不一,但多数人则倾向于"伏羲画八卦","太极生两仪,两仪生四象,四象生八卦"之说。认为原始的易卦就像后来这个样子,由"—"和"- -"错综组成。因而阴阳的概念一开始便蕴含于八卦、乃至太极与无极之中。其实事情大谬不然,前人就有对此提出质疑的,如梁启超在《阴阳五行说之来历》中例举了《诗》、《书》、《易》三经所含阴阳字样之句说:"最奇者,《易经》一书及《庄子》所谓《易》以道阴阳者,卦辞、爻辞中仅有此'中孚九二'之一条单举一阴字,《象》、《象》两传中,刚柔、内外、上下、大小等对待名词,几于无卦不有,独阴阳二字,仅于此两卦各一见,可谓大奇"。李镜池在《易传思想的历史发展》中说:"《易》以道阴阳,当是在阴阳说流行之时,即战国中晚期之间为易学家所采用的。……春秋时的易筮,还没有用阴阳来说解的"。后来周原卜甲的出土进一步证明,易象本为六爻,并无阴阳。这正如庞朴教授最近指出的:"虽然我们也永远无法证实,这六爻在筮史的脑袋中,是否将换算成一、--符号;但它们终究未在成卦时表示出来的事实,已足以说明,原始的八卦并不着意于,也难以启发出阴阳、刚柔等对立思想,它另有自己的意蕴"(《阴阳五行探源》)。这个意蕴是什么? 当然只能从六数重叠的现象去寻找。早在宋代,麻城发现了六件铜器,其一被称作为方鼎的铭文末尾有☰☷二字(见《啸堂集古录》卷上),宋人释为"赫"字,后来类似的奇字出土的多了,如中斿父鼎有☷(见《三代吉金文存》卷三),后在丰稿、周原等地先后发现类似符号刻在卜骨卜甲上已达六十二个之多(见《试析周初青铜器铭中的易卦》)。郭沫若于 20 世纪 30 年代以这些符号为"族徽"(《西周金文辞大系考释》),唐兰在 50 年代认为"是一种已经遗失的中国古代文字"(《考古学报》1957 年第 2 期),张政良在 70 年代证明为周初易卦。看来张先生的解释比较令人相信。原来那些符号,本来就是一些数目的重叠。如☰即代表"七八六六六六",☷代表"八七六六六六"☷代表"七五八"。三个数的就是易卦的所谓"单卦",六个数的谓之"重卦"(详见《试析周初青铜器铭中的易卦》)。以文献记载来印证这种符号的名字或许叫做"六爻",后称之为"六爻"。六爻将自己的奇偶数简化为一与--,因而定型为六十四卦。但是最初的六爻是以三数为重叠,六爻或六爻则有两个上中下,这叫做卦位。现在我们从《易经》上见到的卦爻,一与--是表示它们本是奇数和偶数的代号,单一和--是否含有阴阳的意义,这在《周易》中无从查找。郭沫若曾对此作过考证指出:"八卦的根底我们很鲜明地可以看出,是古代生殖器崇拜的余遗,画'一'以象男根,分为二以象女阴。"《易·系辞下》在谈及六爻的功用时指出:"二多誉,四多惧","三多凶,五多功"。即二、五两爻在多半情况下是吉利的,而三、四两爻多半不吉利。从卦位上说,二、五两爻分居下卦与上卦之中,称中爻,三、四两爻分别为下卦的上爻和上卦的下爻。二、五所以多誉功,三、四所以多惧凶,中爻所以有辨是非,是因为在编纂者的思想里认定凡事以处中为吉,而中间者的状态,又足以代表全体面貌之故。可见这样的寄形于三数重迭中的尚中思想,才是《周易》的根本思想。这种尚中思想在六十四卦爻辞中也称"中行"。

由此可见,八卦的思想内核是尚中,与阴阳观念是丝毫无涉的。

"三王不同龟、四夷各异卜"(《史记·自序》),龟卜起于殷商,导致东方五行文化。上已述及八卦即陈卦的尚中思想导致西方文化。而当时已处于大国的楚与吴越,即南方各族,是用什么法术与神灵交通的呢? 司马迁说过:"蛮夷氐羌,虽无君臣之序,亦有决疑之卜"(《史记·龟策列传》)。西汉人赵煜选《吴越春秋》已有宫廷以六壬决疑的线索。《左传》哀公十七年载:"秋七月(楚惠)王与叶公(子高)枚卜,良以为令尹"。这就是当时的一类占筮方法,即"枚卜"。枚卜何谓? 杜预注曰：“不斥言所卜以令龟”。同时在马国翰辑的《归藏》中，也有不少枚卜的记录，如"昔夏后启筮，乘飞龙而登天，而枚占于皋陶。陶曰：吉。"此外，《初学记》《太平御览》也有枚占故事三条。这些材料足可证明，枚占应是一种特殊的贞占方法。"枚为之物，或指树干"（《诗·旱麓》施于条枚），或指马鞭（《左传》襄公十八年：以枚数阖）。《说文》："枚，干也。可为杖"。均系"干"的引申义。

梁人宗懔《荆楚岁时记》亦谓："秋社，拟教于神，以占卜岁丰俭。"有注曰："教以桐为之，形如小蛤。言数，教令也，其掷法以半俯半仰为吉者也。"所谓半俯半仰，也即一俯一仰。枚卜流行楚地，以一俯一仰为圣莢，这就使人很自然联想到楚人老子的"万物负阴而抱阳"，联想到阴阳思想和它的最先倡导者道家。道家的阴阳哲学在《楚辞》中以诗的语言出现，如："阴阳三合，何本何化？"（《天问》）。这就是阴阳化万物的思想。而"高飞兮安翔，乘清气兮御阴阳"（《天运》）如出一辙。至于"一阴一阳兮"也可以说就是枚卜所念念有词投空掷地以求的一俯一仰的圣莢。

因此，由枚卜而引申出阴阳，值此足以窥见一斑了。

至于"一阴一阳之谓道"，"阴阳不测之谓神"（《易·系辞》），从思想深度来看，似乎比《老子》的"万物负阴而抱阳"更进一步。但这一思想不仅为《易经》本文所没有，也是《易传》之外的一切儒家经典所阙罕，因此，《易传》的阴阳思想是外加予《易》的，而并非《易》中所固有。

（三）中医阴阳学说的形成及特点

中医阴阳学说应属于自然科学的范畴，它是哲学阴阳学说向自然科学渗透的产物。

早在春秋时期，秦国的医和就开始用阴阳概念阐明气候变化与人体疾病发生的关系，如"天有六气，降生五味，发为五色，征为五声，淫生六疾。六气曰：阴阳、风雨、晦明也……阴淫寒疾，阳淫热疾……"

到战国中叶，作为社会哲学的阴阳学说已经形成，而当时漫长的医疗实践，又是阴阳学说向医学渗透的重要条件。正是这种阴阳学说的哲理一经渗透到中医学领域中，便与医疗实践的具体内容有机地结合起来，形成了中医所特有的阴阳学说。《黄帝内经》实际上就是运用古代哲学思想，对人体结构、生理、病理、疾病防治，以及人体与自然界的相互联系，进行了一次大总结，使之条理化、系统化，正如《素问·阴阳应象大论》所云："阴阳者，天地之道也，变化之父母，生杀之本始，神明之府也"，这里"天地之道"的"道"字的含义，实际上就是《老子》道的哲学思想在医学中的运用。《内经》中关于阴阳的理论继承了哲学阴阳学说的基本意义，如阴阳的相对性、阴阳的属性、阴阳的升降离合、阴阳的胜复消长、阴阳的互根等等。其基本内容应包括如下四条：

第一，阴阳是自然界的客观规律，也是人们借以认识客观事物的法则。前者叫做"天地之道"，后者称为"神明之府"。

第二,自然界的一切事物,都有不可缺少的性质,没有它,事物就不能存在,就不可想象。阴阳就是事物的特性(属性),如自然界的天和地、日和月、昼和夜、水与火、寒与热……人体的脏与腑、气与血、表与里、男与女等等,千差万别的一切事物,皆可按其特性,加以层层分析,并归纳于阴阳系统之中。这就是所谓"万物之纲纪"。

第三,物质世界无时无刻不在运动变化之中,运动变化时物质最基本的特性,事物的运动变化,在中医学里就是用阴阳来表述的,如"阳化气,阴成形","阳胜则热,阴胜则寒","重阴则阳、重阳则阴"等等。所以,阴阳有"变化之父母"之称。

第四,有运动变化,就会有盛衰生灭。在"生"和"盛"的同时,就包含着"衰"和"灭"的因素。所谓"成败倚伏生乎动",就是这个意思。以生命来说,它总是和它的必然结果,即始终作为种子存于生命中的死亡联系在一起的。所以事物的盛与衰、成与败的相互倚伏及其运动变化的过程。比如昼夜变化、时令变迁,以及人体生理、病理的各种各样的活动节律等等,无一不是被当作"阳生阴长、阳杀阴藏"的过程来表述的。所以"生杀之本始",也是阴阳学说的基本概念之一。

(四)关于三阴三阳问题

随着中医学概念的发展,中医阴阳学说不断增添了新的内容。例如当古人发现人体脏腑经络同自然界的种种变化有着更为复杂联系的时候,那种阴阳各分老少的方法,就满足不了理论上的需要,一些勇于创新的医家,突破了旧框框的束缚,提出了"阳明"和"厥阴"两个新名词。原来的二阴二阳就变成了三阴三阳。三阴三阳的理论,不仅成为中医阴阳学说的一个重要组成部分,而且是中医阴阳学说发展史上的一次大飞跃。它使中医学的理论更加具体化系统化,更进一步显示出中医阴阳学说越来越趋向于自然科学的特点。从本质上讲它同哲学阴阳学说已不是一个东西。哲学中的阴阳学说是整个宇宙自然界及人类社会和思维的普遍运动规律的概括,而中医阴阳学说能反映的只是人体生命科学的各种物质的属性和某些客观规律,以及与某些自然现象的联系形式。尽管阴阳范围也包罗万象,但在无限的宇宙中,毕竟是一种有限的具体矛盾形式。《素问·至真要大论》说:"愿闻阴阳之三也,何谓?岐伯曰:气有多少,异用也。帝曰:阳明何谓也?岐伯曰:两阳合明也。帝曰:厥阴何也?岐伯曰:两阴交尽也。"三阴三阳在《内经》时代已经形成并开始应用于医学理论的构建。三阴三阳的基本内涵应包括以下几个方面的内容:

1.六经三阴三阳 《灵枢·经脉》中的"六经"完全采用了三阴三阳的框架,六经的三阴三阳的排序和对应关系与六时三阴三阳发生了重大变化,三阴经的排列顺序厥阴排到了少阴之前。《素问·血气形志》说:"夫人之常数,太阳常多血少气,少阳常少血多气,阳明常多气多血,少阴常少血多气,厥阴常多血少气,太阴常多气少血,此为天之常数。足太阳少阴为表里,少阳与厥阴为表里,阳明与太阴为表里,是为足阴阳也。"

2. 生理三阴三阳　《素问·阴阳离合论》说:"三阳之离合也,太阳为开,阳明为阖,少阳为枢……三阴之离合也,太阴为开,厥阴为阖,少阴为枢。"开阖枢是三阴三阳在人体的生理功能。生理的三阴三阳排序为太阳、少阳、阳明、太阴、少阴、厥阴。太阳主开,厥阴主阖,一开一阖,主司表部功能;阳明为阖,太阴为开,一开一阖主司里部功能;少阳为二阳之枢,少阴为二阴之枢,主司半表半里部的功能。三阴三阳分之为三,合之为一,周而复始,循环无端。

3. 病理三阴三阳　《伤寒论》的三阴三阳是对外感热病的病位、病性、病时的一种分类方法。它把病证分为六大类:病发于表,病性属阳,病势为热为实,病时为太阳,病证为脉浮、头项强病而恶寒者称作太阳证;病发于枢,病性属阳,病势为热为实,病时为少阳,病证为口苦、咽干、目眩、胸中热烦、发热或往来寒热者称为少阳证;病发于里,病性属阳,病势为热为实,病时为阳明,病证为胃家实、大便难、日晡所发潮热、自汗出者称为阳明证;病发于里,病性属阴,病时为太阴,病势为寒为虚,病证为腹满而食不下、自利益甚、时腹自痛者称为太阴证;病发于枢,病性属阴,病时为少阴,病证为心动悸、短气、脉微细,但欲寐者称为少阴证;病发于表,病性属阴,病时为厥阴,病证为手足厥冷、脉微欲绝、肢节疼痛者称为厥阴证。

4. 运气三阴三阳　三阴三阳与五运、六气的结合形成了运气学说,《素问·天元纪大论》说:"阴阳之气,各有多少,三阴三阳也。"运气学说把三阴三阳分作一二三。《素问·阴阳类论》说:"一阴厥阴也,厥犹尽也。"其排序及其对应关系为,一阳少阳,二阳阴明,三阳太阳,一阴厥阴,二阴少阴,三阴太阴。《内经》中除七篇大论专门讲运气的内容外,其他许多篇章也是按运气三阴三阳论述的,如《素问·热论》、《素问·厥论》、《素问·经脉别论》、《素问·阴阳类论》等。

5. 脉诊三阴三阳　《素问·阴阳别论》说:"三阳在头、三阴在手。"《灵枢·四时气》说:"气口候阴,人迎候阳。"阳主外、阴主内,故《灵枢·禁服》说:"寸口主中,人迎主外。"其诊脉方法,《素问·六节藏象论》讲述得非常清楚:"人迎一盛,病在少阳,二盛病在太阳,三盛病在阳明,四盛以上为格阳,寸口一盛,病在厥阴,二盛病在少阴,三盛病在太阴,四盛以上为关阴。"在三阴三阳之外补充了格阳、关阴。《灵枢·终始》所论更为详细具体,把手足十二经脉尽为列出,其排序为:少阳、太阳、阳明、厥阴、少阴、太阴。《内经》许多篇幅三阴三阳的内容讲的是人迎、寸口的脉诊法。如《素问·四时刺逆论》、《素问·腹中论》、《灵枢·终结》等。

生理的三阴三阳,其排序及其对应关系和六时阴阳是相同的,其一脉相承,源渊流长,至今仍有效指导着中医的临床辨证用药,具有极强的生命力和现实意义,必须加以发掘提高。

近代医家往往把一分为二和一分为三混为一谈,过分强调了阴阳学说,忽略了一分为三的时空观念。另外,把《内经》的针灸经络体系和《伤寒论》的汤方辨证体系的基础理论三阴三阳变成了简单而具体的手足六经,从而失去了其对中医的指导意义。

从以上史料证明,作为中国古代哲学启萌思想的阴阳学说,是在一段漫长的历史时期内思想文化发展的产物,是我国古代劳动人民聪明才智的结晶。早在奴隶社会后期,就出现了阴阳简单的直观概念。大约经历五六百年之后,才在《国语》中最早使阴阳的概念包含了部分哲理思想。到战国中叶,由于老子思想的渗透和影响,使阴阳的哲学思想更加充实和完备。因此,那种认为阴阳学说起源于《周易》的传统说法显然是错误的。据上古史料证明,八卦本为殷周时期所流行的一种较简易的占卜方法,人们把它称之为"易卦"或"陈卦",在春秋以前又称为《周易》。在原始的"易卦"中既无阴阳字样可见,又无阴阳的思想内容,而把阴阳的渊源归于《周易》岂不谬哉! 在殷周时期的占筮方法中,具有代表性的主要有三种,即龟卜、陈卦和枚卜。龟卜导致五行思想,陈卦导致尚中思想,而真正与阴阳有联系的主要是枚卜。可见八卦的主要思想内核是尚中而不是阴阳。至于"一阴一阳之谓道"(《易·系辞》),则是战国时期一些儒家学派在解释《易》时所外加于《易》的,并非《易》中所固有。

中医阴阳学说是古代哲学中的阴阳学说向医学概念发展的产物,虽然它还保留其阴阳化生万物及对立统一的辨证思想,但毕竟已与具体医学现象交织在一起,而变为自然科学的范围。因此两种阴阳学说已有本质的区别。

(张义明　赵　芸)

二、脏腑定位辨证初探

辨证论治作为中医学的基本特征和优势之一,从产生至今已有二千多年的历史。早在《内经》中就有"谨守病机,各司其属"和"谨察病机,勿失气宜"之说,张仲景《伤寒论》中亦指出:"观其脉证,知犯何逆,随证治之",均为辨证论治奠定了基础。其基本概念为:以中医整体衡动观的象思维为指导思想;以"司外揣内"的逻辑思维方法为原理;以四诊所收集的症状以及微观检验结果为依据,运用中医理论进行分析归纳,找出疾病的病位和病性,制定出治则方法的全过程,称为辨证论治。其辨证方法主要包括八纲辨证、脏腑辨证、气血津液辨证、六经辨证、经络辨证、卫气营血辨证、三焦辨证等。其中以八纲辨证为基础,以脏腑辨证为核心。今将笔者数十年的临床体会,依据传统中医理论,结合现代研究成果,将脏腑辨证中的定位辨证思路和方法试探如下。

(一)以脏腑解剖部位(微观)定位

中国人很早就认识到脏腑是一个实体,是客观存在的。早在《黄帝内经》就提出"若夫八尺之士,皮肉在此,外可度量切循而得之,其死可解剖而视之"(《灵枢·

经水》)。而关于人体脏腑的度量，与现代解剖结果基本一致，包括古人对心、肝、肺等的描述基本上都有一个形态学的依据。例如《灵枢·胃肠》中记载的食道长度与下消化道长度的比值是 1∶36，与现代医学的 1∶37 是非常接近的。这说明《灵枢》中的胃肠数据是经过实测的，而且是准确的。更可贵的是，四十二难详细记载了脏腑的长短、容量与重量。其对五脏解剖形态学和功能的记述是："肝重四斤四两，左三叶，右四叶，凡七叶，主藏魂。心重十二两，中有七孔三毛，盛精之三合，主藏神。脾重二斤三两，扁广三寸，长五寸，有散膏半斤，主裹血，温五脏，主藏意。肺重三斤三两，六叶两耳，凡八叶，主藏魄。肾有两枚，重一斤一两，主藏志。"可见，古人在对动物和人体内部的器官通过解剖有了结构部位的认识，并建立起了人体内脏形态学概念，将这种概念命名为心、肝、脾、肺、肾、胃、大小肠、膀胱、女子胞等，可以设想，如果没有古人的解剖知识，很难想象有现在的五脏六腑的名称。目前，中医借鉴西医解剖学的知识，对五脏的具体部位描述的更具体，如心居于胸腔，隔膜之上，位于左侧；肝位于上腹部，横膈以下，右胁之内；脾位于中焦，在膈之下；肺位于胸腔，左右各一，右肺分上、中、下三叶，左肺分上、下两叶；肾位于腰部，脊柱两旁，左右各一。故在辨证定位时一旦出现左上胸部闷痛不适症状，从解剖学的角度就可定位在心。同样如右上腹横膈之下，出现胁腹痛，就可定位在肝；左上腹横膈之下出现疼痛，就可定位为脾；两胸或一侧出现胀满或胀痛，就可定位为肺；腰部脊柱两侧出现不适，就可定位为肾。但由于目前中医脏象学说的内涵已从解剖的意义上脱胎出来，故以解剖辨证定位只能是一种辅助和参考。

（二）以脏腑的生理病理特点（宏观）定位

应用五脏的生理病理特征，现称宏观辨证进行定位，是中医定位诊断的核心，因为中医脏象学自形成至今已不是原始的单纯解剖意义上的概念，中医重视的人与天地相参，人与万物的相互关系。不用说脏腑器官的结构，就是再精细的解剖，到了细胞、分子、原子阶段，仍不能看出人与天地万物的联系、四季寒热温凉气候对人体的影响、人与万物声色气味的关系、社会生活喜怒哀乐的精神活动对人体有哪些影响，这些重要因素，没有一个是通过脏腑解剖说清楚的。因此，古人走了另外一条道路：依靠藏象来说明这一切。

脏腑气机的升降出入特征是通过脏腑的生理活动所体现的。升降运动是脏腑的生理特性，也是脏腑功能的体现，升降失常是疾病发生的基本病机。如《素问·六微旨大论》说："出入废则神机化灭，升降息则气立孤危。"可见，气的升降出入须协调平衡，才能维持人体正常的生理活动。《素问·禁刺论》云："肝生于左，肺藏于右，心部于表，肾治于里，脾为之使，胃为之市。"此处所言，即从气机输布运行论五脏功能特点。气机输布运行是五脏功能的重要特征，肝气从左生升，肺气从右肃降，相反相成；心属火，性炎散其气布于表，肾属水，性内沉其气治于里；脾主运化如信使之运行不息，胃主受纳如市之百物汇聚。如《素问·至真要大论》病机十九条中的五脏病机"诸风掉眩皆属于肝","诸湿肿满皆属于脾","诸气膹郁皆属于肺","诸痛疮疡皆属于心","诸寒收引皆属于肾"。均明确指出了五脏的生理病理表现与五脏定位的关系。五脏精气神三层次之说,与气化、四时、神志、五脏之说,纵横交错,构成了五脏概念的整个内涵。与解剖之五脏有了根本的区别。

1. 从五脏生理功能特点定位

心——心主神明,主血脉。《素问·五脏生成论》:"诸血者皆属于心。"《素问·灵兰秘典论》:"心者君主之官,神明出焉。"若患者出现精神不振、失眠多梦、健忘、思维迟钝,或心烦、失眠,或狂躁谵语,意识不清,可辨证定位在心,由心失所养或心火亢盛所致。

肝——肝主疏泄。《素问·灵兰秘典论》:"肝者,将军之官,谋虑出焉。"又主藏血。《素问·五脏生成论》:"故人卧,血归于肝。"若患者出现烦躁易怒、咯血,或妇人月经过多、崩漏不止等,即可辨证定位在肝,由肝气疏泄太过,肝不摄血所致。

脾——脾主运化。《素问·经脉别论》:"饮入于胃,游溢精气,上输于脾。脾气散精,上归于肺,通调水道,下输膀胱。水精四布,五经并行,合于四时五脏阴阳,揆度以为常也"。又主统血。《难经·四十二难》:"脾裹血,温五脏。"亦主四肢。《素问·痿论》:"脾主身之肌肉。"若患者出现腹胀、便溏、食欲不振,以至倦怠、消瘦等病变,或便血、尿血、崩漏等,即可辨证定位在脾,由脾不运化、脾不统血所致。

肺——肺主气,司呼吸。《素问·五脏生成论》:"诸气者,皆属于肺"。主宣发和肃降。《素问·至真要大论》"诸气膹郁皆属于肺"。通调水道。《素问·经脉别论》"……通调水道,下输膀胱。水精四布,五经并行"。主治节,而朝百脉。《素问·经脉别论》"……经气归于肺,肺朝百脉,输精于皮毛。"若患者出现咳嗽、憋喘、气短等症状,即可辨证定位在肺,由肺气上逆,肺失肃降所致。

肾——肾藏精,主生长发育及生殖。《素问·六节藏象论》"肾者主蛰,封藏之本,精之处也",《素问·上古天真论》"肾者主水,受五脏六腑之精而藏之"。主水。《素问·逆调论》"肾者,水藏,主津液"。主纳气。《类证治裁》"肺为气之主,肾为气之根,肺主出气,肾主纳气。"若患者出现发育迟缓或水肿、尿少等症状,即可辨证定位在肾,由肾虚、肾不纳气所致。

2. 五脏与形体官窍的联系进行定位 即以在志、在液、在体、在窍定位。

心——在志为喜《素问·天元纪大论》"人有五脏化五气,以生喜、怒、悲、恐、惊"。在液为汗,有"汗为心之液"之说,"汗、液、血同源"。"血汗同源"。在体合脉,其华在面,《素问·五脏生成论》"心之合脉也,其荣色也"。在窍为舌,《素问·阴阳应象大论》"心主舌,心在窍为舌"。若患者出现情志异常面色㿠白、汗出或口舌生疮等,即可辨证定位在心。

肝——在志为怒《素问·脏气法时论》"肝病者,两胁下痛,令人善怒"。在液为泪,《素问·宣明五气论》"肝为泪"。在体为筋,其华在爪,《素问·痿论》"肝主全身之筋膜"。在窍为目,《素问·五脏生成论》"肝受血能视"。若患者出现胁痛易怒、双目干涩、四肢屈伸不利、爪甲干枯等,即可辨证定位在肝。

脾——在志为思有"思出于心,而脾应之"之说。在液为涎,《素问·宣明五气论》"脾为涎"。在体合肌肉,《素问·痿论》"脾主身之肌肉"。在窍为口,其华在唇,《灵枢·脉度》"脾气通于口……"若患者出现善思虑、口中流涎、消瘦、口唇皲裂等,即可辨证定位在脾。

肺——在志为忧《素问·阴阳应象大论》"在脏为肺,在志为忧"。在液为涕,《素问·宣明五气论》"五脏化液,肺为涕"。在体合皮,其华在毛,《素问·五脏生成论》"肺之合皮也,其荣毛也"。在窍为鼻,《灵枢·脉度》"肺通气于鼻"。若患者出现善忧鼻塞、咳嗽、流涕、皮肤粗糙等,即可辨证定位在肺。

肾——在志为恐《素问·举痛论》"恐为气下,惊则气乱"。在液为唾,《杂病源流犀烛·诸汗源流》"唾为肾液"。在体为骨,其华在发,《素问·四时刺逆从论》"肾主身之骨髓"。在窍为耳及二阴,《灵枢·脉度》"肾气通于耳"。若患者出现易惊恐、耳鸣、耳聋、腰酸、腰痛、尿频等症状,即可辨证定位在肾。

(三)以现代仪器设备检查和实验室检查结果定位

中医根源于朴素的辩证唯物主义哲学思想,其理论基础是经过数千年的临床实践探索出来的。在漫长的发展历史中,经过了由实践上升到理论,再由理论指导实践的反复循环过程;在传承创新中始终坚持了吸纳利用科学技术成果,并不断与时俱进,才发展成为了长久不衰的中医科学,被称为当今国粹。现代技术检查手段,是集物理、光学、化学、自然、生物等科学技术的集合形成的检查技术,广泛应用于医学领域。通过现代医技检查技术得出的结果,大大地提高了诊断水平。比如通过 B 超检查,能诊察到人体内肝、胆、脾、肺、肾、子宫、输尿管、盆腔等多个脏器的疾病。通过 CT、核磁共振检查,能诊察到全身体内各脏器、骨骼、心血管系统、呼吸系统等疾病,没有这些先进技术的优势及作用,很多疑难病症想要明确诊断是比较困难的。西医的发展史只有几百年,发展突飞猛进,不得不承认是其充分吸收利用了现代医技检查技术的结果。唯象理论是对实验现象概括的总结和提炼,但是无法用已有的科学理论体系作出解释,所以钱学森说唯象理论就是知其然不知其所以然。其实,中医就是一种唯象理论,《内经》便是一部唯象理论著作。它已经被几千年的生活实践所证明,但却无法从物理、化学等现代科学角度进行解释。抓住唯象理论,用现代科学语言表达中医精髓,使之中心鲜明,结构完整,有助于实现中医学的现代化。故邹伟俊强调,"随着唯象中医学事业的发展,要求医生要有中医的思路和技能,……还要掌握西医的微观医学知识。"钱学森先生认为,为了突破自然哲学医学模式,望、闻、问、切须仪器化,以保证临床获得的人体信息客观化、规范化。诊断手段仪器化是中医现代化必不可缺的一项工作。

笔者认为,中医的辨证论治,除了进一步继承和发展传统的思维理论和方法外,还应该把现代医技设备的诊疗结果和实验检查的数据,纳入中医辨证的范围,洋为中用,使微观与宏观辨证相结合,使中医的辨证施治的理论更完善,所得到的诊断结果更准确,所取得的疗效更满意。这不应该视为西化。如胸部 X 线平片或 CT 检查,发现肺部的炎症、支气管炎症、肺脓肿、肺纤维化、支气管扩张、肺气肿、肺大泡、肺结核、胸膜炎、胸腔积液、自发性气胸、肺占位病变等情况下,在中医的定位辨证时即可定位于肺;如钡餐或消化道内镜发现各类胃炎、十二指肠炎、食道炎、结肠炎、食道裂孔疝、十二指肠息室、胃下垂、消化道占位等情况下,即可定位在脾或胃;如通过 B 超和 CT 或磁共振检查,发现肝部炎症病变、脂肪肝、肝纤维化、肝脓肿、肝囊肿、胆囊炎、胆结石、肝胆占位等病变等,即可定位为肝胆;如通过 B 超和 CT 检查发现肾部炎症性病变、肾结石、肾囊肿、前列腺炎、精囊腺炎、前列腺增生、肾及前列腺占位病变,以及骨质增生、骨质疏松、颈腰椎增生、骨性关节炎、股骨头无菌性坏死、骨占位病变,辨证可定位在肾;如 B 超或心脏造影、心电图等发现心脏炎症、实质性改变、心肌梗死、心率及节律等心电图的改变等,即可定位在心。在检验结果方面,如发现各种肝炎病毒及抗原阳性,肝功能异常,定位应在肝;如尿蛋白阳性,小肾功能异常,肾穿刺病理改变,辨证可定位肾;如心肌酶类的改变,辨证应首先考虑心。血气分析结果的改变,辨证时首先考虑肺;内分泌检验异常,应考虑肾、脾、肝;临床免疫学检验结果异常,中医辨证应考虑肺、脾、肾;血常规及造血系统检验结果异常,首先应考虑脾、肾、肝等等。

当然,将这些检查和检验结果纳入中医证类的范围进行定位辨证,目前还处于尝试阶段。它和中医的传统辨证一样,不可能是绝对的,特别是涉及的问题很多,是一个庞大而又复杂的系统工程,希望有更多的中医同道支持、参与,使之进一步完善、规范和发展。

中医脏腑理论的形成是一个长期而复杂的过程,其内容也是一个多层次的复杂体系,其中既有古人对脏腑身形和功能的实际描述,又有借用当时最先进的哲学模型构建而成的四时五脏阴阳虚拟模型;既有脏腑与经络、气血、五体、五官之间关系等人体本身的研究,又有超人体的人天观的论述。又因中医理论是古人在与疾病作斗争的过程中形成的,常是在病中识人,所以一些在表面上是关于生理功能的论述,其本质可能是病理的或药理的,故我们采用多层次、多学科、多角度的研究,将中医的辨证论治的方法和思路确定为先定位,即病变的具体脏腑部位,然后再定性,即证候的辨证分型,以确定治则和方法。并将现代科学医技设备的检查结果和实验室的检验结果,纳入中医症的范围,完善和发展了辨证论治的特色和内涵,其中应以脏腑的生理病理定位概念的核心,而解剖辨证定位只能是参考,现代医学设备和实验室检查结果定位只能是补充。人类已进入 21 世纪,中医学整体思想中的天、地、人,即自然、社会、生物、心理等都发生了重大变化,无疑给产生于二千多年的中医学带来了极大的挑战,诸如各种 X 线和核辐射,严重的工业化的大气污染,各类转基因五谷、果蔬、禽类等食品的出现,以及大量化学药品的应用,市场经济使人类的精神生活受到负面影响等,给人类健康造成的严重威胁,这是张仲景、扁鹊、华佗等中医先祖们不可能看到的。故中医学必须与时俱进,在继承的基础上不断创新和完善。

(赵　芸　张义明)

三、脉象归类法探析

脉诊是中医学在漫长的医学实践中创造出来的一种简便易行具有较强科学技巧的诊断方法。故古人谓"切而知之者谓之巧"。著名医学家扁鹊即擅长脉诊,《史记·扁鹊仓公列传》中记有"至今天下言脉者,由扁鹊也。"《内经》记载了"三部九候"等脉法。《难经》记有"独取寸口"诊法。东汉张仲景确立了"平脉辨证"的原则,西晋王叔和则编著了第一部脉学专著《脉经》。历代医家无不以诊脉水平的高低来衡量医学水平的优劣。由于脉诊毕竟是一种实践性与技巧性极强的技艺,脉象的体状内容背的娴熟,不一定能领悟到其中的奥妙。王叔和在《脉经》中指出:"脉理精微,其体难症,……在心易了,指下难明"。故临床辨证诊脉必须多实践、求名医、多体察、善总结。在多年带教大中专实习生的过程中,同学们反映最多的难题就是脉诊。传统的文献资料多以位、数、形、势四个方面进行分析归纳,现代不少学者通过现代实验手段进行分析总结,把脉象的部位、至数、长度、宽度、力度、流利度、紧张度、均匀度八个方面视为脉象要素。但至今仍未形成较为简便易行又较为科学可行的快速准确的诊脉方法。尽管近代各种脉象诊疗仪相继问世,但器象远非气象。近年来我在传统诊脉的理论基础上,结合现代研究成果,特别是根据自己四十余年的诊脉经验,将28种常见脉象,按脉象的深浅层次、脉象的频率、脉象的节律及脉象的体状进行归纳,形成了比较可行、易于掌握、准确性强的快速诊脉方法。今将脉象的起源、常用脉诊方法、近代脉诊研究现状及脉象的归类方法四个部分介绍如下。

(一)脉象的起源

西汉司马迁所撰《史记·扁鹊仓公列传》中,记载了扁鹊诊治太子"尸厥病"的故事。案记扁鹊(名秦越人,春秋战国时),"入诊太子,当闻其耳鸣,而鼻张,循其两股以至于阴,当尚温也。"通过观形、察色、切脉的方法诊断太子是由气逆乱而致的"厥"证,并以汤剂、针灸、药熨、按摩等疗法进行抢救,使太子起死回生。所以《史记》中说:"至今天下言脉者,由扁鹊也"。《淮南子·泰族训》中亦说:"所以贵扁鹊者,非贵其随病而调药,贵其厌息脉血而知病所生也"。可见扁鹊是有文字记载最早的脉诊创始人,是运用切脉诊病的第一位代表人物。

《史记·扁鹊仓公列传》还记载了仓公(淳于意)的诊脉经验和医案。淳于意

(前215—前150年)受益于黄帝扁鹊之脉书,并在临床实际中体验和运用,诊疗患者必先切脉,治验脉案均有笔录,后名为"诊籍"。由于他治学严谨,善于总结,在他收录的病案中,已出现19种脉象。亦称是脉学奠基人之一。

东汉末年擅长外科的名医华佗,不仅其医术名垂史册,并有"其治病,手脉之候,其验若神"的记载,阐述寸口三部脉法、脏腑脉象、阴阳脉象,诸论说对脉法均有发挥,散录于《中藏经》《华佗神医秘传》等著作中。

(二)脉诊部位简介

诊脉的部位历来就有多种,如《素问·三部九候论》有"三部九候诊法",《灵枢·终始》有"人迎寸口诊法",汉朝张仲景在《伤寒杂病论》中提出"仲景三部诊法",而《难经》倡导的"独取寸口诊法"得到推广运用,至今还是中医临床脉诊的重要诊法之一。

1.三部九候诊法 《素问》三部九候诊法,又称为遍诊法,是遍诊人体上、中、下三部有关的动脉的诊法。所谓上位头部、中位手部、下位足部。在上、中、下三部又各分为天、地、人三候,三三合而为九,故称为三部九候诊法。

表1 三部九候诊法的具体部位及临床意义

三部	九候	相应经脉和穴位	所属动脉	诊断意义
上部 (头)	天	足少阳经 太阳穴	颞浅动脉	候头角之气
	地	足阳明经 巨骨穴	面动脉	候口齿之气
	人	手少阳经 耳门穴	颞浅动脉	候耳目之气
中部(手)	天	手太阴 太渊穴、经渠穴	桡动脉	候肺
	地	手阳明 合谷穴	拇主要动脉	候胸中之气
	人	手少阴 神门穴	尺动脉	候耳目之气
下部(足)	天	足厥阴 五里穴或太冲穴	背动脉	候肝
	地	足少阴 太溪穴	胫后动脉根支	候肾
	人	足太阴 箕门穴或冲阳穴	股动脉或足背动脉	候脾胃

上部天是指两侧颞动脉,可以反映头额及颞部的病痛;上部人是指耳前动脉,可以了解目和耳的情况;上部地是指两颊动脉,可以了解口腔和牙齿的情况。中部天是手太阴肺经的动脉处,可候肺气;中部人是手少阴心经的动脉处,可候心气;中部地是手阳明大肠经的动脉处,候胸中之气。下部天是指足厥阴肝经的动脉处,候肝气;下部人是足太阴脾经或足阳明胃经的动脉处,候脾胃之气;下部地是足少阴肾经的动脉处,候肾气。诊察这些脉动部位的脉象,可以了解全身各脏腑、经脉的生理病理状况。故《素问·三部九候论》说:"人有三部,部有三候,以决生死,以处百病,以调虚实,而除邪疾。"三部九候诊法是一种最古老的诊脉方法。

2.人迎寸口诊法 人迎寸口诊法,是对人迎和寸口脉象互相参照,进行分析的一种诊脉方法。《灵枢·终始》提出:"持其脉口(寸口)、人迎,以知阴阳有余不足,平与不平。"其寸口脉主要反映内脏的情况,人迎脉(颈总动脉)主要反映体表情况。此两处脉象是相应的,来去大小亦一致。

人迎寸口诊法是用两部脉象的变化相互参照进行诊断,它比三部九候诊法简单。

3. 仲景三部诊法　张仲景在《伤寒杂病论》中常用寸口、趺阳、太溪三部相参诊法。其中以寸口脉候脏腑病变,趺阳脉候胃气强弱,太溪脉候肾气盛衰。现在这种方法多在寸口无脉搏动或观察危重病人时运用。如两手寸口脉象十分微弱,而趺阳脉尚有一定力量时,提示患者的胃气尚存,尚有救治的可能;如趺阳脉难以触及时,提示患者的胃气已绝,难以救治。

4. 独取寸口诊法　寸口,又称"气口"或"脉口",独取寸口诊法是单独切按桡骨茎突内侧的一段走行浅表的桡动脉之搏动形象,以诊察人体生理、病理状况的一种诊脉方法。寸口诊法最初见于《素问·五脏别论》,而《难经》倡导"独取寸口",晋代王叔和在《脉经》中加以肯定,并予推广。

寸口脉的具体部位:《脉经》指出:"从鱼际至高骨却形一寸,名曰寸口。从寸口至尺,名曰尺泽,故曰尺寸;寸后尺前,名曰关。"可见所谓寸口,是腕横纹后约1寸的桡动脉搏动的部位。而寸口脉又分为"寸"、"关"、"尺"三部,通常以腕后高骨(桡骨茎突)为标记,其内侧的部位为关,关前(靠腕侧)为寸,关后(靠肘侧)为尺。左右两手各有寸、关、尺三部,共六部脉,又称为"六脉"。

寸口脉的寸、关、尺每部根据切脉时指力的轻、中、重不同,又可施行浮、中、沉三候,三三得九,是为"三部九候"。故《难经·十八难》说:"三部者,寸、关、尺也;九候者,浮、中、沉也。"但须注意,寸口诊法的三部九候与遍诊法的三部九候虽名同而实异。

表 2　寸口分候脏腑的几种学说比较表

学说	寸		关		尺		配候原理说明
	左	右	左	右	左	右	
难经	心 小肠	肺 大肠	肝胆	脾胃	肾 膀胱	肾 命门	大小肠配心肺是表里相属。右肾属火,故命门在右尺。
脉经	心 小肠	肺 大肠	肝胆	脾胃	肾 膀胱	肾 三焦	
景岳全书	心 包络	肺 膻中	肝胆	脾胃	肾 膀胱 大肠	肾 三焦 命门 小肠	大肠配左尺,为金水相从。小肠配右尺,为水归火位。
医宗金鉴	心 膻中	肺 胸中	肝胆	脾胃	肾 膀胱 小肠	肾 大肠	大小肠配于尺为部位相配。又以三焦分配寸关尺三部。

（三）近代研究现状

中国脉诊的成长曾与世界医学同路相伴,相互影响。公元前 4 世纪,希腊海为代表的欧洲脉学兴起,他将脉动比拟为音乐的韵律与诗赋的节拍。盖伦(131—200 年)首创以检查手腕部脉搏进行临床诊断的方法,描述了 27 种脉象,并加以命名。公元 7 世纪,中国脉经传到阿拉伯等地,对世界医学产生了很大影响。公元 10 世纪,阿维森纳所撰的《脉诊的艺术》等著作中吸取了中国《脉经》的精华,形成了希腊—阿拉伯脉学。在一些医家的著作中多论述了脉诊。

1680 年德国出版了卜弥格用拉丁文译述的《医药和中国脉理》一书,促进了中国脉学的传播,继之而来的爱尔兰医师尼尔在伦敦出版了《脉搏观察各种疾病变化的分析方法》(1741)、鲍氏著《脉经的研究》(1756)重新提出内脏与脉搏的关系,立刻引起整个欧洲医学界的重视。18 世纪文艺复兴后期,科学随工业飞速发展,1860 年法国诞生了第一台脉搏描记器,为脉诊的器械化准备了条件。但是,随着实验医学的发展,对于疾病发生、发展机制的研究均以解剖学、组织学、细菌学等为基础,却忽视了局部病变对整体功能的影响,或整体功能在局部的反映。把人体与自然界的关系孤立起来,不重视反映整体综合效应的脉诊,使脉诊在西方医学中逐渐退居于次要地位。

科学技术的发展,传感器工艺的精细化,计算机信息处理技术的进步,对脉诊的现代化发展有很大的推动。自 20 世纪 50 年代以来先进的科技使脉诊从手指切脉到结合切脉进行客观测绘、自动分析、及时打印结果的跨越,汇聚了一代中医、西医、生物、数理、工程技术、计算机等多学科人员辛勤研究的结晶。脉象仪经过三代升级,目前表带式的传感器性能稳定,携带方便,重复性好,可以自助检测。

在上述机型基础上,通过人机对话,判别脉图特征,提示辨证结果、脉名、证型、脉图参数等,为临床医师的对证用药、评价诊疗效果提供良好检测仪器及客观材料。除了整机的研制外,为了探讨脉图形成的力学原理,研制了同心圆式的传感器;为了观察寸口三部九候脉象变化,体现脉长、脉宽等要素的实测记录,研制了三探头、多点矩阵式的传感器,以及测绘脉象长、短用的五探头传感器。经过大量的测试和分析,首先确定了 13 种脉图的特征参数值,且对弦、滑、虚、实等脉图还建立了判别式。在脉象客观化的基础上,建立了脉象检测的操作规范;取得了正常人脉象的生理常数,如不同年龄、性别的脉象图;昼夜节律脉图、月相节律脉图、年节律(24 节气)脉图;不同地区人群脉图;寒冷、饮酒、饥饱、妊娠等因素干扰下的脉图变化;运动、寤寐、思虑、紧张等状态的脉图变化等。积累了大量生理常数和变异规律的脉图资料,为进入临床观察和实验研究做准备。

（四）脉象的归类方法

1.根据脉象的深浅层次归类　即根据脉象的浮沉程度至上而下依次归类分为革脉—浮脉—平—沉脉—牢脉—伏脉五种脉象。

革脉　"浮极为革,弦而芤"(仲景),"如按鼓皮"(丹溪)。
↓
浮脉　"举之有余,按之不足"(《脉经》),"如微风吹鸟背上毛"(《素问》)。
↓
平
↑
沉脉　"重手按至筋骨乃得"(《经脉》),"沉行筋肉,如石沉水"(《脉经》)
↑
牢脉　"似沉似伏,实大而长,微弦"(《脉经》),"位在沉伏间"(《时珍》)
↑
伏脉　"重按着骨,指下裁动"(《脉经》),"推筋着骨,隐然深"(《时珍》)

2.根据脉象的频率归类　即根据脉搏快慢的频率至快而慢依次分类为疾脉—数脉—平—缓脉—迟脉四种脉象。

每息搏至数　　　 七至　　六至　 五至　 四至　 三至
　　　　　　　　　 疾脉←──数脉←──平──→缓脉──→迟脉
每分钟次数　　 110以上　90以上　75次　60以上　不足60

疾脉:"六至以上,脉有两称,或名曰疾,或名曰极,总是急速之脉,数之甚者也"(《脉决汇辨》)。

缓脉:"出来小驶于迟"(《脉经》),"如微风轻风占柳梢"(《滑佰仁》)。

数脉:"一息六至"(《脉经》),"脉流薄疾"(《素问》),"一息六至脉流疾"(《时珍》)。

迟脉:"一息三至,去来极慢"(《脉经》),"迟来一息至惟三"(《时珍》)。

3.根据脉象的节律变化归类　即根据脉象的节律快慢及停顿变化进行归类为促、结、代三种脉象。

促脉:"促脉来去数时,时一止复来"(《脉经》),"结脉数而时一止"(《濒湖脉学》)。

结脉:"脉结往来缓,时一止复来"(《脉经》),"结脉缓而时一止"(《濒湖脉学》)。

代脉:"代脉动而中止,不能自还,因而复来"(《仲景》),为有规律的停止。

区别促、结、代三脉,应熟记四句话:缓止曰结,数止曰促,代脉难还,止有定数。

4.根据脉的形状形态归类　即根据脉象的体状及形态划分为洪、滑、实、弦、紧、长、动七种实类脉象,和短、细、弱、散、微、芤、涩、濡、虚九种虚类脉象。

(1)实脉类

洪脉:"指下极大,来盛去衰"(《素问》),"指下极大,来盛去衰,来大去长"(《濒湖脉学》)。

滑脉:"往来前却,流利展转,替替然如珠应指"(《脉经》),"如盘走珠,如荷叶承露"(《涧溪脉学》)。

实脉:"浮沉皆得,脉大而长,应指幅幅然"(《脉经》),"脉体宽大其势来盛去也盛"。

弦脉:"轻虚以滑,端直以长"(《素问》),"按之如弓弦状"(《脉经》),"状若筝弦"(《脉决》)。

紧脉:"来往有力,左右弹人手"(《素问》),"如转索无常"(《仲景》),"数如切绳"(《脉经》)。

长脉:"如揭长竿末梢,如引绳,如循长竿"(《素问》),脉长超三部。

动脉:"动脉摇摇数在关,无头无尾空形园"(《濒湖脉学》),动乃数脉,其形滑数空动。

(2)虚脉类

短脉:"不及本位"(《脉诀》),"应指而回,不能满部"(《脉经》),脉短不足三部。

细脉:"细直而软,若丝线之应指"(《脉经》),"细之为义小也,状如线也"(《诊家正眼》)。

弱脉:"极软而沉细,按之乃得,举手无有"(《脉经》),"弱来无力按之柔,柔细而沉不见浮"(《濒湖脉学》)。

散脉:"大而散,有表无里"(《脉经》),"散似杨花散漫飞,去来无定至难齐"(《濒湖脉学》)。

微脉:"极细而软,按之如欲绝,若有若无"(《脉经》),"微脉轻微淌淌乎,按之欲绝有如无"(《濒湖脉学》)。

芤脉:"浮大而软,按之中央空,两边实"(《脉经》),"花形浮大而软如葱,边实须知内已空"(《濒湖脉学》)。

涩脉:"细而迟,往来难,短且散,或一止复来"(《脉经》),"如轻刀刮竹"(《脉诀》)。

濡脉:"极软而浮细,如绵在水中,轻手相得,按之无有"(《脉经》)。

虚脉:"迟大而软,按之无力,隐指豁豁然空"(《脉经》),"举之迟大按之松"(《濒湖脉学》)。

从上所述,脉象不是难于捉摸的,只要我们用心去学,刻苦磨练,持之以恒,循序渐进,就能和历代医学家、当代名医们一样,掌握诊脉技能,成为诊脉高手。

(张义明 孙晋璞)

第二节　病机求真

一、外风引动内风论

（一）风与中风的概念

1.风的概念　风是指空气流动的现象,对于风的概念,最早应见于《易经》。古人从人们的生活和自然界接触中选用了八种东西作为说明世界上更多东西的根源,它们是天(乾☰)、地(坤☷)、雷(震☳)、火(离☲)、风(巽☴)、泽(兑☱)、水(坎☵)、山(艮☶),显然,这里风的含义应是一种物。它既是物质的,也是运动的。《诗经》中的六义(风、雅、颂、赋、比、兴)也有风的记载。春秋时期,秦国的医和曾提出了六气,即"阴阳、风雨、晦明"也(《左传·昭公元年》)。中医《内经》中则视为病因,即风、寒、暑、湿、燥、火,"六淫之一"。中医学所指的风又有外风和内风之别,所谓外风是指自然界六气中的淫胜之风,如《素问·风论》指出"风气藏于皮肤之间,内不得通,外不得泄。"《素问·调经论》指出"火邪之生也,或生于阴,或生于阳,其生于阳者,得之风雨寒暑。"风为春季主气,五行属木,应脏于肝,如风气太过或不及,可导致机体发病,呈现轻扬开泄,善行数变,为百病之长。据《素问·风论》因外风入侵而导致的各类风病可分为五脏之风、脑风、目风、漏风、内风(房中风)、首风、胃风、肠风、泄风、偏风、疾风等。

内风是指风气内动,因风应脏为肝,故内风多与肝关系密切,凡体内脏腑气血异常,出现阴虚阳亢,阴不制阳,呈现眩晕、抽搐、动摇、震颤等症称为内风。《素问·至真要大论》"诸暴强直,皆属于风","诸风掉眩,皆属于肝",均系指内风。《临证指南医案》指出"内风乃身中阳气之变动。"体内阳气之变动原因多种,主要有肝阴化风、热极生风、阴虚风动、血虚生风等类型。

2.中风的概念　中风又名"卒中"。多由忧思恼怒、饮食不节、恣酒纵欲等因,以致阴阳失调、脏腑气偏、气血错乱所致。临床表现以猝然昏仆、口眼㖞斜、半身不遂为主要特征,亦有未见昏仆,仅见㖞僻不遂者。因本病起病急剧,变化迅速,与自然界善行而数变之风邪特性相似,故古人以此类比,名为中风。但与《伤寒论》所称"中风"名同实异。

有关中风的记述,始见于《内经》。该书有关篇章对中风发病的不同表现和阶段早有记载。如卒中昏迷期间有"仆击"、"大厥"、"薄厥"之称;半身不遂期间有"偏枯"、"偏风"、"身偏不用"、"痱风"等称。《灵枢·九宫八风》谓:"其有三虚而偏于邪风,则为击仆偏枯矣。"所指"击仆偏枯",即属本病。至汉代张仲景《金匮要略·中风历节病脉证并治第五》中,对于本病的病因、脉证,论述较详,自此,始有中风专论。关于中风的病因学说,唐宋以前多以"内虚邪中"立说,《素问·生气通天论》:"阳气者,大怒则形气绝,而血苑于上使人薄厥",《素问·调经论》:"血之与气,并走于上,则为大厥"等,皆属此类论述,后世许多医家都认为本病属昏瞀猝仆之病。《灵枢·刺节真邪论》说:"虚风之贼伤人也,其中人也深,不能自去","虚邪偏客于身半,其入深,内居营卫,营卫稍衰,则真气去,邪气独留,发为偏枯"。《金匮要略》认为"脉络空虚",风邪乘虚侵入人体。隋代巢元方《诸病源候论·中风候》亦有"风偏枯者,由血气偏虚,则腠理开,受于风湿"的记载。宋代严用和对其病因论述更为具体,他说:"荣卫失度,腠理空疏,邪气乘虚而入,及其感也,为半身不遂……"(《济生方·中风论治》)。

总之,这一历史时期的医家多认为中风是外风。当人体气血亏损,脉络空虚,外卫不固时,招致风邪入中脉络,突然出现口眼歪斜,半身不遂,偏身麻木诸症。至金元时代,许多医家对外风入侵的理论提出了不同的看法。例如刘河间提出"心火暴盛"的观点,李东垣认为"正气自虚",朱丹溪则以为"湿痰生热"所致。三家虽立论不同,但都偏重于内在因素,这是中风病因学说的一个重大转折。与此同时,王履又提出"真中风"与"类中风"的论点,《医经溯洄集·中风辨》说:"因于风者,真中风也;因于火、因于气、因于湿者,类中风而非中风也。"明确指出,外风入中所致的病证是"真中风";而河间、东垣、丹溪以内风立论的中风应是"类中风"。王氏还强调:"中风者,非外来风邪,乃本气病也,凡人年逾四旬气衰之际,或因忧喜忿怒伤其气者,多有此疾,壮岁之时无有也,若肥盛则间有之。"进一步说明中风是由于人体自身的病变所引起,患者年龄多在四十岁以上,情绪激动常为发病诱因,这对中风病因学说无疑是一大贡献。明代张景岳在《景岳全书·非风》中也提出了"中风非风"的论点,认为本病的发生"皆内伤积损颓败而然,原非外感风寒所致。""凡此病者,多以素不能慎,或七情内伤,或酒色过度,先伤五脏之真阴";其病机是"阴亏于前,而阳损于后;阴陷于下,而阳泛于上,以致阴阳相失,精气不交,所以忽而昏愦,卒然仆倒……"王肯堂十分重视饮食习惯和营养成分与中风发病的关系,指出"久食膏粱厚味,肥甘之品,损伤心脾。"清代沈金鳌则从体质类型与发病关系作了阐发,他说:"肥人多中风,河间曰:人肥则腠理致密而多郁滞,气血难以通利,故多卒中也"(《杂病源流犀烛·中风源流》)。叶天士综合诸家学说,结合自己的临床体验,进一步阐明"精血衰耗,水不涵木,木少滋荣,故肝阳偏亢",导致"内风旋动"的发病机理。王清任《医林改错》指出"中风半身不遂,偏身麻木,是由"气虚血瘀"而成。近人张山雷《中风斠铨》亦十分强调:"肥甘太过,酿痰蕴湿,积热生风,致为暴仆偏枯,猝然而发,如有物击之使仆者,故曰仆击而特著其病源,名以膏粱之疾"。使中风病因学说日臻全面。上述各家对火、气、痰、湿、瘀血阻络等致病因素都分别作了探讨,对于全面认识中风的病因学、发病学,具有深刻的意义。

（二）外风何以引动内风

1.脏腑气血功能失调是内风引动的基本病机 中医学认为，人体各脏腑组织之间，以及人体与外界环境之间，既对立又统一，它们在不断地产生矛盾而又解决矛盾的过程中，维持着相对的动态平衡，从而保持着人体正常的生理活动。当这种动态平衡因某种原因而遭到破坏，又不能立即自行调节得以恢复时，人体就会发生气、血、痰、火等瘀滞，从而形成引发中风病的病理基础。

（1）七情内伤对脏腑气血功能的影响。七情即喜、怒、忧、思、悲、恐、惊七种情志变化，是机体的精神状态。七情是人体对客观事物的不同反映，在正常的情况下，一般不会使人致病。只有突然、强烈或长期持久的情志刺激，超过了人体本身的正常生理活动范围，使人体气机紊乱，脏腑阴阳气血失调，才会导致疾病的发生，由于它是造成内伤病的主要致病因素之一，故又称"内伤七情"。人体的情志活动与内脏有密切的关系，而脏腑功能活动主要靠气的温煦、推动和血的濡养。《素问·阴阳应象大论》说："人有五脏化五气，以生喜怒悲忧恐。"可见情志活动必须以五脏精气作为物质基础。又说心"在志为喜"，肝"在志为怒"，脾"在志为思"，肺"在志为忧"，肾"在志为恐"。喜怒思忧恐，简称为"五志"。不同的情志变化对各脏腑有不同的影响，而脏腑气血的变化，也会影响情志的变化。例如《素问·调经论》说："血有余则怒，不足则恐"。《灵枢·本神》又说："肝气虚则恐，实则怒。心气虚则悲，实则笑不休。"故七情与内脏气血关系密切。

（2）饮食失宜对脏腑气血功能的影响。①饮食不洁。饮食是摄取营养，维持人体生命活动所不可缺少的物资，但是饮食失宜，饮食不洁，或饮食偏嗜，则又常为导致疾病发生的原因。饮食物靠脾胃消化，故饮食不洁主要是损伤脾胃，导致脾胃升降失常，又可聚湿、生痰、化热或变生它病。②饥饱失常。饮食应以适量为宜，饥饱失常均可发生疾病。过饥则摄食不足，气血生化之源缺乏，气血得不到足够的补充，久之则气血衰少而为病，气血不足则正气虚弱，抵抗力降低，也易继发其他病证。反之，暴食暴饮，过饱，则饮食摄入过量，超过脾胃的消化、吸收和运化能力，可导致饮食物阻滞，脾胃损伤，出现脘腹胀满，嗳腐泛酸，厌食、吐泻等食伤脾胃病证。《素问·痹论》说："饮食自倍，肠胃乃伤。"③饮食偏嗜。饮食要适当调节，不应有所偏嗜才能使人体获得各种需要的营养。若饮食过寒过热，或饮食五味有所偏嗜，则可导致阴阳失调，或某些营养缺乏而发生疾病。饮食偏寒热：如多食生冷寒凉，可伤损脾胃阳气，导致寒湿内生，发生腹痛泄泻等症，若偏食辛温燥热，则可使胃肠积热，出现口渴、腹满胀痛、便秘或酿成痔疮病症。④饮食五味偏嗜。人体的精神气血都由五味所资生，五味与五脏，各有其亲和性，《素问·至真要大论》说："夫五味入胃，各归所喜攻，酸先入肝，苦先入心，甘先入脾，辛先入肺，咸先入肾。"如果长期嗜好某种食物，就会使该脏机能偏盛，久之可损伤内脏，发生多种病变。故《素问·生气通天论》说："味过于酸，肝气以津，脾气乃绝；味过于咸,大骨气劳,短肌,心气抑;味过于甘,心气喘满,色黑,肾气不衡;味过于苦,脾气不濡,胃气乃厚;味过于辛,筋脉沮弛,精神乃央"。

(3)劳逸失度对脏腑气血功能的影响。劳逸损伤,劳逸包括过度劳累和过度安逸两个方面。正常的劳动和体育锻炼,有助于气血流通,增强体质。必要的休息,可以消除疲劳,恢复体力和脑力,不会使人致病。只有比较长时间的过度劳累,包括体力劳动、脑力劳动及房劳的过度,或过度安逸,完全不劳动,不运动,劳逸才能成为致病因素而使人发病。

过劳是指过度劳累。包括劳力过度、劳神过度和房劳过度三个方面。劳力过度,是指较长时期的过度用力而积劳成疾。劳力过度则伤气,久之则气少力衰,神疲消瘦。《素问·举痛论》所说"劳则气耗","劳则喘息汗出,外内皆越,故气耗矣",《素问·宣明五气》所说"久立伤骨,久行伤筋",即指此而言。劳神过度,是指思虑太过,劳伤心脾而言。《素问·阴阳应象大论》说:"脾在志为思",而心主血藏神,所以思虑劳神过度,耗伤心血,损伤脾气,可出现心神失养的心悸、健忘、失眠、多梦及脾不健运的纳呆、腹胀、便溏等症。房劳过度,是指性生活不节,房事过度而言。肾藏精,主封藏,肾精不宜过度耗泄,若房事过频则肾精耗伤;临床常出现腰膝酸软,眩晕耳鸣,精神萎靡,性功能减退,或遗精,早泄,甚或阳痿等病症。

过度安逸是指过度安闲,不参加劳动,又不运动。人体每天需要适当的活动,气血才能流畅,若长期不劳动,又不从事体育锻炼,易使人体气血不畅,脾胃功能减弱,可出现食少乏力,精神不振,肢体软弱,或发胖臃肿,动则心悸,气喘及汗出等,或继发它病。《素问·宣明五气》说:"久卧伤气",就是这个道理。

(4)痰饮对脏腑气血功能的影响。痰和饮都是水液代谢障碍所形成的病理产物。一般以较稠浊的称为痰,清稀的称为饮。痰不仅是指咯吐出来有形可见的痰液,还包括瘰疬、痰核和停滞在脏腑经络等组织中而未被排出的痰液,临床上可通过其所表现的证候来确定,这种痰称为"无形之痰"。痰饮的形成:痰饮多由外感六淫,或饮食及七情内伤等,使肺、脾、肾及三焦等脏腑气化功能失常,水液代谢障碍,以致水津停滞而成。因肺、脾、肾及三焦对水液代谢关系密切,肺主宣降,通调水道,敷布津液;脾主运化水液;肾阳主水液蒸化;三焦为水液通调之道路。故肺、脾、肾及三焦功能失常,均可聚湿而生痰饮。痰饮形成后,饮多留积于肠胃、胸胁及肌肤,而痰则随气升降流行,内而脏腑,外至筋骨皮肉,形成多种病证,因此有"百病多由痰作祟"之说。

(5)瘀血对脏腑气血功能的影响。瘀血指体内有血液停滞,包括离经之血积存体内,或血运不畅,阻滞于经脉及脏腑内的血液,均称为瘀血。瘀血是疾病过程中形成的病理产物,又是某些疾病的致病因素。瘀血的形成,主要有两方面:一是因气虚、气滞、血寒、血热等原因,使血行不畅而凝滞。气为血帅,气虚或气滞,不能推动血液的正常运行;或寒邪客入血脉,使经脉踡缩拘急,血液凝滞不畅;或热入营血,血热搏结等,均可形成瘀血。二是由于内外伤、气虚失摄或血热妄行等原因造成血离经脉,积存于体内而形成瘀血。瘀血形成之后,不仅失去正常血液的濡养作用,而且反过来又会影响全身或局部血液的运行,产生疼痛、出血或经脉瘀塞不通,内脏发生癥积,以及产生"瘀血不去,新血不生"等不良后果。

2.外风是引动内风的诱发因素 中风病是随季节的变换有明显的周期性,依据有关资料特别是我院中风病科住院情况显示,每年的冬夏两季为中风病的高发期。这显然与六淫致病特点有关,此即外风引动内风的结果。是外感六淫之邪,导致人体脏腑气血功能障碍,一般认为冬季寒邪当令气候干燥,夏天热邪当令热蒸汗多,使血液浓缩,血黏度增高,血压增高,造成血流不畅,诱发脑血管病。下面将风、寒、暑、湿、燥、火何以引动内风的病机分析如下。

(1)风邪。风为春季的主气,但四季皆有风,故风邪引起的疾病虽以春季为多,但不限于春季,其他季节亦均可发生,中医学认为风邪为外感发病的一种极为重要的致病因素。

风邪外袭多自皮毛肌腠而入,从而产生外风病证,如《素问·风论》说:"风气藏于皮肤之间,腠理开则洒然寒,闭则热而闷。"

风为阳邪,其性开泄。易袭阳位,风邪善动而不居,具有升发、向上、向外的特性,故属于阳邪。其性开泄,是指易使腠理疏泄而开张。正因其性升发,并善于向上向外,所以风邪侵袭,常伤及人体的上部(头面)、阳经和肌表,使皮毛腠理开泄,常出现头痛、汗出、恶风等症状。故《素问·太阴阳明论》说:"故犯贼风虚邪者,阳受之","伤于风者,上先受之"。风邪客于阳经除有发热恶寒等症状外,若化火热内燔,则可出现高热、头痛、神昏、谵语、痉挛或瘫痪;阻滞经络则可出现口眼歪斜、肢体麻木。特别对于肝肾亏虚,阴虚阳亢体质的人,风邪入侵最易引起肝风内动。正如《医方考·中风方论》云:"风者百病之长,得天之象,故其发也暴。"《素问·至真要大论》云:"诸暴强直皆属于风,"亦即此义。

(2)寒邪。寒为阴邪,易伤阳气。故其性属阴,即所谓"阴盛则寒"。阳气本可以制阴,但阴寒偏盛,则阳气不仅不足以驱除阴寒之邪,反为阴寒所侮,故又说"阴胜则阳病"(《素问·阴阳应象大论》)。所以感受寒邪,最易损伤人体阳气。阳气受损,失其正常的温煦气化的作用,则可出现阳气衰退的寒证。如外寒侵袭肌表,卫阳被遏,就会见到恶寒。

寒性凝滞。"凝滞"即凝结、阻滞不通之意。人身气血津液之所以能运行不息,通畅无阻,全赖一身阳和之气的温煦推动。一旦阴寒之邪偏盛,阳气受损,则正如《素问·举痛论》所说:"寒气入经而稽迟,泣而不行,客于脉外则血少,客于脉中则气不通",所谓稽迟,泣而不行,不通,乃是经脉气血为寒邪所凝闭阻滞之故。这与现代医学诊断的"脑梗死"病理基本一致。

(3)暑邪。暑为夏季的主气,乃火热所化。故《素问·五运行大论》说:"其在天为热,在地为火……其性为暑。"暑邪致病有明显的季节性,主要发生于夏至以后,立秋以前,所以《素问·热论》又说:"先夏至日者为病温,后夏至日者为病暑。"

暑性升散,耗气伤津,暑为阳邪,阳性升发,故暑邪侵犯人体,多直入气分,可致腠理开泄而多汗。汗出过多,则耗伤津液,津液亏损,即可出现口渴喜饮、尿赤短少等症。暑热之邪,扰动心神,则心烦闷乱而不宁。在大量汗出的同时,往往气随津泄,而致气虚。所以伤于暑者,最易引动内风出现热极生风或津亏引动肝风,突然昏倒,不省人事等。《素问·举痛论》说:"炅则腠理开,荣卫通,汗大泄,故气泄矣。"《素问·六元正纪大论》说:"炎火行,大暑至,……故民病少气,……甚则瞀闷懊憹,善暴死。"这与暑为阳邪,其性炎热,性升散而又易伤津耗气,以致脑神被扰有关。

(4)湿邪。湿为长夏主气。夏秋之交,阳热下降,氤氲熏蒸,水气上腾,潮湿充斥,故为一年之中湿气最盛的季节。湿为阴邪,易阻遏气机,损伤阳气,湿性重浊,其性类水,故为阴邪。湿邪侵及人体,留滞于脏腑经络,最易阻遏气机,从而使气机升降失常,经络阻滞不畅,易阻遏脑的阳气布达,若湿热蒸腾上逆,或湿邪挟痰上蒙清窍,又可见神昏、癫病痴呆,湿热阻遏经络,使脑之真气不能宣发布达,可出现肢体不遂,或拘挛痿躄。正如《素问·生气通天论》云:"因于湿,首如裹,湿热不攘,大筋软短,小筋弛长,软短为拘,弛长为痿。"湿邪瘀阻经络,极易造成血液运行受阻而患脑梗死。

(5)燥邪。燥为秋季主气。以其天气不断敛肃,空气中缺乏水分之濡润,因而出现秋凉而劲急干燥的气候。燥邪感染途径,多从口鼻而入,侵犯肺卫。燥邪为病又有温燥、凉燥之分:初秋有夏热之余气,燥与温热结合而侵犯人体,则多见温燥病证;深秋又有近冬之寒气,燥与寒邪结合侵犯人体,故有时亦见凉燥病证。燥性干涩,易伤津液。燥邪为干涩之病邪,故外感燥邪最易耗伤人体的津液,造成阴津亏虚的病变,可见口鼻干燥,咽干口渴,皮肤干涩,甚则皲裂,毛发不荣,小便短少,大便干结等症。故《素问·阴阳应象大论》说:"燥胜则干"。燥邪易伤津耗神,是说燥胜则津血亏少,脑神失养,则可见神志涩乱。燥易伤肺,肺热叶焦,津液不能布达,可见四肢痿躄不用,燥伤津液,阴虚精伤,极易造成虚风内动,即外风引动内风。

(6)火邪。火热为阳盛所生,故火热常可混称。但火与温热,同中有异,热为温之渐、火为热之极,热多属于外淫,如风热、暑热、湿热之类病邪;而火常由内生,如心火上炎、肝火亢盛、胆火横逆之类病变。

火热为阳邪,其性炎上。《素问·阴阳应象大论》说:"阳胜则热"。阳主躁动而向上,火热之性,燔灼焚焰,亦升腾上炎,故属于阳邪。《素问·至真要大论》说:"诸躁狂越,皆属于火"。

火易耗气伤津,迫津外泄,消灼阴液,使人体阴津耗伤,故火邪致病,除有热象外,往往伴有口渴喜饮,咽干舌燥,小便短赤,大便秘结等津伤液耗之症。《素问·阴阳应象大论》指出:"壮火食气",壮火,即是指阳热亢盛的实火,最能损伤人体的正气,而使全身性的津、气衰脱。

火易生风动血。火热之邪侵袭人体，往往燔灼肝经，劫耗阴液，使筋脉失其滋养濡润，而致肝风内动，称为"热极生风"，表现为高热、神昏谵语，四肢抽搐，目睛上视，颈项强直，角弓反张等。《素问·至真要大论》说："诸热瞀瘛，皆属于火。"

据上所述不难看出，历代医家对中风病的发生有主张外风者，有主张内风者，有主张情志诱发，有主张酒食诱发，有主张过度劳累诱发，也有主张外风引动内风者。笔者根据数十年的临床经验，发现以外风引动内风者占多数。故脑血管疾病的高发期多在冬与夏季，特别是极端天气发生时所谓"寒极"或"热极"最易引发脑中风，故笔者将风、寒、暑、湿、燥、火如何引动内风的机理进行了初浅的探讨，敬请同道斧正。

（张义明　密　丽）

二、试论即病多瘀

（一）瘀病的基本概念

瘀病是指气、血、火、食、湿、痰等六因引起的气机升降失常，血液运行不畅，脏腑经络瘀滞病症的总称，其范围基本涵盖了郁证、瘀证、络病、痰瘀、血瘀、火郁、现代医学的"郁血"等内容。

郁证多由情志不舒，气机郁滞而致病。以心情抑郁、情绪不宁、胸部满闷、胁肋胀痛，或易怒欲哭，或咽中如有异物梗阻等症为主要症状。《内经》无郁证病名，但有关于五气之郁的论述。如《素问·六元正纪大论》说："郁之甚者，治之奈何？""木郁达之，火郁发之，土郁夺之，金郁泄之，水郁折之"。在《内经》里，还有较多的关于情志致郁的病机方面的论述。如《素问·举痛论》说："思则心有所存，神有所归，正气留而不行，故气结矣"。《灵枢·本神》说："愁忧者，气闭塞而不行"。《素问·本病论》说："人忧愁思虑即伤心"，"人或恚怒，气逆上而不下，即伤肝也"。

中医学的瘀血证与现代医学认为的"郁血"不完全相同，现代医学中的"郁血"，一般指各种病因导致全身或局部的静脉血液循环障碍所引起的病理变化，如肝肺郁血。中医学关于瘀血的论述内容非常丰富，其含义和概念是广泛的。如认为"凝则脉不通"为瘀血；离经之血即瘀血；污秽之血为瘀血；坚硬成块皆瘀血等等。根据瘀血形成的病因和病变特点，历代医家曾提出许多不同的名称，简而概括有以下之说：

留血、著血、凝血、瘀血、血痹、积血——指血液停积不行、凝著留痹。

衃血、恶血、贼血——指对人体健康有危害之血。

败血、疮血、污血——失去正常生理功能腐败之血。

干血、老血、死血、旧血——指瘀积日久难以驱除之血。

综上所述,凡系因于血液流通不畅,脏腑或局部组织的血液停滞瘀结;各种原因引起血离经脉的内出血、外出血;血液的污秽不洁代谢产物的潴留;体内的肿物、炎症、肌肉皮肤等各种组织的增生和变性等等,均属于瘀血的范围。故中医学所述之"瘀血"除包括现代医学的"郁血"之外,且有着更为广泛的内容。

痰瘀同源、同病、同治的理论和实践由来已久。甘肃汉墓出土的一批医简,其中一个医简的处方为:干当归、芎䓖、牡丹皮、漏芦及虻(虻为贝母之别称)。此方活血养血加贝母化痰散结,是痰瘀同治的典型方。它证明了早在二千多年前,医家对祛瘀之中加以治痰,已有一定认识和经验。

《内经》中对痰瘀相关的理论和治疗早有记述。四乌鲗骨一芦茹丸,实际上是一个痰瘀同治方。至元代朱丹溪,对痰瘀相关问题进行了临床实践的探讨,认为"痰挟瘀血,遂成窠囊",需痰瘀同治才能收效,纠正了隋、唐、宋诸家分而治之的偏见,并提出了痰瘀相搏遂成窠囊之说,这是丹溪所首创的,亦是其学说之核心。

络病是由络脉阻滞、络脉空虚、络脉损伤而引起的血瘀积聚等病症,清代叶天士《临证指南医案》指出:"遍阅医药,未尝说及络病","医不知络脉说法,所谓愈究愈穷矣。"当今吴以岭著《络病学》,对络病的认识更为详尽。

从上论可知,瘀与郁虽有别而不能绝然分开,气与血痰更不能分离,其核心即是一个瘀字。而人的生命是在于运动,中医称气机的升降运动,升降出入是人体生理活动以及与自然环境保持平衡的基本形式,也是人体脏腑经络气血体液、精神情志功能的体现,正如《素问·六微旨大论》所言:"升已而降,降者谓天,降已而升,升者谓地。天气下降,气位为地,地气上升,气腾于天,故高下相召,升降相因,而变作矣。"又说:"非出入则无以生长壮老已,非升降则无以生长化收藏。"如升降运动停滞,则人的生命也将终结。故"出入废则神机化灭,升降息则气立孤危。"可见人体的升降运动一旦出现障碍或失常,就会发生疾病,其基本病机就会出现郁或瘀,或气郁或痰瘀,或火郁,或血瘀,但气血痰湿很难截然分开,且气之为本,诚如《灵枢·决气》所说:"上焦开发,宣五谷味,熏肤充身泽毛,若雾露之溉是谓气。"这里的气既是运动的,也是物质的。

历代医学主张"久病多瘀",叶天士明确提出了"久病入络"的学术思想。笔者根据中医学关于脏腑经络气血及气机升降运动的生理病理特点,以及现代科学研究成果,发现病瘀的时间还应再早,或应称为"即病多瘀",在《内经》已经阐述了初病即可入络的发病状况,初病入络乃指六淫外邪侵袭位于体表的阳络,并由络入经,即"是故虚邪之中人也,始于皮肤,皮肤缓则腠理开,开则邪从毛发入……留而不去,则传舍于络脉,在络之时,痛于肌肉……留而不去,传舍于经,在经之时,洒淅喜惊"《灵枢·百病始生》。下面试从瘀病的起源、病因病机、病证表现、近代研究、治疗原则及临床应用分述如下。

（二）瘀病渊源概述

中医对瘀血的认识和治疗由来已久。1972年11月，甘肃武威柏树公社下五畦大队汉墓出土的一批医简，其中的一个医简关于治"瘀"及"久瘀"的处方为：干当归、芍劳、牡丹皮、漏芦、蜀椒及虻（为贝母之别称。《诗经》"言采其虻"，陆机疏："贝母也"）为散，"以淳酒和饮"。此方养血活血、理气解郁。中医重视气、血、津液的正常运行。气停滞不行则气滞，津液停滞不行则成痰湿，血停滞不行则血瘀。内至五脏六腑，外达皮肉筋骨，莫不如比。《素问·五脏生成论》指出："诸血者，皆属于心；……故人卧血归于肝，肝受血而能视，足受血而能步，掌受血而能握，指受血而能摄"，七窍之灵，四肢之用，以及发得血而能生等等。说明血运正常对于机体正常功能的维持是很重要的。《素问·生气通天论》更指出，人的健康长寿，必须"骨正筋柔，气血以流，腠理以密"。

《神农本草经》也反应了公元前二百多年运用活血化瘀药物品种之丰富。全书总结了三百六十五种药物的性能功用，其中有四十一种具有极为明确的活血、化瘀、破血、消瘀和攻瘀的作用，如丹参、牡丹皮、牛膝、赤芍、桃仁、水蛭、虻虫、蒲黄、<u>䗪</u>虫、芍劳等。并认为大黄、柴胡的作用具有"推陈致谢"的性质。

东汉时期张仲景在《内经》理论的基础上，立"瘀血"病名，并在《金匮要略·惊悸吐下血胸满瘀血病脉证治第十六》中作了专论。在《伤寒论》太阳病及阳明病篇中也较多地阐述了"蓄血证"的证治。其贡献为总结瘀血证的辨证论治规律，使活血化瘀治疗法则有了新的发展和应用。

在张仲景所立的十多个活血化瘀方剂中，一类是伍以温散寒邪的桂枝，治疗因寒邪客于经脉之中的瘀血证；一类是伍以损阳和阴的硝黄，是"血实宜决之"的治法。这里实际上很明确地揭示出温寒化瘀和泻热化瘀两大治疗法则及其组方配伍。1974年5月在日本京都召开的第25次日本东洋医学会总会学术报告会上，有人归纳张仲景治疗瘀血症的经验为：属阳（热）者，用桃仁、牡丹皮、桂枝、大黄；属阴（寒）者，用当归、川芎、芍药、地黄；属陈旧（宿瘀）者，用水蛭、虻虫、<u>䗪</u>虫、蛴螬、干漆；属实证者，用桂枝茯苓丸、桃核承气汤、大黄牡丹皮汤、抵当汤（丸）、下瘀血汤；属虚证者，用当归芍药散、芍归胶艾汤、温经汤、大黄<u>䗪</u>虫丸。并且总结了伤寒热病可能出现"瘀血"、"血结"的证候，并提出了证治法则。

有关这一"血热相结"证的提出，启发了清代医生，在发展温热病学派中的"营分证"及"血分证"的理论和治疗方面，起了一定的作用。唐《千金要方》第十二卷犀角地黄汤之应用也是一例。《千金要方》称："犀角地黄汤，治伤寒及温病，应发汗而不汗之，内有蓄血者，及鼻衄吐血不尽，内有瘀血，面黄，大便黑，消瘀血方"。此方后来成为温病瘀血、热入营血的祛瘀生新、凉血解毒的名方。《外台秘要》所用芍药地黄汤情况基本相同。

妇女由于生理上的原因，于经、带、胎、产时，容易表现为瘀血证，《金匮要略》

阐述得很多,如闭经一证,变证很多,但瘀血是很重要的一个方面,根据证候不同,用土瓜根散、抵当汤、矾石丸等。更年期瘀血、带下证用温经汤。妊娠瘀血证用桂枝茯苓丸。产后瘀血用下瘀血汤、大承气汤等。用红蓝花酒止痛更是突出的好经验。

《诸病源候论》、《千金要方》、《外台秘要》以及一些本草学著作,其论瘀血,皆祖述《内经》、《伤寒论》、《金匮要略》。均论述了瘀血证候,并增添了不少活血化瘀方剂和药物。如《千金方》除引述张仲景活血化瘀方外,并增加了以泽兰丸治产后余疾,有积血不去;三石泽兰丸治虚风内动,用以通血脉,熄肝风;牡丹丸治新产后瘀血不消;消石汤治血瘕等。《外台秘要》所列从高坠下瘀血及折伤内治方十六首,及折腕瘀血方四首,均为活血化瘀药,并论述了"白虎风"是"血气凝涩"所致,其卷十九治水气肢肿方中用了川芎、丹参、牛膝、五加皮等。

宋朝时方书很多,其中大量介绍了活血化瘀方剂,如失笑散等。《宋人医方三种》中,有史载之最善用三棱、莪术的记录。《普济方》更强调对慢性病久治不愈者瘀证的注意,该书在"诸血门"中称:"人之一身不离气血,凡病经多日,治疗不愈,须当为之调血。血之外证:痰呕、燥泻,昏愦迷忘,常喜得水漱口,不问男女老少,血之一字请加意焉。"

朱丹溪重视解郁散结,创气、血、湿、痰、食、热六郁之说,其中以气血之郁为基本。《丹溪心法·六郁五十二》中指出:"气血冲和,万病不生,一有怫郁,诸病生焉。故人生诸病,多生于郁。苍术、抚芎,总解诸郁,随证加入诸药"。他们所说的"血郁",实际是"血瘀"的早期或轻症者,所用苍术、抚芎,更是气血兼顾,是很有见地的。已故名老中医蒲辅周临证善用越鞠丸、六和丸,对此不无体会。王节斋所著《古今名医汇粹·诸郁证》称:"丹溪先生治病,不出乎血、气、痰三者。故用药之要有三,气用四君,血用四物,痰用二陈。又云久病属郁,立治郁之方曰越鞠丸。盖气、血、痰三病,多有兼郁者,或郁久而生病,或病久而生郁,或误药杂乱而成郁。故予每用此三方治病,时以郁法参之。故四法治病,用药之大要也"。

明清以后汪机(石山)辨证注意指甲黑是"血凝",认为"血活则红,血凝则黑",主张用气药治之,如人参等。对我们治疗休克、心力衰竭有所启发,因为气为血之帅。

张景岳对"血证"也很有体会。《景岳全书·杂证谟·血证》称:"血有蓄而结之,宜破之逐之,以桃仁、红花、苏木、玄胡、三棱、蓬术、五灵脂、大黄、芒硝之属","血有涩者,宜利之,以牛膝、车前……木通……益母草……之属","血有虚而滞者,宜补之活之,以当归、牛膝、川芎、熟地、醇酒之属"等等。并认为:"补血行血无如当归","行血散血无如川芎"。认为有"气逆而血留"、"气虚而血滞"、"气弱而血不行"者,因"血必由气,气行则血行,故凡欲治血,或攻或补,皆当以调气为先"。

张三锡认为瘀血证多见,其《医学六要》中称:"夫人饮食起居一失其宜,皆能使血瘀滞不行,故百病瘀血者多,而医书分门别类,有上气而无蓄血,故予增著之"。

傅青主治血证有其特点,如治"血不归经"方:熟地黄、生地黄各四钱,当归、白芍、麦冬各三钱,川芎、甘草、茜草各一钱,以茜草引血归经,配以四物加减。治血臌则用逐瘀汤,用水蛭、雷丸、红花、枳壳、白芍、牛膝、当归、桃仁。

清代温热学派在温病的察舌、验齿、辨别斑疹等方面,对于瘀血证的诊断有可资借鉴者。如叶天士《温热论》称:"其人素有瘀伤宿血","其舌必紫而暗",重者"紫而肿大"或"紫而干晦"。叶天士更进一步创通络之说,是活血化瘀治法的进一步应用。他本着《难经》初病在经是气分病,肿胀无形,久病入络是血分病,有坚积可见的论述,对于这些久病入络的瘀积重症,遵照张仲景用大黄䗪虫丸、鳖甲煎丸等方破瘀化症经验,用虫类药通络,认为虫类迅速飞走,升降搜剔,可使血无凝著,气可流通。叶天士所云,治病未能讲究络病工夫,是不够的。这一见解有一定道理。

王清任强调治病以气血为主,治病之要诀在于明气血,气有虚实,血有亏瘀。创以活血为主的方剂33首,主治各类瘀血病证50余种,包括了内科的五脏病及免疫性疾病,外科的外伤和脱疽,妇科的月经病。甚至用于"瘟毒吐泻转筋"的解毒活血汤、急救回阳汤也重视活血药的应用。这启发我们进一步认识到,感染性休克及弥漫性血管内凝血时应用活血药。其祛瘀方剂可分两大类:一为补气消瘀法,一为逐瘀活血法。补气消瘀法是他的突出见解和心得。重用黄芪加化瘀药,不用破气药。其重视补气,补气消瘀诸方中,除急救回阳汤无黄芪外,其他各方均以黄芪为主药,量从八钱至八两。如补阳还五汤为治半身不遂及痿证名方,亦治中风后遗症及小儿麻痹后遗症。除此,他还创制了通窍活血汤、血府逐瘀汤、膈下逐瘀汤、少腹逐瘀汤、通经逐瘀汤、解毒活血汤、会厌逐瘀汤、舌下瘀血汤、身痛逐瘀汤等,扩大了活血化瘀的适应证。

唐容川对活血化瘀法治疗瘀血证有进一步的理解。他注重气血,在《血证论》"阴阳水火气血论"中称:人之一身,不外阴阳,而阴阳二字,即是水火,水火二字,即是气血。气为血之帅,血为气之守,"气结则血凝,气虚则血脱,气迫则血足"。认为平人之血,畅行脉络,充达肌肤,流通无滞,是谓循经,谓循其经常之道也。又称"离经之道与好血不相合,是谓瘀血"。

(三)瘀病的病因病机

1.六淫外袭　六淫通常指风、寒、暑、湿、燥、火六种外感病邪,淫有太过、浸淫之意。风寒暑湿燥火本是自然界六种气候变化,称为"六气"。《素问·六元纪大论》说:"在天为热,在地为火;在天为湿,在地为土;在天为燥,在地为金;在天为寒,在地为水。故在天为气,在地成形。"

在人体正气不足,卫外功能失调时,六淫之邪袭人肌表,并按阳络-经脉-阴络的顺序传变。《灵枢·百病始生》对六淫伤人致病的传变过程作了具体地描述:

"是故虚邪之中人也,始于皮肤,皮肤缓则腠理开,开则邪从毛发入……留而不去,则传舍于络脉,在络之时,痛于肌肉……留而不去,传舍于经,在经之时,洒淅喜惊……留而不去,传舍于伏冲之脉……留而不去,传舍于肠胃……留而不去,传舍于肠胃之外,募原之间,留著于脉,稽留而不去,息而成积,或著孙脉,或著络脉……",明确指出六淫之邪自外侵袭人体,由表入里,由阳络传至经脉,再传至脏腑,最终深入脏腑之阴络的过程。《素问·举痛论》说:"寒则气收。"寒性凝滞,主收引,寒邪外侵,经脉气血阻滞,可引起各种疼痛,故《素问·举痛论》说:"寒气客于脉外则缩踡,缩踡则脉绌急,绌急则外引小络,故卒然而痛"。

2.瘟疫之气 自东汉张仲景《伤寒论》创六经辨证奠定外感热性病辨证论治基础后,历代医家不断深化发展外感热性病的发病机制与治疗。明代吴又可所著《温疫论》专门论述了"疫气"所致具有强烈传染性的温热病,随着清代温病学派的崛起,叶天士、薛生白、吴鞠通等一批知名医家及其代表作的出现,深刻阐述了外感热性病除《伤寒论》所述之外另一大类型——外感温热病的发生发展规律及辨证治疗体系,从而揭示了温热及瘟疫致病的两大类致病因素。

3.内伤七情 七情是指人体喜怒忧思悲恐惊七种情志变化,即人的七种情感,七情是伴随着人的需要而产生的对客观事物的表现,是人体的生理本能。《礼·礼运》说:"喜怒哀惧爱恶欲,七者勿学而能。"《内经》提出了喜怒忧思悲恐惊畏八种情绪,恐与畏同类,故成七情之说,《三因极一病证方论》指出:"七情者,喜怒忧思悲恐惊是。"

七情虽系人类高级神经思维情感活动,但在中医理论体系中将其分属五脏所主,从而形成与五脏相联系的藏象功能系统,并认为七情过极对脏腑功能具有重要影响。如《素问·阴阳应象大论》说:"人有五脏化五气,以生喜怒悲忧恐",又说肝"在志为怒"、心"在志为喜"、脾"在志为思"、肺"在志为忧"、肾"在志为恐"。七情具有两重性,适度的情绪反应为人之常性,属生理范畴;七情过度,即刺激的时间和空间超过机体生理调节范围则成为病因使人致病。因此宋代陈无择《三因极一病证方论·三因论》说:"七情,人之常性,动之则先自脏腑郁发,外形于肢体,为内所因"。七情致病,先自脏腑郁发,外形于肢体,故称七情内伤。

七情过极导致脏腑气机紊乱引起功能失常,如《素问·阴阳应象大论》说:"怒伤肝"、"喜伤心"、"思伤脾"、"忧伤肺"、"恐伤肾"。《素问·举痛论》亦说:"怒则气上,喜则气缓,悲则气消,恐则气下……惊则气乱……思则气结。"七情内伤引起络气郁滞或气机逆乱,则导致脏腑功能失常,脏腑之间协调平衡状态被打破。如情志抑郁,肝经气滞则胁痛胀满,大怒伤肝,肝络气逆则头胀头痛,面红目赤;若肝气横逆,脾经不通则胃脘胀满,攻痛连胁,恼怒加重;久思伤脾,脾经气结则脘腹胀满,不思饮食;悲忧伤肺,肺经气滞则胸闷憋喘等。经气不仅指在经络中运行之气,亦包括脉络中与血伴行之气,气为血帅,气行则血行,经气郁滞,气机逆乱,脏腑气机紊乱亦可引起经脉血液运行失常,如肝经郁滞,日久血瘀阻络可致癥积;心络气滞,胸中窒闷,久则心络瘀阻则为胸痹心痛;气机上逆,血脉随之上逆,冲击脑之脉络破损出血则见中风暴仆。由此可见,持久而剧烈的情志刺激亦是导致经络病的重要因素,早期常表现为经气郁滞而致脏腑功能紊乱,日久气滞血瘀,瘀阻脉络可引起种种器质性病理改变。

4.痰瘀阻络 痰湿、瘀血既是病理产物,又是继发性致病因素,痰湿由津液凝聚而成,瘀血因血液涩滞而生。津血同源,津液进入脉管即成为血液的组成部分,血液渗出脉外则成为津液,经脉是津血互换的场所,津液代谢失常则为痰饮水湿,血液运行涩滞化为瘀血。痰湿、瘀血产生后,又可作为继发性致病因素阻滞经脉,导致痰湿瘀阻、血瘀阻络等病理变化。

痰、饮、水、湿同出一源,俱为津液不归正化,停积而成,分别言之,源虽同而流则异,各有不同特点。从形质言,饮为稀涎,痰多厚浊,水属清液,湿性黏滞;从病症言,饮之为病,多停于体内局部,痰、湿为病,无处不到,变化多端,水之为病,可泛滥体表、全身;从病理属性而言,饮主要因寒积聚而成,痰多因热煎熬而成,水属阴类由于导致发病之因不一,而有阳水、阴水之分,湿为阴邪,但无定体,可随五气从化相兼为病。合而言之,因四者源出一体,在一定条件下可相互转化。故历来医家著作中有"积饮不散,亦能变痰"(《证治汇补·饮证》)、"停水则生湿"、"痰化……为水"(《证治汇补·痰证》)、"水泛为痰"、"饮因于湿"(《类证治裁·痰饮》)等论述,指出相互之间的联系及转变。

痰湿的形成与经脉功能损伤,脏腑气机失调及过食肥甘厚味有关。经脉为津血互换的场所,络气郁滞,津血不能正常互换,输布代谢失常,津凝则为痰浊,津聚化为水湿。脏腑之络是脏腑功能的有机组成部分,络气郁滞则脏腑气机失常,脾运失健,水谷精微不从正化反聚为痰湿之邪,加之过食肥甘厚味瘀滞脾运,化生痰湿。痰有有形无形之分,有形之痰出于肺咳于外,故古人有"脾为生痰之源,肺为贮痰之器"(《本草纲目·半夏》)之说。无形之痰壅塞气机;阻滞络道,为病甚杂,故有"痰为百病母(《景岳全书·痰》)"之说,痰湿阻于脑络,则有神昏癫狂之变,痰湿流于四肢,则有麻痛痿废之患;痰湿阻于脉络,络气郁遏,初病在气,久则入血,脉道狭窄,气血运行障碍,甚则阻塞不通而有胸痹心痛、中风偏枯、肢端麻痛等症。

5.血瘀阻络 血液在脉络中输布渗灌于周身发挥濡养作用,血液在脉络中凝滞而形成的病理产物则为瘀血,瘀血也包括溢出脉络积存体内的血液。瘀,有瘀积、瘀滞的意思,《说文解字》说:"瘀,积血也。"瘀血,在中医文献中有凝血、著血、留血、恶血、衃血、干血及蓄血等名称。由于各种致病因素导致气虚气滞,气虚运血无力,血滞留脉络为瘀,气滞血行涩滞脉道瘀塞亦可为瘀。气为血之帅,气行则血行,凡先天不足,后天失养,或劳逸损伤,年老体衰,均可导致气虚,气虚推运无力则血留脉络而为瘀血,瘀血阻络进一步导致络病及各种继发性病理变化。故《景岳全书·胁痛》说:"凡人之气血犹源泉也,盛则流畅,少则壅塞,故气血不虚则不滞,虚则无有不滞者。"《读医随笔·承制生化论》更明确指出:"气虚不足以推血,则血必有瘀。"七情内伤,经气郁滞,脏腑气化功能失常,气滞则血行涩滞,如《素问·生气通天论》说:"大怒则形气绝,而血菀于上。"《灵枢·百病始生》说:"内伤于忧怒,则气上逆,气上逆则六腧不通,温气不行,凝血蕴里而不散。"《证治汇补·血症》说:"喜怒不节,起居不时,饮食自倍,荣血乱行,内停则为蓄血。"可见,气虚气滞等气化失常皆可影响血液在经脉中的运行时速和状态,导致瘀血阻滞脉络,阻于心络则为胸痹心痛,阻于脑络则为中风,阻于肾络则为水肿等。

6.久病入络 "久病入络"是清代名医叶天士关于络病发生发展规律的重大学术观点,包括久病入络、久痛入络、久瘀入络,阐明了内伤疑难杂病由气到血、由功能性病变到器质性病变的病机演变过程,对提示外感重症卫气营血病机演变过程亦有重大意义。

病邪邪势鸱张,病久正气耗损,脏腑之络空虚,病邪乘虚内袭,此如《素问·通评热病论》所说:"邪之所凑,其气必虚",脏腑之阴络络体细窄,气血流缓,邪气病入深,盘踞不去,病情深痼难愈。初病在气,脏腑气机失调,气化失司,或本脏腑气机壅塞不通,功能失调,久则气病及血,气滞血瘀络阻,久病不愈,甚则积聚成形,如五脏积证之肝积肥气,心积伏梁,肺积息贲,肾积贲豚,脾积痞气,均为久病入络的常见病证。

7.饮食起居、跌仆、金刃伤经脉 饮食饥饱过度,起居不节用力过度,金刃虫兽外伤,药物中毒等均可损伤络体。脉络损伤或外见出血,或离经之血留于体内,青紫肿胀,或内脏出血。《灵枢·百病始生》说:"卒然多食饮则肠满,起居不节,用力过度,则络脉伤,阳络伤则血外溢,血外溢则衄血,阴络伤则血内溢,血内溢则后血",指出饮食不节,用力过度可致络脉损伤。体表黏膜阳络损伤所致肌衄、鼻衄等外在出血,胃肠阴络损伤可致消化道出血而见黑便或柏油样便,出血量大时血也可自口呕吐而出,直肠或肛门部位出血可见便下鲜血,损伤肺络则见咳痰带血或出血量大鲜红。金刃虫兽、跌打损伤亦可损伤脉络而致各种出血,遭受剧烈外力或跌仆亦可造成内脏出血,出血量大甚则危及生命。经络之络(气络)损伤常见于金刃虫兽外伤、药物及环境污染中毒,使经气阻滞甚或阻断不通,可见肢体麻木、胀痛、痿废不用、截瘫等症,严重者脑之气络损伤可致神昏危症。

(四)病态特征

1.疼痛 此症常是患者就诊的主诉,中医认为"不通则痛","不通"是气血瘀滞所产生的主要病机变化。经曰:"寒气……客于脉中则气不通,故卒然而痛","涩则心痛",这均说明疼痛是因为"不通"而造成的。引起疼痛的原因甚多,不论是跌打坠堕、痈疽疮疖,或脏腑内伤,寒滞热郁,诸多病患所见各部位的痛症,其基本的病机均与血行不畅瘀血凝滞有关。张仲景说:"产妇腹痛……不愈者,此为腹中有干血着脐下"。王清任认为"凡肚腹痛疼总不移动是瘀血",唐容川提出"瘀血在经络脏腑之间则周身作痛","恶血不尽阻滞其气故作痛也"。

瘀血所见之痛疼多为刺痛、钝痛、刀割样痛,且痛有定处。但也有慢性久发隐痛不休或每遇气候变化而增重者,此即王清任所论"交节病作乃是瘀血"之证。

2.发热 唐容川在《血症论》指出:"瘀血在肌肉可翕翕发热……,瘀血在腠理营卫不和则往来寒热;瘀血在腑可见日晡潮热,瘀血在脏证见骨蒸劳热,手足心烧"。"血府血瘀"之发热证,其特点为:前半日不烧,后半日烧,前半夜重,后半夜轻,如瘀血轻微,日落时烧一二小时。

蓄血发热。多系外感伤寒或瘟疫时气之邪,邪热传里,热与血结,瘀血蓄聚而致。仲景曰:"风伤皮毛,热伤血脉……热之所过,血为之凝滞","妇人中风……热入血室其血必结,故使如疟状","移热于下焦血分,膀胱蓄血也"。蓄血发热临床常见有少腹硬满急结,其人喜狂,下血,谵语,甚则发狂等症,此类瘀血多属阳证热证,病发急骤且常兼有神志异常之症状。

瘀血吸收热。或因外伤之后,或因内出血,或在产后,或见于手术之后,因内有瘀血储积而出现发热现象,此证在临床是较多见的。"人有恶寒发热状似伤寒,其脉芤涩,其征胁下与少腹癥痛……须审其日前曾有跌坠挫闪拳踢之情"。另外,在临床上施行各种大手术之后(如颅脑、骨科、胸腹腔等)而出现的发烧称为术后热,其与创伤后组织的修复,瘀血的消散吸收反应有关。

3.出血 "平人之血畅行脉络,充达肌肤流通无滞是谓循经",因此不论何原因引起的出血,都必然发生血离脉道,血不循经的病理变化,故称之为"离经之血"。

出血和瘀血,二者有着密切的因果关系,首先,很多出血证的发生,其因于内有瘀血久踞堵塞脉道,而致发生血溢脉外,如溃疡病、肝硬化、肺心病以及肿瘤等所见之出血;另一方面凡出血之证必有离经之血蓄积停著于内(特别是颅脑和体腔的内出血),从而并发和导致形成瘀血。所以出血之证,本身即带有瘀证的病变。

4.神志方面的症状 中医学认为心主神明,为一身之大主。若心血瘀阻或败血攻心,可致心失所主神志异常,如温热病毒邪入营血、热与血结可见神昏谵语;瘀血扰心,或痰浊瘀阻可见啼笑失常,语无伦次,睁目不识人;脑卒中瘀血内阻,轻者可偏瘫失语和精神神志异常,重证可致神志昏迷,二便失禁。《伤寒论》《金匮要略》均载有蓄血证其人喜忘发狂等论述。王清任认为"癫狂一症哭笑不休,詈骂歌唱,不避亲疏许多恶态,乃气血凝滞,脑气与脏腑气不接"而致。王清任还提出应用血府逐瘀汤治疗"胸不任物"、"胸任重物",这种类似神经官能症之病,可取得良效。

5.痹症 痹有广义、狭义之分。广义之痹泛指机体为邪闭阻,而致气血运行不利,或脏腑气机不畅所引起的病证,如胸痹、喉痹、五脏痹、五体痹等。故明代张景岳《景岳全书》说:"盖痹者,闭也,以血气为邪所闭,不得通行而病也。"《灵枢·经脉》曰:"喉痹,卒喑",指喉部气血痹阻不能发声。外邪袭络亦可致肌肤不仁而为血痹,《素问·五脏生成》说:"卧出而风吹之,血凝于肤者为痹",《金匮要略·血痹虚劳病脉证并治》亦说:"血痹……夫尊荣人,骨弱肌肤盛,重困疲劳汗出,卧不时动摇,加被微风,遂得之",狭义之痹为痹证或痹病,指由于外受风寒湿热之邪,闭阻经络,气血运行不畅所致的病证,正如《素问·痹论》所说:"风寒湿三气杂至合而为痹",外受风寒湿热等外邪侵袭人体,闭阻经络,气血运行不畅所致痹证,表现为关节、肌肉、筋骨等处的酸痛、麻木、重着、屈伸不利,甚或关节肿大灼热为主要临床表现。

6.麻木　麻木在《内经》及《金匮要略》中称"不仁",《金匮要略·中风历节病脉证并治》所说:"邪在于络,肌肤不仁",首次提出肌肤不仁与病邪侵袭络脉有关。《诸病源候论》"言不仁,其状搔之皮肤,如隔衣是也",至金元刘河间所著《素问病机气宜保命集》始有麻木证名。《医学入门》对木作了详细的分辨:"木者,不痒不痛、按之不知、搔之不觉、如木之后。常木为瘀血,间木为湿痰"。可见麻木与瘀血湿痰阻滞经脉有关,临床上麻与木常常并见,故通称麻木。由于麻木发生的部位不同其临床表现也各有差异。

头皮麻木,以麻为主者多因气血不足,或失血过多,或脾虚生化不足,或久病血气亏损,肌肤阳络失于温煦濡养所致,常有面唇爪甲无华、头晕心悸、舌淡、脉细等见症;以木为主者多因痰瘀阻络,脾运失健,水湿内停,聚而生痰,痰湿阻滞,经脉瘀阻所致,常伴有头重眩晕、肢困倦怠、呕恶、苔腻等湿浊内阻之象。

半身麻木,或由气血两虚经脉失于温煦濡养,或由风寒外袭瘀阻偏身之络脉,或因肝风内动络脉绌急或闭阻,或因湿痰瘀结阻滞经脉而致。因气血两虚者以麻为主,如虫蚁行于皮肤,如绳缚初松之状,伴气短乏力,面白无华等症状。风寒外袭所致半身麻木,乃风寒侵袭皮毛,营卫不行,临床症见半身麻木,伴身痛、恶风、脉浮等症。肝风内动所致麻木,乃叶天士所说:"肝为风脏,因精血衰耗,水不涵木,木少滋荣,故肝阳偏亢,内风时起",肝肾阴亏,肝阳偏亢,阳亢化风,内风袭络,络脉拘急收引或痹阻,肌肤失于温煦濡养故致麻木,常伴肢体震颤、头晕、头痛、脉弦等风动之象。湿痰所致者,因脾失运化之职,水湿停蓄,湿聚为痰,痰伏经络而发病,正如《成方便读》所谓:"经络中一有湿痰死血,既不仁且不用",其症见形体较胖,麻木伴有肢体沉重,苔白滑或浊腻,脉弦滑。

7.痿废　痿废是指肢体筋脉弛缓、软弱无力、失于随意运动的一种症状,日久可致肌肉萎缩。《素问·玄机原病式》说:"痿,谓手足痿弱,无力以运行也。"临床上以下肢痿弱较为多见,故称"痿躄"。"痿"是指肢体痿弱不用,"躄"是指下肢软弱无力,不能步履之意。各种致病因素侵袭如湿热阻滞经络,或肺燥津伤,津失敷布,经脉失于濡润,或奇经亏虚,真阳不足,元气颓败,鼓动无力,经气虚滞,或肝肾亏损,髓亏筋痿,络脉虚而不荣,皆可导致四肢百骸缺乏气之温煦充养而有痿废之变。

湿热阻滞经络者,久处湿地或冒雨露,侵淫经脉,营卫运行受阻,郁遏化热,湿热阻滞络气,筋脉肌肉无气以养,则弛纵不收发为痿证,即《素问·痿论》所说:"有渐于湿,以水为事,若有所留,居处潮湿,肌肉濡渍,痹而不仁,发为肉痿。"亦有过食肥甘,嗜酒过度,脾运失健,湿热内生,阻滞经络,脾不散精达肺转输水谷之精微于四肢百骸而为痿废。急性发病者湿热熏蒸,肺热叶焦,四肢痿软无力,甚则呼吸困难危及生命,往往伴有发热,舌苔黄腻。

肝肾亏虚,髓枯筋痿,肝虚阴血不足,肾虚真精亏乏,真精既亏脑髓失养,阴血不足络虚不荣,脑髓及布散于四肢百骸之筋骨经脉皆失精血之濡养而渐成痿废之变。临床常见发病缓慢,下肢痿软无力,腰脊酸软不能久立,或伴头晕耳鸣,视物昏花,甚则步履全废,腿胫大肉渐脱,舌红少苔,脉细数。

8.瘫痪　瘫痪病名首见于《外台秘要》,又名瘫痪风。《医贯·中风论》:"瘫者坦也,筋脉弛纵,坦然而不举也;痪者涣也,血气涣散而无用也。"

半身不遂主要见于中风,为脑络病变所致。在气机逆乱、消渴、脂浊等脉络病变高危因素持续作用下,脉络络气郁滞即血管内皮功能障碍,引发络脉瘀阻即脑动脉粥样硬化致脑部供血不足,或引发络脉细急即脑血管痉挛,此阶段往往见有中风先兆症状,若未能进行及时有效预防与治疗,或情志刺激、过劳等诱发因素导致脉络瘀塞相当于脑梗死。

截瘫之下肢瘫痪常见于外伤所致脊髓损伤,不完全性损伤者下肢运动及感觉功能减退,完全性损伤者经气阻绝,下肢运动及感觉功能丧失,二便不能控制。亦有感受外邪引起的急性脊髓炎,毒热壅塞,络气壅滞不通,经气信息传达、调节控制功能丧失而致下肢瘫痪,轻者痿软无力,行动不利,重者瘫痪于床,不能行走。

9.癥积　癥积指腹部所生积块,按之有形,坚着不移。癥积与痕聚相对而称,前者固定不移,病属血分,后者聚散无常,病属气分,故明代医家张景岳《景岳全书》说:"是坚硬不移者,本有形也,故有形者曰积。或聚或散者,本无形也,故无形者曰聚。"

中医癥积包括了癌、瘤,但癌、瘤有与一般脏腑良性肿块明显不同的发病特点,预后不良,古人对此亦有较为明确的认识。远在殷墟甲骨文上就有"瘤"的记载。《黄帝内经》中有"石瘕"、"肠覃"、"息肉"、"膈塞"等类似恶性肿瘤的症状描述,《难经》所载五积与现今腹腔肿瘤和肺癌有相同点。隋代巢元方《诸病源候论》分别论述了"瘤瘕"、"积聚"、"食噎"、"反胃"等病证,其中均包含恶性肿瘤的证候。宋代《仁斋直指方论》记载了癌的概念:"癌者,上高下深,岩穴之状毒根深藏",指出癌症临床特点是体内肿块,表面高低不平,坚如岩石,盘根错节,易与周围组织黏连。其发病常有情志过极、饮食不节、正气损伤,气的温煦防御自稳功能降低,免疫功能低下,六淫包括现代环境中某些物理化学性致癌因子或病毒外侵,痰湿内结,痰瘀阻络,日久瘀毒留积成癌,故癌之所成正虚为本,邪客为标,正如《素问·评热病论》所说:"邪之所凑,其气必虚"。

10.青筋　青筋(包括舌下青筋)指人体体表异常显露的青色筋脉(体表异常

血脉),属体表阳络病变,也可为体内脏腑阴络病变外露于阳络所致。发于腹部者,称为"腹筋",常与腹部膨胀同时出现,如《灵枢·水胀》说:"腹胀身皆大,大与肤胀等也,色苍黄,腹筋起。"痰湿阻滞脉络腹露青筋者,可见腹大胀满、两胁胀痛、食欲不振等症。若肝脾血瘀阻滞脉络而腹露青筋者,常见胁下肿块刺痛、口干但欲漱水不欲咽、大便色黑、面色黧黑、胸部常见丝状血痣等症,若结合纤维内窥镜检查常见食道及胃底的青筋怒张。颈部青筋显露。常见于心痹患者,心慌气短、面色黧黑、端坐呼吸、下肢水肿、小便短少、右胁下胀痛,可扪及肿大肝脏。发于下肢者多见于小腿部,呈青紫色树枝状,或带状弯曲,于站立时明显可见,并伴有胀重感,易疲劳。若因湿热瘀滞脉络所致者,可见下肢红肿、灼热疼痛、发热口苦、肢体酸困等症,若因寒湿瘀滞脉络者,可见下肢肿重、麻木冷痛、步行艰难等症。

11. 水肿　水肿在东汉张仲景《金匮要略》中亦称为"水气病",水肿是由于气化功能失常和血瘀脉络。津渗脉外聚而成水的病证,故有"血不利则为水"之论。故清代唐容川《血证论》说:"瘀血化水,亦发为水肿。"心络瘀阻所致水肿往往从下肢开始,伴有心慌气短、动则加剧、夜间不能平卧。肝络瘀阻所致水肿常见腹大如鼓,腹壁青筋暴露,或伴赤纹横缕。肾络瘀阻所致水肿常伴小便混浊或有尿血,腰部疼痛。单侧肢体局部水肿常因瘀阻脉络津血循行受阻,津渗脉外聚而为水所致。

12. 斑疹　斑为肌肤表面出现的片状瘀斑,不高出皮面,抚之不碍手,疹则是肌肤表面出现的红色小疹。斑疹常见于外感温热病中,为邪热深入营血分,动血窜络所致。

斑常由阳明热毒内陷营血,迫血从肌表阳络外渍,聚于皮下而成,点大成片,平展于皮肤,有触目之形,而无碍手之质,或稠如绵纹,或稀如蚊迹,压之色不褪,斑消不脱屑。

疹则为邪热(多见风热病邪)郁肺,内窜营血,迫血从肌肤血络而出所致,点小而色红,为琐碎小粒,形如粟米,突出于皮肤之上,视之有形,抚之碍手,压之色褪,疹消脱屑。临床上斑与疹可同时出现,每举斑赅疹,或举疹赅斑,斑疹并称。西医流行性出血热、麻疹、风疹、幼儿急疹、水痘与带状疱疹等均可出现斑疹症状。

13. 妇科方面的症状　如月经不调、经闭、不孕、产后恶露不尽、乳汁不下、行经不畅、经色紫黯或下血块,以及盆腔肿物等均与血瘀有关。经云:"寒气客于子门……恶血当泻不泻,衃以留止,日以益大,状如怀子,月事不以时下",这说明因寒而致瘀,因瘀而结症。仲景提出"妇人之病,因虚、积冷、结气,为诸止,中有干血"。

(五)近代瘀病研究

鉴于中医学关于血在脉中的循环,即血行的状态是"如水之流"的说法,与血液流变学关于血液具有流动和变形的特性的说法基本相类同,而中医学关于"血行失度"及其不同表现形式,如"血凝而不流"、"血瘀滞不行"、"血泣则不通"等的说法,与血液流变学关于血液的流变性异常,即血液黏度异常的说法基本相类同,尤其是鉴于血液流变学业已证明,血液的流变性和血液黏度的改变又是导致血液循环和微循环内的血液流量、流速以及流态变化的重要原因,目前应用现代血液流变学的理论、技术和方法,对各种"血瘀证"患者的血液流变性,即血液黏度进行了测定。结果表明,各种"血瘀证"患者多有血液的流变性和血液黏度的异常,其中多数的病例表现为血液流变性的降低和血液黏度的增高;少数病例,表现为血液流变性的增高和血液黏度的降低,而且经过各种活血化瘀药物的治疗,在临床症状以及血液循环和微循环障碍得到改善或纠正的同时,患者的血液流变性和血液黏度的异常亦有程度不一的改善或纠正。与此同时,在动物身上用静脉注射高分子右旋糖酐造成微循环障碍的实验模型上,用结扎冠状动脉造成心肌梗死的实验模型以及用人工喂养高脂食物造成动脉粥样硬化的动物模型上,不仅都看到血液或血浆黏度的明显增高,而且用活血化瘀药物治疗后,在显示出有明显疗效的同时,也观察到血液或血浆黏度异常的改善。这些结果进一步表明,各种"血瘀证"患者所共有的血液循环和微循环障碍是在血液的流变性和血液黏度异常的基础上产生的,而各种活血化瘀药物的改善或纠正血液循环和微循环障碍的共同作用是通过改善血液流变性和血液黏度的异常这一共同途径来实现的。

基于血液流变性和血液黏度的异常作为血液的组织结构和生理功能的宏观表现,归根结底,反映了血液的微观组成成分及其分子结构和功能的不同和差异这一现代科学的认识。同时从微观的血液流变学以及分子生物学的角度,通过测定血细胞数量,即血细胞压积、血浆黏度、血沉以及红细胞电泳时间等多项血液流变学指标,对"血瘀证"患者的血液黏度异常的原因进行了实验研究。结果表明,各种"血瘀证"患者虽然大多显示出血液流变性和血液黏度异常的共同表现,但究竟其产生的原因和病理表现的特点,却又是不相同的。例如,对于缺血性脑中风、心肌梗死、冠心病、血栓闭塞性脉管炎一类血瘀症患者,其血液黏度增高的原因主要是由于红细胞、血小板表面电荷的减少而引起的红细胞、血小板的聚集和凝结。这与中医学所说的"内结为血瘀"似有类同之处。这样,红细胞、血小板的聚集和凝结似是"内结为血瘀"的物质基础之一。对于肺心病、肺气肿、红细胞增多症、烧伤、烫伤以及淋巴细胞增多症、白血病等一类"血瘀证"患者,他们的血液黏度的增高主要是由于血细胞成分(红细胞、白细胞、淋巴细胞等)及其数量的改变所引起的。而对于高脂血症、重度妊娠中毒、巨球蛋白症、骨髓瘤等一类"血瘀证"患者,他们的血液黏度增高的主要原因是由于血浆化学组成成分的改变所引起的血浆或血清黏度的增高。上述这两类由于血液的细胞成分或血浆成分的改变所引起的血液黏度增高的情况,与中医学所说的"污秽之血为血瘀"似有类同之处。这样,血液的细胞成分或血浆成分的改变,似是"污秽之血为血瘀"的物质基础之一。另外,对于出血性脑中风、鼻出血、上消化道出血等一类"血瘀证"患者以及贫血、肝腹水、肝硬化、麻风病等另一类"血瘀症"患者,他们的血液黏度的异常,多表现为血液黏度的降低,其原因均是由于血细胞数量的减少,但究其病因和病理变化的特点,前一类"血瘀证"的血液黏度的降低主要与血管破裂,血液渗流于血管外有关,这与中医学所说的"离经之血"为血瘀,似有类同之处;而后一类"血瘀证"的血液黏度的降低,显然与血管破裂、血外渗无关,这与中医学所说的"病入络为血瘀"或"血虚挟血瘀"似有类同之处。总之,上述这一切表明,中医学很早以来就把以"血行失度"或"血脉不通"为其共同表现的"血瘀"又分为"内结为血瘀"、"污秽之血为血瘀"、"离经之血为血瘀"、"久病入络为血瘀"、"正虚挟血瘀"等不同类型。

各种"血瘀证"患者一方面显示有血液流变性和血液黏度的异常以及由此而引起的血液循环和微循环障碍的共同表现,即共性的东西;而另一方面从导致血液流变性和血液黏度异常的原因来看,又各自表现出不同的特点,即特殊性的东西。"血瘀证"的这种共性和特殊性,也是认识和阐明活血化瘀的疗效原理和作用途径的基础。所谓"活血化瘀",按照中医学的观点,就是利用某些药物的作用,使之"流通血脉,祛除瘀血"的一种治疗方法。在这一疗法中,"流通血脉"是关键,"祛除瘀血"是"流通血脉"的结果。由此可见,流通血脉可能是活血化瘀的疗效原理的最基本环节,也可能是各种"活血化瘀"药物作用的共同点。

在临床上和动物实验上,中国医学科学院等发现至少有二十二种以上的活血化瘀药物,都有增加血流量,改善血液循环和微循环的作用。这些活血化瘀药物又都有改善血液的流变性和血液黏度异常的作用。这些实验和临床资料不仅对于中医学所说的"流通血脉",即"活血"或"行血"相当于现代医学所说的增加血流量,纠正血液循环和微循环障碍以及改善血液流变性和血液黏度异常,是一个直接证明,而且对于各种活血化瘀药物作用的共同点,也是一个重要的科学依据。

综上所述,各种"血瘀证"具有血液循环和微循环障碍以及成为它们的产生基础的血液流变性和血液黏度异常这一共同的病理变化,这可能是活血化瘀治则能够异病同治的病理生理学基础。各种活血化瘀药物具有改善血液流变性和血液黏度异常,纠正血液循环和微循环障碍,以达到增加血流量,即"血脉流通"的共同作用,这可能是活血化瘀治则能够异病同治的药理学基础。药物的类型不同(如有的属于活血化瘀药物;有的属于回阳救逆药物如附子;有的属于祛痰平喘药物如洋金花),作用原理和作用途径亦不同(有的有明显的扩张血管的作用;有的对血小板有明显的解聚作用;有的有提高红细胞的表面电荷,使之不易聚集的作用;有的如附子有增强心肌收缩力的作用;有的如洋金花有解除血管的平滑肌痉挛和减少血管的通透性的作用等),但最后的作用方向、作用目标和作用结果(改善血液的流变性和血液黏度,纠正血液循环和微循环障碍,增加血流量,即"流通血脉"却是共同的,这可能是从一个侧面说明中医学的复方疗效往往胜过其中相应量的单味药的疗效的药理学基础,而且也可能是中医学的"同病异治"的药理学基础。

通过对中医学的"血瘀证"的本质和"活血化瘀"的疗效原理的研究,初步摸索到了在这个理论问题上的中西医结合点:所谓血瘀症,就是因血液流变性或血液黏度异常而产生了全身或局部的"血行失度"(或血液循环障碍),并导致全身局部血行的四大生理功能发生改变或紊乱而形成的疾病,而活血化瘀就是利用某些具有改善血液的流变性和血液黏度、纠正血液循环和微循环障碍、增加血流量的药物,以解除全身或局部的"血行失度",从而使全身或局部血行的四大生理功能得到恢复或增强的治疗方法。

(六)瘀病的治疗方法

1.温经活血法　适应证:暮即发热,手掌发热,少腹里急腹满,唇干口燥,或少腹寒,久不受胎,崩中,月水过多及至期不来,脉细涩无力,舌淡。又适于手足厥寒,脉细欲绝,腹痛,呕吐,四肢疼痛,舌淡苔白。

治疗法则:宗"寒者热之"、"逸者行之"立温经活血法,方用温经汤与当归四逆汤。前方主用吴茱萸、桂枝、生姜温经散寒,当归、川芎、牡丹皮消瘀调经;后方主用桂枝、生姜、细辛温经散寒,当归、通草合上药通行血脉。前方偏重于温经消瘀;后方偏重于温经通脉。

2.泻热逐瘀法　适应证:少腹急结或硬满,如狂或发狂,小便自利,或喜忘,大便虽硬而反易下,色黑,身黄,经水不利,脉沉微涩或沉结。入夜发热,舌质紫暗或呈瘀斑。

治疗法则:宗"热者寒之"、"留者攻之",立泻热逐瘀之法,方用桃仁承气汤,适宜蓄血轻证;抵当汤,适宜蓄血重而急证;抵当丸,适宜蓄血重而缓证。

3.行气活血法　适应证:肝着,常欲蹈其胸,时欲饮热或胸痹等胁肋刺痛之证,月经不调,痛经,脉弦或涩。

治疗法则:宗"疏其血气,令其调达,而致和平",立行气活血之法,方用旋覆花汤。《医宗金鉴》、《金匮今释》皆认为本方与肝着之病不合,笔者认为此论不当,因本方功擅行气降气、活血通络,用治气血郁滞之肝着,谅无不合,也可用柴胡疏肝汤,或血府逐瘀汤加减。

4.补气活血法　适应证:血痹,身体不仁,脉微而涩,尺脉细紧,手足无力及痿证。

治疗法则:宗"虚则补之"、"逸者行之",立补气活血法,方用黄芪桂枝五物汤。本方主以黄芪益气,桂、姜协芪温运气血,畅行血脉,功效益气温畅血脉。仲景以益气为手段,达瘀消痹除之目的,辟化瘀之新途,发后人之深省。

5.行瘀逐水法　适应证:少腹满硬,小便难而不渴,癃闭,脉沉弦或涩。

治疗法则:宗"留者攻之"、"去菀陈莝",创祛瘀逐水并施之法。因瘀和水常互为因果,如前人所云"血不利则为水"、"水阻则血不行",此时若单施祛瘀,则会因蓄水不去而压抑脉道,使血行迟滞,终是瘀血难消。单施逐水,则会因瘀血障碍使津液敷布及排泄受阻,致蓄水旋消旋生,使水瘀互阻而加重。故两者必兼施之,方能达瘀水并除之目的。方用大黄甘遂汤,功效攻瘀逐水兼以养血。

6.活血化湿法　适应证:妇人腹中痛,妊娠腹痛,小便不利,浮肿,下利,月经不调,带下,悸眩。

治疗法则:活血化湿并进。因湿邪黏腻重浊,而湿瘀相合愈加粘着难去,故单治其一或先后分治,病不易除,必二者兼施。方用当归芍药散,功效行血和血、健脾利湿。

7.化瘀消癥法　适应证:癥块,腹痛,经水不利,肌肤甲错,两目黯黑,舌紫暗或有瘀斑,脉沉涩结。

治疗法则:宗"坚者削之"立化瘀消癥法,方用桂枝茯苓丸和下瘀血汤。前方以桂枝通行血脉,丹、桃行瘀消癥,苓、芍养心益血,具缓消癥块之功,用于癥病较轻浅、本虚标实或孕妇有癥者。后方以桃仁、䗪虫破瘀消癥,大黄导瘀下行,有峻逐癥块之效,用于癥病深重,标本俱实者。但本病因血气稽留,即脏腑气血失和所致,故本法终为治标之法,必在化瘀同时结合调气血和脏腑而治,方为治本之道。

8.活血止血法　适应证:金疮(即各种机械性创伤),瘀血兼出血等证。

治疗法则:活血止血。创伤出血若单纯止血,必有瘀蓄之弊,日久益衍为沉疴,此时当施止血兼活血之法。另外也有因瘀血内停,血脉受阻,复致血不循经而外溢者,此时当施活血以止血之法。总之务求瘀化血止,并行不悖。方用王不留行散,方中主用王不留行、蒴藋(即接骨木)、桑白皮烧炭活血止血,厚朴行气,合椒、姜温通血脉,故有活血止血之功。但本方终系治标之法,应进一步辨证求因,探其寒热虚实,从而审因论治,达到治本目的。

9.活血祛风法　适应证:妇人六十二种风,腹中血气刺痛,诸痹痛麻木。

病因病机:特点是瘀血兼风。原文谓"六十二种风",不过言"风"善行数变,致病多端,勿拘文凿求之。缘妇人行经及产后脉络空虚,易于招风,风袭血滞而致诸痛,其中亦包括"血凝于肤者为痹"之痹症。

治疗法则:活血祛风,方用红蓝花酒方。本方以红蓝花(红花)一味药,辛苦而温,活血止痛,得酒尤良,虽无风药而治风病,即寓"血行而风去"之意。

10.解毒活血法　适应证:发斑,咽喉痛。

治疗法则:解毒活血,方用升麻鳖甲汤,方中主以升麻、甘草、雄黄解毒,当归、鳖甲活血散结,故有解毒活血之功。本方仅以当归一药活血和血,而列为治瘀之剂似属不妥,实则不然,因本证为疫毒入血,毒遏血分而致瘀血,故解毒为本,化瘀为标,本方重用解毒意在疫毒一解,瘀血自消,启后世以解毒为治,消瘀为的之治则。

11.养血活血法　适用于兼有血虚表现的瘀证。当归、丹参、鸡血藤、三七等,可以作为首选药物。血虚较甚者,还可配以熟地黄、阿胶、枸杞子、制首乌等。代表方剂如桃红四物汤、圣愈汤。

12.滋阴活血法　适用于温热病及杂病中阴津亏虚、血行瘀滞的多种阴虚血瘀的瘀证。常用药物如生地黄、麦冬、天冬、玉竹、石斛、女贞子、旱莲草、黄精等。代表方剂如玉女煎、通幽汤。还可根据病情配合增液汤、天王补心丹、沙参麦冬汤、一贯煎、六味地黄丸等方。

13.温阳活血法　适用于阳气虚衰、运血无力的阳虚瘀证,因肾阳为人身之元阳,故主要配伍温补肾阳的药物,如附子、肉桂、淫羊藿、补骨脂、巴戟天、菟丝子等,代表方为急救回阳汤。

(七)临床应用举例

1.内科病

(1)发热。发热病人特别高热体温超过39℃以上的急性热病进入气营两燔或营血阶段的,象现代医学的各种急性传染病如病毒性乙型脑炎、细菌性脑炎、流行性出血热、中毒性菌痢、严重的呼吸道炎症等。其病机多兼瘀,西医多认为体内有弥漫性血管内凝血,故在辨证治疗的同时加入活血或去瘀化瘀之品。如赤芍、牡丹皮、丹参、红花、大黄等,常用代表方如犀角地黄汤、清营汤等。

(2)咳嗽。不论何种原因导致的咳嗽,其基本病机为肺气因痰瘀而致肺气失肃降,又痰瘀相关,痰血互通,故治咳应以化痰通瘀为主,像麻黄伍杏仁、桔梗配枳壳、陈皮配半夏、僵蚕配浙贝或加入活血品如益母草、丹参等。特别对于慢性支气管炎、肺气肿、支扩、肺纤维化以及喉痹等引起的咳嗽,均应加入活血化瘀品,方能提高疗效。

(3)胸痹。胸痹是指胸部痞满胀闷,时有作痛的病症,相当于现代医学的冠心病等疾病。其病机虽有气痰及寒凝等因素引起,然其根本病机不离瘀,临床治疗多在理气、温阳、益气、化痰、养血的基础上加入活血化瘀之品,如川芎、丹参、沉香、降香、三七等。

(4)喘息。是由肺气失降而引起的咳嗽、憋闷的一类病症,像西医的慢性阻塞性肺病、肺心病、支气管扩张、肺纤维化及呼吸综合征。其病因虽有外感、情志、饮食之别,其病机总不离气痰、血瘀,故在辨证用药的同时加入地龙、丹参、益母草等品,其疗效更佳。

(5)心悸。即心跳加快、自感心慌的病症,现代医学多属心动过速或心律失常,其病机虽有心阳虚、心气虚、心血虚、水气凌心、心血瘀阻之别,但也总不离瘀,在治疗上往往在辨证用药的基础上加入丹参、红花、三七等活血化瘀之品,收效更为满意。特别出现脉结代的病人,在应用炙甘草汤的同时加丹参、川芎、三七等其效更佳。

(6)中风病。即西医的缺血性出血性脑血管疾病,和面神经炎等。中医中风病,有中经、中络、中脏、中腑之别,病因内外兼有之,其病因不离气滞、寒凝、血虚、气虚、痰阻、血瘀。病机总不离瘀,即便是急性脑出血病人,也属"离经之血"血瘀的范围,故临床同样加活血药如丹参、红花、桃仁甚至加入破血的地龙、水蛭等品,不仅未见到出血加重的现象,而加快了出血的吸收以及各种体征的改善。

(7)眩晕。眩晕是临床上最常见的病症之一,涉及疾病广,病因复杂,除外感病的眩晕外,还有内科心脑血管病、高血压、低血压、阵发性心动过速、房室传导阻滞、神经官能症、癫痫,外科的脑震荡,五官外科的眼疾性眩晕、内耳眩晕症、迷路炎、前庭神经元炎、鼻额窦炎、位置性眩晕,骨科的颈性眩晕等。其辨证治疗时往往需加入活血化瘀品方能收到较好效果。

(8)头痛。头痛也是临床常见病症之一,除外感热病出现的头痛外,内伤杂病性头痛相当于西医的内、外、神经、五官等各科病症。论中医病因以气滞、气虚、血虚、阴虚、肝阳、肝火、痰湿、血瘀、寒凝为主,虽病因之多,但病机总不离瘀,正所谓"不通则痛"。故治疗时多加入川芎、赤芍、丹参、蚕虫、葛根、元胡、三七等药物,其效可立竿见影。

(9)失眠。也称不寐,是由外感或内伤等病因致使心、肝、胆、胃、肾等脏腑功能失调,最终引起心神失养为病。因失眠多长年不愈反复发作,特别是目前的亚健康人群,长期精神压力过大,情志抑郁,气血不和,升降失职,气机不畅则血行受阻,故瘀病也在情理之中。此类病人往往中西安神药很难奏效,而使用活血化瘀法却可效如桴鼓。如王清任的通窍逐瘀汤。

(10)胃脘痛。是由胃脘部作痛为主要表现的病症。类似于现代医学的急慢性胃炎,胃、十二指肠溃疡,胃神经官能症等疾病,其病因多由寒凝、气滞、湿阻、食积、血瘀等引起,临床上凡是见到痛处不移,痛如针刺,面色灰暗,舌质紫暗或有瘀斑,或大便带暗黑色血,或呕血、脉沉者,其病多有瘀,加用活血化瘀止痛之品,疗效甚佳,如失笑散、元胡、三七、赤芍、丹参等。

(11)呕血。即消化道出血,胃为水谷之海,为多气多血之腑,脾主统血,若因内外邪犯胃或脾胃气虚,导致络伤而出血,不论病因如何,凡出血均应归离经之血瘀血,临床常用大黄炭、三七粉、鱼骨粉等各种粉混合,每次冲服 2～3 克,2 小时一次,对中少量胃出血病人,一般 1～2 天内能达到活血止血之目的。

(12)胁痛。胁痛主要与肝经疾病相关,相当西医的病毒性肝炎、肝硬化、脂肪肝、胆囊炎、肋间神经痛等。病因多因肝郁、气滞、火郁、痰瘀、血瘀所致。其病机不离瘀,故治疗多选用金铃子散或柴胡疏肝汤,或加入丹参配郁金或桃仁、穿山甲、鳖甲等,目前已是中医同道所共识。

(13)血浊。即现代医学的高脂血症,其病机多由身体秉承因素加之过进肥甘,少动过逸而导致痰湿及膏脂堆积,侵淫血脉,使气机运行不畅,而出现痰瘀、血瘀、脉痹等,故其治法多以健脾利湿、化痰活血为主,临床常用逍遥散合五苓散加入活血化瘀的丹参、红花、益母草、泽兰等。

(14)消渴。本病多因饮食失节或情志失调等引起的多饮、多食、多尿而身体消瘦的病症,相当于现代医学的糖尿病。现代医学证明本病所引起的大小血管的并发症总体病机都是与血瘀相关,故临床治疗消渴病时,不论病程长短,均应加入活血化瘀之品,如丹参、红花、益母草、葛根、赤芍、地龙等,以避免或减少并发症的发生。

(15)癃闭。本病是指小便不畅,甚至点滴而出,或闭塞不通为主症的一种疾病,包括现代医学中的良性前列腺增生,各种原因引起的尿潴留、神经性尿闭、膀胱括约肌痉挛等疾病。病因多因肾、脾、肺气虚、肝郁气滞、湿阻瘀结等引起。然气、痰、血病机相连,不可绝然分开,且癃闭本身就有不通之义,所以瘀就在其中了,特别是临床前列腺增生之癃闭,非穿山甲、水蛭、地龙、丹参、益母草、泽兰、刘寄奴之类不可通闭矣。

(16)浮肿。浮肿即各种原因引起的水液代谢障碍而导致水溢于肌肤的病症,多与西医的急慢性肾炎、肾病综合征,内分泌失调相关,其病因多由外感六淫之邪,劳倦饥馑或内伤七情,房事不节引起,虽然水肿表现在水液的代谢失常,但精血同源,痰血相关,水气通引不畅必兼血瘀,故临床各类肾病引起的浮肿,活血化瘀药不可少,如红花、丹参、泽兰、益母草等。

(17)痹症。痹有不通之义,是由风寒、湿、热之邪瘀阻引起的肢体关节疼痛的一类病症,主要包括风湿性和类风湿关节炎等疾病(其他痹症将另述)。本病虽病因诸多,但病机都不离瘀,故痹症的治疗除针对病因辨证外,常加入虫类活血破瘀药,如地龙、全蝎、土鳖虫、蜈蚣和藤类通络药如鸡血藤、青风藤等。

(18)虚劳。虚劳是指脏腑气血精液亏损而出现慢性虚弱性疾病的总称,包括现代医学的各个系统功能衰弱免疫低下,特别是造血系统障碍的再生障碍性贫血、白血病等。其病因较为复杂,有自身秉承不足,也有后天因素,诸如饮食劳倦、七情所伤、房劳过度等。中医气机升降的理论告诉我们不仅气滞、痰湿可致瘀,气血虚弱推动无力同样也可致瘀,所以我们在治疗各种虚劳病的时候,千万不忘应补中有行,即所谓补而不滞,补血主方四物汤中用川芎,就是既补血又活血。

2.外科病

(1)紫斑。又称肌衄,是血液溢于皮肤之间,出现红紫色的斑块为特征的一类疾病,相当于西医的原发性血小板减少性紫癜及过敏性紫癜等,其病机多与血热而迫血妄行,阴虚火旺或气虚统血无力所致,均为血行离经,正所谓"离经之血为瘀血",故病机仍不离瘀。所以在治疗紫斑时切记不能见出血只知止血,应在治疗病因的同时选用既能止血又能活血的药物,如紫草、茜草、槐米、三七等。

(2)外科之痹症。属广义中的痹症,其中包括多种。①骨痹:相当于现代医学中的骨性关节炎、骨刺、鹤膝风、颈腰椎增生、椎管狭窄、股骨头坏死等,其病机除肾主骨生髓的功能发生障碍外,多兼有痰阻血瘀,故治疗时多在补肾益精的基础上加入去痰活血化瘀的药物,如葛根、丹参、红花、牛膝、地龙、蜈蚣、土鳖虫等。②血痹:包括西医的末梢神经炎等,此证多因阳气亏虚时,外邪侵袭而致。《金匮·血痹》"重因疲劳汗出,引不时动摇,加被威风,遂得之"。适当温阳行痹,益气和营,以黄芪桂枝五物汤主之。③脉痹:包括西医的雷诺综合征、静脉炎、大动脉炎、血栓闭塞性脉管炎、深静脉血栓形成、下肢及颈部动脉斑块形成等,虽病因复杂,有寒热虚实之别,但总体病机都不离痰血瘀阻经脉,治疗多加入祛痰活血之品,诸如桂枝、苡米、芍药、丹参、红花、水蛭、全蝎、土元等。④肌皮痹:相当于西医的皮肌炎、硬皮病、结节性红斑等,此类痹症多由内因肾气亏损加之外因风寒、湿热之邪入侵经络,致使经脉凝滞、痰阻血瘀,治疗方选补阳还五汤加入活血化瘀之品,如丹参、赤芍、紫草、土鳖虫、地龙等。

(3)瘿病。相当于西医的甲状腺良性瘤、亚急性甲状腺炎等,其病机多由气痰瘀结阻滞经络,痰血兼瘀,治疗多在逍遥散、海藻玉壶汤的基础上,加入橘核、桃仁、丹参、三棱、莪术、山慈菇、浙贝母等。

(4)乳癖。相当于西医的乳腺小叶增生、乳腺良性纤维瘤、乳腺导管扩张等,其病因病机多为情志不畅、气痰互结或气滞血瘀,治宜疏肝解理气、健脾化湿、活血散结,方选逍遥散加入丝瓜络、橘核、王不留行、穿山甲、三棱、莪术、蜂房等。

(5)肢体外伤。包括外部创伤、冻伤、烧伤、手术创伤、关节扭伤等,此类外伤多首先伤及血分,续血行离经,即所谓"离经之血为瘀血",形成血瘀气滞、经脉不通,不通则痛,治疗多以活血化瘀为主,方选复元活血汤和王清任的通瘀汤类。

(6)痤疮。又称青春痘,西医多为皮脂腺分泌旺盛或内分泌失调所致,中医辨证定位多在肺、肝、脾三脏。肺主皮毛为水之上源,肺失宣发,痰气瘀结,久而化热,痰热互结,瘀阻经络,或情志抑郁、气血痰热互结亦可致病,治疗多以丹栀逍遥散合银翘散,加入苡米、山楂、小胡麻、丹参、益母草、玫瑰花等。

(7)黧黑斑。西医称为黄褐斑。女性多见,为内分泌失调导致,中医辨证虽病因较多,但最常见的多为气滞血瘀和肝肾亏虚两型,虽后者为虚,但精血不足、动力不足也可导致瘀,所以临床上黄褐斑患者往往虚实相兼,精血不足与气滞血瘀同见。故治疗多选六味地黄汤、逍遥散加入活血化瘀之品,如丹参、红花、玫瑰花等。

3.妇科病

(1)月经不调。包括痛经、经行后期或先后不定期、崩漏、闭经等。相当于西医的内分泌失调、更年期综合征等。中医辨证多在肝、脾、肾和冲任二脉,病因病机多为外因感受寒湿,或情志失调,或饮食房劳,或冲任失和等。临床表现多为虚实夹杂,但气滞血瘀、气虚血瘀、寒凝血瘀多常见,故治疗应在辨证用药的同时加入活血化瘀之品如丹参、红花、玫瑰花、益母草等。

(2)带下病。中医分为白、黄、赤、黑等带。《诸病源候论》"带下病"有云:"经血受风邪则成带下,带下之病曰沃,与血相兼而下也,病在子脏,胞内受邪"。其病因病机多与脾肾虚兼痰湿或热邪瘀滞带脉有关。相当西医的女性生殖器炎症。

治疗多以健脾化湿、清热化瘀为主,方选傅青主的完带汤、易黄汤等加入利湿活血化瘀之品。

(3)不孕症。如现代医学中的"输卵管堵塞性不孕症",其病机多为肝气郁结、气血瘀结或痰阻血瘀,在辨证施治的同时加入桃仁、三七粉、穿山甲、皂刺、路路通、三棱、莪术等活血化瘀之品。

(4)癥瘕。妇人下腹部有结块或胀或满或痛称为癥瘕。《妇人大全良方》云:"妇人疝瘕之病者,由饮食不节,寒温不调,气血损伤,脏腑虚弱,受于风寒,冷入腹内,与血相结所生"。可见本病以瘀为本,与西医的子宫肌瘤、卵巢囊肿、陈旧性宫外孕相似,治疗多采用理气化痰、活血化瘀为主。方用桂枝茯苓丸、血府逐瘀汤,加入穿山甲、三七粉、三棱、莪术等品。

4.儿科病

(1)乳蛾。本病多因素体蕴热复感风热邪毒,搏结于咽喉,热结血瘀而成如蛾之肿物,相当于西医之扁桃体肿大并炎症。瘀为其基本病机,治疗宜清热解毒、活血散结,以仙方活命饮合桔梗汤。

(2)痄腮。西医即腮腺炎。中医认为多为外感风热疫毒所致,病机为热毒蕴结,痰阻血瘀,治宜清热解毒,化痰活血,方选普济消毒饮。

(3)肌衄。参见在外科病紫斑中论述。

(4)新生儿硬肿症。本病以患儿肢体发凉、臀部及四肢青紫发硬,面色青灰,口唇青紫,多为禀赋不足,阳气亏虚,气血凝滞而成硬肿,治方应用四物汤加入丹参、红花,扶阳气复,活血生化,瘀滞自通。

5.其他科疾病

(1)暴盲症。为双目突然或渐进视物不清,与西医的糖尿病视网膜病变、视网膜炎、外伤致玻璃体积血、视网膜静脉血栓等类似。本病由七情内伤或风热之邪侵袭,脏腑失调,肝肾不足,气滞血瘀所致。治疗以疏肝解郁、补肝益肾、活血化瘀为主,方选四逆散、杞菊地黄汤加入丹参、红花等活血之品。

(2)喉痹。相当于西医的慢性咽炎,伴有淋巴滤泡增生者,为临床常见多发病,其病因病机多由外感六淫之邪,或七情内伤,过食辛辣,或话语过多,或胃气上逆之食道反流所致,气痰火与精血瘀结而成,治疗应以桔梗汤加入活血化瘀之品,如益母草、赤芍、丹参、威灵仙等。

(3)各种恶性肿瘤。各种恶性肿瘤类似中医学癥的范围,其病因病机十分复杂,包括外感六淫、内伤七情、饮食不节、劳倦过度、房劳伤身等。但终端病机不离正虚邪实,邪实即气血痰火互结,瘀滞经脉,久积成块,故治疗应以扶正气、顺脏气、化瘀滞、消肿块为大法,化瘀之品如丹参、红花、穿山甲、山慈菇、浙贝母、三棱、莪术、土鳖虫、䗪虫、地龙、全蝎等。

(张义明　徐守莉)

第三节　论治有道

一、脾胃病重在调升降

脾胃以及病证的概念最早见于《内经》。如《素问·灵兰秘典论》："脾胃者,仓廪之官,五味出焉。"《素问·痹论》"饮食自倍,肠胃乃伤。"《素问·本病论》"饮食劳倦即伤脾。"《素问·太阴阳明论》"今脾病不能为胃行其津液,四肢不得禀水谷气,气日以衰,脉道不利,筋骨肌肉皆无气以生,故不用焉。"《素问·脏气法时论》"脾苦湿,急食苦以燥之,脾欲缓,急食甘以缓之。用苦泻之,甘补之。"对于脾胃的生理、病理、病证及治疗都作了详尽的论述。而脾胃学说的形成则孕育于仲景《伤寒杂病论》,形成于金元时期李东垣的《脾胃论》,发展于明清,使脾胃学说在阴阳、气血、升降、湿燥、刚柔方面趋于完善。笔者在吸取历代医家学术思想的基础上,结合临床经验,认为由于脾胃的主要生理特点是脾气主升,胃气主降,病理的特点则是升降失常,故调节升降运动是治疗脾胃病的重要环节。本文试从脾胃的生理、病理、脏腑关系和十二种调治方法分述如下。

(一)脾胃的生理特点

1.脾的生理特点　脾主升清,为人体气机升降之枢。升降运动是人体各脏腑生理活动的基础形式之一,人体脏与脏、脏与腑之间存在着升与降既矛盾又统一的运动,以此维持机体的动态平衡,升降不止,生命不息。在若干对升降矛盾中,脾与胃的升清降浊功能最为重要,因脾属土,位居中央,上通心肺,下连肝肾,既为气血生化之源,又为元气滋生之本。正如金李杲在《脾胃论》中说:"真气又名元气,乃先身而生之精气也,非胃气不能滋之。"所谓"升清",就是化生和升发清阳之气,《脾胃论》又说:"盖胃为水谷之海,饮食入胃,而精气先输脾归肺,上行春夏之令,而滋养全身,乃清气如天者也;升已而下输膀胱,行秋冬之令,为传化糟粕转味而出,乃浊阴为地者也。"说明脾将水谷精微之气,即清阳之气上归于肺,因肺朝百脉,再由肺输布全身而起濡养作用,这一升清过程,与胃气主降的作用同时进行,共同完成饮食的消化、吸收、运输和排泄。清代叶桂《临证指南医案》说:"脾宜升则健,胃宜降则和。"脾升胃降。清阳得升,元气充沛,则脏腑均得其养;浊阴得降,则糟粕废气均得排除。这就为进行其他一切升降运动奠定了基础,供给了能量,运转了枢机。元代朱震亨《格致余论》说:"是脾具坤静之德而有乾健之运,故能使心肺之阳降,肝肾之阴升,而成天地交泰。"这就明确指出了脾胃健运,是保障人体气机升降和脏腑协调的基础。诸如肝气宜升,胆气宜降;肾气宜升,肺气宜降;肾水宜升,心火宜降等等,都与脾胃的健运功能有密切关系。若脾气不升而反降,饮食不能运化,则出现腹胀、呕吐、纳呆、腹泻等症,甚则出现中气下陷,脾不统血等症。如脾不健运,湿浊瘀阻,影响肝胆疏泄,导致肝气不升,胆气不降,诸证丛生。若脾失运化,精气不充,枢机不运,水不能升则心火偏亢,火不能降则肾水偏寒,导致心肾不交等等。《脾胃论》云:"脾胃之气既伤,而元气亦不能充,而诸病之所由生也。"明确指出脾胃受损,健运失职,是导致诸证的关键。

2.胃的生理特点　胃为"水谷之海",饮食物入胃,经胃的腐熟之后,其中清者,经脾散精,上输于肺,敷布周身;其中浊者,则在胃气的作用下下行入小肠,进一步消化吸收。胃的通降作用,还包括小肠将食物残渣下输于大肠和大肠传化糟粕的功能。

胃为六腑之一,其气主降,以通为用,以降为和。若胃失和降,则胃气上逆而出现呃逆、恶心呕吐、食欲不振等症;又可因浊气在上而发生口臭、脘腹胀闷甚至疼痛,以及大便秘结等症,如《素问·阴阳应象大论》云:"浊气在上,则生䐜胀"。当饮食入胃,进行腐熟消化,然后在胃气的通降作用下,传送到小肠,经过进一步消化再由脾肺输送到全身,其糟粕部分降至大肠,最后变成大便排出体外。故《素问·五脏别论》说:"六腑者,传化物而不藏,故实而不能满也。所以然者,水谷入口,则胃实而肠虚;食下,则肠实而胃虚。"说明胃受纳水谷之后不能久留,随时把精微输送给五脏,把糟粕向下传送。如若胃气通降功能失常,满而不泄,糟粕浊气留于中焦,则出现胃脘胀满、疼痛、纳呆、便秘等证。若胃气不降反而上逆,则出现嗳气、呃逆、恶心呕吐等证。胃喜润恶燥,胃的这一特性,是保障受纳腐熟水谷的先决条件,只有胃中津液充足,源泉不竭,润濡食物,帮助消化,食物才能顺利的通降到小肠;只有胃中津液充足,化生精气,五脏六腑才能得到滋养。如胃中津液不足,水谷之源枯竭,燥气横生,则出现口干舌燥、腹胀、便秘、口渴引饮等证。故胃的病理一般易胃气上逆,易实易燥,有"实则阳明,虚则太阴"的提法。同时脾之与胃同居中焦,皆属土脏,互为表里,以膜相连。胃主受纳,胃主运化,两者之间的功能关系是"脾为胃行其津液",脾主升清,胃主降浊,二者一阴一阳,一脏一腑,一升一降,共同完成水谷之受纳、腐熟、运化、输布的过程,故合称脾胃为"后天之本","生化之源"。

(二)脾胃病病因病机

1.饮食所伤　饥饱无常,或过食生冷酸辣不洁之物,易伤脾胃。《难经·四十九难》有"饮食劳倦则伤脾"之说。脾胃互为表里,病时互相影响,如《脾胃论》说"夫饮食失节,脾胃乃伤。"又说"夫饮食不节则胃病,胃病则气短,精神少而生大热……胃既病则脾无所禀受……故亦从而病焉。"说明饮食不节,首先胃病,胃伤而后脾病。脾胃均伤,则受纳、腐熟、转输、传导、运化等功能失常,而出现痞闷、胀痛、呕吐、泄泻等证,故《素问·脏气法时论》说:"脾病者……虚则腹满肠鸣,飧泄食不化。"同时,由于脾运失职,水谷精微不得敷布,营血不足,脾土不能尽其灌溉之职,而出现四肢萎弱,肌肉消瘦,甚至出现少气乏力等全身虚衰症候。这是气生于精、精生于谷之故。

2.七情所伤 《内经》有"忧思伤脾"、"怒伤肝"之说,故在七情中忧思怒三志与脾的关系最为密切。忧本肺志,忧伤过度,伤及肺脏,肺病及脾(子盗母气),故致脾病。思为脾志,张景岳云:"苦思难释则伤脾。"所以说,忧思伤脾,脾气既伤,化源不足,气血亏乏,心神失养,多出现心脾两虚证候。怒为肝志,怒则肝气过旺,必乘脾土,导致肝脾不和证。

3.寒湿侵袭 在六淫中,寒、湿之邪与脾脏的关系较为密切。《素问·至真要大论》说:"诸湿肿满,皆属于脾。"因寒湿均属阴邪,其性凝滞收敛,既损伤脾阳,又阻碍气机,使脾胃升降之职减弱或丧失,如食凉饮冷,久处湿地,或外感雨露等等,脾土被困,遏伤中阳,脾运失健,则出现畏寒、纳呆、腹胀、腹痛、腹泻等证。另外,湿邪内蕴日久,因人的体质不同,有的湿郁化燥伤津,导致湿证兼燥;有的湿郁化热,导致脾胃湿热而出现黄疸。

4.燥邪伤胃 因胃为阳腑,其性主燥,喜湿恶燥,故燥邪为胃的主要致病原因。若过食辛辣,或燥邪入里,胃阴受伤,则出现口干、口渴、便秘等证;若胃阳素强,加之七情郁结之火相并,耗津伤液,致使胃腑阴血亏乏,出现消谷善饥、噎膈反胃等证。燥伤胃络,则胃痛、吐血等。脾主湿,胃主燥,燥湿虽属对立,但可相互转化,若胃阳过强,可化湿生燥,若胃阳不足,可化燥生湿,故有"脾胃阳虚而病湿,脾胃阴虚则病燥"之说。在临床上,燥湿互化,非常复杂,因阳虚过甚过久,不能化湿,阴液无源,必致阴虚内热耗伤津液而生燥,终致阳虚水泛兼有阴亏内燥之证;也有因阴虚过重过久,精不化气,气不化水,终致精亏内燥兼有水湿内停之证。

5.其他因素 因脾为后天之本,很多因素可导致脾气虚衰,如素体虚弱、劳倦过度、病后失养、久病不愈,均能造成健运失职,脾胃虚弱。虫积日久,耗伤气血、阻塞肠道、扰乱气机、影响健运,终致脾胃虚弱,气血双亏。尽管病因各异,但引起脾胃病的病机确不离升降失常。

(三)脾胃病辨证论治

1.脾气虚弱,升清失常 是指脾气不足,健运无力,升清功能失常。临床表现为腹胀纳少,食后胀甚,大便溏薄,精神疲乏,肢体倦怠,气短懒言,形体消瘦,或见肥胖,浮肿,面色萎黄,舌淡苔白,脉缓弱。治宜益气健脾。方选参苓白术散(《太平惠民和剂局方》)。

方药组成:党参、茯苓、白术、炒扁豆、炒山药、薏苡仁、莲子肉各12克,陈皮、砂仁、桔梗各6克,炙甘草5克。

本方为四君子汤加山药、扁豆、莲子、砂仁、陈皮、薏苡仁、桔梗而成。清代汪昂《医方集解》云:"此足太阴、阳明药也,治脾胃者,补其虚,除其湿,行其滞,调其气而已。"四君子加山药、薏苡仁健脾气兼能利湿升清;砂仁、陈皮调气行滞,桔梗苦甘入肺,载药上行,使气得升降。若少腹冷痛者加附子、肉桂;肾气胃关不固,五更作泻者加入四神丸,久泻滑脱者加乌梅炭、诃子。

2.脾阳虚弱,温运失常 是指脾阳虚弱,温运无力,升清功能失常,临床表现为腹胀纳少,腹痛绵绵,喜温喜按,畏寒肢冷,口淡不渴,大便溏稀,或肢体浮肿,小便短少,舌淡苔白滑,脉沉迟无力。治宜温阳健脾。方选理中汤加味(《伤寒论》)。

方药组成:人参9克(或党参15克),白术15克,干姜6克,茯苓15克,山药15克,砂仁10克(后下),附子6克,炙甘草3克。

本方以人参补脾益气,干姜温中祛寒,白术健脾燥湿,甘草益气和中,全方补气温中,祛寒燥湿,复其健运,升其清阳,布其精微。此方为脾胃虚寒而设,若畏寒肢冷明显者,加熟附子(名附子理中汤)以振奋脾阳;若腹胀明显者加枳壳;若呕吐清水者加半夏、茯苓;若浮肿明显者加茯苓、大腹皮;若胃腹冷痛甚者,加白芍、吴茱萸;若嘈杂泛酸者加海螵蛸、浙贝母。

3.脾气下陷,升举失常 是指由于脾气亏虚,升举无力反而下陷的征候,又称脾气下陷。临床表现为脘腹重坠作胀,食后益甚;或便意频数,肛门重坠;或久泻不止,甚至脱肛;或子宫下垂;或小便混浊如米泔。伴见气短乏力,神疲倦怠,声低懒言,动则气喘,头晕目眩,食少便溏,面色㿠白,舌淡苔白,脉缓弱等。治宜补气健脾,升阳举陷。方选补中益气汤(《脾胃论》)。

方药组成:黄芪30克,党参15克,白术、茯苓各10克,当归9克,陈皮、柴胡、甘草各6克,升麻3克。

本方是根据"虚则补之"、"陷者举之"、"劳者温之"的原则,以黄芪补气固表,人参、白术、甘草补脾益气和中利湿。因血为气之母,故以当归补血,陈皮理气行滞,升麻、柴胡升举下陷之中气,共奏补中益气、升阳举陷、甘温除热、益气固表之功。若胃下垂明显者加入枳壳;见脱肛、子宫脱垂者加入枳壳、罂粟壳;若中气不足致发热的称"内伤发热",李东垣谓"阴火得以乘其土位",以本方甘温除热。兼纳差者加入焦三仙、鸡内金;兼痰热者加入黄连、半夏、竹茹。

4.寒湿困脾,降浊失常 是指由于寒湿内盛,阻困中阳,使中焦升清降浊功能失常的征候。临床表现为脘腹胀闷,口腻纳呆,泛恶欲吐,口淡不渴,腹痛便溏,头身困重,小便短少,或身目发黄,色泽晦暗,或妇女白带增多,舌胖苔白腻,脉濡滑或濡缓。章虚谷云"脾气弱者则湿自内生,湿盛则脾不健运。"可见脾虚与湿盛是因果关系。寒湿内盛则阻遏脾阳,而运化失职,升降功能失常。故见脘腹胀闷、干呕纳呆、腹痛溏泻,湿邪弥漫,阻滞气机,遏制清阳,浊阴不降,或见头身困重,发黄色晦,或浮肿带下。治宜健脾运湿,升清降浊。

方选胃苓汤,即五苓散合平胃散(《证治准绳》)。

方药组成:苍术、白术、茯苓、猪苓各12克,桂枝、陈皮、泽泻各9克,厚朴、甘草各6克,生姜5片,大枣5枚。

本方苍术、白术燥湿健脾,厚朴、陈皮除湿散满,理气化滞,茯苓、猪苓、泽泻甘淡渗利,桂枝温化通阳利水,甘草、生姜、大枣调和脾胃,以助脾健。本方治疗脾虚湿盛,水湿泛滥。若寒湿较盛,脾胃不和,呕恶吐水,腹痛水泻,升清降浊失职,可加干姜、草豆蔻、藿香;脾虚湿盛,浮肿明显,加党参、大腹皮、冬瓜皮;若见肌肤或双目发黄,加入茵陈、熟附子;若水泻较重加砂仁、山药、白扁豆。

5.湿热蕴脾,降浊失常　是指由于湿热内蕴中焦所表现的证候,又称中焦湿热、脾胃湿热。临床表现:脘腹痞闷,呕恶纳呆,肢体困重,大便溏泻不爽,小便短黄,或面目肌肤发黄,或皮肤发痒,或身热起伏,汗出热不解,舌红苔黄腻,脉濡数或滑数。湿热之邪蕴结脾胃,受纳运化失职,升降失常,故脘腹痞闷,呕恶厌食,湿邪阻滞而下迫,故大便溏而不爽,小便短赤不利,湿热熏蒸肝胆,胆液外泄,故身目发黄,皮肤发痒,湿邪重浊黏腻,故身热起伏,不为汗解。治宜利湿化浊,佐以清热。方选茵陈五苓散合甘露消毒丹加减。

方药组成:茵陈15克,桂枝、茯苓、猪苓、泽泻、白术各12克,白蔻仁、滑石、木通、黄芩、连翘、藿香各9克。

方中以茵陈清热化湿为主药,配合桂枝、白术、茯苓、泽泻、猪苓、滑石淡渗利湿,使湿邪从小便而解,配合藿香、白蔻仁芳香化湿,宣利气机,分消上下,以助升降。加黄芩、连翘、木通苦寒之品,旨在清热化湿。若兼有恶心呕吐加陈皮、半夏;若初期兼表证者加麻黄、赤小豆;身重痛加薏苡仁;若胸闷痞塞,可加枳壳、厚朴;若胁痛甚者加柴胡、郁金;或加川楝子、元胡。

6.胃阴亏虚,和降失常　由于胃阴不足,失其濡润,失于和降所表现的征候。临床表现为口咽干燥,饥不欲食,胃脘嘈杂,或痞满不舒,或胃脘隐痛,或干呕呃逆,大便干燥,小便短少,舌红少津,脉细而数。胃之受纳,消化食物,赖胃气与胃液的共同作用,若津液不足则胃失濡润,食不得化,故纳少脘痞,津亏液少。胃失和降,则干呕呃逆,嘈杂不适。治宜养润胃阴,降逆止呕。方选养胃汤(《临证指南医案》)。

方药组成:沙参15克,玉竹、天花粉各10克,桑叶、麦冬各9克,生扁豆24克,生甘草3克。

本方以沙参、麦冬、玉竹、天花粉滋阴清热,生津止渴。桑叶清凉泻火,扁豆、甘草益气培中和胃降火,使胃得滋润。胃液充则虚火降。若胃痛有定处,持续不止,为阴虚挟瘀,可加丹参、川楝子、元胡;阴虚挟热,加黄连、知母、石膏;呕吐明显者加代赭石、竹茹、姜半夏;呃逆甚者,加丁香、柿蒂;大便干秘者加麻仁、枳壳、杏仁、当归;兼嘈杂者加川连、吴茱萸、乌贼骨。

7.脾胃寒凝,通降失常　由于寒邪犯胃,阻滞中焦,腑气不通,脘腹冷痛的证候。临床表现为脘腹冷痛,遇冷加重,得温则轻,伴呕吐清水,大便不通,舌苔白滑,脉沉弦或沉紧。寒邪在胃,胃阳被困,通降失常,不通则痛。寒伤胃阳,水饮不化而上逆,故呕吐清水,寒滞中焦,腑气不通,故大便不通。治宜温阳散寒,通降行滞。方选温脾汤(《备急千金要方》)。

方药组成:大黄15克,黑附片12克,干姜10克,人参9克,甘草3克。

本方以附子伍干姜温阳去寒,人参配甘草益气补脾,大黄荡涤积滞。诸药协力,使寒邪去,脾阳复,胃气降,积滞行,则诸证可愈。考温脾汤另有三方。药物稍有不同,但方法主治略同。一方见《千金方》十五卷,较本方多肉桂而无甘草,侧重于兼见冲逆的证候;一方见《千金方》十三卷,以本方加当归、芒硝,其泻下力较本方为强,侧重于便秘而脐腹痛甚;一方见《本草方》,其药物为附子、干姜、肉桂、甘草、厚朴、大黄,侧重实寒闭塞,中气半虚之候。

8.脾胃实热,通降失常　是指胃火炽盛而表现的实热证候,临床表现为胃脘灼痛拒按,渴欲饮冷,或消谷善饥,或食入则吐,或见口臭龈肿,大便秘结,小便短黄,舌红苔黄,脉滑数,或沉实有力。热郁火炽,使胃失和降,故见胃脘灼痛拒按,或食入即吐,实火内盛,火能消谷,热能灼津,故渴欲冷饮,消谷善饥,火盛上炎,则见口臭,牙龈肿痛等证。治宜清胃泻火。方选清胃散加味(《兰室秘藏》)。

方药组成:石膏30克,生地黄15克,当归9克,牡丹皮9克,黄连、黄芩、升麻各6克。

本方以石膏、黄连、黄芩苦寒清热泻火为君,以生地黄凉血滋阴,牡丹皮凉血清热共为臣,佐以当归养血和血,升麻散火解毒,与黄连相伍,使上炎之火得散,内郁之热得降,且为阳明引经药。《医方集解》载本方有石膏,其清胃之功更为有力。若大便秘结者可加大黄、枳实;若脾胃伏火,证见口疮口臭,或口唇干裂,烦渴易饥,或脾热弄舌等则以泻黄散(《小儿药证直诀》),以石膏辛寒清热,山栀苦寒泻火,防风以升散脾经伏火,取其"火郁发之",兼与石膏、山栀同用,清降与升散并举。藿香芳香醒脾,一可振奋脾气,一可助防风之升发,甘草和中降火。

9.肝气犯胃,疏降失常　是指肝气郁结,木克脾土,使脏腑气机升降失常而表现的证候。临床表现为胃脘及两胁胀痛,嗳气太息,烦躁易怒,胸脘痞闷,纳呆腹胀,舌红苔白,脉弦。肝主疏泄,以条达为顺,胃主受纳,以通降为和,情志抑郁,忧思伤脾,疏泄失职,横逆犯胃,胃气阻滞,和降失常则胃脘及胸胁胀痛痞满,气滞则嗳气太息,弦脉主肝病。治宜疏肝解郁,和胃降气。方选柴胡疏肝散(《景岳全书》)。

方药组成:陈皮、柴胡各9克,川芎、香附、枳壳、白芍各6克,甘草3克。

本方以柴胡、香附、枳壳、川芎、陈皮疏肝理气解郁,白芍、甘草柔肝缓急。若见痛甚者可加入川楝子、元胡、佛手;若见嗳气叹息,加白蔻、沉香、旋覆花以顺气降逆;若肝气郁结,日久化火,证见脾胃郁热嘈杂可加黄连、吴茱萸、山栀、牡丹皮;若肝胃郁热伤阴,可用一贯煎。

10.食滞胃脘,通降失常　是指由于食饮停滞胃脘而表现的食积证候。临床表现为脘腹痞胀疼痛,嗳腐吞酸,干呕纳呆,有明显暴食暴饮史,吐后痛满则减。或兼肠鸣矢气,泻下不爽,泻下物酸腐臭秽,舌苔厚腻,脉滑或沉实。饮食损伤脾胃,胃气壅塞,脾失健运,胃失和降,致食积停滞,故脘腹胀闷,痞塞不通,手不可按。胃失和降,则浊气上逆,故恶心呕吐,嗳腐吞酸;食浊下趋,积于肠道,则腹痛肠鸣,大便不爽,或泻下之物臭秽,舌苔厚腻。脉滑沉实,均为食浊内积之象。治宜消食导滞,和胃降浊。方选保和丸(《丹溪心法》)、平胃散(《太平惠民和剂局方》)。

方药组成:苍术15克,厚朴10克,陈皮10克,半夏10克,山楂15克,六曲15克,连翘6克,莱菔子6克,云苓10克。

《素问·脾论》"饮食自倍,肠胃乃伤。"此病多由饮食不节、暴饮暴食所致。方中以山楂为君,以消一切食积,以六曲消食健脾,莱菔子下气消食共为臣,佐以半夏、陈皮行气化滞、和胃止呕,云苓健脾利湿,和中止泻,苍术、厚朴燥湿除满,佐以连翘清热散结。诸药配伍使食积得化,胃气得降。若呕吐者加生姜、藿香;泻下者加扁豆、砂仁。

11.木克脾土,升降失常 是由于肝气郁滞或肝气横逆,乘其土位,脾胃受制,气机失调而表现的证候。临床表现为腹痛肠鸣、腹泻,且因情志异常引发泻后痛减,伴胸胁胀满,嗳气少食,善思易怒,失眠多梦,舌红苔白,脉弦。忧思恼怒,气机郁结,肝气横逆,乘脾犯胃。脾胃受制,气机失调,运化失常。清气不升反而下降,而发生腹痛肠鸣泄泻,情志不畅则伤肝,肝郁加重故每以情志不畅时发,泻后气机稍畅,故泻后痛减,肝郁气滞,气机郁闭故胸胁胀满,脾胃受制故嗳气食少。治宜抑肝扶脾,升清降浊。方选痛泻要方(《景岳全书》引刘章宜方)。

方药组成:白术15克,白芍12克,陈皮9克,防风6克。

方中以白术苦甘温,健脾燥湿和中,治土虚为君药;白芍酸微寒,养血柔肝,使肝气条达,缓急止痛,抑肝扶脾为臣;陈皮辛温能理气升胃,且芳香醒脾,助白术加强脾胃功能为佐。防风辛温走窜,能散肝郁,醒脾气,有升阳散风,风能胜湿之功,且引诸药入脾经,助术、芍健脾舒肝,又可升阳止泻,为使药。久泻者加升麻少许、党参以举脾胃下陷之气;脾胃食少加党参、山药;胁痛者加川楝子、青皮;腹胀甚者加枳壳;胃中嘈杂者加黄连、吴茱萸;失眠者加炙远志、合欢皮。

12.寒热错杂,升降失常 是由于邪在胃肠,寒热错杂,升降失常而致心下痞满等证候。临床表现为胃脘部痞满,有灼热感,口苦心烦,口渴欲饮,或呕恶欲吐,泛酸嘈杂,腹中冷痛,便溏或饮冷即泻。舌红苔黄,脉沉弦或弦滑。胃热脾寒,寒热错杂,中焦壅滞,胃气主降,热则胃气不降;脾主升清,寒则清阳不升,故升降失和,胃脘痞满,热壅塞于胃则有灼热感,心烦,上扰则苦,口渴,欲饮冷,干呕欲吐,脾阳不足,温运功能低下,谷气下流,则肠鸣,腹中冷痛。治宜辛开苦降,和中消痞。方选半夏泻心汤(《伤寒论》)。

方药组成:半夏12克,黄芩9克,黄连6克,干姜9克,人参9克,甘草6克,大枣5枚。

方中以半夏苦辛温燥,入脾胃经,辛开苦降,消痞散结,即能散脾经之寒,又能和胃降逆为君药。干姜辛热,温脾散寒。芩连苦寒清降胃腑之热,三者共为臣。党参、大枣、炙甘草之甘温,补虚益气健脾和中为佐,炙甘草调和诸药,又兼使药作用。若痞满较甚,或药后证如故,可加枳壳、白术,以健脾和胃、调理升降;胃气上逆者,加旋覆花、代赭石降气和胃,消痞散结;疼痛甚者,加白芍缓急止痛;纳呆者加焦三仙;气滞胃胀甚者,加陈皮、厚朴;肝郁犯胃者,加柴胡、枳壳、白芍。

　　注:本文主要内容经杨秀秀整理发表于《中国医药科学》2013年第9期。

（杨秀秀　张义明）

二、调和肝脾话逍遥

　　"逍遥"一词,在《辞海》里解释为"犹游自得貌"。逍遥丸出自宋代《太平惠民和剂局方》,是在医圣张仲景四逆散的基础上加减而成。因逍遥丸能散肝气之郁,行血液之滞,服用后使人气血流畅无阻,周身舒适自如,恢复生机活力,从而极大地改善人的精神状态,使人情绪舒畅,心情愉快,故有逍遥之美称。清代著名医学家叶天士称赞其为"女科圣药"。此方专为肝郁、脾虚、血亏之证而设,为中医调和肝脾的名方,历代医家对其进行了大量的阐发和推广应用,由于疗效确切,被广泛应用于临床各科。治疗范围包括精神、神经、消化、呼吸、内分泌、泌尿、妇科、儿科、眼科、男科等多个系统。

　　逍遥丸由柴胡、当归、白芍、炒白术、茯苓、薄荷、生姜、炙甘草组成。功能疏肝健脾,养血调经。主治肝气不舒,胸胁胀痛,头晕目眩,食欲减退,月经不调等病症。方中以柴胡疏肝解郁,使肝气条达为君药。白芍养血敛阴,柔肝缓急;当归养血和血,理气止痛,为血中之气药;当归、白芍与柴胡同用,补肝体而助肝用,使血充肝柔,共为臣药。木郁则土衰,肝病易于传脾,故以炒白术、茯苓、炙甘草健脾益气,非但实土以抑木,且使营血生化有源,共为佐药。方中加薄荷可疏散郁遏之气,透达肝经郁热;生姜降逆和中,且能辛散达郁亦为佐药。柴胡为肝经引经药,又兼使药用。炙甘草益气补中,调和诸药,为佐使药。诸药合而成方,可使肝郁得疏,血虚得养,脾弱得复,气血兼顾,肝脾同调,立法周全,组方严谨,故为调肝健脾养血之名方。

　　现代药理研究证实,逍遥丸可减轻抗结核药物对肝脏的毒性反应,并具有调节中枢胺类神经递质,调整体内激素水平,能使肝细胞变性和坏死减轻、血清丙氨酸氨基转移酶活力下降,抗自由基和改善微循环等多种作用。逍遥丸还可使患者的心理向健康的方向转化,发挥生理与心理相互的积极协调作用,从而改变原有的病态心理生理过程。其中柴胡含有的柴胡皂苷有明显的镇静、安定作用,能促进人体边缘系统和皮质系统功能,对胃肠、中枢神经等有明显的生理调控作用;茯苓、柴胡、生姜、薄荷有保肝作用;白术可减少肝细胞的变性坏死,促进肝细胞再生,使升高的丙氨酸氨基转移酶下降,防止肝糖原减少,促进脱氧核糖核酸的恢复;生姜、白术可促进消化液分泌,增进食欲;茯苓对实验性溃疡病有一定预防效果,茯苓中的茯苓多糖有免疫调节、抗精神分裂的作用;白芍也有一定的镇静作用,对不良应激有一定的对抗和预防作用;当归能抗虚弱、抗贫血,对于子宫及卵巢等有双向调节作用,当归还能促进肝细胞再生和恢复肝脏功能;柴胡、白芍能镇痛;白芍、甘草可解除痉挛;当归、茯苓有明显降酶效果,抗肝细胞坏死的作用显著,有类雌性激素样作用,可调节内分泌,能使肝细胞糖元蓄积正常,又能抑制炎症反应;柴胡、甘草对慢性肝损害有效,亦有抑制脂肪肝发生和纤维增生作用。

"逍遥散近十年临床应用概述"由郭艳苓著述发表于《环球中医药》杂志2013年第1期,在此基础上有所补充。

(一)妇科疾病

1. 痛经 范孝叁用加味逍遥散治疗原发性痛经116例,基础方为逍遥散加蒲黄、五灵脂、延胡索、益母草,经量多者用炒蒲黄、益母草,寒凝气滞加炮姜、小茴香、吴茱萸,经前乳房胀痛加香附。治疗总有效率为94.8%。邓云红将46例痛经患者随机分为两组,治疗组23例采用逍遥散(柴胡、当归、白芍、白术、茯苓、炙甘草)加减治疗,于经前两天服,每日1剂,连服3个月经周期。对照组无特效药,痛时服止痛药。治疗组总有效率86.95%,对照组服药止痛,停药即发。焦玉娟从"女子以肝为先天"论治痛经,认为痛经与肝病关系密切,肝郁气滞为基本病机,应遵循《内经》"木郁达之"的原则,以舒肝解郁、行气止痛为主。痛经与肝主疏泄、调畅气机等功能密切相关,不通则痛,痛则不通,故临床上应用逍遥散加减疗效显著。

2. 经前期紧张综合征 余序华治疗经前期紧张综合征患者,采用逍遥散加青皮、陈皮、钩藤、香附为基础方,伴乳房胀痛加路路通、王不留行,伴乳房胀痛有结节者加橘核、夏枯草,肝郁化火致头痛加菊花、黄芩,肢体肿胀加泽兰、泽泻,结果乳腺素、血雌二醇、孕酮治疗前后比较有显著性差异。郑娜等认为肝郁化火、气滞血瘀为本病主要病机,肝郁气滞是最主要、最常见的证型,临床运用逍遥散随症加减疗效较好。经前期紧张综合征属中医学的"月经前后诸症",其形成主要是各种原因导致的肝脏疏泄功能失调,目前西医尚无确切可靠的治疗方法,中医从肝论治已得到诸多医家的认可。

3. 月经不调 中医学认为女子以血为本,以气为动,肝藏血,主疏泄,气血失调,首重肝脾冲任。李翰用逍遥散加减治疗肝气郁结型月经不调,血瘀者加益母草、桃仁、红花、延胡索、蒲黄,气虚者加人参、黄芪,肝郁化热加栀子、牡丹皮、夏枯草,气郁者加香附、川楝子。均于经前服5~7剂,至月经来潮为一个疗程,连用3~4个疗程。徐涟应用逍遥散加减治疗经期延长,注重调理肝脾气血及冲任,取得良好的疗效。宋青用丹栀逍遥散(牡丹皮、当归、焦栀子、薄荷、柴胡、白术、白芍、地榆炭、茯苓)治疗经间期出血 60 例,总有效率为 98.2%。

4.乳腺病 乳腺增生症多由于情志不遂,或受到精神刺激,导致肝气郁结,冲任失调,气血瘀滞,阻于乳络而发。张宝红用逍遥散加减治疗本病 92 例,主方为逍遥散加香附、郁金、夏枯草、山慈菇、瓜蒌、荔枝核,疼痛明显加延胡索、金银花,肿块较大难消者加炮穿山甲、丹参。治疗总有效率 93.5%。陈红民用加味逍遥散治疗 112 例,方药为柴胡、炒白术、当归、川楝子、青皮、茯苓、穿山甲、赤芍、三棱、橘核等,每日 1 剂煎汤内服,用药渣热敷乳腺肿痛处,月经周期经净后用,连治 3 个月经周期。总有效率为 91.1%。乳病为男、女儿童或者中老年男性在乳晕部出现疼痛性肿块,相当于西医学的乳房异常发育症,与性激素代谢有关。付亚杰用逍遥散加减治疗乳病 80 例,基础方为逍遥散加黄芩、赤芍,肿块偏硬加玄参、牡蛎、夏枯草,胀痛加佛手、郁金、川楝子,有灼热感加栀子、牡丹皮,偏阳虚者加仙茅、仙灵脾,阴虚加熟地黄、枸杞子。疗程最短者 15 天,最长者 60 天。总有效率 95%。

5.不孕症 陈放文运用逍遥散加味(柴胡、白芍、当归、茯苓、白术、薄荷、水蛭、路路通、三棱、莪术)治疗输卵管阻塞性不孕 54 例,均通过输卵管碘油造影,提示输卵管不通。肾阴虚加女贞子、旱莲草,肾阳虚加肉苁蓉,气虚加黄芪,湿热加黄柏、苍术。采用周期服药法,于经净后第 1 天开始服用,连服 10 剂为一周期。服药治疗后 3 个月内受孕者 18 例,3~6 个月受孕者 22 例,6~12 个月受孕者 8 例,共 48 例,总有效率为 90%。王建忠用逍遥散加减(柴胡、当归、白芍、白术、青皮、川芎、茯苓、郁金、香附、丹参)治疗不孕症 36 例,肝郁兼肾虚者加覆盆子、菟丝子、杜仲,肝郁兼血瘀者加桃仁、川牛膝、益母草,经治疗多数病例获良效。近年来不孕症发病率逐年上升,致病原因很多,其中肝郁气滞是常见原因之一。心情舒畅,肝气条达,气顺血和是孕育的条件之一。

6.更年期综合征 更年期综合征是女性在自然绝经前后,卵巢功能逐渐衰退的生理过程,属中医学“围绝经期前后诸证”范畴。本病以肾虚为本,肝郁为标。王芳用丹栀逍遥散加减治疗更年期综合征 46 例,主要表现为阵发性汗出、易激动、心烦少寐、多疑多虑、乳胁胀痛等,以丹栀逍遥散加生龙骨、生牡蛎、合欢皮、浮小麦治疗,总有效率 95.6%。周耀霞应用加味逍遥散合六味地黄汤加减(柴胡、枳壳、熟地黄、山萸肉、白芍、茯苓、淫羊藿、栀子、五味子、牡丹皮、当归),头晕重加川芎、菊花,失眠者加合欢皮、夜交藤,心悸胸闷者加薄荷、丹参、柏子仁,总有效率为 87.96%。

(二)消化系统疾病

1.肠易激综合征 肠易激综合征是一种排除肠道器质性病变,大便常规正常,以腹痛、腹泻或便秘为主要症状并与精神有关的疾病。续海卿将 65 例本病患者随机分成两组,治疗组 36 例用加减逍遥散,腹痛甚者加延胡索、乌药,腹胀甚者加枳壳、厚朴,脾虚明显加党参。总有效率为 94.4%。符登治疗该病,治疗组治以疏肝健脾、调理气机,用逍遥散加减(柴胡、白芍、党参、白术、枳壳、防风、木香、延胡索),腹泻加茯苓、薏苡仁,便秘加麻仁。对照组口服溴丙胺太林、曲美布汀,腹胀和便秘选用西沙比利,腹泻者用石散剂等。总有效率分别为 86.54% 和 69.77%,治疗组优于对照组。

2.功能性消化不良 现代医学认为,胃肠道动力障碍是功能性消化不良的主要病理生理学基础,精神因素和应激因素与该病的发生有密切关系,在中医学上属痞满、胃脘痛、呃逆等范畴。杜红飞采用逍遥散加郁金、枳壳、山楂、神曲、麦芽为主方辨证施治,气滞明显者加木香、陈皮,脾胃虚寒加肉桂、干姜。井白兴治疗该病,对照组服用吗丁啉,治疗组运用加味逍遥散为主辨证治疗,脾胃虚寒者加吴茱萸、干姜等温中散寒,和胃降逆;脾胃虚弱者加黄芪、怀山药健脾益气,和胃降逆。结果显示治疗组疗效优于对照组。

3.慢性胃炎 史国梅用逍遥散加党参、川芎、木香、砂仁、莱菔子为主方治疗慢性胃炎 30 例,胁痛甚者加佛手、郁金,嘈杂泛酸加瓦楞子、乌贼骨,恶心呕吐加半夏、竹茹。治疗 30 天,总有效率 96.6%。骆文玮运用逍遥散基本方加味治疗慢性萎缩性胃炎 76 例,肝郁犯胃型,加郁金、陈皮、香附;气滞血瘀型,加丹参、木香、红花;脾胃虚弱型,加黄芪、吴茱萸;胃阴不足型,加北沙参、生地黄。每日 1 剂,20 天为 1 个疗程,治疗 2 个疗程。总有效率为 72.4%。慢性胃炎属"胃脘痛"、"嘈杂"等范畴,病机为肝失调达,气机不畅,肝气犯胃,气机阻滞,治疗宜调肝健脾和胃。

4.非酒精性脂肪性肝病 非酒精性脂肪性肝病是指除外酒精和其他明确的损肝因素所致的,以弥漫性肝细胞大泡性脂肪变为主要特征的临床病理综合征,包括单纯性脂肪肝、脂肪性肝炎和肝硬化。属中医胁痛、积聚、胀满等范畴。陈峰将本病患者随机分为两组,全部病例均给予调整饮食,增加运动等基础治疗。对照组加服多烯磷脂酰胆碱。治疗组加服中药逍遥散加山楂、黄芪、丹参、垂盆草。治疗 3 个月后,治疗组总有效率 87.8%,对照组 62.6%。乔成安运用加味逍遥散,肝区胀痛加延胡索、佛手,泄泻加扁豆、陈皮,腰膝酸软加寄生、川断,头晕加菊花,胁肋刺痛加川楝子。疗效优于口服护肝片、熊去氧胆酸片的对照组。何召叶以双盲观察方法,设逍遥散加味治疗脂肪肝,主要用药柴胡、当归、白芍、茯苓、白术、枳壳、郁金、丹参、薏苡仁、泽泻、生山楂、甘草,伴右上腹疼痛者加川楝子、延胡索,血清胆红素高和转氨酶高者加茵陈、田基黄、垂盆草,脾虚便稀者加党参、山药,以免煎颗粒开水冲服。对照组口服复方氨酸胆碱片。结果表明在整体疗效、证候疗效和改善肝功能方面治疗组均优于对照组。

(三)内分泌系统疾病

1.高催乳素血症 林寒梅将 160 例高催乳素血症患者随机分为两组,治疗组 85 例给予加味逍遥散颗粒冲服,每日 2 次。对照组 75 例给予甲磺酸溴隐亭片口服。两组均自月经周期第 5 天起开始服药,经期停药,治疗 3 个月。治疗组症状改善率及基础体温水平明显优于对照组。刘福珍用加味逍遥散(当归、白芍、柴胡、茯苓、白术、丹参、泽兰、牛膝、香附)治疗本病 30 例,治疗 3 个月,停药 6 个月复查,总有效率 90%。刘晓萍采用逍遥散加枳壳、丝瓜络、香附等治疗高催乳素血症 81 例,平均服药 31 天后,结果总有效率87.77%,服药前后催乳素平均值比较有显著性差异。高催乳素血症是指外周血中催乳素水平异常增高引起的月经稀发甚至闭经、溢乳和不孕等一系列症状,属中医学乳汁自出、闭经、不孕范畴。病机关键是肝气郁滞。

2.糖尿病　糖尿病属中医"消渴"范畴,主要症状是"三多一少"。吴玉玲采用逍遥散加减(柴胡、当归、白芍、薄荷、玉竹、黄芪、牡丹皮、鸡内金、茯苓、甘草)治疗糖尿病 51 例,气阴两虚者加五味子、党参、葛根,脾肾两虚加附子、山药,气虚血瘀加桃仁、红花,总有效率 94.1%。王燕将 103 例本病患者随机分为两组,治疗组 56 例用逍遥散随症加减。对照组 47 例主要给予达美康口服治疗,并加饮食控制,治疗组总有效率 94.64%,优于对照组 80.85%。

3.甲亢性心脏病　甲亢性心脏病中医辨证属心悸、阴虚火旺型,表现心慌、失眠、易激动、多食、消瘦、口干、盗汗、脉象细数。加味逍遥散具有疏肝解郁、健脾和营之功。王彦用加味逍遥散治疗甲亢性心脏病 122 例临床疗效显著,主方为当归、柴胡、白术、茯苓、牡丹皮、栀子、薄荷、甘草,每日 1 剂,疗程 2 个月,总有效率为 97.5%。武斌采用在西药治疗的基础上给予加味逍遥散加减治疗本病 10 例,服药 2 个月,症状完全消失,甲状腺功能正常。

(四)精神神经系统疾病

1.抑郁症　抑郁症属中医"郁证"范畴,主要病因为肝失疏泄、脾失健运、心失所养。肝郁气滞痰阻是其基本病机。延慧敏等将 54 例抑郁症患者随机分为两组,治疗组 32 例服用逍遥散加减(柴胡、白术、茯苓、陈皮、薄荷、合欢皮、白芍、天麻、郁金、牡丹皮、栀子),每日 1 剂。对照组 22 例口服越鞠丸。两组均治疗 6 周。治疗组总有效率为 85.0%,对照组为 70.0%,两组总疗效比较差异具有统计学意义($P<0.05$)。张芳将本病 60 例患者分为两组,治疗组 30 例采用逍遥散加味(柴胡、白芍、川芎、枳壳、香附、茯苓、郁金、佛手、石菖蒲、丹参)以疏肝健脾解郁。对照组 30 例给予盐酸舍曲林口服,均治疗 2 个月。两组间比较不良反应发生率存在显著性差异,治疗组明显低于对照组。

2.失眠　赵素丽治疗不寐证 62 例,治疗组 31 例用逍遥散为主方,肝郁化火型加龙胆草、栀子,阴虚火旺型加酸枣仁、知母。对照组用艾司唑仑口服。两组均治疗 14 天。两组愈显率比较有显著性差异。郭桂月通过逍遥散加味治疗不寐的研究显示,逍遥散加味能够有效的改善临床症状,提高睡眠质量,同时在改善失眠患者伴发的抑郁、焦虑等方面,也有较好的疗效。失眠的发病过程中,肝郁和血虚可以作为因果的重要因素,以疏肝解郁、健脾养血的治疗原则,临床疗效显著。

3. 神经衰弱　依据其临床表现应属心悸、不寐等范畴,多由情志所伤、禀赋不足等所致,以肝郁脾虚多见。衡向阳治疗该病,治疗组 42 例给予逍遥散合归脾汤(柴胡、当归、白芍、白术、茯苓、石菖蒲、丹参、黄芪、酸枣仁、合欢皮、人参、远志),对照组 42 例给予刺五加片、谷维素口服,两组均治疗 4 周。治疗组总有效率92.68%,对照组 75.61%。治疗组优于对照组。

(四)皮肤病

1. 黄褐斑　黄褐斑的发生与情志、饮食、劳倦、月经不调有关,中医辨证以肝郁脾虚多见。韩耀军等用加味逍遥散(柴胡、当归、枳壳、白芍、白术、珍珠母、玫瑰花、枸杞子、女贞子、合欢花)治疗肝郁脾虚型黄褐斑 50 例,乳胀加郁金、川楝子,口苦加栀子,腹胀便溏加党参。每日 1 剂,疗程 2 个月,总有效率 96%。董菊萍等用加味逍遥散治疗黄褐斑 56 例,肝郁加郁金、三棱,肺热加黄芩,脾虚加黄芪。10剂为 1 个疗程,治疗 2~3 个疗程,总有效率为 91.1%。

2. 痤疮　痤疮的中医病因多为热邪偏盛,严重者血瘀痰结,与肝脾功能失调和肺经血热有关。孙葳用丹栀逍遥散加减治疗痤疮 60 例,油脂多者加土茯苓、薏苡仁,肺热明显加桑白皮、黄芩,痤疮脓头多者加皂刺、白花蛇舌草,有硬结加丹参、红花。治疗期间忌食辛辣,连续服药 1 个月,总有效率为 91.7%。庄建宣采用加味逍遥散为基础方,辨证分型治疗青年痤疮 87 例。其中肺胃蕴热型以红色丘疹为主,偶见脓头,加桑白皮、牡丹皮、栀子、黄芩;胃肠湿热型可见黑头粉刺,伴局部红肿疼痛加茵陈、黄柏、薏苡仁。总有效率 95.4%。

3. 带状疱疹后遗神经痛　本病属中医学的蛇丹痛、痹症范畴,毒邪入络,导致脉络由滞而瘀,湿热或热毒蕴积体内,气滞血瘀,气血不通,不通则痛。嘉士健等将 60 例本病患者分为两组,治疗组口服丹栀逍遥散加梅花针叩刺,血瘀痛加延胡索、乳香、没药,湿热盛加龙胆草,阴虚者加生地黄,气虚者加党参、黄芪,每日 1 剂。对照组口服卡马西平。连续治疗 2 周。治疗组总有效率 92.06%,对照组 49.21%。

(五)小结

逍遥散为肝郁血虚、脾虚失运之证而设,肝的主要生理特点是性喜条达,主升发之气,主东方而属木,主疏泄而善调节气机。而脾的主要生理特点是喜燥而恶湿,主升清降浊,居中而属土,主运化水谷输布精微,为人之后天之本。肝与脾在五行的关系上属于相克,故在肝木受病以后,无问虚实寒热,很容易导致肝木克伐脾土的病机,临床往往表现肝脾症状同见,即不仅可表现为胁痛、寒热、口苦、目眩等症,而且还常见纳呆、腹胀、泄泻、浮肿、四肢沉重倦怠、带下、经期不调等。本方既有柴胡疏肝解郁,又有当归养血柔肝,同时伍白术、茯苓健脾化湿,使运化有权,气血有源。甘草补中益气,缓肝之急,加生姜温脾和中。薄荷少许助柴胡升发之力,此既补肝体,又助肝用,气血兼顾,肝脾并治,不失为调和肝脾之名方。

笔者查阅近十年的逍遥散临床应用有关资料,其应用范围不仅有妇科、内科、皮肤科,还涉及到泌尿科、儿科、男科、心内科、眼科等多种疾病,已超出了传统的治疗范畴,但前提条件必须存在肝郁。只要辨证准确,谨守病机,都取得了理想的临床疗效。但就目前报道来看,个案报道较多,尚缺乏大样本、严格的随机对照试验,影响了逍遥散疗效报道的可靠性。因此,还需规范、系统与全面地深入研究本传统名方,拓展其应用范围,挖掘其价值。

(郭艳苓 张义明)

三、半夏泻心汤临床应用概述

半夏泻心汤出自仲景《伤寒杂病论》,为少阳证误下成痞而设,功能和胃降逆,开结除痞。因方药配伍精当,疗效卓著,故后世广泛应用于各种消化道及其他疾病的治疗,每多效验。现将笔者多年临床应用体会概述如下。

(一)病机探讨

半夏泻心汤是仲景治疗胃部痞满的著名方剂之一,如《伤寒论》第154条:"伤寒五六日,呕而发热者,柴胡汤证具,而以他药下之,柴胡证仍在者,复与柴胡汤,此虽已下之,不为逆,必蒸蒸而振,却发热汗出而解。若心下满而硬痛者,此为结胸也,大陷胸汤主之。但满而不痛者,此为痞,柴胡不中与之,宜半夏泻心汤。"《金匮要略·呕吐哕下利脉症治第十七》:"呕而肠鸣,心下痞者,半夏泻心汤主之"。

有关半夏泻心汤证之病机,历代医家多有论述,归纳起来主要有以下几种观点:①胃虚有热:金代成无已是第一位注解《伤寒论》的医家,在其所著《伤寒明理论》中云半夏泻心汤证为"胃气空虚,客气上逆",认为半夏泻心汤具有使"痞消热已"之功能。从成氏的论述中不难看出,半夏泻心汤证的发生与"胃虚"及热邪有关。清代医家王旭高也认为张仲景诸泻心汤的功效"总不离乎开结、导热、益胃"。②热挟水饮:持这类观点的医家认为半夏泻心汤病证是由于热邪与水饮相互搏结于心下所致。如清代医家程应旄认为半夏泻心汤是"热邪挟水饮,尚未成实"。日本人奥阳谦臧在《伤寒论阶梯》中也认为本方是"热邪挟水邪结于心下"。③痰涎为病:清代医家秦之桢《伤寒大白》认为张仲景半夏泻心汤等诸泻心汤病证"皆是痰饮作祸"。喻嘉言也认为"诸泻心汤原以涤饮"。④胃热肠寒:有些医家认为半夏泻心汤证是由于"胃热肠寒"所致,如郭予光《伤寒论汤证新编》认为半夏泻心汤的基本病机是"胃热肠寒,虚实挟杂"。当代名医刘渡舟也认为半夏泻心汤具有"清上温下"的作用。⑤寒热互结:以清代医家柯琴为代表,认为半夏泻心汤是"寒热之气互结心下"所致。⑥湿热为病:清代医家汪琥《伤寒论辨证广注》认为半夏泻心汤是治疗"湿热不调,虚实相伴之痞"的方剂。当代著名中医专家任应秋也认为本方病症是"湿热兼虚"。

综上论述不难看出,虽众说纷纭,但基本病机为少阳入里,病位在中焦脾(肠)胃,病性属寒热虚实错杂,或称胃实脾虚、胃热肠寒或称上实下虚、上热下寒。为进一步探讨其病机,笔者认为还应该首先从仲景《伤寒杂病论》的原文去寻求;其次应从脾胃的生理病理特点去探讨。如《伤寒论》第154条:"伤寒五六日,呕而发热者,柴胡汤证具……"少阳柴胡证病位是一半在表一半在里,在表者发热,在里者呕,即脾胃不和,胃气上逆。而医反下之,半表邪气入里,出现两种不同的机转,一是"若心下硬满痛者,此为结胸也,大陷胸汤主之",此因泻下伤正,病邪入里,化热成实,因传部位不同,而有不同的证候,如热传阳明,则实滞在胃肠,故腹部硬满疼痛。如热结胸中,与水饮互结成实,故其症心下痛,按之石硬。另一个机转则是"但满而不痛者,此为痞,柴胡不中与之,宜半夏泻心汤"。此因泻下伤正,邪热入里,但患者脾胃虚弱,并见"呕而肠鸣",又根据生姜泻心汤和甘草泻心汤推之,还应有"下利"之证,脾胃同属中焦,脾气主升,胃气主降。脾宜健则升,胃宜降则和,邪热入里伤及胃气,胃气失和降则呕,此即胃热也,脾气虚弱运化失职,清浊不分,则肠鸣下利,此肠虚寒也。可见半夏泻心汤的三大症状要素则是上有呕吐,下有肠鸣下利,中有痞满,故立方辛开苦降,可知病机虚实并兼寒热错杂,互结于中焦,中焦痞阻,升降失职,胃气上逆则呕,脾失健运则肠鸣下利,"心下痞"为中焦阻滞特征。正如《心典》所云"不必治其上下,而但治其中"。故用半夏泻心汤开结除痞,和胃降逆。方中干姜、半夏辛温降逆,芩连苦寒清热,参草、大枣补中益气,诸药合用,共具苦降辛开,寒热虚实并调,则脾胃气和,呕利痞满俱消。半夏泻心汤是笔者临床治疗胃部痞满的主要方剂之一,由于病机寒热错杂,胃中热应把握有无干呕、口干苦、苔黄等,肠中寒应把握肠鸣下利,得温则舒,遇寒则甚。方中药物苦寒之黄连和辛热之干姜为核心,由于寒热的程度不一定平等,热偏盛者,可减干姜或用生姜代之;寒偏盛者可去黄芩或黄连减量,兼有气郁者可加入枳壳、川朴,兼有痰湿者可加入茯苓、陈皮、苍术,兼有阴虚者可加入沙参,兼有血瘀者可加入川芎、丹参等。

(二)消化系统方面临床应用

1.消化性溃疡　　第一军医大学第一附属医院溃疡病科研协作组对280例溃疡病按中医辨证分型治疗,其中属寒热错杂142例,并设对照组观察,结果半夏泻心汤分型治疗平均治疗日为39.6天,对照组为51.1天($P<0.05$)。郑玉兰治一患者,胃脘胀痛年余,伴泛酸纳呆,钡餐透视诊为十二指肠球部溃疡,曾服丙谷胺、猴菇菌、胃仙-U、胃必治等无效。服本方3剂痛减,6剂痛愈。共治疗三月余,诸症消失,钡餐透视示胃及十二指肠无异常。半年后随访未复发。

刘培禄治一胃脘痛半年余患者,证见痞满灼热,口苦泛酸,时肠鸣腹痛,大便泄泻,乙状结肠镜诊为慢性结肠炎。治宜清上温下,寒热并用,半夏泻心汤化裁。6 剂症减,继服 12 剂诸症除,随访一年来复发。郑玉兰用半夏泻心汤治疗胃脘痛 30 例,经胃肠钡餐透视,胃窦炎 10 例,浅表性胃炎 15 例,胃及十二指肠溃疡 5 例。结果:痊愈 14 例,显效 9 例,好转 6 例,无效 1 例,总有效率 96.7%。殷风礼等将胆汁反流性胃炎 43 例分为两种类型,分别采用半夏泻心汤、叶氏养胃汤等治疗,以胃镜结合临床症状及胃液胆红素半定量测定观察。结果治疗组 22 例,显效 3 例,有效 14 例。对照组(胃复安、生胃酮)有效 9 例。两组疗效有显著性差异($P <$ 0.05)。

2.上消化道出血 魏喜保等治疗上消化道出血 216 例,其中脾胃热型 99 例,占 45.8%,证见黑便如柏油,恶心呕吐或带血,胸脘痞闷,面色少华,口苦且干,舌质淡红,苔黄腻,脉细数,以半夏泻心汤加炒地榆、茜草根。治疗结果,黑便转黄时间 2~4 天,平均 2.17 天;隐血试验转阴时间 2~7 天,平均 3.6 天。李久成等曾治一胃脘闷痛 4 年患者,大便色黑,质软如泥,面包㿠白,头昏心悸,经胃肠钡餐检查诊为胃小弯溃疡,用西药止血剂便血未止,遂用半夏泻心汤加阿胶、地榆,水煎服日 1 剂。3 剂胃脘痛消失,继服 5 剂,隐血试验阴性。

3.胃下垂 贺直治疗患者肖某胃痛多年,经某医院钡餐诊为胃下垂(6 厘米),迭经中西药治疗无效,每日进食甚少,头昏神疲,四肢无力,口苦咽干,但漱水不咽下,时时欲吐,面部浮肿,小便短黄,舌苔黄白厚腻,脉弦软略数,证属寒热并湿邪结于中焦,脾阳虚弱。以半夏泻心汤加砂仁、厚朴、附片治之,3 剂症减,继服 10 余剂病症消失。随访数年,偶有轻度胃痛,后经钡餐透视胃下垂 1~2 厘米。

4.菌痢 周体芳根据该方适用于湿热蕴积胃肠的特点,择其治疗菌痢颇有效验。如左某腹痛胀满,泻下不爽,大便黏冻,倦怠纳呆,大便镜检发现吞噬细胞和白细胞。诊为细菌性痢疾。经西药治疗不效,初投白头翁汤、芍药汤等罔效,后悟以半夏泻心汤加木香、枳壳、肉桂、厚朴、白蔻。1 剂病减,3 剂而愈。黄梅春曾治一 12 岁女孩,泛酸呕吐黏沫年余,近期又痢疾在身。症状虽异,皆寒热中阻,胃气不和所致。方以半夏泻心汤清热燥湿、健脾和中,加白芍缓急止痛,木香调畅气机。3 剂轻,6 剂愈。

5.泄泻 涂孝先用半夏泻心汤治疗腹泻 200 余例。常 1 剂知,2 剂效,治愈好转率达 100%。周庆芳以半夏泻心汤加减治急性肠炎 100 例,腹泻每日 5 次以上者,原方黄连剂量加倍,发热重者加葛根 9 克,呕吐或腹中冷痛者加生姜 5 克,腹胀者加炒枳壳 6 克、煨木香 9 克。每日 1 剂,若服后 12 小时无明显缓解者加服 1 剂,治疗 3 日。治愈 78 例,好转 14 例,无效 8 例。

6.便秘 如朱晓明治一 9 个月患儿,半年来大便硬结状如羊屎,每周需蜂蜜 500 克,常用开塞露或灌肠方可便出,按其腹甚胀,舌淡而润,苔白而厚,以半夏泻心汤调之。药进 7 剂,便已不燥,每日一行。

7.胃扭转 唐先平治疗胃扭转以调和肠胃,顺其升降为主,用半夏泻心汤治疗多例,均获良效。

8.消化道肿瘤 杨瑞合用半夏泻心汤加半枝莲、急性子、厚朴等治疗1例贲门癌者服药30余剂,自觉症状减轻,持续年余未见恶化。又治一食管下段癌患者,以半夏泻心汤加半枝莲、威灵仙、厚朴、紫苏、急性子,间断性服药半年余,近两年来病情未见恶化,现仍在治疗中。

9.胆囊炎 贺真治一胆囊炎患者,病年余,经西药治疗无效,诊时右上腹痛放射右肩胛,微恶寒,不发热,口苦干,舌苔黄,脉弦滑。经方半夏泻心汤加郁金,服8剂而愈。

(三)其他方面临床应用

1.妊娠恶阻 涂孝先治一妇女,身孕已4个月,自第2个月开始渐感纳谷不香、胸腹痞闷、恶心呕吐,食入即吐、口微渴、便溏尿黄,经中西药治疗效不显。拟和胃降逆,调和阴阳,方用半夏泻心汤原方加茯苓12克、生姜12克,共服6剂,诸症消失。

2.心下动悸 黄梅春治一女性,自感心下动悸不宁八九日,时因悸甚而难以忍受,伴脘痞胀满,恶心欲吐,方用半夏泻心汤加茯苓15克、草蔻10克、大枣6枚,2剂轻,4剂愈。

3.眩晕 黄梅春曾治1例眩晕患者反复发作2年余,某医院诊为内耳眩晕,西医治疗罔效。近日如坐舟车,伴恶心呕吐、胸脘痞闷,症属痰热中阻。方用半夏泻心汤加陈皮10克、枳壳10克、代赭石30克、泽泻10克,6剂症减,继服20剂,诸症平息,随访半年未复发。

4.不寐 黄梅春治一中年干部,昼夜不寐月余,屡治未验,日渐严重,伴胸满痞闷、烦躁不宁,舌苔黄腻。投半夏泻心汤加枳壳10克、远志10克,连进3剂,每晚可睡4小时,继服5剂,夜寐正常。

5.痰饮咳喘 胡不群常以半夏泻心汤加减治疗痰饮咳喘,证属寒热错杂者,疗效卓著。如谭某,因外感延日,咳喘不解,辗转治疗2月余,近仍卧床不起,脘腹痞满,痰白黏有泡沫,脉弦滑,舌苔白腻。用半夏泻心汤加五味子10克,2剂症减,5剂而愈,数月顽疾,一周而瘳。

6.过敏性鼻炎 日人大西和子研究了半夏泻心汤对过敏性鼻炎的疗效。认为鼻炎患者一方面有心下痞,热与水邪聚于心下,表现出憋闷闭塞感,伴恶心、呕吐、食欲不振等;另一方面,由于里寒或里虚引起下痢或便秘。其中心下痞为过敏性鼻炎的主要病机。研究方法:从患者的身体状态入手,如用半夏10克水煎服。1小时后鼻内黏性分泌物可减少一半。因此,作者认为,以半夏泻心汤治疗过敏性鼻炎,里寒重时先用甘草干姜汤温其里,使阳气复后,再用半夏泻心汤,如服3~7日症状不见改善者,方中再加芍药。

（四）实验研究

1.关于心下痞实质的探讨　孙固祖等对 75 例心下痞患者进行了胃镜分析，除 1 例正常、1 例胃癌外，余 73 例均为胃炎。由此推论，心下痞多为胃部炎症引起，其中以浅表性胃炎居多。心下痞偏寒者，多为局部贫血、缺血、微循环障碍的慢性炎症，偏热者为组织充血、水肿、局部代谢增强之急性炎症，或慢性炎症的急性发作。

2.心下痞硬与相关症状的研究　日人土佐宽顺等随机选取门诊患者 136 例，空腹拍 X 线平片，拍后立即腹诊，检查心下痞硬、胸胁苦满、脐旁压痛、腹部振水音、下肢浮肿等症。从而辨别心下痞硬与消化系统症状有明显的相关关系。

3.利用酶抑制活性探讨方药配伍机制　日人大本太一等，为了阐明本方各味生药的配合效果，以酶的活性为指标进行了探讨。测定结果表明，本方的抑制活性，来自黄芩、甘草。大枣对这些生药的抑制活性呈拮抗作用，人参呈相乘作用，黄连与抑制活性强的黄芩、甘草组合，抑制活性降低，与黄芩组合，抑制活性上升。

4.心下痞硬和去甲肾上腺素的关系　日人土佐宽顺等对 11 名患者于禁食 3 小时进行抽血，并立即进行腹诊。结果表明，心下痞硬者血中去甲肾上腺素水平明显升高，由此认为，心下痞硬的发生与交感神经功能相关。

5.对实验性胃溃疡防治作用的研究　近代对半夏泻心汤中各药药理的研究表明，甘草、人参、干姜、半夏、黄连均有治疗胃溃疡的作用。李惠林通过胃溃疡面积、胃液游离酸度、总酸度、胃蛋白酶活性等指标，观察了半夏泻心汤对大白鼠实验性胃溃疡的防治作用。结果表明，半夏泻心汤对大鼠醋酸型胃溃疡有显著的治疗作用，对幽门结扎型有预防作用，但对胃液量、胃酸、胃蛋白酶等指标作用不显著，只提示了一定趋势，故尚难确认其有无抑制攻击因子的作用。

6.对Ⅳ型变态反应的影响　日本江田昭英观察到，该方诸药对Ⅳ型变态反应所致的动物接触性皮炎和足垫反应均呈抑制性抑制倾向。还发现并不作用于Ⅳ型变态反应的诱导期，而是抑制效应期中淋巴因子的游离及其所致的炎症，特别是对后者，有强烈的抑制作用。为本方治疗慢性肝炎、支气管哮喘提供了药理依据。

7.抗缺氧作用的实验观察　李在邻等用半夏泻心汤水醇法的提取液，每 10 克体重动物给药 200 毫克，经多种动物模型实验，均存明显的抗缺氧作用。有对抗常压下小鼠整体缺氧的作用，抗异丙肾上腺素所致小鼠心肌缺氧作用，抗氧化钾中毒致小鼠细胞缺氧作用，抗亚硝酸钠中毒致小鼠缺氧的作用，抗结扎双侧颈总动脉致小鼠脑缺氧的作用。

（张义明　何召叶）

四、治癌三要素：扶正气、顺脏气、化瘀癥

（一）癌症的渊源

中医的"癌"或"喦"与"岩"通，是指体内发现肿块，表面高低不平，质地坚硬，宛如岩石而言。远在殷墟甲骨文上就有"瘤"字的记载。《灵枢·刺节真邪》篇里，也有"筋溜"、"肠溜"、"昔瘤"等记载。认为"昔瘤"的病因病机主要是由于"已有所结，气归之，津液留之，邪气中之，凝结日以易甚，连以聚居"所致。晋代葛洪《肘后备急方》卷之四治卒心腹癥坚方第二十六中说："治卒暴症，腹中有物如石，痛如刺，昼夜啼呼，不治之百日死"。在这里将这种起病较急的腹内癥块，名为卒暴症。并通过检查观察认为这种卒暴之癥块，坚硬如石，且疼痛非常剧烈，患者不能忍受，昼夜啼哭，预后较差，一般在百日之内即死亡。书中还介绍了多种治疗方法。同时对这种卒暴癥块的发病过程，作了初步的描述，如说："凡癥坚之起，多以渐生，如有卒觉，使牢大，自难治也。腹中癥有结积，便害饮食，转羸瘦"。而且对于腹部癌肿不易早期诊断，临床进展非常迅速，晚期恶病体质等都作了较为细致的观察。可以说明远在晋代，我国医学家对腹部癌肿已有较丰富的认识。葛洪在书所说的癥坚，大致指的就是现在所说的癌肿。

宋《卫济宝书》卷上"痈疽五发一日癌"中第一次使用了"喦"字，说："喦疾初发，却无头绪，只是肉热痛，过一七或二七，忽然紫赤微肿，渐不疼痛，迤逦软熟紫赤色，只是不破。宜下大车螯散取之，然后服排脓、败毒托里、内补等散，破后用麝香膏贴之。"虽然用了喦疾的名称，但所描述的症状与恶性肿瘤并不完全符合，只是属于痈疽五发的一种。《仁斋直指附遗方论》卷二十二"发癌方诊"对癌的特征叙述较为深刻，说："癌者上高下深，岩穴之状，颗颗累垂……毒根深藏，穿孔透里，男则多发于腹，女则多发于乳，或项或肩或臂，外症令人昏迷。"

《妇人良方·乳痈乳岩方论第十四》明确提到了乳岩的病名，《疮疡经验全书》卷二中对乳岩的描述说："若未破可疗，已破即难治，捻之内如山岩，故名之，早治得生，若不治内溃肉烂见五脏而死。"《格致余论·乳硬论》指出："忧怒郁闷，朝夕积累，脾气消阻，肝气横逆，遂成隐核，如大棋子，不痛不痒，数十年后方疮陷，名曰乳岩，以其疮形嵌凹似岩穴也，不可治矣。"中医将发于外者，坚硬如岩石的肿物称之为岩，因此对乳岩的描述，几乎完全类似现在的乳腺癌，其他如《疡科心得集》所描述的阴茎发生结节，坚硬痒痛，名为肾岩，至形成溃疡呈菜花样，名肾岩翻花，则大致类似现在的阴茎癌。

由于体表的癌症外形不同，中医也有以其形状命名者，如《外科正宗》有茧唇的描述，指唇部初结如豆，渐大若蚕茧，突肿坚硬，妨碍饮食。《疮疡经验全书·唇茧》指出："始起一小瘤如豆大，或再生之，渐渐肿大，合而为一，约有寸厚，或翻花

如杨梅,如疣瘩,如灵芝,如茵,形状不一。"类似现在的唇癌。《医宗金鉴》还有舌菌的描述,指出舌的表面肿瘤,初如豆粒,以后如菌,头大蒂小,渐则焮肿如泛莲,或如鸡冠,舌本短缩不能伸舒,妨碍饮食言语,流出臭涎,久则延及项颔,肿如结核,坚硬脊痛,皮色如常等,类似现在的舌癌及其转移的情况。《医宗金鉴·外科心法要诀》卷四有石疽的记载,分上、中、下三种,其中上石疽是生于颈项两旁,形如桃李,皮色如常,坚硬如石,亦类似颈部淋巴转移癌。中医外科有五大绝症,即乳岩、肾岩、茧唇、舌菌与失荣。

至于内脏的一些癌症,则多属癥瘕、积聚、噎膈、反胃、崩漏带下等范围内。所谓癥,是描写腹内肿块固定不移者;瘕,是指腹内肿块攻冲疼痛而聚散无形者。积聚在古人亦看作是气之留注而生,如《难经·五十五难》中所说:"气之所积名曰积,气之所聚名曰聚,故积者五脏所生,聚者六腑所成也。积者,阴气也,其始发有常处,其痛不离其部,上下有所始终,左右有所穷处。聚者,阳气也,其始发无根本,上下无所留止,其痛无常处,谓之聚。"根据五脏不同,积亦有所区别,如心之积为伏梁,脾之积为痞气,肺之积为息贲,肝之积为肥气,肾之积为奔豚。其中伏梁指心下至脐有肿物,犹梁之横架于胸膈,甚则可以呕血;痞气在胃脘覆大如盘,可以出现黄疸,饮食不为肌肤;息贲于右胁下覆大如杯,皆不能除外肝癌及胃癌。

噎膈反胃在《素问·通评虚实论》中也有记载,如说:"膈塞闭绝,上下不通,则暴忧之病也。"噎膈多属于食管癌,反胃则有一部分是属于胃癌的表现。

崩漏带下在《千金要方·赤白带下崩中漏下第三》中的描述是:"崩中漏下,赤白青黑,腐臭不可近,令人面黑无颜色,皮骨相连,月经失度,往来无常,小腹弦急,或苦绞痛,上至心,两胁肿胀,食不生肌肤,令人偏枯,气息乏少,腰背痛连胁,不能久立,每嗜卧困懒。"《古今医统》说:"妇人崩漏,最为大病,中年以上及高年妇,多是忧虑过度,气血俱虚,此为难治。"根据不规则流血、有恶臭的分泌物、消瘦、腰背痛、多见于中年以上,很类似宫颈癌的临床表现。

另外,《外科大成·痔漏》有锁肛痔的描述,说:"肛门内外如竹节锁紧,形如海蜇,里急后重,便粪细而带扁,时流臭水。"可能亦相当于肛管癌、直肠癌的临床表现。

从以上的介绍可以看出,我国古代医家对"癌证"已有相当的认识,对肉眼可见、体表的癌证,有乳岩、肾岩、茧唇、舌菌、失荣、瘿瘤等的区分。对内脏所患的癌证,则散见于癥瘕、积聚、噎膈、反胃、崩漏、带下等病证之中,并对这些病证都作了较为细致的临床观察,积累了很多治疗方药。但古代医家所说"癌证",概念和内涵和我们现在所称癌肿不完全一致。

(二)癌症的病因病机

1.正气亏虚　房劳太过,纵欲太甚,真精亏耗,致使阴津耗伤,精血枯涸,燥热结于里,脏腑滋润。年高体虚或久病失治,均可使气血亏乏,精血渐耗,现代医学亦认为老年以后脏器的生理功能下降,内分泌失调,免疫功能减退。

老年癌瘤当病情发展到中晚期以后,肿瘤复发、增大或远处转移,一般体质都较虚弱。据文献报道,约85%的癌症病人检测其细胞免疫功能低于正常值范围。机体的免疫状态与肿瘤的发生、发展有密切关系。特别是细胞免疫水平的降低及巨噬细胞吞噬能力的抑制是肿瘤发生、发展的重要内在因素。祁之刚等[1]认为"扶正培本"药物能够改善机体的免疫状态,增强机体的免疫机能(包括细胞免疫、体液免疫及网状内皮系统的功能),从而提高机体抵抗肿瘤的能力。中医学对免疫学的认识很早就有描述。《内经》指出:"真气从之,精神内守,病安从来。"这里所说"真气"就是机体抵抗病邪的"正气"。如果正气旺盛,机体就能祛除外邪(外界致病因素),免于生病,即所谓"正气存内,邪不可干";如果机体的正气虚衰,则邪气易侵入机体而引起疾病,即所谓"邪之所凑,其气必虚"。可以认为,正气就是指人体的抗病能力,在某种含义上说有"免疫力"的意义,包含着人体免疫系统的正常功能。

中医学认为"脾为后天之本",为"气血生化之源",并且有"脾旺不易受邪"之说。已经证明,一些健脾益气的方药能够提高T淋巴细胞比值及淋巴母细胞转化率的作用。脾为后天之本,肾为先天之本,脾肾亏损者,也是发生癌症的因素。如《诸病源候论·虚劳病诸候》说:"积聚者脏腑之病也,……虚劳之人,阴阳伤损,血气凝涩,不能宣通经络,故积聚于内也。"

《素问·生气通天论》说:"风者,百病之始也,清净则肉腠闭拒,虽有大风苛毒,弗之能害"。"风"是一种外界的致病因素,"大风苛毒"指的是外界强烈的致病因素,如果做到生活有规律,劳逸结合,则正气旺盛,肌肉丰满,腠理固密,虽然外界有强烈的致病因素,也不会引起疾病。《素问·疟论》中指出:"……腠理开则邪气入,邪气入则病作"。说明机体皮肤腠理的抗病能力减弱,则外邪就会乘虚而入,引起疾病,明确论述了非特异性免疫防卫系统的皮肤黏膜屏障作用。中医学认为,腠理之所以能防御外邪入侵,有赖于卫气的旺盛。卫气是正气的一部分,卫气行于脉外,敷布全身,具有湿润肌肤、滋养腠理、启闭汗孔、保卫体表的作用。《灵枢·本藏》指出:"卫气和则分肉解利,皮肤调柔,腠理致密矣"。这里所说的卫气显然也指的是人体的防卫功能,其中包括有特异性和非特异性免疫在内。

2.邪气踞之 《医宗必读·积聚篇》指出:"积之成者,正气不足,而后邪气踞之。"骆建平[2]认为肿瘤的形成主要因为人的正气不足,导致气血脏腑功能失调,从而使邪气滞留。这里邪气范围主要包括外感六淫之邪、内伤情志、内伤饮食等。

(1)外感六淫。《灵枢·九针论》说:"四时八风之客于经络之中,为瘤病者也。"《灵枢·百病始生》说:"积之始生,得寒乃生。"《诸病源候论》也说:"积聚者,乃阴阳不和,脏腑虚弱,受于风邪,搏于脏之气所为也。"所谓风、寒,都是指外来的邪气,亦即外来的致病因子。但是外邪往往在内伤的基础上导致发病,如《灵枢·五变》说:"人之善病肠中积聚者。……则肠胃恶,恶则邪气留之,积聚乃伤;肠胃之间,寒温不次,邪气稍至,畜积留止,大聚乃起。"《景岳全书·杂证谟·积聚》也说:"不知饮食之滞,非寒未必成积,而风寒之邪非食未必成形。故必以食遇寒,以寒遇食,或表邪未清,过于饮食,邪食相搏,而积斯成矣。"说明了外来的风寒邪气,必与痰食之滞,相互影响而成。伤于食可以引起脾虚,脾虚又可使痰食停滞,故肠胃之间,寒温不调,外邪与之搏结形成积聚。

(2)内伤情志。七情的变化在癌症的病因中占有重要的位置,《素问·通评虚实论》说:"膈塞闭绝,上下不通,则暴忧之病也。"说明了噎膈的发病与暴忧有关。《外科正宗·乳痈乳岩论三十三》认为乳岩的病因,是"忧郁伤肝,思虑伤脾,积想在心,所愿不得,致经络痞涩,聚结成核。"有关五积之病,《儒门事亲》中也指出是七情抑郁不伸所致。《澹寮集验方》也说:"盖五积者,因怒忧思七情之气,以伤五脏,遇传克不行而成病也。"由于七情失调可以影响到五脏的功能使之亏损,易招致外邪侵入;也可使气机不畅,脉络受阻,气滞血瘀而形成癌症。

(3)内伤饮食。饮食失调易损伤脾胃,影响水谷的消化吸收,使饮食不能化生精微,生长气血,化源告竭,则机体之正气亏损,易受外邪侵袭;且饮食如果不能化生精微,则变为痰浊,痰阻气滞,脉络阻塞,血行不畅,痰血搏结,亦可形成癌症。《重订严氏消生方·癥瘕积聚门·积聚论治》也说:"夫积者,伤滞也,伤滞之久,停留不化,则成积矣。"可见由于平素饮食失调,损伤脾胃,进而产生痰浊、食滞、气阻、血瘀等病理性改变,创造了引发癌症的基础。另外在饮食上的一些长期的慢性刺激,亦可促使癌症发生。如《外科正宗》卷十茧唇载:"茧唇因过食煎炒炙煿,又兼思虑暴急,痰随火行,留注于唇。"《医学统旨》说:"酒面炙煿,粘滑难化之物,滞于中宫,损伤肠胃,渐成痞满吞酸,甚则为噎膈反胃。"《张氏医通》说:"好热之人,多患膈症。"都说明了促使发生癌症的饮食因素。

(4)现代医学病因观。①环境因素,包括气候因素如气温过热或过冷,干湿度的差异过大,特别是工业化造成的大气污染,各种工业有毒害气体以及对水质造成的污染等。同时近日也有报道噪音的污染也是不可忽视的因素之一。②饮食因素,饮食因素包括不能节制饮食、饥饱不均,或辛辣食品、吸烟等,同时油煎过程中产生的多环碳氢化合物,熏制肉类产品产生的3.4苯丙芘,发霉食品的真菌,过期蔬菜类产生的黄曲霉素、亚硝酸盐及其他化学物质如甲基胆蒽等均与致癌有关。③精神情志因素,不仅中医视为重要因素,现代医学也越来越重视,精神情志的变化对人体发病的影响,特别是现代化的生活节奏及激烈的市场竞争给人们精神生活造成的压力已成为不可轻视的重要因素,像内分泌系统的甲状腺癌,情志刺激则视为主要病因。④慢性炎症,各种慢性炎症往往是某些癌症的重要致病因素,诸如慢性病毒性肝炎、慢性萎缩性胃炎及其他消化道炎症、慢性呼吸道炎症及泌尿系炎症、疱疹病毒感染等。⑤遗传基础,如某些家族的消化道癌症发病率较高,一些资料表明,A型血较O型血者胃癌的发病率较高,另外像食道癌、肝癌、子宫颈癌等都有一定的遗传趋向。⑥免疫因素,免疫功能低下的人各种癌症的发病率较高可能免疫功能障碍,对癌症的免疫监督作用降低,在癌病发生中有一定意义。⑦物理因素,损伤是物理因素中最常见的病因,如颅内及骨肿瘤患者,部分均有创伤性病史,曾调查一组颅内肿瘤患者,33％有外伤病史。所以外部创伤可能是某些癌症的致病因素。另外,放射线、核辐射可以诱发皮肤癌,舌、食道的纤维肉瘤是已知的事实。⑧病源性因素,包括外伤手术的创伤,放疗化疗对正气的伤害,以及在中西药治疗过程中,热别是生物化学药品给人体造成毒性与不良反应等。

3.脏腑升降功能失调　脏腑气机的升降运动是维持人体生命活动的基本特征。在自然界表现为阴阳气交运动,故《素问·阴阳应象大论》曰:"故清阳为天,浊阴为地,地气上升为云,天气下降为雨。"人则生存于天地气交之中。气机的升降是阴阳互根的缘故,阴之所以生,乃因于阳之温升,阳之所以降,必由于阴之所降。升降出入,相互配合,是维持人体内外环境动态平衡的保证。故《素问·六微旨大论》说:"非出入,则无以生长壮老已,非升降,则无以生长化收藏。""出入废则神机化灭,升降息则气立孤危。"可见升降出入运动是人体脏腑运动的最基本形式,也是人体脏腑功能和生理病理功能的体现。笔者认为,各类癌肿的发生,人体脏腑的气机升降运动的失调应是重要环节。临床上气机升降失调的表现是多样的,诸凡肺失宣降,肝失疏泄,脾失升清,胃失和降,心肾不交等,都属于升降失常的病变,但归纳起来,升降失常的基本病理不外升降不及,升降太过和升降反常三种。

4.气、痰、血、热瘀滞　①痰结。脾为生痰之源,水湿不化,津液不布,郁久化热,热灼津液,煎熬为痰,痰则无处不到,在肺则咳喘痰多,在胃则呕恶痰涎,流窜至皮下则结成无名肿物。②湿聚。脾虚则水湿不能运化,水聚于内,蓄而成毒,湿毒泛滥,浸淫生疮,流脓流水,经久不愈。③气阻。气是人体生理功能的一种表现,气在正常情况下,流畅无阻,升降出入,循行身体各部,如果由于某些原因引起气的功能失调,则可出现气郁、气滞为病。④血瘀。气为血之帅,气行则血行,血的瘀滞,多由气行不畅引起,故血瘀多伴有气滞,瘀滞日久则成肿块,故《医林改错》说:"肚腹结块,必有形之血。"日久有形之血,不得畅行,凝结于内,瘀而不化,则为结块。⑤郁热。癌症的病因多为忧思郁怒,五志过极则化火,阳胜则热,热甚则腐,故出现热证及分泌恶臭秽浊之脓液,郁热又与气血痰湿搏结,因而造成癌症复杂的病机,正虚邪实,不易治愈。

总之,癌症的病因可分外因及内因,外因与感受外邪有关,内因与七情内伤、饮食失调有关。在发病上,多见于年老、脾肾衰败之人。在病机上,由于机体的脏腑阴阳气血的失调,外来的致病因素必与机体内部所产生的病理因素如痰、湿、气、瘀等相搏结,因而导致癌症的发生。

(三)治法三要素

1.扶正气　肿瘤是一类慢性消耗性疾病。它的存在是以耗伤机体的气血和精微物质为基础的。所以在肿瘤疾病的过程中,特别是晚期病例往往表现出正气虚弱的证候。但是,正气虚弱有阴虚、阳虚、阴阳两虚、气虚、血虚、气血两虚之别,同时气血阴阳不足的具体表现又有脏腑各异。因此,具体情况必须具体分析,在中医学辨证施治原则指导下,灵活运用扶正培本药物,"谨察阴阳,以平为期"。

目前,在肿瘤的化疗、放疗中存在最大的问题是敌我不分。杀灭肿瘤细胞的同时,却抑制了骨髓造血功能,引起消化道及全身反应,降低了机体的免疫功能,这相当于中医所述的"伤正"。而"扶正培本"药物具有补益正气即增强机体免疫功能的作用。因此,扶正培本药物与化疗、放疗结合应用于临床,可以起到相辅相成的作用。既能大量地消灭敌人(放、化疗可以大量地杀灭肿瘤细胞),又能有效地保存自己(扶正药物保护和提高机体的免疫功能),从而比较显著的提高临床疗效。根据癌症病人不同表现,扶正培本法又可分为以下治法。

(1)健脾益气:用于脾虚气弱的病人,主要表现为全身疲乏、语言低微、气短自汗、纳差便溏、舌淡或胖、有齿痕,脉象沉缓或濡,常用药物如人参、党参、黄芪、太子参、苍术、白术、苡米、山药、扁豆、黄精、大枣、甘草等。

(2)滋阴养血:用于血虚的病人,主要表现为面色无华、头晕心悸、月经量少、舌淡苔薄、脉象沉细。常用药物如熟地黄、何首乌、当归、白芍、枸杞子、阿胶、龙眼肉、大枣等,一般滋阴养血药多配合健脾益气药同用。

(3)养阴生津:用于阴虚的病人,凡咽干唇燥、口干喜饮、大便干结、五心烦热、舌红无苔或剥脱,脉象沉细而数者,可用养阴生津药物,如养肺阴用沙参、天冬、麦冬、百合;养胃阴用沙参、麦冬、石斛、玉竹;养肝阴用熟地黄、何首乌、白芍、枸杞子、女贞子、龟板、鳖甲;养肾阴用熟地黄、枸杞子、桑椹子、女贞子、龟板、鳖甲;养心阴用龙眼肉、柏子仁、酸枣仁等。

(4)温补脾肾:用于阳虚的病人,主要表现如畏寒肢冷、四肢浮肿、下利清谷、五更泄泻、舌大胖嫩、脉象沉迟。常用温脾阳的药物如干姜、肉豆蔻、草果、砂仁、蔻仁;温肾阳的药物如鹿茸、巴戟天、淫羊藿、仙茅、补骨脂、附子、肉桂、菟丝子、肉苁蓉等。

2.顺脏气　笔者认为,癌症的发生是由各种因素导致正虚邪实,气血痰湿瘀滞而成积癥,其中内外因素是癌症发生的诱因。气血痰湿瘀滞或积癥是病变的结果,而其中的中间环节,即脏腑的气机功能发生了障碍,人体的内环境发生了改变,却没有引起人们的足够重视,所以如何顺应五脏之气,恢复其生理功能,应该作为治疗癌症的一个重要环节。

中医理论中的脏腑不仅各有其职而且还具有"三性"。一是自然属性:基于"天人相应"理论,中医学认为人体脏腑与自然界有着内在的关联,如肝属木,应春、应风;脾属土,应长夏、应湿等。二是社会属性:如心为君主之官,肝为将军之官等。三是生理特性:如肺为娇脏、脾喜燥恶湿等。

在《素问·脏气法时论》中不仅描述了五脏之病与季节、昼夜的关系,而且指出了其治疗中的苦欲喜恶,如"肝欲散,急食辛以散之,用辛补之,酸泻之……心欲软,急食咸以软之,用咸补之,甘泻之……脾欲缓,急食甘以缓之,用苦泻之,甘补之……肺欲收,急食酸以收之,用酸补之,辛泻之……肾欲坚,急食苦以坚之,用苦补之,咸泻之。"这里的补泻之意,即是就五脏本身的喜恶而言,顺其性者为补,逆其性者为泻。

由此不难理解,只有在治疗过程中,充分适应脏腑的个性特点,做到投其所好,顺性而治,才能收到药中肯綮之效。由于中医的脏象学识以五脏的生理病理功能为核心,以六腑和奇恒之腑以及经络为补充的天地人相应的整体衡动的运动形式,故癌症发生不论何部位,其辨证均不离五脏。

(1)顺心之性。心为君主之官,属火,应夏、应热。其功能有二:一为主血脉,即推动血液在脉中运行,心气是其源动力;二为主藏神,主司人的精神、意识及思维活动。

血脉宜畅,惟此才能保证血行的顺利及心血的供应;神宜静谧,惟此才能调控血行,神态安和,二者构成和谐的状态。如血癌、舌癌,则可以顺心之性而治。

但心为火脏,"心恶热"(《素问·宣明五气论》),不耐热扰,一旦有热,无论来自内外,如暑热、风热、痰热、湿热、肝火、胃火、肺热、积热、虚火等,均易扰动心神,可见心烦、狂躁、心悸、失眠、多梦、口舌生疮等症。因此,治心一则多清,常用泻心汤、黄连温胆汤、导赤散、朱砂安神丸等;二则要处理好血与神的动静关系。

(2)顺肺之性。肺为相傅之官,属金,应秋、应燥。其功能有主气、司呼吸,主宣发、肃降,主通调水道等。因肺"两叶白莹,虚如蜂窠"(《医宗必读》),外合皮毛,开窍于鼻,易招致邪侵又不耐邪侵,风寒、风热、风燥均易伤之,有"娇脏"之称。故护肺重在加强调摄以顺应四时。

此外,肺居高位,形如"华盖",宣发向外,肃降向下,共同完成津液、水谷精微的布散及浊气的排出。而肺主肃降,一方面有赖于肺的宣发通达,一方面还需要清凉、湿润的环境。因此,治肺当注意宣与降、散与收的结合,如麻黄与杏仁、麻黄与石膏、桔梗与杏仁、麻黄与白果、桔梗与枳壳等药对均是这种用药的经验总结。如肺癌、喉癌、鼻咽癌、皮肤癌等则可以顺肺之性而治。

(3)顺脾(胃)之性。脾胃为仓廪之官,属土,应长夏、应湿。胃主受纳,脾主运化,共同完成饮食物的消化吸收及其精微的输布,有"后天之本"之称。在生理特性上,脾喜燥恶湿,胃喜润、恶燥;脾主升清,胃主降浊,"脾宜升则健,胃宜降则和"(叶天士)。脾气不升者,可见食欲不振、食后胀满,大便溏泄,或头晕眼花,或脘腹坠胀,或脏器脱垂等;胃气不降者,可见遍腹胀满,纳差、呕吐或呃逆等。因此,治疗脾胃病尤应处理好升降关系。

据叶天士"太阴脾土,得阳始运;阳明燥土,得阴始安"之言,欲升脾须先燥脾,因"脾燥则升"(《医学求是》)。燥脾时因于脾虚当健脾,因于湿困当除湿,可选用补中益气汤、升阳益胃汤、参苓白术散、平胃散等,若重升提则用柴胡、升麻等。欲降胃多先润胃,可选用益胃汤、养胃汤、沙参麦冬汤等,若重降逆则用旋覆花、代赭石等。此外,叶天士说"胃喜为补",指出食疗与食养均应顾及、顺应胃的感受。如胃癌、食道癌、胰腺癌、肠癌等则可以顺脾(胃)之性而治。

④顺肝之性。肝为将军之官,属木,应春、应风。其功能主要有二:一为主疏泄,即可疏通与升发,又能调畅气机、促进脾运胃纳等;二为主藏血,可贮藏血液与调节血量。肝为风木之脏,性喜条达而恶抑郁,主升、主动。一旦遭遇忤逆,如抑郁或恼怒,则极易使"刚脏"的本性显露,桀骜不驯,气机逆乱,扰及四邻,或横逆犯胃乘脾,而致胃痛、痞满、呕吐、呃逆或泄泻等,或上逆而呈肝阳上亢,致头痛、眩晕,甚或中风等。此如《四圣心源》言:"风木者,五脏之贼,百病之长。凡病之起,无不因于木气之郁。"

但肝的功能又充分体现了其"体阴而用阳"的特点,疏泄与藏血相辅相成,藏血充盈则肝体得养,而能发挥调畅气机、通达气血之用;疏泄正常,则血行畅达,有利于藏血而充筋养目。

因此,肝用太过往往因于肝体不足。在此背景下,治疗肝之病变,于疏理肝气时一定要注重养柔肝体,药用当归、白芍等,方选四逆散、逍遥散、柴胡疏肝散、镇肝熄风汤等。如肝癌则可以顺肝之性而治。

(5)顺肾之性。肾为作强之官,属水,应冬、应寒。其功能为藏精、主水、主纳气。因所藏"先天之精"是构成胚胎发育的原始物质,故又有"先天之本"之称。肾中精气,可分阴阳。肾阳者,又称为元阳、真阳,对机体各脏腑组织起着推动、温煦作用;肾阴者,又称为元阴、真阴,对机体各脏腑组织起着滋养、濡润作用,因而肾又称"水火之宅",且"五脏之阴气,非此不能滋,五脏之阳气,非此不能发"(张景岳)。因此,治肾之病当注意以下几点。

一是据"肾者主蛰,封藏之本,精之处也"(《素问·六节脏象论》),肾中精气宜涵蓄敛藏,不宜轻举妄动,但病之久甚,则其又往往难以幸免,即"五脏之伤,穷必及肾"(张景岳)。如水不涵木,肝肾阴虚,可致寄居之相火冲,冲逆上炎,症见头目不清,视物不明,耳鸣耳聋,五心烦热,性欲亢进,梦遗早泄等,治宜滋阴降火,方选知柏地黄汤。

二是肾"合水火二气"(《理虚元鉴》),根据阴阳互根、互生互化之原理,补益肾中阴阳则颇有讲究,即如张景岳所言:"善补阳者,必于阴中求阳,则阳得阴助而泉源不竭;善补阴者,必于阳中求阴,则阳生阴长而生化无穷。"

三是肾为水脏,职司开阖,主导着全身水液的代谢,开阖失司的水肿、遗尿均可通过补肾来解决。也正因为此,致使无论肾阳虚与肾阴虚,均可出现水湿停潴的内环境,对此不加处理,则肾虚难复。故此金匮肾气丸与钱乙的六味地黄丸中均用茯苓、泽泻予以渗利。如肾癌、前列腺癌、阴茎癌、骨癌等则可以顺肾气之性而治。

3. 化瘀癥　活血化瘀用于气滞血瘀所形成之肿物,或临床表现具有血瘀者,如肿块结聚而痛,痛处固定不移,肌肤甲错,舌质青紫或暗,或有瘀斑瘀点,脉象沉细而涩或弦细等。气与血的关系密切,气行则血行,气滞则血瘀,因此多与行气药合并使用。瘀血多在正虚的基础上产生,故活血化瘀的应用,又常与补气或养血之剂,同时应用。

活血化瘀药举例:当归、赤芍、川芎、丹参、桃仁、红花、炒蒲黄、五灵脂、三棱、莪术、水蛭、蟅虫、血竭、穿山甲、䗪虫等。兼气滞宜加入行气药,如郁金、香附、延胡索、降香、乳香、没药等;兼气虚宜加入益气药,如党参、黄芪、太子参等;兼血虚宜加入养血药,如当归、川芎、赤芍、熟地黄、何首乌、阿胶等。

现代研究证明活血化瘀的药物具有增强纤维蛋白溶解性的作用;具有降低纤维蛋白稳定性的作用;具有抗凝及促纤溶作用;能够提高血小板中 cAMP,从而减少血小板聚合作用;同时能够改善微循环,扩张微血管。由此推论,活血化瘀类药物能够防止或破坏肿瘤周围及其瘤灶内纤维蛋白凝集,能够改善肿瘤组织的微循环,增加血流量,使抗癌药物和免疫活性细胞易于深入瘤内,从而杀灭肿瘤细胞。周跃华等[3]认为,活血化瘀类药物能够增强网状内皮系统的吞噬功能,活血化瘀类药物改善机体的免疫状态,可能是其治疗肿瘤的原理之一。有资料报道,以活血化瘀类药为主要成分的方剂,能够显著增加实验动物(家兔)巨噬细胞的百分比。

同时活血化瘀可直接作用于肿瘤细胞的代谢。根据各地报道,实验证实具有抗肿瘤作用的活血化瘀药有赤芍、川芎、红花、郁金、元胡、乳香、没药、当归、丹参、水蛭、全蝎、三棱、莪术、水红花子、石见穿等。有的认为,丹参的抗癌作用可能与抑制癌细胞的呼吸和糖酵解有关。又有报道,莪术对癌细胞核酸有一定影响,是否能使核酸逆转化为正常,尚待继续研究。在临床上以破癥、活血的大黄为主的方剂治疗恶性肿瘤据报道有缓解作用,其作用机制主要是大黄酸和大黄素抑制癌细胞的氧化和脱氢,大黄酸对癌细胞的酵解也有明显抑制作用。山楂具有良好的活血作用,牡荆素是山楂的主要成分之一,是一种抗癌作用较强的黄酮类化合物。

活血化瘀类药物的现代研究,认为能减弱血小板的凝聚性,使癌细胞不易在血液中停留、聚集、种植,从而减少转移,能改善微循环,增加血管通透性,以改善实体瘤局部的缺氧状态,提高放疗敏感性,并有利于药物、免疫淋巴细胞及其细胞毒素到达肿瘤部位,发挥抗癌作用;能提高抗体、补体水平,增强机体免疫力;能抑制体内纤维母细胞的胶原合成作用,减少粗糙型纤维母细胞生存,预防或减少放射治疗后引起的组织纤维化。动物实验表明,活血化瘀药对大鼠的放射性肺纤维化有一定作用。

(邵珠琳　张义明)

第四节 旁观比较

一、中医与西医

由于东西方文化的相互渗透和发展,目前中国的医学领域呈现了中医(包括中西医结合)与西医并举的局面,在教育上有现代医学的医药大学,有中国传统的中医药大学。在医疗上有西医的各类医疗机构,也有中医的各类医疗机构,就目前我国的医疗卫生国情来看,可以说是有别于其他任何地区和国家的,那么如何正确地看待和评价中医与西医,如何使中西医相互配合,相互促进,取中西医之长,补中西医之短。以期共同创新和发展,已是摆在国人面前的重要话题,今仅就怎样正确看待中医与西医述以粗见。

(一)中医与西医的概念

1.中医的概念 中医学(Traditional Chinese Medicine,简称 TCM),是以中医药理论与实践经验为主体,研究人类生命活动中健康与疾病转化规律及其预防、诊断、治疗、康复和保健的综合性科学。中医学属于全世界医疗体系中传统医学(traditional medicine)的一支,至今已有数千年的历史。

中国医学体系的基本概念,包括了中国汉族为主体的中医学(日本、朝鲜与台湾亦有称汉医)、日本的汉方医学、朝鲜半岛的东医学(即今日韩国的韩医学,朝鲜的高丽医学)。中医学以中国哲学中的阴阳五行作为理论基础,通过望、闻、问、切四诊合参的方法,探求病因、病性、病位,分析病机及人体内五脏六腑、经络关节、气血津液的变化,判断邪正消长,进而得出病名,归纳出证型,以辨证论治原则,制定"汗、吐、下、和、温、清、补、消"等治法,使用中药、针灸、推拿、按摩、拔罐、刮痧、气功、食疗、音疗等多种治疗手段,使人体达到阴阳调和而康复。

2.西医的概念 西医学又称现代医学,是在欧洲古希腊罗马的医学基础上发展起来的。文艺复兴时,人体解剖学、生理学和病理学的兴起,奠定了现代医学的基础。真正的现代医学的基础,应当从列文·虎克(1632～1723)发明显微镜,看到微观领域的细胞开始。1675 年,列文·虎克发现了单细胞的原生动物。1683 年,发现了比原生动物更小的细菌,并发现了肌肉是由肌纤维组成的。接着科学家们利用显微镜又发现了视网膜、红血球、以及生命组织的基本成分——细胞。

1838～1839 年,德国的植物学家施莱登和动物学家施旺创立了细胞学说。1858 年,著名的德国病理学家微耳和(Rudolf Virchow,1821～1902)发表了《细胞病理学》,他完整地阐述了细胞学说,并声称所有疾病来自细胞,一切疾病只是细胞的疾病,从而形成了一个完整的细胞病理学说。推动了病理学,特别是细胞病理解剖学和人体病理解剖学的发展,从而促进了临床诊断学发展,成为西方现代医学的重要理论基础。

现代医学的最后诊断,必须有病理学诊断。没有病理科的医院肯定不是现代医学的医院。但从《细胞病理学》的出版到今天,只有148年!

(二)中西医的渊源

1. 中医的渊源　中医药学具有数千年悠久的历史,是我们祖先长期同疾病作斗争的智慧结晶。中医药学几千年的发展史是一部不断继承前人成果,并充分吸收不同时代的技术进步和知识更新,逐步丰富和发展自己的历史,也是在不断适应社会发展、满足社会与公众医疗需求中求发展的历史。

我国自有文字时起就有了医学的记载,它的起源可以追溯到远古时代。据传,中国古代医学的创始人是黄帝、岐伯,因此,医学在中国又被称作"岐黄之术"。早在公元前6世纪春秋时代,当世界上绝大多数人还把疾病的发生归诸鬼神祟蛊的时候,中国的医学已经认识到人体的疾患与饮食起居、喜怒哀乐有关。秦景公时,著名的医生医和已经用大自然的阴、阳、风、雨、晦、明"六气"失和来解释病因,这在世界医学史上曾是最先进的病因观。东汉战乱时期《黄帝内经》的问世,标志者中医学理论已经形成;《神农本草经》的问世,奠定了中医药的药学基础;张仲景的《伤寒杂病论》的问世,则代表了中医临床治疗学的发展和辨证施治原则的确立。到公元610年,隋朝太医博士巢元方等总结编著成《诸病源候论》50卷,成为世界医学史上第一部内容最丰富的探讨病因病理的专著。

就各科的发展讲,早在公元前5世纪,我国的名医秦越人(扁鹊)就掌握了内、妇、儿、五官科等多科疾病的诊疗技术,达到了当时的医学巅峰。公元2世纪,杰出的医学家华佗又在外科方面有所突破,他发明了中药麻醉剂——"麻沸散",施行腹部手术,在外科史上写下光辉的一页。公元4世纪,化学家、医学家葛洪在炼丹中观察到一些物质变化的现象,进行了初步的化学试验,被称为制药化学的先驱。公元7世纪,唐王朝颁行流通全国的《新修本草》,这是世界上最早由国家颁布的药典。早在上古时期,我国就发明了针灸术,在长沙马王堆汉墓中出土的帛书中,就有先秦的《脉经》。11世纪,宋代针灸专家王惟一与能工巧匠一起设计铸造的针灸铜人,是当时最先进的医学教具模型。其他如12世纪法医学家宋慈所著《洗冤录》一书,是世界上第一部法医学专著;14世纪,骨伤科专家危亦林发明用悬吊复位法治疗脊柱骨折,成为骨科史上的创举;15世纪,我国已经开始成功应用"人痘接种法"预防天花,被称为免疫学的先声,它在世界上传播范围之广,影响之大,所获评价之高都是空前的;16世纪,明代伟大的药学家、医学家李时珍的巨著《本草纲目》,更是我国古代科学宝库的珍贵遗产。自叶天士著成《温热论》、吴瑭著成《温病条辨》、王士雄著成《温热经纬》之后,标志着中医学理论体系已趋于完善。

2.西医的渊源　从伊本·西拿的《医典》内容来看,西医的鼻祖应是古希腊的希波克拉底,在古希腊一切由神所主的时代,第一次大胆地提出疾病的发生与神无关的思想,而是与环境因素、饮食和生活习惯相关,这一点与中医的《黄帝内经》有相同之处,认为疾病发生的机理是四种体液——血液、黏液、黄色胆汁、黑色胆汁,发生功能紊乱的结果。古希腊医师盖伦继承和发扬了希波克拉底的学说,他的人体构造学思想影响西方社会 1000 多年,直到中世纪,阿拉伯人伊本·西拿的医学著作《医典》问世,奠定了西医学的理论基础。它的价值雷同于中医的《黄帝内经》。《医典》的原意是定律和原理的汇编,书中介绍了印度、希腊、伊朗和阿拉伯各国最卓越医生的成就,为医学下了定义,制定了西医学范围,论述了病原学、症象、诊断法、预候以及疾病的治疗等内容,开拓了人及动物实验的先河。

现代医学的发展可以归纳为以下几个方面:①病原体的发现:显微镜的发明和应用为细胞生物学的形成创造了条件。②化学药物的研制:化学药物是在 20 世纪才发展起来的。最先是治疗梅毒 606,后来发明了磺胺类药物青霉素、链霉素,除了抗生素以外还有维生素的发现,都使临床治疗进入效果明确的时代。③激素的发现:内分泌系统的发现和临床治疗。④诊断技术的发展:最早是 X 射线,然后是 X 射线与计算机结合起来,现在还有导管术。目前最先进的是正电子扫描,人脑任何一块区域的活动它都可以反映出来。⑤外科手术的进展:20 世纪初发明了血管缝合技术,直到器官移植、显微外科。⑥精神科学的发展:从弗洛伊德分析梦开始,精神治疗进入科学领域。⑦免疫学:虽然在 18 世纪就有了牛痘,但疫苗技术的重大发展都是在 20 世纪。在 20 世纪的诺贝尔医学和生理学奖中最多的就是免疫学。⑧生物医学工程:生物医学工程则是科学技术与医学的融合。现在心脏瓣膜都是可以人工制造的,包括人工心脏。现在,微型机器人可以放到肠道里面。⑨神经科学:20 世纪神经科学取得了巨大进步,从神经元的发现,到神经元电的活动,从神经递质的化学物质释放,到神经细胞的电位变化,以及两侧大脑差异等。⑩人类基因组计划:1990 年,美国启动"人类基因组计划",2001 年 2 月中旬分别在 Nature 与 Science 上发表文章,公开结果。⑪干细胞(stemcell)研究:1999 年,科学家发现在每个人的成熟器官里都存在干细胞。这些干细胞可以定向分化为其他的细胞,如骨髓细胞可以分化为心脏细胞,神经细胞可以分化为肌肉细胞。这样,从理论上讲,同一个人可以用你的骨髓,你的肌肉或神经细胞,定向地分化为你所需要的细胞,然后给自己使用。

(三)科学体系不同

由于中西两种医学采用了完全不同的研究方法,西医采用了实验研究的方法,中医则采用了逻辑推理的方法。方法不同,导致了两种医学形式和内容的完全不同,但两者研究的对象却同是人体和人体的疾病。鉴于此,我们可以通过比较清楚地看出,二者在对待人体和疾病时,具有三个方面的不同倾向。

1.中医重视生成论,西医重视构成论 中医与西医对于人体的认识的差异,主要表现在生成论和构成论上。中医学认为,"人以天地之气生,四时之法成",说人体是大自然的一部分,是自然生成的,时刻依靠自然物质来充养,因此说"天食人以五气,地食人以五味",而且要不停地升降出入,否则就会"气立孤危",不久于人世。西医看人体,从解剖切入,由器官而组织,有细胞而分子,分别按照结构求功能,因此能切除的就切除,能替代的就替代,可阻断的就阻断,需补充的就补充,不用考虑发生学的"过程流"派生理论。中医与西医这种人世上的差异,既是因为不同的技术支撑的结果,也是东西方不同文化背景产生的差异。

在西方的世界里,古代不许讨论世界万物的起源。各种事物都由众神事前安排好了。人们得了病,就到宗教场所教堂里对神父诉说一番;或者在教堂里睡上一觉,等一个神奇的托梦。古希腊、罗马灭亡之后,迎来的是神权统治的中世纪,上帝安排好了一切,无需问为什么,更不能怀疑上帝为什么这样做。因此,西方世界无论是原子论,还是元素说,都是对于"现有"的万物,做"构成论"的猜想,而不是推寻万物所自出的"生成论"。

东方的生成论说,"有物混成,先天地而生"。这"先天"而生的是什么?就是元气,就是无极,就是道。"积阳为天,积阴为地"。元气的逐渐分化,产生了天地。"天地之大德曰生"。天地生成之后,元气并没有消失,也没有远离,仍然聚聚散散,充满天地之间,因此才能"有无相生,高下相形"。无极生太极,太极生阴阳。无极与"道生一"的"一"相似,而"道"只是"一切有"的"理论母核",是应该有、应该生,却还没有"有"、没有"生"之前的一种状态。

生成学便于从事物的外部研究事物,也便于从形态变化之中研究万物,取类比象是执简驭繁的好方法,"虚拟化"是其"技术路线"。五材变成五行之后,就虚拟了;腑脏与五行结合之后,也同样被虚拟化了。因此,中医的脾脏,西医无法手术切除;即使切除了肉的脾脏,虚拟化的理论脾脏依然存在。

西方构成论研究万物,必须深入事物的内部,打开来研究,必须具体分析,不能虚拟化处理。因此,解剖了脏腑,就出来了组织、细胞、分子、原子、粒子,都是实指,毫不含糊。

2.西医偏重于病原致病观,中医偏重于机体反应观 18世纪以前,中西两种医学在病因学方面的认识并无质的差异,二者均以思辨推理的方法论证病因,古希腊医学认为引起疾病的病原有四,即气、火、水、地四元素说,与中医的五行学说基本类同。西方医学把产褥热的病因归咎于"宇宙—地球—大气的变化",与中医"天人相应"的观点大体一致。但是当西方得天独厚地享受到大工业的洗礼后,这种情况就开始异变。1847年奥地利医生塞梅尔维斯首先注意到产褥期的发热是因为感染了腐败物质。接着英国外科医师李斯特提出了创伤之所以发炎,是由于细菌侵入感染所引起。在病原认识史上特别应该称道的是德国医生科霍(1843~1910

年),他在病原学发展方面做出了划时代的贡献,人们称他为病原微生物学的奠基人。19世纪后半期西方医学建立了牢固的病原微生物的致病观念,这一观念借助大工业技术的提携,近百年来随着免疫学的兴起,西方医学对病原致病性的认识越来越深入,并形成完整的由实践到理论的学术体系,成为人们认识疾病病因、病理的基础准绳。

中医学对病因的认识始终是在《内经》"正气存内,邪不可干","邪之所凑,其气必虚"的原则下进行思维推理,认为导致疾病的原因不外"正气之虚"与"邪气之实"两端,在二者中前者则至关重要,后者仅可充作发病之条件,因此中医一贯提倡"正虚致病说",治疗方面则以"扶正固本"为治疗诸多疾病的大法。《素问·阴阳应象大论》说:"阴阳者,天地之道也,万物之纲纪,变化之父母,生杀之本始,神明之府也,治病必求于本。"这里所说的"本"就是调理阴阳,所谓调理阴阳就是调节机体的反应性。《内经》之后,张仲景、巢元方、陈无择等对病因的论述颇多,提出了"外感六淫"、"内伤七情"、"饮食所伤"、"劳逸太过"等说,明清时期以叶天士为代表的温病学派,对《伤寒论》外感热病的病因概念进行了重要的纠正和补充,从而发展了中医外感热病的病因学说。近代医学家王清任、唐宗海,不仅对人体的解剖学做出了贡献和创新,而且提出了瘀血致病的病因学并扩展了活血化瘀的治疗原则和方法。

3. 中医是形而上,西医是形而下 《易经·系辞》说:"形而上者谓之道;形而下者谓之器;化而裁之谓之变;推而行之谓之通;举而错之天下之民,谓之事业。"

根据《易经·系辞》上的这一句话,真正的好的中医应当是"形而上"的。我们先看看国学大师南怀瑾先生对这段话的解释:在形器之上,无形体度量,抽象不可形而为万物,所共由者,就叫做"道";在形体之下,有形体可寻,是具体之物,就叫做"器";将形上之道、形下之器,变化而裁制之以致用,就叫做"变";推而发挥之,扩充之以实行于天下,谓之"通";举而设施安置于天下的百姓,就叫做"事业"。

而现代医学的西医,只注意显微镜所看到的人体形内的生物细胞分子结构,或致病菌及微生物,对于形而上的天地之道是不承认的,所以西医的医学体系应属形而下。

(四)诊断思维不同

中医的诊断思维类似于"黑箱思维",故而中医看病强调审证求因,善于透过现象看本质,通过司外揣内处理病、证、症之间的关系。诊断的主要手段以望、闻、问、切四诊为主,以现代实验室检验结果和各种检查设备诊断结果为辅助参考。西医的诊断思维就是一种"白箱思维",病人患的什么病,病位在何处,病灶是什么,病理性质是什么等等,一定要通过现代的仪器设备检测出来,过分的依赖仪器,导致有时当病理检测呈阴性时,西医会不承认疾病的存在。

（五）治疗思维不同

中医讲究"调和"、"中和"。中和，即中庸。孔子在《中庸》中提出："喜怒哀乐之未发，谓之中；发而中节，谓之和。中也者，天下之大本也；和也者，天下之达道也。致中和，天地位焉，万物育焉。"老子《道德经》上说："万物复阴而抱阳，冲气以为和"。医道之中和，源于《内经》。"至真要大论"篇说："谨察阴阳所在而调之，以平为期，正者正治，反者反治"。这里的"平"，即是"阴平阳秘"，是指平衡，平衡也就是平和。调整人与自然的关系，调整生理与心理之间的关系，调整脏腑经络、精气血津液之间的关系，最终使人达到"阴平阳秘"的状态。而西医更强调对抗治疗，用直达病所、直击病原、直除病灶的方式治疗疾病。两种治疗思维截然有别。

（六）优势病种不同

通过笔者多年的临床观察，并参考北京市某三级甲等中医院 1991～1998 年 31669 份住院病历的回顾性调查结果显示，中医目前较有优势的病种主要体现在：①各种慢性疾病的防治，如慢性支气管炎的缓解期，肺气肿的缓解期，支气管哮喘的缓解期、慢性胃炎、慢性咽炎、喉源性咳嗽、慢性溃疡性结肠炎、肠易激综合征、习惯性便秘、功能性消化不良、慢性胆囊炎、低血压、心脏神经官能症、中风病后遗症、慢性小球肾炎、慢性尿路感染、糖尿病并发症、妇科慢性炎症、更年期综合征、周围血管性疾病等；②某些病毒性感染性疾病，如流行性感冒、上呼吸道感染、病毒性肝炎、带状疱疹、小儿麻疹、风疹等；③某些皮肤病如湿疹、黄褐斑、痤疮等；④某些妇科杂病；⑤多因素复杂性疾病；⑥颈腰椎病及类风湿性关节炎等；⑦亚健康人群的康复与治疗。而西医则在各类急性病，细菌性感染性疾病，外伤，物理化学物质伤害及中毒，及手术治疗上有着较为突出的优势。

（七）研究方法不同

由于中医学是在中国传统文化框架上，结合人体生理病理而建立起来的形之上的一门宏观医学体系，故历代医学多采用如刘力红教授所说"内景实验"的方法，即以人体功能活动为主体视角，基本外观的相关生命现象，运用理性思辨和诊治验证方式，研究人体生命活动规律和病理变化的方法。医学家没有实验室，其研究的对象是病人，研究的资料是相关的文化、哲学、天文、地理、历史、医学史科和病人的诊治记录，即病案；研究的场所就是医者的大脑。由于现代科学技术的发展和"西医东进"，我国自 20 世纪 60 年代开始采用现代科学技术，即沿用西医的研究思路和方法，开始了对中医基础理论如脏象学说、阴阳五行学说、运气学说、病因病机病症学说治则与治疗，药物的化学成份与制剂，以及常见各科临床疾病进行研究，虽然也取得了一些成果，但并未取得突破性进展，因此对于中医学的研究还必须遵循中医的特点，选择适合中医自身发展规律的研究方法，方能真正传承和发展。

由于西医受西方文化和工业革命的影响,是建立在解剖学分子生物学基础上的形之下的微观医学体系,西医学的研究从一开始就吸取现代科学技术的研究方法,伴随着现代科学技术的飞速发展,主要还是在构成论的理论指导下采用物理、化学、生物学、数学、几何等现代科学方式,特别是外科手术的改进和脏器移植,生物医学工程的应用,人类基因的研究各类治疗药物的研究等等。所以现代医学自形成至今150年的时间,在规模上远远超出了中医,就是在我们国家里,甚至中医医院里,西医都处于主导地位,而中医都成了传统医学或替代医学,根源还是在研究发展中医药的顶层设计出了问题。

(八)治疗药物不同

中医主要采用药用植物药品、动物药品和矿物质药品三类,其剂型包括中药饮片与中药丸、散、膏、丹、片、颗粒、注射、涂膜剂等。西医主要采用化学合成药品和生物制剂,剂型主要为片、胶散、注射剂、合剂、气雾剂、糖浆剂等。

中、西医学属于两种医学体系,中医学源于东方文明,受中国传统文化、古代哲学思想影响,推行整体观念,辨证论治;西医学源于西欧文化,受自然科学、形式逻辑影响,注重对局部、形态、结构、具体的研究。两者各有优势,应该相互促进,相互补充,并非相互对立。

(张义明　张　燕)

二、中医与茶文化

茶本是一味中药。就其药性而言,微苦、微甘、微寒,入心、脾、胃、膀胱经,具醒脑提神、清火解毒、消食美容之功。然而在人们的生活实践中,逐渐将茶演化成一种饮品,并进一步发展了茶艺、茶道。随着社会的发展,科学的进步,人们又发现许多饮茶的好处,医家用之以治病,名流雅士品茗以求情趣,养生家饮用以求长寿。从一定意义上讲,香茶一瓯,是一种意境,是一种品位。唐代以后的茶文化、茶行业也日渐兴盛起来并远播海外,茶也成为世界上第一健康饮品。

在我国,茶不仅仅是一种饮品,它作为一种独特的民俗文化形态,对我们的生活、我们的健康、我们的文化都有极大的影响。所谓"三茶六礼",茶为礼先。

(一)茶为中药

在我国,茶的历史非常悠久,茶圣陆羽说:"茶之为饮,发乎神农氏。"有关茶的文字记载,最早可见于《神农本草经》:"神农尝百草,一日遇七十二毒,以茶而解之。"文中的"茶"是当时人们对茶的称呼。

《神农本草经》中记载茶味苦,饮之使人益思,少卧,轻身,明目。唐《新修本草·木部》中讲:"茗,苦茶,味甘苦,微寒,主瘘疮,利小便,去痰热遏,令人少睡,春采之。"李时珍在《本草纲目》中指出:"茶苦而寒,最能降火……又兼解酒食之毒,使人神思清爽,不昏不睡,此茶之功也。"北宋官方编写刊行的《太平惠民和剂局方》中有一则治疗头目不清、头痛的名方"川芎茶调散",至今仍在临床上广泛应用。《本草求真》一书则总结茶的治疗范围是:"凡一切食积不化,头目不清,痰涎不消,二便不利,消渴不止,及一切便血、吐血、衄血、血痢、火伤目疾等症,服之皆有效。"真可谓功效不凡。近代医学大家蒲辅周对茶叶的药性及作用也颇有研究,他说:"茶叶微甘、微寒而兼芳香辛散之气,清热而不伤阴,辛开而不伤阳,芳香微甘有醒胃悦脾之妙。"

(二)茶为饮品

茶之起源,始于战国或秦汉之际,应无异议。茶本来是一味中药也是实事,而真正把茶视为饮品而推广之者应是茶圣陆羽。唐代的赵璘在《因话录》中说唐代的陆羽"始创煎茶法"。宋人有诗曰:"自从陆羽生人间,人间相学事春茶。"在历史文献记载中,对茶的称呼较多,如茶、茗等,但不管如何称呼,茶作为一种健康的饮品在走进官宦皇家的府邸的时候,也走入了文人雅士的生活,走入了寻常百姓家,这便有了诗人的"天子须尝阳羡茶,百草不敢先天花"之吟,也有了平民百姓的"明红暗绿嫩初霜,温壶烹来满是香"的赞叹。《茶经》记载的唐代茶叶生产过程是"采之,蒸之,捣之,拍之,焙之,穿之,封之,茶之干矣"。饮用方法是:先将饼茶放在火上烤炙,然后将其碾成细末,再过细筛,放到开水中煎煮。加热至水始开,水面出现细小的像鱼眼一样的水珠,"微有声",称为一沸,此时须加入一些盐调味;当锅边水泡如涌泉连珠时为二沸,这时要舀出一瓢开水备用,并以竹夹在锅中心搅拌,然后将茶末从水中央倒进去;稍后,锅中的茶水"腾波鼓浪"、"势若奔涛溅沫",称为三沸,此时要将刚舀出的那瓢水再倒入锅内,二锅茶汤才算煮好。如果再继续烹煮,陆羽认为"水老不可食也"。煮好的茶汤舀进碗里就可饮用。前三碗味道较好。后两碗味道次之,五碗之后,"非渴其莫之饮"。这便是当时社会上较流行的饮茶方法。唐代文人卢仝嗜茶成癖并以"七碗茶"闻名于世,其《谢孟谏议寄新茶》吟诗曰:"一碗喉吻润;二碗破孤闷;三碗搜枯肠,惟有文字五千卷;四碗发轻汗,平生不平事,尽向毛孔散;五碗肌骨清;六碗通仙灵;七碗吃不得也,唯觉两腋习习清风生。蓬莱山在何处?玉川子乘此清风欲归来。"不但道出了润咽喉、消闷愁、激文思、散抑忧、利筋骨、轻身、益寿七大功能,而且以诗人的浪漫唱出了饮茶如仙之快乐。在唐诗中有许多吟茶之名句,如曹邺的"六腑睡神去,数朝诗思清";吕岩的"断送睡魔离几席,增添香气入肌肤";刘禹锡的"诗情茶助爽,药力酒能宣"等。宋代大文豪苏东坡认为茶为生活之必需品,他在《论茶》中说:"除烦去腻,世固不可无茶,"并提出了饭后以茶漱口之法:"每食已,以浓茶漱口,烦腻既出,而脾胃不知。"

（三）茶能消食

说茶能助食增欲，就是通过饮茶增进食欲促进消化。这在西北少数民族地区的运用尤为突出，因为他们以游牧生活为主，饮食则主要是肉食和奶类，粮食、蔬菜、水果类食品较少。他们所食之食物既不易消化，又缺乏维生素等营养成分，饮茶和用盐是解决这一问题的有效方法。在这些地区还流传着"一日无茶则滞，三日无茶则病"的谚语，说明了茶对他们生活的重要性。内蒙古、新疆一些少数民族的奶茶至今还采取先煎茶而后兑入牛奶、马奶、羊奶，再加糖作为甜食；或加盐作为咸食饮用的。从医学角度看，他们对茶的认识和运用是非常科学的。茶的这些功能基本被中国老百姓普遍掌握，全国各地城乡形成的吃早茶、喝晚茶、酒间茶、饭后茶，以及加入各种助食之品的槟榔茶、橘皮茶、葱白茶、盐豉茶、凉拌茶等，无不包含着对茶助食增欲功能的运用。

我国为茶的王国，因产地不同，制作有异，而品种繁多，大体上可分为绿茶、乌龙茶、红茶等。仅绿茶又有龙井、碧螺春、云雾、毛尖等不同品种。其他还有大红袍、铁观音、白茶、普洱茶、陀茶等。到底喝什么茶好，这也因人而异，一般来说，绿茶清爽，红茶暖胃，乌龙茶提神，白茶降糖，花茶疏肝。

1.绿茶　绿茶是原汁原味的茶。如果说花茶是梳妆打扮，香气沁人的美丽新娘，红茶是饱经磨练，温馨高雅的贵妇，那绿茶就是天真青春的少女。

从制作工艺上讲，绿茶是最早的茶类。古人采集茶树叶芽晾干收藏，从广义上看是一种茶的制作。这种方法从神农发现茶能解毒就开始了。现代使用的制茶方法，包括杀青、揉捻、干燥三道程序。

杀青是绿茶生产的关键环节。绿茶的漂亮颜色，乃至绿茶的内涵静质，取决于杀青成功与否。揉捻是对杀青茶塑形的一道工序。揉捻分为冷揉和热揉。时间一般在20~25分钟。传统的茶制作干燥法，是在揉捻过程中，把塑形和干燥合二为一。在烧热的锅里，茶工用手旋转、揉捻、按压、抖动茶叶，直到茶叶成型、干燥。一个茶工每次炒茶500克。

2.红茶　红茶是全发酵的茶。因冲泡之后汤为红色，故称红茶。茶性凉。但有些品种在性凉的范畴内偏温，红茶即是其中一类。这与红茶的制作方法有关。红茶的制作包括萎凋、揉捻、发酵、干燥四道程序。

萎凋是让鲜叶阳气内敛。由刚强易折碎转为柔软耐捻。叶片失去鲜亮光泽，青草气消失，颜色变暗绿柔情，透出能沁人肺腑的清香。

揉捻以破青叶率90%左右为佳。用手紧握汁溢而不滴流为宜。

发酵是让茶叶氧化。红茶经氧化后，90%的茶多酚转化为茶黄素一类物质。凡是经发酵的食物均可产生大量的酶，酶有利于消化。清代黄宫绣《本草求真》记载：白面、杏仁、赤小豆、青蒿、苍耳、红蓼六味药碾碎加水揉团发酵，待表面长出黄色菌丝时,切成小块晾干。此药名"六神曲",有健胃和脾,清积热,消食调中之功能。

茶叶发酵后转为"酶茶",从养生学角度有三个特点。

凉性减弱。茶发酵后凉性衰减。发酵室温在24～25℃,相对湿度95%。发酵过程中青草味消失,叶色变红,散出清新的花果香味。茶的凉性得以改善。

酶助消化。青茶发酵有助消化。发酵时间长短根据茶采摘节气和特质决定,发酵火候是关键。优质红茶既有醇厚的香气,又有较强的助消化能力。红茶酶与其他的含酶制品不同,除了酶化功能外,还有分解、除垢、清秽气特点。如果人的肠胃嘈杂,似饥不饥,似痛不痛等等,饮一杯热红茶,可解嘈杂。这是红茶酶化和去秽气二者合一的功劳。

时令气息酶化。带有时令气息的茶通过酶化,化瘀去浊的妙用更强烈。时令红茶按节气分开采摘。不同年运和节气采摘的茶叶,发酵后不仅色泽有区别,养生效果也不同。如春红茶养肝,夏红茶养心,秋红茶养肺入肾。

发酵成功的茶要及时高温干燥,确保茶的质量。干燥要迅速固定茶叶发酵的状态,不让其发酵继续;蒸发茶中水分,缩小体积,使其处于干燥状态,以利保存,散发各类杂气,留下红茶纯正的香味。

3.花茶　从现有资料看,明朝前就已有花茶。医药学家李时珍的《本草纲目》记载:"茉莉可熏茶。"花茶的大规模生产在清朝咸丰年间。北京城是茉莉花茶购销兴旺的地区之一。

制作花茶主要采用茶善吸收异味的特点,把花与茶混合,使茶吸收花香后,筛出残花,即得花茶。上等花茶没有残花,只有浓郁的花香。

茶工经过长期实践创造出许多制作花茶的方法。可谓各有绝活。花茶的香料以茉莉花为主,也用玉兰花等;也有用香蕉苹果气味熏茶的。花朵在夜里一定的时辰吐香最浓,利用这一特点,使茶吸取香气尤为重要。上等花茶要用不同的花反复熏多次,使得花茶的气味浓厚不艳,清新凝重。香味是植物的可挥发物质,有较强的渗透性。当人闻到花茶香味时心旷神怡,是"芳香化浊"的缘故。即香味进入肺,与氧一起进入血液,增强了细胞的兴奋。

4.药茶　包括不同来源的植物品种。

(1)黑苦荞　凉山黑苦荞是古老的粮源,凉山独特的地理条件造就了黑苦荞丰富的营养,其生长于海拔2000米以上的高寒山区,据《本草纲目》记载:"苦荞味甘、性平寒,能实肠胃,益气力,续精神,利耳目,炼五脏之渣秽。"现代研究证实,苦荞中芦丁含量高,还含有粗纤维,粗蛋白、钙、铁、锌、硒、18种氨基酸等人体必需的矿物质和微量元素。本茶为棕黄色颗粒,耐冲泡,汤色橙黄,口感醇和,荞香浓郁。

(2)菊花茶　以多年生草本科植物菊的花蕾制成。白菊花以产于安徽亳州的为上品,贡菊花以产于安徽的歙县为佳,杭菊花产于浙江省杭州地区。主要含有胆碱、菊花苷、氨基酸、黄酮类等成分。性清凉、味甘苦,主要功效散风、清热、明目、解毒。具有平肝降血压、降血脂的作用。菊花茶主要适用于中医辨证辨体属于肝肾阴虚阳亢的人群,而阳虚、气虚、痰湿瘀滞者慎用。

(3)金银花茶　金银花又称金花、银花、双花、忍冬花,为忍冬科植物忍冬的花蕾,以山东、河南产地为佳。在初蕾时花未开放时采摘,去泥沙晾干消毒包装既可。主要含有木犀草素、肌醇、皂苷、黄酮苷、鞣质等,具有抗菌消炎功效。性寒味甘,主要作用清热解毒,用于中医辨证属肺热,西医的上呼吸道急慢性炎症,凡脾胃虚寒者禁用。

(4)竹叶茶　竹叶为草本科植物淡竹的嫩叶,主要产于江苏、浙江、江西、福建等省。摘取洗净晾干包装为茶。其性寒、味甘淡,主要功效为清心除烦、清肺胃之热。化学成份为三萜化合物、芦竹素、氨基酸、有机酸、黄酮化合物。现代药理研究具有抗氧化、清除自由基、清热利尿、延缓衰老等作用。应用于心肺胃阴虚火旺、口舌生疮的人群,脾胃虚寒者禁用。

(5)决明子茶　决明子又称草决明,为豆科植物决明的种子。主要产于安徽、四川、广东、广西,其性凉、味苦甘。主要功效为清肝明目。化学成份含有大黄酚、大黄素、芦荟大黄素、大黄酸、决明子素等10余种化合物,主要药理作用降血压和抗菌等。决明子多用于高血压、高血脂人群,有降血脂、降压和减肥效果。脾胃虚寒者禁服用。

(6)玫瑰花茶　玫瑰花又名徘徊花,为蔷薇科植物玫瑰初放的花。主要产于江苏、浙江、山东、四川等地,性温、味甘微苦,主要功效理气活血。化学成份含有挥发油(玫瑰油)、苯乙醇有机酸等。现代药理研究有促进胆汁分泌和改善血循环的作用。玫瑰花茶主要用于女性面部黄褐斑以及由气滞血瘀导致的痛经、月经不调等。

(7)枸杞子茶　枸杞子为茄科植物枸杞或宁夏枸杞成熟的种子,主产于宁夏和甘肃。性辛味甘,主要功效滋补肝肾,养血明目。化学成份有甜菜碱、酸浆红素、多种氨基酸、维生素 B_1、B_2、C、烟酸、钙、磷、铁等。药理研究具有增加非特异性免疫作用;促进造血作用,生长刺激作用,降血糖作用、降血脂和保肝作用。枸杞子泡茶用于中老年人特别是妇女属肝肾阴血亏损,视物昏花,双目干涩,腰膝酸软,以及高血糖、高血脂人群。但脾胃虚寒或痰湿瘀滞者慎用。

(8)绞股兰茶　绞股兰为葫芦科草本植物绞股兰的嫩叶,主产于山东、河南、安徽等地,性平味甘淡,主要功效益气健脾、化瘀止咳、清热解毒,用于治疗脾虚、肾虚等体质比较虚弱的病人。化学成份含有氨基酸、绞股兰苷、有机酸、多种维生素、黄酮类等化合物。现代药理研究有增强免疫力、抗衰老,以及降血压、血脂、血糖等作用。绞股兰茶主要适用于高血脂、高血压、高血糖而身体又较虚弱的人群。

(张义明　朱源昊)

第二章　医话集

第一节　治则治法各论

一、寒热错杂与寒热并用的临床体会

"寒因热用,热因寒用,盛则泻之,虚则补之"(《素问·至真要大论》)。这是几千年来中医治疗疾病的基本法则。笔者临床体会到单纯的寒证或热证,固然常有,但由于人的不同体质的差异,病因病机的多变,治疗方法的优劣,病变部位的不同等因素的影响,往往在同一位病人身上,会出现寒热错杂的情况。诸如上热下寒、外寒内热、外热内寒、脏热腑寒等等。如单纯使用热药或寒药,往往疗效欠佳,而采用寒热并用却可以取得满意的疗效。其实医圣张仲景就是中医寒热并用的创始人,《伤寒论》和《金匮要略》中所记载的治疗方剂中,大约三分之一的比例属于寒热并用的,今根据张仲景寒热并用的理论,结合自身的临床实践,将寒热并用的体会介绍如下。

1.外寒内热,寒温并用　《伤寒论》"太阳病,发热恶寒,热多寒少,宜桂枝二越婢一汤";"太阳中风,脉浮紧,发热恶寒,身疼痛,不汗出而烦躁者,大青龙汤主之。"二者病机均为外感风寒,内有郁热,只是轻重程度不同。由于外寒内热,寒热错杂,因此治疗采取寒热并用,解表清里法,以期外解表寒,内清里热。桂枝二越婢一汤和大青龙汤皆用麻黄、桂枝辛温解表,生石膏辛寒以清里热,如此寒温并用,不但使表邪得解,又可宣透在里之郁热,共奏表里双解之功。再如麻杏石甘汤证,乃太阳病邪热内犯,上迫于肺,出现发热、汗出而喘等症。本方以辛寒之石膏清肺中郁热,伍辛温之麻黄,使邪热得以宣发,有外达之路,合杏仁宣降肺气而定喘,甘草调和诸药。此方寒温并用,清宣肺热,使郁热解而正不伤。

2.外热里寒,寒温并用　如《金匮要略》竹叶汤由竹叶、葛根、防风、桔梗、人参、桂枝、附子组成。方中寒凉药竹叶、葛根发散风热,温热药桂枝、附子固护里阳。

3.和解少阳,寒温并用　《伤寒论》小柴胡汤证即是寒温并用、清补兼施的典范,其病机为邪犯少阳,枢机不利,少阳经气不舒,胆逆犯胃,治宜和解少阳。方中主药柴胡、黄芩解半表半里之邪,辅以参草枣益气和中,扶正祛邪,佐以生姜、半夏,调理胃气,降逆止呕。如此则三焦疏利,上下调达,内外宣通,气机和畅,少阳

之邪得以尽解。又如柴胡桂枝干姜汤证,在少阳病过程中,由于枢机不利,不能正常疏利三焦,以致三焦决渎失职,水饮停留,在柴胡证的基础上出现小便不利、口渴等症。此时治疗需在和解少阳的同时,还要温化水饮,故以小柴胡汤和解少阳,桂枝、干姜温化水饮,寒温并用,各收其功。

4.上热下寒,寒温并用 《伤寒论》:"伤寒,胸中有热,胃中有邪气,腹中痛,欲呕吐者,黄连汤主之。"指上焦实热,中焦虚寒。"伤寒,医以丸药大下之,身热不去,微烦者,栀子干姜汤主之。"是指误下后,外邪乘机内陷,内扰胸膈,上焦有热,中焦有寒证。"伤寒本自寒下,医复吐下之,寒格,更逆吐下,若食入口即吐,干姜黄芩黄连人参汤主之。"是指素体本有虚寒下利,医者反用吐下之法,以致脾胃更伤,升降失常,寒热格拒,形成上热下寒证。

5.辛开苦降,寒温并用 《伤寒论》"发汗吐下后,虚烦不得眠,若剧者,必反复颠倒,心中懊恼,栀子豉汤主之……若呕者,栀子生姜豉汤主之。"汗、吐、下后,有形之邪已去,而余热未尽,留扰胸膈。治疗取清热除烦法,用栀子豉汤、栀子生姜豉汤治疗。方中栀子苦寒,清热除烦,豆豉辛微温,轻浮宣散,生姜辛温降逆止呕。干姜与芩连配伍,辛开苦降,更是寒热并用的典范。

6.通腑泻下,寒热并用 《金匮要略》大黄附子汤,由大黄之苦寒和附子细辛之辛热药组成,功效温阳散寒、泻下行滞。主要用于寒积腹实,腹痛便秘,胃寒腹冷,舌淡苔白,脉象弦紧。本方大黄与附子细辛相伍,变苦寒为温下,即大黄借助附子细辛的温散之力,为泻下导滞之用。

7.安蛔止痛,寒热并用 《伤寒论》乌梅丸,是由干姜、附子、蜀椒、桂枝等热药与黄连、黄柏苦寒药配伍,功效温脏安蛔。乌梅丸主要为厥阴病之蛔厥证而设,笔者应用治疗"胆道蛔症"和"肠道蛔症"甚佳。柯琴曾对上药的治蛔作用概括为:"蛔得酸则静,得辛则伏,得苦能下。"其义可谓简明扼要。

8.温经止痛,寒热并用 《金匮要略》桂枝芍药知母汤,由桂枝、麻黄、生姜、白术、防风、附子大量温热药与知母、芍药之寒润相伍,主要用于风寒湿痹瘀久化热伤津,出现关节红肿疼痛、发热恶风等寒热错杂等症。本方用热药温阳散寒,通络止痛,加入芍药、知母清热养阴,如见湿热互结者可选用麻黄连翘赤小豆汤,也是寒热并用之举。

9.固齿止痛,寒热并用 笔者遵张仲景寒热并用的理论,以清胃散之石膏、黄连、黄芩、生地黄、牡丹皮、升麻大量寒凉药与白芷、细辛、川椒、荜茇等辛热止痛药相配,取名为"辛芷石膏汤",治疗各种类型的牙痛,一般1～3剂均能止痛,疗效甚佳。

10.交通心肾,寒热并用 《韩氏医通》卷下交泰丸,由黄连之苦寒与少量辛热之肉桂配伍以引火归原,治疗心火亢盛、肾水不足、心肾不交而引起的失眠症,药虽精少,但只要辨证准确,却可效若桴鼓。

11.和胃止呕,寒热并用　《丹溪心法》左金丸,由黄连与吴茱萸配伍(6∶1),功效清肝泻火,和胃止呕。主要用于肝胃不和、嘈杂泛酸,干呕口苦,脘痞嗳气等。本方病机为肝火犯胃,单用黄连苦寒,难以兼顾肝胃,故配少量吴茱萸之热为反佐,以制黄连之寒。临床对于慢性胃炎胃酸者应用甚效。

12.助化利水,寒热并用　《伤寒论》五苓散由猪苓、泽泻、白术、茯苓、桂枝五味药组成,功效温阳化气、利水渗湿,主要用于伤寒之蓄水症。近广泛用于水肿、痰饮等证。方中重用泽泻取其甘淡性寒,直达膀胱,利水渗湿;猪苓、茯苓淡渗利水,白术健脾利水,更佐桂枝一药二用,既外解太阳之表,又取其温性内助化气行水。是仲景配伍典范方剂之一。

13.利湿退黄,寒热并用　《张氏医通》中茵陈四逆汤,是由寒性药茵陈为君,配伍炮姜、附子温热之品,功效温阳化湿退黄,主要用于阴黄症。方中以茵陈清热化湿退黄为君,因阴黄病机为寒湿阻滞,单用茵陈很难利湿退黄,配以炮姜、附子温补阳气,阳气得复,气化得运,湿滞方通,瘀黄方退。另茵陈术附汤其义颇同。

14.消肿排脓,寒热并用　《金匮要略》薏苡附子败酱散,是由薏苡仁、附子、败酱草组成,功效消肿排脓,主要用于肠痈内已成脓,多由寒湿瘀血互结,腐败成脓所致。近人也常用于治疗妇科慢性盆腔炎症之少腹冷痛,带下清稀。方中重用薏苡仁与败酱草寒凉药物相配,以利湿解毒、消肿排脓,少佐附子辛热助薏苡仁散寒湿,使湿瘀分化,脓排肿消。

15.消暑化湿,寒热并用　《温病条辨》三仁汤,是由杏仁、滑石、通草、白蔻仁、竹叶、厚朴、薏苡仁组成,功效宣畅气机,清利湿热,本方主要用于湿温初起,湿重于热,方中以杏仁、薏苡仁宣畅气机,化湿利湿,配滑石、通草、竹叶甘寒清淡之品,以清热利湿,伍白蔻仁、川朴、半夏辛温以化湿,方能互通上、中、下三焦,使气畅湿行。

16.养心复脉,寒热并用　《伤寒论》炙甘草汤,由炙甘草、生姜、人参、生地黄、桂枝、阿胶、麦冬、麻仁、大枣组成,功效益气养阴、补血复脉,主要用于气血双虚的心动悸、脉结代的病症,方中以生地黄、麦冬、阿胶、麻仁甘润滋阴养血,干姜、桂枝、白酒皆为辛温之性,具有通阳复脉之功,与益气养阴药相伍,既可温而不燥,也可使气血通畅,脉道通利,气血通盛则心悸可平也。

临床上寒热并用的情况很多,特别是一些上焦火旺的病人,如肺热的急慢性咽炎、扁桃体炎,不少则伴有脾虚,如单用清热解毒药,往往会造成泻泄,故多加入生姜、砂仁、肉桂等温热药。对于一些西医诊断急慢性炎症的病人,像急慢性胃炎、气管炎等,中医辨证既便属于虚寒证,也可在辨证用药的基础上,加入少量黄连、白花蛇舌草、鱼腥草等寒凉药一二味,往往可以增加疗效。总之,在应用清热法的时候应做到清而不泻,在应用温热药的时候做到温而不燥。

(张义明　赵　芸)

二、辨治咳嗽莫忘察咽喉

咳嗽是临床常见多发病之一。《内经·咳论》云："五脏六腑皆令人咳，非独肺也。"揭示了咳嗽病因的多样性。人体是一个有机的整体，通过遍布于机体的大小经络及其联属关系，将五脏六腑、四肢百骸紧密地联系在一起。一脏或一腑罹病，必然影响到他脏、他腑，从而出现相应的症状、体征。故五脏受邪功能失调皆可致咳。如《内经》"肺手太阴之脉，起于中焦，下络大肠，还循胃口，上膈属肺，从肺系上出喉咙……"

笔者在长期的临床工作中观察到，尽管咳嗽的病因有内伤或外感之多，病变部位可涉及五脏，但基本的病机及病位均离不开肺，而在肺者又以咽喉病变为多数，故凡咳嗽病人，必首先察咽喉，特别应吸取现代医学微观辨证的长处，要分辨出微观的病位，如鼻咽、支气管和双肺等。从不少在他院治疗效果不佳而前来就诊的病人中发现，大多数系因急慢性咽炎引起的咳嗽，而未从咽喉治疗入手故效果欠佳，而笔者改为利咽止咳药，却能立竿见影，证明有针对性的将中医的宏观辨证与西医的微观辨证相结合，可使疗效倍增。

（一）慢性咽炎的中医分型证治

慢性咽炎又称慢咽痹，在历代文献资料中又称为喉痹、阴虚喉痹、虚火喉痹、格阳喉痹、阳虚喉痹、帘珠喉痹等。这些病名基本是以其发病原因与局部病变特点进行命名的。

1.阴虚喉痹、虚火喉痹　喉，在古代医学籍中泛指咽部与喉部。痹者，闭塞不通也。阴虚是指阴液亏少。虚火，则指由于阴液不足，不能制火而出现虚性火象。《喉症集录》曰："喉痹之证，方书所称，各自不同，此云喉痹者，乃虚证之喉痹也，属肾水亏损，虚火炎上"。

2.格阳喉痹、阳虚喉痹　阳虚，是指下元亏虚，命门火衰。格阳，则指寒盛于下，格阳于上。《景岳全书》卷二十八中说："格阳喉痹，由火不归原，则无根之火客于咽喉而然"。

3.帘珠喉痹　喉痹有见喉底颗粒增多，状如帘珠者，故称帘珠喉痹。

古代资料中有关慢咽痹辨证施治内容较为丰富。《伤寒论·辨少阴病脉证并治第十一》中提出用猪肤汤主治少阴咽痛。历代医家对猪肤汤的注解大同小异，均认为本方有滋肾润燥降火的作用，为治疗少阴肾虚，阴虚火旺咽痹之方剂。《丹溪心法·缠喉风喉痹六十五》说："喉痛，阴虚火炎上，必用玄参"。玄参甘苦咸寒，《本草纲目》谓之能"滋阴降火，解斑毒，利咽喉"。运用玄参治疗慢咽痹，一直为后世医学家所沿用。《医学入门》卷四认为引起咽喉病的虚火可有三种，即肾火、肝火、脾火。在论治时说到"少阴脉微，治宜补虚降火。血虚者四物汤，加桔梗、元参、荆芥、知母、黄柏。气虚者四君子汤，加甘草、桔梗、元参、升麻，甚则干姜、附子以为向导，徐徐服之"。提出虚火上炎，治疗上须补肾之虚损，潜降上浮之虚火，肝阴虚则应补肝之阴血而泻相火；中气既虚，相火上浮无制，补脾气以制相火，于方中加干姜、附子，取其同气相求，引火归原之意。这些治法，根据病机变化而定，丰富了慢咽痹的治法。

（二）慢性咽炎的现代医学分型

按现代医学标准慢性咽炎可分为以下五种类型。

1.感染性咽炎　感染性咽炎临床表现为咽部有疼痛感、灼热感、干燥感，而且咽部有较黏稠的分泌物。检查可见咽部黏膜弥漫性充血，呈暗红色，咽喉壁常有黏性分泌物附着，咽喉壁淋巴滤泡增生、散在或融合，咽侧索也有充血肥厚。本病多有细菌和病毒感染引起，可因咽部直接感染引起，也可由邻近组织蔓延而来。主要致病病菌为溶血性链球菌、金黄色葡萄球菌、流感嗜血杆菌等。

2.变应性咽炎　变应性咽炎的变应原主要有吸入性变应原、化学刺激物、生物制剂、药物、烟酒、食物过敏原等。临床表现为咽部有紧缩感、发痒、刺激性干咳，并伴有鼻痒、打喷嚏、鼻塞等鼻部变态反应症状和喉水肿等喉部变态反应症状。检查可见咽部水肿、水样分泌物增多，并可见舌体肿胀、腭垂水肿等。

3.反流性咽炎　反流性咽炎是由于胃、食管反流引起的咽部黏膜下组织慢性炎症，主要由于食管括约肌张力、食管清除功能及黏膜保护机制障碍所致。目前此病日益增多，容易误诊。

4.萎缩性咽炎　原发性慢性萎缩性咽炎常由萎缩性鼻炎蔓延而来，表现为咽部腺体和黏膜萎缩。各种慢性咽炎晚期，都可转化为慢性萎缩性咽炎。临床表现为咽部干燥，伴有疼痛，可咳出带臭味的痂皮。检查可见咽黏膜干燥、萎缩、变薄，色苍白发亮，咽后壁黏膜上可有黏稠的黏液或有臭味的黄褐色痂皮。

5.职业性咽炎　职业性咽炎是指从事使用咽喉较多的职业，如教师、文艺工作者、商业营业员等，其临床表现与变应性咽炎相似。

由咽炎导致的咳嗽又称喉源性咳嗽。在治疗时应在辨证施治的基础上，再加入以下利咽药物如射干、桔梗、青果、胖大海、僵蚕、蝉蜕、浙贝母等，其中可选用3～5味，特别是对于咽喉发痒的患者，僵蚕、蝉蜕、浙贝母不可少。当咳嗽控制后，可改用桔梗、胖大海等泡茶，常饮以巩固其疗效。对于淋巴滤泡增生或发生萎缩者，可适当加入威灵仙、益母草、赤芍、丹参等化瘀之品其效更佳。

（张义明　郭方超）

三、治泄泻不利小便非其治也

"利小便实大便"是中医治疗泄泻的一种常用方法,即通过疏利小便而使大便成形的方法,又叫"开支河"或"分消走泄"。其理论来源于张仲景《伤寒论》第159条:"伤寒服汤药,下利不止……复不止者,当利其小便。"及《金匮要略·呕吐哕下利病脉证治》:"下利气者,当利其小便。"晋代王叔和在《脉经》提出:"溏泻,宜服水银丸,针关元,利小便。"后世医家特别是金元时期尤为重视淡渗利小便的治法,如朱丹溪《平治荟萃》云:"治湿不利小便,非其治也。故凡泄泻之药,多用淡渗之剂利之。"明代张景岳在《景岳全书·泄泻》明确提出:"凡泄泻之病,多由水谷不分,故以利水为上策。"并说:"治泻不利小便,非其治也。"这些便是至今临床上遵循的"利小便实大便"的理论依据。下以案例验之。

1.**肠道湿热案** 孙某,男,29岁,2012年8月13日初诊,自述腹泻腹痛三天,痛则欲解大便,解后疼痛不能缓解,伴里急后重,肛门灼热感,舌淡苔黄厚,脉滑。此为肠道湿热内蕴,治宜清利湿热、分消止泻。

处方:葛根15克,黄芩10克,黄连10克,白芍15克,防风10克,炒白术15克,槟榔片10克,茯苓15克,猪苓10克,泽泻10克,薏苡仁30克,车前子15克,焦三仙各15克,甘草6克。

6剂,水煎服。3剂轻,6剂止。

按:《伤寒论》34条:"太阳病,桂枝证,医反下之,利遂不止,脉促者,表未解也;喘而汗出者,葛根黄芩黄连汤主之。"本例中医辨证属湿热壅遏于阳明大肠,兼肝强脾弱。湿热壅遏于大肠,导致大肠传导功能失职,腑气不通,故出现腹痛腹泻,里急后重,肛门灼热。苔厚黄、脉滑乃湿盛之象。又因脾气虚弱,肝强太过,脾受肝制,运化不及,升降失常,故出现腹痛腹泻,痛则欲泻。正如吴鹤皋所云:"泻责之脾,痛责之肝;肝责之实,脾责之虚,脾虚肝实,故令痛泻。"本案以葛根黄芩黄连汤为主方以清热止利,佐以痛泻要方补脾缓肝,缓痛止泻,再加槟榔片行气止痛,茯苓、猪苓、泽泻、薏苡仁、车前子健脾利水渗湿,利小便以实大便,焦三仙健脾和胃消食,甘草调和诸药。全方融经方时方一体,补泻兼施,驱邪而不伤正,补益而不敛邪,故药到病除。

2.**脾胃虚弱案** 葛某,女,58岁,2011年11月13日初诊。自述腹泻半年,日行三至四次,或便溏,或水样便,伴矢气多,腹中肠鸣,面色萎黄,四肢乏力,纳呆腹胀,身体消瘦,舌暗红苔薄白,脉沉细滑。此为脾胃虚弱、水湿内停之象,故治宜健脾益气、和胃渗湿。以参苓白术散合五苓散加减。

处方:党参15克,山药30克,炒白术13克,茯苓15克,炒薏米15克,炒扁豆15克,防风10克,葛根15克,猪苓10克,泽泻10克,车前子15克,砂仁10克,陈皮10克,焦三仙各15克。

7剂,水煎服。

二诊:大便次数已减少,但大便仍偏稀,腹中肠鸣,大便排出欠畅,舌脉同前。守上方加木香6克。7剂,水煎服。三诊:大便已正常。

按:本例辨证属于脾胃虚弱,运化无权,水湿内停。脾气虚弱,清气不升,运化无权,水谷水湿不化,故大便溏泻,甚至成水样便。脾胃运化失职,水湿内停,气机不利,故矢气多,腹中肠鸣。患者年龄较大,脾胃本虚,故日久不愈。舌脉亦为脾胃虚弱之水湿内停之象。故治宜健脾益气,和胃渗湿。

处方以参苓白术散和五苓散加减,参苓白术散益气健脾,渗湿止泻,五苓散健脾利水,防风祛风胜湿,葛根升阳止泻。其中,茯苓、猪苓、泽泻、车前子健脾利水渗湿,利小便以实大便,焦三仙健脾和胃。诸药配伍,谨守病机,药证相合,故症状消失。

3.**脾胃寒湿案** 刘某,男,47岁,1998年12月23日就诊。自述因进食生冷,复受风寒,腹泻2天,恶寒肢冷,泄泻清稀,甚者如水,腹痛肠鸣,脘闷纳少,欲进热饮,苔白腻,脉濡缓。此乃外感寒邪,内伤饮冷,寒湿凝滞,脾失健运,治则宜温化寒湿,健脾利水。方用胃苓汤合理中汤加减。

处方:苍术15克,白术15克,川朴10克,陈皮10克,茯苓15克,桂枝10克,泽泻10克,半夏10克,砂仁10克,党参15克,干姜10克,车前子15克。

水煎服,每日一剂。

3剂腹泻止,继以上方加焦三仙各30克,去泽泻、车前子,继服3剂而痊愈。

按:脾胃寒湿泄泻主要由寒湿之邪侵犯脾胃,致使脾胃升降失职,清浊不分,水谷并走大肠,故泄泻如水样,寒湿内盛,肠胃气机受阻,则腹痛肠鸣,寒湿困脾,故腹痛纳少,苔白腻,脉濡缓,均为寒湿内阻之象。方中以干姜温中祛寒,以苍术、白术、茯苓、陈皮、半夏健脾利湿,以车前子利水使湿浊从小便排出而实大便,砂仁温阳散寒止痛,党参益气,方证相宜,故三剂而愈。

4.**水饮留肠案** 赵某,男,42岁,2003年2月13日就诊。主诉慢性结肠炎病史10余年,今腹痛腹泻5日,察面色萎黄,形体消瘦,肠鸣漉漉有声,便泻清水,时大便呈泡沫样,泛吐清水,腹胀尿少,纳呆拒食,脉象濡滑,舌质淡苔白滑。此为水饮内停于胃肠,治宜健脾利湿,前后分消,方用苓桂术甘汤合己椒苈黄丸加减。

处方:茯苓15克,桂枝10克,白术15克,泽泻15克,防己10克,椒目5克,葶苈子10克,车前子15克,大黄10克,党参15克,焦三仙各30克,甘草5克,生姜5片。

方中以桂枝通阳化气行水,茯苓、白术健脾利湿,泽泻、防己、车前子渗湿利水,椒目利尿,葶苈子泻肺行水,党参固护脾气,大黄泻下分消。6剂水泄减,15剂泻止,继以参茯苓白术散10余剂以善其效。

按:本案系由素体虚弱,平时饮水过多,水分不易吸收分消,滞留肠中,致肠鸣漉漉有声,便泻清水或大便呈泡沫样,水饮内阻,故见腹胀尿少,水饮上逆,故泛吐清水,脾虚运化不健,饮食不能化为精微,清浊不得分消而成为饮,肌肉失其充养故消瘦。本证属《金匮要略》"痰饮"的范围,如《金匮要略·痰饮咳嗽病脉证并治》"其人素盛今瘦,水走肠间,沥沥有声,谓之痰饮。"《诸病源候论·痰饮病诸候》指出:"流饮者,由饮水多,水流走于肠胃之间,漉漉有声,谓之流饮。"与现代医学的慢性结肠炎近似。本方采用化湿利水,分消上下,以通为用之法,而获良效。

(张义明　何召叶)

四、肥胖病应分型治之

肥胖系一种营养障碍性疾病,表现为体内脂肪(主要指甘油三酯)积聚过多或脂肪组织与其他组织的比例过高。实测体重超过标准体重20%以上,无明显病因者为单纯性肥胖。显著肥胖常造成身体的额外负担,患者畏热,多汗,呼吸短促,容易疲乏,不能耐受较重的体力劳动,常有头晕、头痛、心悸、腹胀、下肢轻度浮肿等。肥胖的人对感染的抵抗力较低,容易发生冠心病、高血压病、糖尿病、痛风、胆石症等,各关节还可有退化性病变,常有腰酸、关节疼痛等症状。妇女月经减少,常有闭经、不育等现象。极度肥胖可产生肺泡换气不足,出现缺氧及二氧化碳潴留,嗜睡。严重时导致心肺功能衰竭。因此对单纯性肥胖应积极治疗,不可忽视。

《景岳全书·杂证谟·非风》中云:"肥人多湿多滞,……宜于前治痰之法随宜暂用"。笔者认为肥胖与痰湿体质最为密切,察肥胖临证之规律,将肥胖分为气虚肥胖、痰湿肥胖和血瘀肥胖三型,临证灵活运用治疗肥胖,收效颇佳。

1.气虚肥胖　在公共卫生中,肥胖已成为影响全球人类健康的首要疾病,关于肥胖的研究已涉及到生物、生化、生理、病理等各个领域。对于肥胖的治疗,研究者采用的方法甚多,诸如抑制患者食欲、减少脂肪的摄入(如中枢神经抑制剂西布曲明、生物制剂瘦素等的运用),加强运动,加强排泄(如排便药物的运用、魔鬼训练等),手术抽脂等,均是以脂肪量减少,体重下降为目的的疗法。但是这些治疗很容易引起血压升高、口干、头晕、厌食等一系列不良反应,且容易反弹。单纯地使脂肪量减少,体重下降,用"减法"减肥并没有改变引起肥胖的根本问题。《石室秘录·肥治法》云:"肥人多痰,乃气虚也。虚则气不能营运,故痰生之。"临床观察一些肥胖患者常见肤白肌松,稍活动即气喘吁吁,比别人容易感冒,容易疲乏,困倦,嗜睡,苔白腻等气虚表现,认为气虚是导致津液运化失司,脾不散精,精微物质运行输布障碍与转化失调,最终导致肥胖的根本原因。而且气虚也有可能是脾受湿困,代偿运化的结果。《临证指南医案·痰》中云:"善治者,治其所以生痰之源,则不消痰而痰自无矣。"《冯氏锦囊秘录·痰饮大小总论合参》亦云:"善治痰者,不治痰而治气,气顺则一身之津液亦随气而顺,更不治痰而补脾,脾得健运,而痰自化矣。"笔者认为治疗气虚型肥胖,健脾益气是关键。通过健脾益气,增强脾的运化功能,使痰湿得化,水谷精微得以输布,代谢障碍恢复正常,从而达到治疗气虚肥胖的根本目的。用黄芪、党参以补气,白术、制苍术健脾燥湿,茯苓、泽泻、薏苡仁等健脾利湿等。

2. 痰湿肥胖 "肥人多痰"之说,中医书籍多有记载。痰湿与肥胖的伴随关系已被往来古今多位医家学者证实,诸如临床常见一些肥胖患者腹部肥满松软,面部皮肤油脂较多,多汗且黏,胸闷,痰多,口黏腻或甜,喜食肥甘黏,苔腻,脉滑等。笔者将具有这一系列表现人的肥胖归于痰湿型肥胖,治则为化痰祛湿。《杂病源流犀烛·痰饮源流》有云:"痰之为物,流动不测,故其危害,上至巅顶,下至涌泉,随气升降,周身内外皆到,五脏六腑俱有。"不同的痰浊部位,临床用药也会有所不同。痰壅在肺者,多用苏子、莱菔子、白芥子等降气化痰;痰结在胸者,多用半夏、薤白、瓜蒌等温化寒痰;痰凝在脾者,多用白术、茯苓、苍术健脾祛痰;治痰者,必当温脾强肾以治痰之本,兼用制淫羊藿补肾益精,肉桂补命门心包之火,开胃化痰,健脾祛湿,使根本渐充,则痰将不治而自去矣。

病有轻、重、缓、急,同一种体质不同的个体之间也会对同一发病因素有轻、中、重的感受程度,以及对药物耐受程度的不同。临床多随着肥胖病程的进展,痰湿凝聚的程度也会有所不同。根据病程的时间,临床的表现,选择不同的药物,使痰湿之象分层逐级化解。如病程时间较长,痰湿凝聚日久,用药祛痰之力较重,如海藻、昆布等祛痰散结之品;如病程时间较短,或者治疗已见好转,临床表现痰湿之象轻浅,用药化痰之力轻轻,如泽泻、冬瓜皮、茯苓等淡渗利湿之品。

3. 血瘀肥胖 《石室秘录·痰治法》中有"初起之痰"、"已病之痰"、"久病之痰"、"老痰"、"顽痰"等说,肥胖在发病过程中有由脾虚运化失司导致的气虚之象,至湿浊内蕴的痰湿之象,最终还有浊聚生瘀的血瘀之象。《诸病源候论·痰饮病诸候》云:"诸痰者,此由血脉壅塞,饮水积聚而不消散,故成痰也。"痰饮致病也多有阻滞气机,阻碍气血的特点。临床上具有皮肤色素沉着,身体某部位疼痛等特点,治疗以健脾利湿、行气化瘀消脂。药用五苓散加姜黄、丹参、山楂、熟大黄、当归等活血降脂消瘀。

总之,肥胖与痰湿最为密切,临床紧抓治痰之要义,主方以调体为基;病程发展有轻、重及变的不同,严观病机之主导,组方视分型而变化。用"健脾益气"、"祛痰分消"、"活血祛瘀"三法,符合《景岳全书·杂证谟·非风》中的治疗思想:"肥人多湿多滞,……宜于前治痰之法随宜暂用","治痰者,必当温脾强肾以治痰之本,使根本渐充,则痰将不治而自去矣"。

对于单纯性肥胖症,除了药物治疗外,控制饮食也是很重要的环节。特别是晚餐更要控制进食量。科学实验证明,上半天进食对体重的影响要比下半天小。这是因为,一到傍晚,血中胰岛素的含量就上升到最高峰。胰岛素可使血脂转化成脂肪贮存在腹壁之下,日积月累的脂肪堆积,会使人日益发胖。晚饭吃得过饱,血脂量猛然升高,加上人在入睡后血流速度明显降低,因此大量血脂容易沉积在血管壁上,造成动脉粥样硬化等疾患。所以对于肥胖症患者来说,一定要做到晚餐吃得少。晚餐可以多吃海带及蔬菜等粗纤维的食品,既能防止便秘,又能供给人体所需要的微量元素,防止动脉硬化,改善微循环,一举多得。其次,体育锻练也是防止发胖的好办法。慢跑、长跑等活动量较大时,额外的能量消耗必须动用原来储备的养料,这时,脂肪供应的能量比糖要大一倍左右,因此,储备的脂肪就被动用了。经常运动,皮下多余的脂肪就会不断被消耗掉,就可以达到减肥的效果。

(张义明　密　丽)

五、高脂血症应从脾论治

高脂血症又称血脂异常,是指血浆中总胆固醇(TC)、甘油三酯(TG)、低密度脂蛋白胆固醇(LDL-C)、载脂蛋白 B(ApoB)中的一种或多种高于正常水平,并伴有高密度脂蛋白胆固醇(HDL-C)、载脂蛋白 AI(ApoA I)降低的病症。高脂血症是冠心病、脑中风等心脑血管疾病的独立危险因素,与肥胖、脂肪肝、高血压、高血糖及衰老等病变亦有密切关系。

中医学认为血脂由水谷所化生,与津液同源,随津液的流行而敷布,注骨、益髓、泽肤、填充体腔而发挥正常的生理效应,与现代医学所谓之血脂相类。若脏腑功能失调,则气血运行不畅,津液不归正化,从浊生脂聚痰,浸淫脉道,以致气滞血瘀痰凝,痹阻脉络而发为本病。

如《灵枢·五谷津液别论》云:"五合而为膏者,内渗于骨空,补益脑髓,而下流于阴股。"《类经》云:"膏,脂膏也。津液和合而为膏,以填补于骨空之中,则为脑髓,为精为血。"可见脂、膏由饮食水谷所化。饮食有节,适则为正,多则为害。若饮食过度,或嗜食肥甘,摄入太多,则脾胃运转排泄不及,脂膏积而为害,发为高脂血症。另一方面,年高体弱,元精不足,脏腑气化功能下降,使气血运行不畅,水谷津液不归正化,而从生脂化痰,浸淫脉道,以致痰浊内阻,蓄积成毒,形成高脂血症。

1.脾虚为本　脾为后天之本,主运化,升清,为气血生化之源。清代张志聪对膏脂有过详尽的论述:"中焦之气,蒸津液化,其精微……溢于外则皮肉膏肥,余于内则膏脂丰满。"可见膏脂源于水谷由中焦气化而来,与津液同源,随津液流行、敷布。水谷化生为精微并输布至全身,均依赖于脾的运化。因此,脾运正常,水津四布,膏脂可入内、溢外,发挥濡养的作用;脾运失常,水津不布,精化为浊,致膏脂输布运化障碍,而成高脂血症。脾气亏虚、脾阳不足以及湿阻中焦,均可导致脾失健运。脾气亏虚的主证包括:腹胀纳呆,大便溏薄,少气懒言,倦怠乏力,面色萎黄或淡白,舌淡苔白,脉缓弱。治宜益气健脾,方选六君子汤加减。脾阳不足的主证包括:脘腹冷痛绵绵,喜暖喜按,泛吐清水,口淡不渴,腹胀食少,大便清稀或完谷不化,或带下清稀色白量多,舌淡胖边有齿痕,苔白滑,脉沉迟无力。治宜理气健脾、温阳除湿,方选理中丸加减。湿阻中焦症见:头晕,头重如裹,嗜睡乏力,周身沉重,口中黏腻,腹满腹胀,食少纳呆呕恶,大便不实或泄泻,舌淡或有齿痕,舌苔白腻,脉濡缓。治宜运脾化湿浊,方选胃苓汤加减。

2.痰阻血瘀为标　痰浊和瘀血属人体津血代谢失常的病理产物,二者均为阴邪,直接阻碍了津液、膏脂的运化与输布。津液停聚而生痰湿,痰湿阻塞脉道,气机受阻,血行不畅而成瘀;血瘀可致液聚成痰,痰聚益助血瘀;血瘀与痰浊,二者同为致病因素,又可互为因果,从而引发高脂血症,进而引起诸多并发症如动脉粥样硬化、冠心病等,均与之有密切关系。

痰湿证多有以下症状:头身困重,胸脘痞闷,或形体丰腴,头晕目眩,或口中黏腻,肢体麻木等,舌苔白腻,脉弦滑。治宜祛痰化湿,升清降浊。方以二陈汤加减。

痰阻血瘀的主要症状包括:头昏,头痛,胸部憋闷,作痛如刺,肢体麻木,舌质紫暗有瘀斑、苔白腻或黄腻,脉沉缓涩或弦滑。治宜活血化瘀,涤痰通络。选用二陈汤、血府逐瘀汤加减化裁。

3.病案举隅　徐某,男,45岁,滕州市政府某局公务员,2003年9月15日初诊。眩晕、头重如蒙近两年余,近日加剧,并经常伴有胸闷腹胀,形体偏胖,便溏不爽,舌淡红而暗,苔白腻,脉弦涩。今日健康查体:血压130/80mmHg。血脂:总胆固醇5.73mmol/L,甘油三酯2.79mmol/L,高密度脂蛋白胆固醇0.87mmol/L,低密度脂蛋白胆固醇3.77mmol/L。西医诊断:高脂血症。中医诊断:眩晕,证属脾失健运,痰瘀互结。治法:健脾化湿,祛痰降浊,活血化瘀。

方药:逍遥散合五苓散加减。柴胡10克,当归10克,赤芍10克,茯苓15克,猪苓15克,桂枝6克,草决明10克,葛根10克,炒白术15克,清半夏15克,泽泻10克,丹参15克,陈皮10克,天麻10克。

共10剂,每日1剂,水煎服,分早晚饭后两小时温服。嘱患者少食肥甘厚味及辛辣之物,忌酒或饮酒有度。

2003年9月25日二诊:眩晕已减,仍胸闷腹胀,便溏不爽,舌淡红白腻苔渐退,脉弦略涩。上方减草决明,加瓜蒌15克、炒薏苡仁15克,继服10剂。

2003年10月10日三诊:眩晕、头重如蒙、胸闷腹胀诸症明显减轻,舌淡红稍暗,苔白略腻,脉弦。复查各项指标:总胆固醇5.35mmol/L,甘油三酯1.87mmol/L,高密度脂蛋白胆固醇1.72mmol/L,低密度脂蛋白胆固醇3.26mmol/L。前方减瓜蒌,继服10剂。

2003年10月30日四诊:眩晕、头重如蒙、胸闷腹胀诸症皆无,舌淡红,苔薄白,脉略弦。复查各项指标:总胆固醇4.96mmol/L,甘油三酯0.69mmol/L,高密度脂蛋白胆固醇1.75mmol/L,低密度脂蛋白胆固醇3.11mmol/L。

该患者经治近两月,诸症悉平,近期随访未复发。

按：该患者由于痰浊蒙蔽清阳，故眩晕，头重如蒙；痰浊中阻，浊阴不降，气机不畅，则见胸闷；湿盛困脾，脾失健运，因而腹胀，便溏不爽；舌淡红而暗，苔白腻，脉弦涩，为痰瘀互结，气机不畅之征。该患者以眩晕为主症，证属脾失健运，痰瘀互结。故治以逍遥散合五苓散加减以疏肝健脾化痰，活血通络，再加天麻、葛根平肝潜阳，熄风化痰，痰湿体质的眩晕患者易发展成风痰阻络之证，遵照"未病先防，已病防变"之意，加天麻可熄风化痰，防止肝风夹痰，上蒙清窍，这与现代医学认为高脂血症易导致脑动脉硬化和脑血栓的观点相一致。另外，天麻、葛根治疗眩晕效果突出，在眩晕症方药中加用该药，也是辨证和辨病相结合思想的体现。

据药理研究，天麻中的天麻素和葛根中的葛根素均具有改善血循环的作用，其注射剂已广泛用于脑血管病患者，效果良好。二诊头晕已减，但胸闷、便溏如常，故以瓜蒌理气化痰，振奋胸阳；加炒薏苡仁健脾祛湿。高脂血症的治疗，痰瘀是关键，因此抓住祛痰化瘀，标本兼顾，方能取效。

（张义明　张　燕）

六、六经头痛与引经治疗

头为精明之府，诸阳之会，脑为髓之海，其气与肾相通，手足三阳、足厥阴和手少阴之脉皆上于头。《灵枢·邪气脏腑病形》云："十二经脉，三百六十五络，其血气皆上于面而走空窍。"故凡外感六淫、内伤七情及精气亏虚、髓海不足等导致经气逆乱，邪气上逆于首，阻遏清阳，壅塞空窍，皆可致头痛。故头痛与六经密切相关，又称六经头痛。

1. 头痛的病因　可从外感与内伤两方面寻因。

（1）外感病因。《内经》认为，头痛的外感病因中以风、寒、湿、热邪多见。风邪伤于头部，气血失和，阻遏清阳，故头痛。《素问·骨空论》曰："风从外入，令人振寒，汗出头痛，身重恶寒。"寒邪侵犯骨髓，上逆于脑，则发头痛。《素问·奇病论》云："当有所犯大寒，内至骨髓，髓者以脑为主，脑逆故令头痛，齿亦痛。"李中梓注曰："髓以脑为主者，诸髓皆属于脑也。大寒入髓，则脑痛，其邪深，故数岁不已。髓为骨之充，齿者骨之余也，故头痛齿亦痛。"湿为阴邪，易阻遏阳气，使清窍不利而致头痛。《素问·生气通天论》曰："因于湿，首如裹。"热邪所致头痛，则是由于热邪盛则气血涌于上，头部脉络壅塞不通。

（2）内伤病因。《内经》认为，头痛的内伤病因中以瘀血、肠胃不适为多见。瘀血所致头痛多因外伤堕仆而成，血瘀阻塞络脉。《灵枢·厥病》云："头痛不可取于腧者，有所击堕，恶血在于内。"张介宾注曰："头痛因于击堕者，多以恶血在脉络之内。"胃肠不适致头痛者，多因胃之火热上冲或胃肠食滞浊气上逆而成。《素问·通评虚实论》曰："头痛耳鸣，九窍不利，肠胃之所生也。""又脑为髓之海"，主要依赖肝肾精血及脾胃运化水谷之精微,输布气血而营养,故内伤头痛与肝脾肾三脏密切相关,肝阴不足,肝阳上亢,肝气郁结,久郁化火,均可上扰清窍为头痛。脾为后天之本,生化之源,脾虚生化无权,气血亏虚,气虚则清阳不升,血虚则脑髓失养,而致头痛。肾为先天之本,主骨生髓,肾虚则髓海空虚,又肝肾乙癸同源,肾阴虚则肝阳易亢,水不涵木,虚阳上扰而致头痛。

2.头痛的特点　太阳头痛以头部连于项疼痛为特点,多属外感风寒、足太阳膀胱经气厥逆所致。《灵枢·厥病》云:"厥头痛,项先痛,腰脊为应。"《灵枢·经脉》亦云:"膀胱足太阳之脉,……是动则病冲头痛,目似脱,项似拔,脊痛,腰似折。"足太阳之脉,起于目内眦,上额交巅,从巅入络脑,出别下项,循肩髆内,夹脊抵腰中。故风寒感受于经,或厥气上逆,则有头痛,及项部脊背部疼痛。

阳明头痛以前额、面颊及眉棱等处疼痛为特点。《灵枢·厥病》曰:"厥头痛,面若肿起而烦心,取之足阳明、太阴。"张介宾注云:"足阳明之脉上行于面,其悍气上冲头者,循眼系入络脑,足太阴支者注心中,故以头痛而兼面肿烦心者,当取足之阳明、太阴也。"外感风寒侵犯阳明经脉,经气厥逆,上冲头面,则可见前额、面颊、眉棱等疼痛,经气郁滞则面肿,烦心,胸满,呼吸不利。

少阳头痛以头之两侧及耳之前后疼痛为特点。《灵枢·厥病》云:"厥头痛,头痛甚,耳前后脉涌有热。"热邪壅滞少阳经脉,经气逆乱,上冲于头,故可见头痛剧烈,可伴有下颌疼痛、目锐眦疼痛。

太阴头痛以头痛痛无定处,按之不得,并伴有善忘为特点。《灵枢·厥病》云:"厥头痛,意善忘,按之不得。"脾主运化,脾气虚则清气不升,又脾恶湿,痰湿困清阳,故太阴头痛多有痰湿之象。《证治准绳·杂病》云:"太阴经头痛必有痰,体重或腹痛为痰癖,其脉沉缓。"

少阴头痛多属肾精气虚不能上承,膀胱经气实而上逆致头痛,其痛不移。《灵枢·厥病》曰:"厥头痛,贞贞头重而痛,泻头上五行,行五,先取手少阴,后取足少阴。"《素问·五脏生成论》亦云:"头痛巅疾,下虚上实,过在足少阴、巨阳,甚则入肾。"张介宾注曰:"头痛巅疾,实于上也。上实者因于下虚;其过在肾与膀胱二经。盖足太阳之脉从巅络脑,而肾与膀胱为表里,阴虚阳实,故为是病,甚则腑病已而入于脏,则肾独受伤矣。"肾主藏精生髓,而脑为髓海,故少阴精气虚则亦可致髓海失养而头痛。

厥阴头痛以头痛多痛在巅顶,或内连目系,常伴有情绪异常变化为特点。《灵枢·厥病》云:"厥头痛,头脉痛,心悲善泣,视头动脉反盛者,刺尽去血,后调足厥阴。"《素问·脏气法时论》亦曰:"肝病者……气逆则头痛。"张介宾注曰:"头脉痛者,痛在皮肉血脉之间也。心悲喜泣者,气逆在肝也。故当先视头脉之动而盛者,刺去其血以泄其邪,然后取足厥阴肝经而调补之,以肝脉会于巅也。"故厥阴头痛常与气逆有关,肝经气逆,血随气行,郁于头部,可见头动脉充血而痛。

3.头痛的治疗　头痛的治疗,《灵枢·厥病》、《灵枢·寒热病》等篇均有相关论述,再结合后世方药的运用,简介如下。太阳头痛以疏风解表、通经和络为法,可选桂枝羌活汤、九味羌活汤之类;或针刺天柱、大杼等本经之腧穴,以散寒祛风。阳明头痛以足阳明经人迎穴为主治,以通其经;方药可选用《卫生宝鉴》石膏散加减,以清热泻火、降逆止痛。少阳头痛当泻其血以祛其热,再取本经腧穴以通其经;方药治疗可采用清胆泻火之龙胆泻肝汤加减。太阴头痛当先取头面左右经脉以通其经、祛其邪,再取足太阴脾经腧穴以补脾气;方药可以健脾升清祛痰湿为法,半夏白术天麻汤合六君子汤加减。少阴头痛当局部取穴,以泻膀胱经之实邪,并取手少阴以泻其热,再取足少阴以壮其水,即壮水之主,以制阳光之补阴泻阳法;方药可选用杞菊地黄汤、麻黄附子细辛汤加减。厥阴头痛当刺其血脉充盛之处,以泻其标邪,后调足厥阴穴位,以治其本,方药治疗则应详辨其气逆的不同病机,肝郁气逆者,用柴胡舒肝散加减;肝火上炎者,用当归芦荟丸加减;肝阳上亢者,用天麻钩藤饮加减;厥阴寒气上攻头痛,用吴茱萸汤加减等。关于引经药的应用可归纳如下:太阳头痛用羌活、独活、麻黄、葛根;阳明头痛用升麻、石膏、白芷、葛根;少阳头痛用柴胡;太阴头痛用苍术、半夏、桔梗、葱白;少阴头痛用黄连、细辛、独活、知母、肉桂;厥阴头痛用柴胡、吴茱萸、青皮。

(张义明 张建膝)

七、中风后遗症莫忘治郁

治疗中风后遗症,教科书中多用补阳还五汤,但临床应用时经常会碰到疗效不好的情况。笔者在临床用逍遥散方治疗某些中风后遗症,疗效会显著提高。道理就是中风后遗症患者多郁,逍遥散方治郁,方证相合。

正如《素问·六元正纪大论》说:"郁之甚者,治之奈何?木郁达之,火郁发之,土郁夺之,金郁泄之,水郁折之"。在《内经》里,还有较多的关于情志致郁的病机方面的论述。如《素问·举痛论》说:"思则心有所存,神有所归,正气留而不行,故气结矣"。《灵枢·本神》篇说:"愁忧者,气闭塞而不行"。

作为中风病患者在得病之前肢体灵活,生活自如,意外的病使得部分肢体活动障碍,甚至生活不能自理,患者自然会郁闷,何况患者在得病前可能就有长期气郁不舒或剧烈情绪波动,得病后经较长时间的治疗,劳人耗财,忍受治疗痛苦,加之疗效不尽如人意,患者气郁也在情理之中。因此,治疗中风后遗症的首选治法应当病郁同治,或治郁得效后再根据辨证结果选择相应的治法,或活血,或补气,或养阴,或填精等等。当然,在较长时间的治疗过程中,郁证也随时都有可能再现,及时、有效地治郁可以明显提高疗效,缩短疗程。

清代叶天士《临证指南医案·郁》所载的病例,均属情志之郁,治则涉及疏肝理气、苦辛通降、平肝熄风、清心泻火、健脾和胃、活血通络、化痰涤饮、益气养阴。

用药清新灵活,颇多启发。对六郁间的关系也有所论述,谓:"郁则气滞,气滞久必化热,热郁则津液耗而不流,升降之机失度。初伤气分,久延血分"。并且充分注意到精神治疗对郁证具有十分重要的意义。

治郁方药甚多,首推逍遥散方。在中风后遗症的治疗中,以使用逍遥散方机会最多。《医方考》中说:"逍遥散……最为解郁之善剂。"临证根据虚实寒热可进行适当加减。如阴虚加熟地黄,气虚加黄芪,郁热加栀子、牡丹皮,痰湿加半夏、薏苡仁。上肢不遂可加桑枝、片姜黄通络走上,下肢不遂可加牛膝、薏苡仁通络走下。久病顽瘀阻络可加土鳖虫、地龙等活血通络。当然,加减要有度,不可本末倒置,立方主旨仍在解郁。如遇舌苔黄白偏腻,笔者也常舍逍遥散方而改用越鞠丸方加减治疗。

笔者曾治疗一女性患者,年龄45岁,半身不遂3月余,针灸和补阳还五汤方加减治疗无效。审其面呈忧郁之色,不愿多语,脉沉弦。一改治虚、治瘀为治郁。

处方:柴胡10克,当归10克,赤白芍各10克,丝瓜络10克,桑枝10克,香附10克,郁金10克,合欢皮15克,黄芪30克,桂枝10克,地龙10克,牛膝15克。

7剂诸证大减,继服1月而愈。

此类病例积累了治疗中风后遗症治郁为先的思路,验之临床,疗效颇佳。有郁证治郁,有郁脉治郁,即使没有典型郁证、郁脉,笔者也经常径直使用逍遥散方加减治疗。如治疗一男性患者,68岁,右侧肢体不遂9月余,生活尚能自理。病变日久,与医生言谈间似很超脱,无丝毫郁闷之状,脉象偏沉偏细,并无明显弦象。从家属口中得知,患者很少走出家门,也很少与人聊天交流。笔者仍从治郁入手,以逍遥散方加减。

处方:柴胡12克,当归12克,生白芍12克,茯苓12克,生白术12克,薄荷(后下)6克,土鳖虫12克,地龙12克,炙甘草3克。

10剂见效,接服10剂后改用补阳还五汤方加味,治疗2月余,肢体活动基本恢复正常。

(张义明 胥小鹏)

八、辨证治疗老年痴呆

老年期血管性痴呆(VaD)是一系列脑血管供血障碍导致脑组织损害引起的痴呆症的总称,是发生在老年期的慢性进行性精神衰退性疾病。一般多见于60岁以上的老年人。其精神症状比较突出,如性格孤独,多疑自私,主观固执,或缺乏羞辱感和责任感;记忆力缺损,经常失落东西,计算、理解、判断、工作能力下降;甚则生活不能自理,语言杂乱无章,二便失禁等。脑电图与脑CT检查,都有异常变化。

老年性痴呆归属于中医学"痴呆"、"呆病"等范畴。心藏神,肝藏魂,肾藏志,脾藏意,肺藏魄,痴呆应与五脏功能失调有关,尤以心、肝、肾三脏关系密切。肝肾阴精不足,心血失养,脾湿生痰,血瘀脑络等是其病机。治疗上不主张单纯用"补法",而主张辨证论治,多于补中寓通,或通中寓补,补通兼施;提倡形体锻炼,心理养生,"防患于未然",这对患病以后的恢复,也是有益的。今辨证分型治疗如下。

1.肝肾亏损型　症状:表情呆板,行动迟缓,头晕眼花,腰膝酸软,健忘失眠,反应迟钝,口干,大便干结,舌质嫩暗,苔薄白,脉象细弱。

肝主魂,肾主志,肝肾阴精不足,不能主魂主志,故表情呆板,头晕眼花;肝主筋,肾主骨,肝肾亏损,则行动迟缓,腰膝酸软;脑髓空虚,故健忘失眠,行动迟缓;阴不足,则口干,大便干结;阴精失养,故舌质嫩暗,脉象细弱。

治法:补益肝肾,填精益髓。

方药:左归丸加减。左归丸为填精益髓之主剂,张景岳称之为"壮水之主,以培左肾之元阴,而精血自足矣"。方中熟地黄、枸杞子、山萸肉补肾以滋真阴,龟鹿二胶为血肉有情之品,鹿角胶偏于补阳,龟板胶偏于补阴,两胶合力,沟通任督二脉,填精益髓,于补阴中含有"阳中求阴"之义。菟丝子配牛膝强腰膝,健筋骨;山药滋补脾肾。全方共奏滋肾填阴、育阴潜阳之效。伴有干咳者,加百合;夜热者,加地骨皮;大便燥结者,加肉苁蓉;气虚者,加人参;腰膝酸软,加杜仲;夜尿多,肾气不守也,加补骨脂、胡桃、益智仁。

2.阴虚火旺型　症状:情绪急躁,烦躁不安,语言颠倒,或盗汗失眠,口干口苦,面色潮红,头昏耳鸣,舌质红,脉象细数。

肝肾阴虚火旺,火性炎上,扰乱心神,则极易烦躁不安;"言为心声",心火不宁,故语言颠倒;阴虚内热,故盗汗失眠;阴津不能上润,故口干口苦;"心,其华在面",火旺于上,则面色潮红;头宜宁静,火邪干扰,则头昏耳鸣;舌质红,脉象细数,为阴虚火旺之证。

治法:滋阴清热,宁心安神。

方药:知柏地黄汤加减。知柏地黄汤为滋阴清热主剂,具有补益肝肾之阴、清泄肝肾虚火的功效。烦躁不安,可加黄连、焦栀子清热除烦;头昏头痛,可加石决明、夏枯草清肝潜阳;盗汗,可加浮小麦、霜桑叶清泄阴火;语言颠倒,可加石菖蒲、炙远志宁心增智,橘红、浙贝母化痰解郁。

3.脾虚痰阻型　症状:终日郁闷不乐,呆板迟缓,面色萎黄,表情淡漠,生活不能自理,时而喃喃自语,不知所言,腹胀纳呆,气短乏力,舌质淡胖、苔白腻,脉象沉滑。

脾虚生湿,湿浊生痰,痰浊不化,郁于胸中,心气不展,则终日闷闷不乐;血不华面,故面色萎黄;湿浊为阴邪,阴邪主静,故表情淡漠,行动迟缓而呆板;中气不足,难以发声,故喃喃自语,虽言而不知所言之内容,且显得气短乏力;脾不运化,则腹胀纳呆;舌质淡胖,气虚也,苔白腻,湿也;脉象沉滑,湿浊内蕴之象也。

治法：益气健脾，化痰开窍。

方药：香砂六君子汤加味。香砂六君子汤为益气健脾化痰的主剂。方以人参、白术、茯苓、甘草补益中气；木香、砂仁理气消胀；陈皮、半夏燥湿化痰，且有降逆祛浊之作用；可加石菖蒲、炙远志醒脑开窍；舌苔黄腻者，可加黄连、郁金清热化痰；腹胀纳呆者，可加鸡矢藤、生麦芽、鸡内金消胀进食。

4.气滞血瘀型　症状：表情淡漠，善恐善忘，寡言少语，反应迟钝，头痛如刺如锥，舌质紫黯、苔白腻，脉象细弦或沉涩。

心主神，其华在面，心血郁滞，则表情淡漠；脑为髓海，气滞血瘀，络脉不和，脑髓空虚，故善恐善忘，反应迟钝；言为心声，心脉郁滞，血不养心，故寡言少语；气滞血瘀，脑络不通，则头痛如刺，或如锥刺；舌质紫黯，脉象细涩，为血瘀必然所见。

治法：理气活血，通窍健脑。

方药：通窍活血汤加减。方中赤芍、川芎、桃仁、红花四味以活血化瘀为主药；老葱、鲜姜、麝香三味为辅药，以通窍建功；并以酒为引，起到增强药效，通经达络的作用。临床应用时，可加石菖蒲、炙远志开窍增智；若血瘀化热，症见夜热早凉，口渴不欲饮，可加牡丹皮、地骨皮、生地黄凉血活血透热。

（张义明　李恩强）

九、老年健忘补脾肾为先

记忆是一种精神活动，早在《内经》时期就有许多关于学习记忆的精辟论述，其中以围绕脏象学说和气血津液学说展开者居多。《灵枢·本神》曰："所以任物者谓之心，心有所忆谓之意，意之所存谓之志，因志而存变谓之思，因思而远慕谓之虑，因虑而处物谓之智。"这里的"忆、意、志、思、虑、智"就包括了含有学习记忆在内的一系列精神意识思维活动。

健忘是一种与五脏六腑、痰浊、瘀血都有密切联系的综合性、复杂性病证，任何可以造成脏腑功能紊乱、气血运行异常的原因都能够形成健忘。但在健忘的病机中并非五脏均等，而是以脾肾的亏损为核心，先天、后天之本的不足，既能够影响其他脏腑，又能够形成痰浊和瘀血。因此健忘的病机在本质上是脾肾的亏虚。

由于老年健忘发生于衰老的群体，所以与普通健忘相比，脑老化是其最显著的特点之一。衰老的过程就是脏腑功能由强到弱，气血津液由盛到衰的过程。这种复杂的生理病理演变过程中，尤以肾虚和脾虚最为重要。因此，老年健忘的病机，脾肾亏虚就显得尤为突出。

1.脾虚与健忘　心虽与记忆相关，但心影响记忆的物质基础是心所主之血；肝也能影响记忆，但肝对记忆的作用要以阴血充足为前提。因此，记忆与心肝的关系，其实是记忆与阴血的关系。肺对记忆产生影响主要是肺气虚不能布散水谷精微,以致脏腑失养,所以,记忆与肺的关系实际上是记忆与气的关系。

脾为气血生化之源,心肝所需要的阴血和肺所需要的气,都离不开脾的运化,都要靠脾的运化来化生。因此,记忆与心肝肺的关系,在本质上仍然是记忆与脾的关系。

2.肾虚与健忘 肾主藏精,内寓元阴元阳,肾阴肾阳是一身阴阳之根本。记忆的产生需要五脏协同完成,五脏的阴阳均来源于肾。肾阴是其他脏腑阴液的来源,是生命活动的物质基础;肾阳是各脏腑阳气的根本,是生命活动的原动力。因此,肾阴肾阳亏虚必然会造成脏腑功能减退,通过多种机制形成健忘。

肾主藏精,精血可以互化,记忆要以阴血作为物质基础,所以肾精不足,一方面会影响血的化生造成心神失养而健忘;另一方面会造成肾精化气不足而形成肾气衰微,出现脏腑功能低下而健忘。

另外,"肾主骨生髓"、"脑为髓海",髓来源于肾所藏之精,脑髓是记忆功能的物质基础。因此,肾虚"髓海空虚"也会形成记忆力减退。

3.瘀血与健忘 瘀血可以导致健忘,在《内经》中已有论述,《素问·调经论》云:"血并于下,气并于上,乱而喜忘。"张仲景在《伤寒论》中明确提出瘀血可以导致健忘,237条曰:"阳明证,其人喜忘者,必有蓄血,所以然者,本有久瘀血,故令人喜忘。"唐容川在《血证论》中说:"凡失血家猝得健忘者,每有瘀血。"主张用血府逐瘀汤治疗。

(4)痰浊与健忘 痰浊内蕴也是导致健忘的原因之一。《丹溪心法》曰:"健忘精神短少者多,亦有痰者。"汪石山《推求师意·健忘》曰:"设使因痰健忘,乃一时之病。"若患思虑劳倦太过损伤脾胃,或饮食不节,恣食肥甘,可致脾失健运,痰浊内生。痰浊上扰,蒙闭心窍则心神昏昧;上犯于脑则元神不明,清窍不利而遇事善忘;痰湿壅阻中焦,清阳之气不升,心脑失养也可致健忘。因些,先贤从痰论治健忘者甚众。

虽然痰浊、瘀血作为病理产物能够影响记忆功能,但痰浊和瘀血的产生则与脾肾相关。

痰是水液代谢失常的产物,脾主运化水液,为"生痰之源";肾主水,水液代谢要靠肾阳的温煦气化。若脾肾亏虚影响水液代谢,可以因虚致实,导致痰的生成。相反,如果脾肾功能健全就不会有痰浊的产生。

综上所述,"脾为后天之本",气血生化之源;"肾为先天之本",是各脏腑功能活动的原动力。脾的运化离不开肾气的鼓动,肾气又需要脾化生的气血来提供营养。脾虚可以导致肾虚,肾虚也可以导致脾虚,二者都会形成脾肾双亏。脾肾的亏虚既可直接影响记忆功能,又能通过波及他脏、变生痰瘀等多种机制形成老年健忘。因此,老年健忘的核心病机是脾肾二脏的亏虚。

（张义明　刘　勇）

十、中焦发热（热中）与甘温除热

1. 理论来源 甘温除热法最早在《内经》中已有提及："劳者温之,损者益之。盖温能除大热,大忌苦寒之药泻胃土耳。"此后,汉代名医张仲景在组方用药时多次运用甘温除热法而获得了较好的临床效果。李东垣将这一重要的治疗法则理论化、系统化,并付诸于临床实践,他在《内外伤辨惑论》、《脾胃论》等多部著名医籍的论述中阐发了甘温除热的思想,并创立了以补中益气汤为代表的甘温除热方剂。

2. 病机探讨 李东垣在《脾胃论》中记载："若饮食失节、寒温不适,则脾胃乃伤,喜怒忧恐损耗元气,既脾胃衰,元气不足,而心火独盛……";"脾胃气虚则下流于肾……脾胃之气下流使谷气不得升浮,是春生之气不行,则无阳以护其荣卫,则不任风寒乃生寒热,此皆脾胃之气不足也,然而与外感风寒所得之证颇同而实异。"从以上原文可以看出李东垣所推崇的甘温除热方法所适用的热证主要针对的是由于脾胃受伤、中气受损所导致的气虚发热,与我们在临床见到的实证外感所引起的发热有很大的区别。对于脾胃受伤、中气受损,为何会导致气虚发热,有很多不同的观点和解释,但不管怎样,气虚发热,在发热同时伴有虚象。

气是人体生命活动的动力和源泉,它既是脏腑功能活动的反映,也是脏腑功能活动的产物。气足则身康体健,气衰则诸病由生。而气的生成有赖于全身各脏腑组织的综合作用,脾胃尤为重要。脾胃为后天之本,气血生化之源,在气的生成中起着中流砥柱的作用。它不仅能够化生水谷精气,提供物质基础,参与宗气的生成,而且还滋养先天之精气。正如《脾胃论》中所说:"真气又名元气,乃先天之精气也,非胃气不能滋之。"如若脾胃受伤,气的生成乏源,或者劳役动作,耗伤元气,便会致全身之气的虚衰,全身之气失调,必然会导致疾病的产生。即"脾胃之气既伤,而元气又不能充,而诸病之所由生也";"脾胃气虚,元气不足,而心火独盛,心火者,阴火也";"脾胃气虚,则下流于肾,阴火得以乘其土位"(《脾胃论·饮食劳倦所伤始为热中论》);"劳役动作,肾间阴火沸腾"(《内外伤辨惑论·辨劳役受病表虚不做表实治之》)。

3. 临床应用 中医学认为,脾胃为后天之本,为气血生化之源。人身体健康状况除与先天遗传因素有关外,后天脾胃的功能对其有很重要的影响。如脾胃中气受损则可能波及全身脏腑经脉。因此,"气虚发热"的患者多为虚性体质,并有饮食失节(饥饱失常)、劳倦太过(失眠或熬夜、生活工作压力大、精神紧张)等病史。目前,关于甘温除热法适用的指征尚有争议。据文献报道,中国中医科学院基础理论研究所潘丽萍等统计了近30年时间内各级中医杂志报道的162例用甘温除热法获效的病例,归纳出适用于甘温除热法的四个指征,可作为临床参考:

①病程较长,一般在数月之内;②热象:持续低热,或高热不退,饮食失节或劳倦过度;③兼有脾气亏虚或气血两虚的症状;④用甘寒养阴、苦寒清热药无效。

甘温除热是李东垣著名的学术思想之一,"甘温"是指补中益气汤中所用药物以甘温之剂为主,"热"是脾胃中气受损所致的"气虚发热"。甘温除热法适用于机体因正气亏耗而导致的疾病所伴随的发热。

笔者秉承东垣甘温除热的理论,经常应用于各类慢性炎症而身体虚弱者特别是脾胃虚弱者,每获良效。如慢性鼻咽炎、妇女经行发热、慢性胃炎、慢性胆囊炎、慢性膀胱炎、更年期综合征、肺结核、甲状腺功能亢进等。但给我印象和体会最深的应属慢性胃炎由脾胃气虚引起的中焦发热,东垣称为热中。马某,女,57岁,山东泗水张庄镇人,患慢性胃炎20余年,近期因心中即胃脘发热作痛,在数家医院服中药20余剂未果,转来就诊。刻诊,病人消瘦体弱,面色萎黄,自述胃脘及腹部发热,泛酸嘈杂,欲饮冷水但饮后热更甚,寻看前服中药均为清胃散、沙参麦冬汤之类,药后内热不减反而加重,伴四肢乏力,纳呆便溏,腹有下垂感,上消化道钡餐示"慢性胃炎中度胃下垂",舌质淡,苔白滑、边有齿痕,脉细弱,中医辨证,应属脾胃虚寒,中气下陷。此胃中发热,既非胃中湿热、郁热,也非阴虚内热,而是东垣所指的气虚热中,谷气下流,阴火上浮所致。随以补中益气汤加左金丸、乌贝散,3剂热减,10剂热除。临床类似病人常见,关键是把握病机,即脾胃气虚阴火上浮乘其土位。从现代医学的病理来看可能与胃酸过多有一定关系。

(张义明　赵　芸)

十一、和胃降逆治呃逆

呃逆是指胃气上逆动膈,以气逆上冲,喉间呃呃连声,声短而频,不能自制为主要表现的病证。此病偶然发作者,多可不药自愈。若呃逆持续不断,则须服药治疗,始能渐平。久病后见此多危。

呃逆主要病因为饮食不当,情志失调,久病所致。其病机为胃失和降,气逆动膈。各种病因形成食滞、气郁、痰饮等病理产物,阻碍胃气下降,气上逆动膈而呃逆,故治疗以和胃降逆为主。方用半夏泻心汤加减。

方药组成:半夏15克,黄连10克,干姜10克,黄芩10克,茯苓15克,陈皮10克,白术10克,党参10克,甘草5克,大枣3枚。

水煎600毫升,分早中晚3次温服,日1剂。

方解:半夏降逆止呕又可以消痞散结,为君药。干姜温中散寒,黄连、黄芩苦寒泄热又反佐半夏、干姜之辛温,为臣药。党参、茯苓、陈皮、白术、大枣补脾,枳壳降气和胃,为佐药。甘草调和诸药,顾护胃气。全方共奏和胃降逆之效,又兼有寒热平调、虚实兼顾之功。现代研究表明该方具有促进胃动力作用,能双向调节胃肠运动,帮助消化,保护消化道黏膜,以及镇痛、利胆、提高机体免疫等多种药理学作用。

加减:胃寒呃逆者,加丁香5克,柿蒂10克;胃热呃逆者,加竹茹10克,蒲公英30克;胃虚呃逆者改党参20克,加旋覆花10克,代赭石15克;气滞呃逆者加香附15克(或柴胡10克),厚朴10克,砂仁6克;阴虚呃逆者加玉竹15克,麦冬15克;痰湿呃逆者加茯苓15克,陈皮10克;呃逆伴有疼痛者加延胡索10克;呃逆伴胃溃疡或出血者加白及20克。呃逆日久者可适当加入活血药等。

典型病例:齐某某,男,65岁,2012年3月26日诊。患者近4个月来,每于食后出现呃逆不止,胃脘胀满,偶有泛酸。平素畏寒,胃脘部得温则舒,受寒则痛,大便溏薄。查体胃脘部喜按。舌暗红,苔白,脉细弱。胃镜示:慢性浅表性胃炎伴胆汁反流。据舌脉症诊断为呃逆,辨证为中焦虚弱,胃气上逆证。治则为温中补虚,降逆止呃。

处方:姜半夏15克,黄连10克,党参15克,干姜10克,陈皮10克,白术15克,砂仁10克,枳壳10克,旋覆花10克,茯苓10克,甘草5克,柿蒂5克,炒谷麦芽各20克。

6剂,水煎服,日1剂。

二诊:诸症好转,已不呃逆泛酸,稍有胃胀,大便已调,舌暗改善,苔中心微黄。上方加黄芩10克,予6剂继服而愈。

按:依据患者呃逆不止,平素畏寒,胃脘得温则舒,受寒则痛,大便溏薄,胃脘部喜按,舌暗,苔白,脉细弱。诊断为呃逆,辨证为中焦虚弱,胃气上逆证。治疗以温中补虚、降逆止呃为主。方用半夏泻心汤加减。方中姜半夏、柿蒂、旋覆花降逆止呃;党参、茯苓、白术、陈皮、干姜温中补虚;砂仁、枳壳理气和胃;黄连苦降平逆,反佐半夏、干姜之辛温;谷麦芽助其运化;甘草调和诸药。全方共奏温中补虚、降逆止呃之功。辨证准确,药方对证,故一诊后疗效明显。二诊时患者苔中心微黄,有化热之象,加入黄芩,1月后回访患者良好。

呃逆之病机为胃气上逆,气逆动膈所致,故治疗总以和胃降逆为主。治疗时首先应当辨别寒热虚实,进而分析其兼夹证。一般热证、实证治疗较易,但遇到虚证、寒证,注意降逆药用量不宜大,大则更伤胃气。因本病以虚为主,只要补虚的同时稍佐降逆药即可。切勿犯"虚虚实实"之诫。具体组方时还要考虑动静结合、升降结合、燥润结合等。西医的胃病(胃炎、胃溃疡、胃肿瘤等)、肝胆病、神经系统疾病等很多都有呃逆症状,皆可使用半夏泻心汤加减治疗。一般呃逆证用药多在10~15天痊愈。久病或重病的呃逆,如肝硬化后期,重度脑损伤等,此时呃逆多为消化道出血前兆,应密切注意,防止病变。

(张义明　杨秀秀)

十二、萎缩性胃炎应益气养阴化瘀并举

慢性萎缩性胃炎(CAG)是以胃黏膜腺体萎缩为特征的一种常见的消化系统疾病,现认为多灶性 CAG 和自身免疫性 CAG 均为癌前病变。1978 年,世界卫生组织将 CAG 伴肠上皮化生的病例列为癌前病变。其病理变化是以胃黏膜退化,胃壁变薄,胃腺萎缩为特征。现代医学认为主要与多种因素导致胆汁反流,致使胃黏膜长期处于炎性刺激状态,或与幽门螺杆菌感染等有关。中医认为多因饮食失节,情志内伤等多种因素损伤脾胃所致。病理上以脾胃升降失调为重点,多以脾阳虚弱或胃阴不足为本,湿热郁阻,气滞血瘀为标。临床多见虚实相兼或虚多实少之症,初病在气,久病见阴虚络瘀或虚寒兼瘀。

对于本病的治疗,笔者认为,一要补虚扶正,即提高机体免疫功能,增加胃黏膜细胞保护因子的释放,调节自主神经系统、内分泌系统和消化系统功能;二要活血和络,增加胃黏膜血流量,改善微循环,以利抗菌,促进炎症细胞吸收;三要调理升降,使阴阳和谐,寒热平调,升降复常;四要清热解毒,防止癌变。在上述治疗思想的指导下,笔者根据几十年的临床经验,以四君子汤加入养阴化瘀之品,疗效显著,其基本方如下:党参 15 克,黄芪 30 克,白术 15 克,赤白芍各 10 克,沙参 15 克,石斛 10 克,丹参 15 克,当归 10 克,白花蛇舌草 20 克,黄连 10 克。方中以党参、黄芪、白术补益中气,以沙参、石斛养脾胃之阴;黄连清热而坚阴,且能杀灭幽门螺杆菌;丹参、赤白芍、当归养血活血,白花蛇舌草解毒化瘀。

如胃痛隐隐,空腹痛甚,得食则缓,劳累后疼痛发作或加重,食少神疲乏力,舌淡,脉细弱,表现为脾胃气虚者,重用黄芪,加人参、干姜、茯苓甘温补中,振奋中阳;如脘腹灼热,口干咽燥,舌红少苔,为胃阴虚亏,加麦冬、山药、玉竹甘凉濡润,滋养胃阴;由于肝胃关系至关密切,肝气太过或不及均会影响胃的功能,清代医家叶天士主张"醒胃必先制肝",常以木瓜、乌梅、白芍等酸甘化阴之品,则有利于胃阴的自复;胃酸缺乏者,加乌梅、木瓜、甘草之类酸甘化阴;脘痛腹胀,喜暖喜按,脾胃虚寒者,加高良姜、香附温胃散寒,行气止痛,若寒重,可加吴茱萸、干姜、丁香;脘腹胀满,连及胁肋者,加佛手、香橼皮、玫瑰花疏肝和胃理气;饱胀明显,嗳气频作,加旋覆花、厚朴花、陈皮和胃降逆;痞满甚加半夏、干姜、黄芩苦辛开降;脘痛如刀钻,疼痛固定,加延胡索、红花、桃仁活血化瘀;肠上皮化生及异型增生加蒲公英、白花蛇舌草、半枝莲、黄药子解毒防癌,其中蒲公英既能清热解毒又能养阴,白花蛇舌草清热解毒又具抗癌之功,为治疗萎缩性胃炎常用之品。

(张义明　张冠军)

十三、幽门螺杆菌感染须辨证与辨体相结合

20世纪20年代以来,由于幽门螺杆菌的培养成功以及该菌与诸多消化道疾病关系的揭示,一时成为热门话题。使整个医疗界甚至似乎全世界的人都对这一神奇的微生物给予了空前的关注。但是,与任何疗法一样,抗幽门螺杆菌治疗也应有一定的尺度,医生作为治疗的主导者,应在明确掌握治疗适应证的基础上,结合每一病例的个体特征,作出清醒的判断。中医在治疗幽门螺杆菌感染时,不能和西医一样只寻找抗菌的有效药物,而忽视了辨证论治和辨体论治的整体观。

1.感染与发病的关系 幽门螺杆菌与上消化道疾病的关系。在确认某一细菌的关系时,必须遵循科赫原则——在感染该菌时,会发生这一疾病;而无该菌感染时,不会发生该病;当将该菌清除后,该病可痊愈。至今为止的研究显示,幽门螺杆菌(Hp)只有在人类慢性活动性胃炎中符合科赫原则。也就是说可以认为,Hp是人类慢性活动性胃炎的病因。

十二指肠溃疡与Hp的关系十分密切。研究显示:十二指肠溃疡患者Hp感染率高达80%～100%。对Hp感染者随访10～20年后发现,其十二指肠溃疡的发病率较非感染者明显升高。在成功根除Hp后,十二指肠溃疡的一年复发率仅有1%～3%,与未根除者的复发率(50%～70%)相比,其降低幅度是显而易见的。此外,十二指肠溃疡的并发症如上消化道出血的复发率也明显下降。所以,十二指肠溃疡与Hp高度相关这一点已得到广泛的共识。

胃溃疡患者的Hp感染率低于十二指肠溃疡患者,各方的报道多在70%～80%之间。学者们也发现,在根除Hp后,胃溃疡的愈合较未根除者迅速,且复发率也低于后者。因此,多数学者也认可部分胃溃疡与Hp相关。但从另一方面看,人群中Hp的感染率为60%～70%,却并非所有感染者均患有消化性溃疡。所以,尽管消化性溃疡特别是十二指肠溃疡与幽门螺杆菌的关系密切,但并不符合科赫原则。

最能引起人们惶惑的莫过于Hp与胃癌的关系。已发现,Hp感染率高的人群中胃癌的发病率较高,感染者10～20年后胃癌的发生率也高于非感染者。而在幽门螺杆菌感染者中,萎缩性胃炎、肠上皮化生及非典型增生等发生率也较高。尽管世界卫生组织已将Hp列为胃癌的一类致癌原,但多数学者认为,从Hp感染到胃癌发生之间历经胃炎、萎缩性胃炎、肠上皮化生及典型增生的漫长过程,而并非简单的从A导致B的直接关系。在胃癌这样一个多因素疾患中,Hp所起的作用究竟能占几何仍需进一步探讨。

另有些研究显示,Hp与低度恶性的胃黏膜相关性淋巴样组织淋巴瘤的发生可能有一定的关系,部分淋巴瘤患者在根除Hp之后,肿瘤缩小或消失。Hp还有可能在一些少见病如巨大皱襞性胃炎的发病中起一定的作用。目前还不能确定

Hp 感染与功能性消化不良之间存在因果关系。

近年来的研究展示,Hp 另一方面的现象:已发现在根除 Hp 的患者中,胃食管反流病的发病率升高,Hp 感染率较低的人群中,虽然胃癌的发生率较低,但食管癌的发生率上升。虽然还不能得出 Hp 可能对一些食管疾病具有保护作用的结论,但至少已提示我们,应注意到有关 Hp 的另一个侧面。

2.幽门螺杆菌治疗的适应症　消化学者们经过多年的研究和争论,已就 Hp 治疗问题达成共识。①对于存在 Hp 感染的消化性溃疡患者(包括十二指肠溃疡和胃溃疡),无论是初发还是复发,均应采用抗菌治疗。②对确认 Hp 阳性的慢性胃炎患者可以采用根除 Hp 治疗。③不建议以预防胃癌为目的对大规模的人群采用 Hp 治疗,但对于有胃癌家族史,且感染年龄较早,并已出现萎缩性胃炎的患者可以考虑行根除 Hp 治疗。④Hp 阳性的低度恶性胃黏膜相关性淋巴样组织淋巴瘤可以采用抗 Hp 治疗。⑤对功能性消化不良患者进行抗 Hp 的价值尚不确定。⑥对需要长期服用非甾体抗炎药,且高度可能出现上消化道黏膜损伤的患者可以进行 Hp 治疗。

不当治疗的负面效应,显而易见,并非所有 Hp 感染者均需治疗。首先,有相当一部分幽门螺杆菌感染者是无症状感染,而50％～60％的 Hp 菌株具有空泡毒素活性,这类产毒株与胃及十二指肠疾病关系密切,非产毒株感染者致病性较弱,因此并非所有 Hp 感染者均有治疗的必要。其次,抗 Hp 治疗并不一定使每一位感染者均能获益。由于功能性消化不良及胃食管反流病等疾病与 Hp 的关系并不明确,抗菌治疗并不一定能改善患者的预后。再者,由于全世界感染 Hp 者超过半数,而如果人群中抗生素应用过于广泛,还会导致耐药菌株的产生和流行,给以后的治疗带来困难。不仅如此,目前治疗 Hp 的方案均有一定的失败率,也均有一定的不良反应发生率,抗菌治疗不一定能够达到预期的目的,相反还有可能对患者造成新的伤害。我们不能抛开患者的整体状况而只考虑 Hp 一个方面。不能只为根除 Hp 而让患者承受发生严重不良反应的风险。值得强调的另一点是,对持续 Hp 阳性者短期内反复抗菌治疗是不明智的(即使是有治疗必要)。因为抗菌治疗后残留的 Hp 可能会有形态及代谢特性的改变,短期内对药物的敏感性可能有较大的变化,并可能会增加治疗的失败率。

3.中医治疗应辨证、辨体寻因　中医治疗幽门螺杆菌感染须辨证辨体相结合。幽门螺杆菌属中医学"邪气"范畴,中医理论认为"正气存内,邪不可干","邪之所凑,其气必虚",若后天之本不足,则易受幽门螺杆菌的感染侵袭。我们认为,脾胃虚弱是幽门螺杆菌感染的病理基础,而在其基础上形成的气滞、血瘀、郁热、湿阻等病理变化为幽门螺杆菌附着、繁殖、致病提供了客观条件。本病病程较长,反复发作,病机以正虚邪实、虚实夹杂为主。正虚是脾胃虚弱,邪实为湿热蕴结。脾胃虚弱,运化不利,水湿内停,酿成湿热,而幽门螺杆菌感染后可进一步损伤脾胃,加重脾胃虚弱的程度,使机体无力祛邪,不能清除幽门螺杆菌。

我国为幽门螺杆菌的高感染国家,普通人群的感染率在 50%～80% 之间,但并非所有的幽门螺杆菌感染者都必然发生胃炎、萎缩、肠化、异型增生,甚或胃癌,多数人终生无症状或仅表现为慢性胃炎。人类受幽门螺杆菌感染后之所以出现不同的临床结局,单纯的细菌因素不能解释这一现象,目前认为与宿主遗传易感性、环境和菌株特异性等有关。宿主因素在幽门螺杆菌感染的发生及结局中起着重要作用。从中医体质角度而言,体质因素可能决定了幽门螺杆菌感染后的发病和预后。

4.辨证分型规律　目前,中医对幽门螺杆菌感染的认识已达成一致意见,即幽门螺杆菌属中医的"邪气"范畴,且多具"热"、"毒"的性质。然而,这种"热"、"毒"侵袭不同体质的人群后,临床可有不同的转化,阴虚或阳盛体质,则从阳化热、化燥;若阳虚或阴盛体质,则反而从阴化寒、化湿,而出现脾胃虚寒证或寒湿证。

据有关脾胃病辨证分型与幽门螺杆菌感染相关研究报道以及个人的临床经验总结显示,不同证型的幽门螺杆菌的感染程度以湿热型感染率最高,其排列次序如下:脾胃湿热型—肝胃不和型—脾胃虚寒型—脾胃阴虚型—脾胃瘀血型。在辨证治疗上要克服一见到幽门螺杆菌感染就与湿热划等号的误区。中医治疗必须采用以辨证论治为主,以加入少量现代药理研究证明确实有抗菌作用的药物为辅的原则,现归纳如下。

(1)脾胃湿热型　主要症状为胃脘部胀满或胀痛,发热口渴欲冷饮,嘈杂泛酸,舌红苔黄厚,大便干或黏滞不畅,肛门有灼热感脉滑数。治宜清热利湿,以茵陈五苓散加味。

处方:茵陈、茯苓、猪苓、泽泻、黄连、黄芩、白花蛇舌草、白术、半夏、枳壳、蒲公英、徐长卿等。

(2)肝胃不和型　主要症状为胃脘及两胁胀痛,生气则甚,情绪急燥,胸闷腹胀,舌红苔白黄相兼、脉沉弦。治宜疏肝和胃,方选柴胡疏肝散加减。

处方:柴胡、陈皮、川芎、白芍、枳壳、白术、白花蛇舌草、黄连、茯苓、当归、吴茱萸。

(3)脾胃虚寒型　主要症状为面色少华,四肢乏力,胃脘隐痛,喜温喜按,干呕泛酸、纳呆便溏、舌淡苔白薄、脉缓弱。治宜温中散寒,益气健脾,方选香砂六君子汤合乌贝散加味。

处方:党参、白术、茯苓、砂仁、陈皮、半夏、山药、浙贝母、鱼骨、炮姜、甘草。

(4)脾胃阴虚型　主要症状为胃脘部嘈杂作痛,口咽干燥,渴欲饮水,大便干,小便黄,舌质红、苔薄黄,脉弦细。治宜滋养胃阴。方选沙参麦冬汤加减。

处方:沙参、麦冬、石斛、川楝子、当归、白芍、黄连、白花蛇舌草、徐长卿、白术、甘草、乌梅、五味子。

(5)气滞血瘀型　主要症状为胃脘及两胁作痛,痛处不移,或见呕血便血,舌质暗或见瘀斑、苔白黄相兼，脉沉而涩。治宜疏肝健脾、活血止血，方选逍遥散丹参饮加成。

处方：柴胡、当归、赤芍、白术、枳壳、丹参、炒蒲黄、灵脂、三七粉、白及、白花蛇舌草、大黄炭、地榆炭。

5.不同功效药物选择　从现代药理研究结果发现，不同性味作用的中药其抗Hp的作用强度也不相同。按作用强弱顺序可排列如下：清热解毒—益气扶正—疏肝理气—滋养胃阴—活血化瘀—化湿燥湿。

下面将各证型常用抗Hp药物作以简介：①清热解毒药类：黄连、黄芩、栀子、蒲公英、白花蛇舌草、徐长卿、连翘、茵陈、金银花、大青叶、七叶一枝花等。②益气扶正药类：人参、西洋参、太子参、党参、黄芪、白术、山药、甘草等。③行气理气药类：柴胡、枳壳、佛手、檀香、陈皮、香橼、乌药、川楝子。④养阴润燥药类：沙参、寸冬、石斛、乌梅、五味子、生地黄、玉竹、黄精、百合等。⑤利湿化湿药类：茯苓、猪苓、薏苡仁、泽泻、土茯苓、白术、苍术等。⑥活血化瘀药类：丹参、红花、蒲黄、地榆、大黄炭、三七粉、乳香、没药等。

对于幽门螺杆菌的治疗，不能仅局限于幽门螺杆菌的根除，囿于"见菌治菌"的论治思路，应该从中医整体角度出发，结合体质的可调性，从邪正两个方面整体考虑，辨证辨病论治结合辨体论治，既着眼幽门螺杆菌感染所引起的临床表现，又不忽视个体体质的特异性，"因人制宜"制订治疗方案，通过调理病理体质达到扶正驱邪的目的，有助于提高临床疗效，并进一步发挥中医药的优势。

（张义明　张　燕）

🌿 十四、产后痹的分型治疗

妇女在产褥期或产后，可能会出现肢体疼痛、酸楚、畏风怕冷、麻木、重着以及关节活动不利等症状，民间俗称"产后风"。中医称之为"产后痹"，亦有产后身痛、产后中风、产后痛风等说。产后痹多发生于产褥期或产后百日内，但由于失治或误治也可数年不愈而反复发作，严重干扰了患者的工作和生活。广义地说，凡属产后或褥期发生的不通的症状统称"产后痹证"，是妇人产后正气虚弱之时外感风寒湿所致四肢关节疼痛、筋脉拘挛的一种病症，痹即不通之意。

中医认为，女子怀孕生产，最易耗伤气血，致使身体虚弱，再加上自身不注意调节保养，使风寒湿邪乘虚而入，从而出现肢体疼痛不适、活动不利的症状。产后痹为妇女产后的专有病症，总结其发病特点有三：必有本虚，兼有邪实，情志为辅。简单来说就是体质差，有实邪，心情不舒畅。所以治疗产后痹要注意调养身体、增强体质，驱除病邪以消除病症，也要注意调整心态，身心同治。

1.针对病机特点补虚为本　妇女在怀孕时将大量的营养和能量供应给胎儿，

身体抵抗力多少会有下降。待到产中大量失血,或者剖腹产、小产对人体更是损伤,气血亏虚,不能滋养肌肉、皮毛、筋骨,就会出现肢体麻木,肌肉、关节酸痛,活动不利的症状。治病要治本。医书《女科切要》中说:"产后诸疾,先以大补气血,纵有他疾,以末治之。"意思就是说,产后不论得什么病都要考虑到气血已虚,体质不强,所以要以补为基础。

补益脾胃、肝肾是重点。中医认为肝主筋、脾主肌肉、肾主骨,此三脏气血不足,不能正常行使其功能,就会产生关节、肌肉、肌表的病症。脾胃是后天之本,饮食需要经过脾胃的作用,才能变化为气血以滋养人体、充实元气;肾为先天之本,是人的元气所在,而元气则与人体抵抗疾病的能力密切相关。脾胃健旺,人就有食欲,且能将饮食顺利化生为气血,气血充足,一则补体内诸脏之虚损,二则充实体表肌肉皮肤,使邪气无法乘虚而入。

2.分型论治

(1)气血虚型　治法以调补气血为主。

方药:常用黄芪桂枝五物汤。本方和营滞,助卫行,《时方妙用》称之为痹证属虚者之总方,当归更增强养血活血的效果。即所谓"补中有动,行中滋补";"治风先治血,血行风自灭",芪归相配又能益气生血。偏于气虚者,用补中益气汤加附子,并酌加桑枝、姜黄、防风、威灵仙、秦艽、豨莶草等二三味以疏通开痹;偏血虚者,用四物汤为基本方,酌情加味。气血两亏,肝亦虚者,用独活寄生汤,本方以地、芍、归、芎养血活血;参(一般用党参)、茯苓、甘草补气健脾;桑寄生、杜仲、牛膝补肝肾、强筋骨、壮腰膝;兼以独活、细辛、防风、秦艽祛风湿,止痹痛,标本兼顾,扶正祛邪,适用于病程较长,久发不已,肝肾气血均不足,关节疼痛,腰痛胫痠证。偏寒者加附子;偏热者加秦艽,地黄改用生地黄,桂枝改用桑枝;湿重便溏去地黄,加苍白术;有瘀血加桃仁、红花。本方不用寄生,用续断,加黄芪,名三痹汤(《妇人药方》),主治略同。《张氏医通》改定三痹汤,即三痹汤去杜仲、秦艽、地黄、独活、牛膝,加白术、防己、乌头,治疗寒湿邪合病,气血凝滞,手足拘挛,其方在益气养血的基础上祛风散寒逐湿,用于正虚邪实之证。气血虚痹,亦可用当归生姜羊肉汤加桂枝、白芍作调味治疗之用。

(2)阳气虚型　治法以温阳益气为主。

方药:常用真武汤加味。方用附子、生姜温经散寒,茯苓、白术健脾除湿;白芍养血止痛,并能缓和附子峻药性。气虚者去生姜加人参,即为附子汤,参附相合补鼓动元阳。再加桂心、干姜、甘草,即附子八物汤,治阳气虚而阴寒盛,肢体痛如针锥刀刺不可忍。服本方痛缓之后可酌加黄芪、当归、淫羊藿、桑寄生、续断、巴戟天、狗脊、牛膝、松节等以补益气血,温养肝肾,强健筋骨。将痹者,可配合益肾蠲痹丸或小金丹。小金丹系成药。

(3)阴虚痹型　治法以滋肾养肝为主。

方药:六味地黄汤加当归、白芍。方用六味地黄汤滋肾阴,加归、芍养肝血。

此外还可加入石斛、木瓜、阿胶、枸杞子、桑寄生、杜仲、续断、沙苑子、薏苡仁、桑枝、络石藤、怀牛膝、何首乌、玉竹等味,以补益肝肾,强壮筋骨。兼阴虚阳亢、肝风内动者,加石决明、牡蛎、桑叶、钩藤、菊花、二至丸等,以平肝潜阳;筋脉肌肉有跳动感,加刺蒺藜、天麻以疏风;关节疼痛选加丹参、鸡血藤、络石藤、木瓜、豨莶草、穿山龙、桑枝、伸筋草、海风藤其中二三味,以活血通络。

(张义明　刘淑贤)

十五、多囊卵巢综合征也应分型治疗

多囊卵巢综合征(polycysticovariessyndrome,PCOS)是一组复杂的症候群,其典型的临床表现为无排卵型月经失调。常伴有多毛、肥胖、不孕、双侧卵巢略大,卵巢呈囊性多发改变,以及高雄激素血症、高胰岛素血症。据多囊卵巢综合征的临床表现与中医的闭经、崩漏、不孕症、癥瘕病某些证型有相似之处。

1.病因病机　《素问·阴阳别论》曰:"二阳之病发心脾,有不得隐曲,女子不月。"二阳,谓阳明大肠及胃之脉也。隐曲,谓隐蔽委曲之事也。夫肠胃发病,心脾受之,心受之则血不流,脾受之则味不化,血不流故女子不月。论述了闭经的病因病机。《素问·骨空论》曰:"其女子不孕……督脉生病,治督脉。"督脉主一身之阳,阳虚不能温煦子宫,子宫虚冷,不能摄精成孕。说明了肾阳虚是导致不孕的原因之一。

元代朱丹溪《丹溪心法》中就指出:"若是肥盛妇人,禀受甚厚,恣于酒食之人,经水不调,不能成胎,谓之躯脂满溢,闭塞子宫,宜行湿燥痰。"痰积久聚多随脾胃之气以四溢,则流溢于肠胃之外,躯壳之中,经络为之壅塞,皮肉为之麻木,甚至结成窠囊,牢不可破,其患因不一矣。其提出了"痰夹瘀血,遂成窠囊"之"窠囊"如同多囊卵巢改变。明代万全《万氏女科》载:"惟彼肥硕者,膏脂充满,元室之户不开;挟痰者,痰涎壅滞,血海之波不流,故有过期而经始行,或数月经一行,及为浊,为带,为经闭,为无子之病。"清代傅山《女科仙方·卷二》:"且肥胖之妇,内肉必满。遮子宫,不能受精。"

多囊卵巢综合征是临床常见的妇科疑难疾病,约占育龄妇女 5%~10%。其核心病理表现为胰岛素抵抗、高胰岛素血症、高雄激素血症,以及由此引起的糖代谢紊乱、生殖内分泌紊乱等。目前,多囊卵巢综合征患者发生高血压、高血脂、动脉粥样硬化、心肌梗死以及妊娠高血压、妊娠期糖尿病等疾病的风险也呈上升趋势。这些症状不仅仅涉及月经、生育问题,还包括许多远期的代谢并发症,甚至子宫内膜癌,严重影响妇女的生活质量,已成为临床和基础研究中备受关注的疾病之一。

西医认为,多囊卵巢综合征可能与基因变异有关,其核心病理是卵泡发育迟缓或卵泡闭锁。多囊卵巢综合征的中医发病机制与肾、肝、脾有着密切关系,并且由于痰浊、瘀血病理产物的形成,共同导致了"肾—天癸—冲任—胞宫"生殖轴的功能紊乱。肾为先天之本,气血生化之源,元气之根。肾又为冲任之本,肾藏精、主生殖。故凡是月经失调、子嗣之病多与肾的功能失调有关。

肾者主水,肾气虚不能化气行水,反聚为湿,阻遏气机,壅塞胞宫而发病;肾的气化功能还担负着人体泌别清浊的职能,肾气足,则清者得升,浊者得降,人体内的代谢垃圾得以排出体外;若肾气衰,则清者不得敷布,浊者停聚体内而成痰浊瘀血。脾主运化水湿,平素嗜食肥甘厚味伤及脾胃则痰湿内生,湿浊流注冲任,壅塞胞宫发病;若肾阳虚不能温煦脾阳,脾失健运亦导致痰湿内生;肝藏血、主疏泄,若肝气郁结,气机阻滞,亦可导致水湿停聚为痰,痰浊壅塞胞宫而发病。可见脏腑功能失常、气血运行失调,导致体内水湿停聚、痰浊壅盛、流注冲任,壅塞胞宫是多囊卵巢综合征的根本原因。痰浊壅盛,流溢肌肤,则形体肥胖;痰瘀气血互结为癥积,则卵巢呈多囊性改变。临床辨证主要以脾肾阳虚为本,气滞湿阻、痰瘀互结为标,治疗需以补肾、健脾、理气、祛瘀、化痰为法。

2.辨证治疗　现代西医学对本病的治疗主要应用药物诱导排卵,即用克罗米酚或者克罗米酚联合促性腺激素治疗。其不足之处是会发生克罗米酚耐药或卵巢过度刺激综合征,而且伴随许多不良反应。对于存在高胰岛素血症或胰岛素抵抗的多囊卵巢综合征患者,运用曲格列酮等药来降低胰岛素水平。

中医没有多囊卵巢综合征这一病名,对于本病的论述多散见于月经病、不孕、癥瘕等病证之中。我们在长期的临床中体会到中医和西医在诊治多囊卵巢综合征上各有短长,对多囊卵巢综合征的诊治,除了按照中医辨证论治的规律予以辨证分型施治外,还须将西医实验室检查的结果作为处方用药的重要依据。因此,中医辨证与西医辨病相结合是目前中西医结合诊治疾病的基本思路。今结合自己的临床体会将多囊卵巢综合征的临床证型分为以下四型。

(1)肾阳虚夹瘀　临床见证:月经初潮迟,或月经稀发、量少、伴少量血块色淡,甚至闭经,乳房发育差,肥胖多毛,形寒肢冷,腰酸痛,性欲减退,白带少而清稀,舌淡红,苔薄白,脉沉细。

禀赋素弱,肾气不足,以致月经初潮迟,月经稀发、量少、色淡,甚至闭经,乳房发育差。肾阳虚不能温化脾阳见形寒肢冷,腰酸痛,性欲减退,白带量少而清稀。舌淡红、苔薄白、脉沉细均为肾阳虚之证。

治法:温补肾阳,燥湿化痰。

处方归肾丸(《景岳全书》)加法半夏、苍术、胆南星、淫羊藿、鹿角胶。组成:菟丝子、杜仲、枸杞子、山萸肉、当归、熟地黄、山药、茯苓、法半夏、苍术、胆南星。

菟丝子、杜仲、枸杞子、淫羊藿、鹿角胶、山萸肉温补肾阳,当归、山药、熟地黄、茯苓健脾益血,法半夏、苍术、胆南星燥湿化痰。

若见神疲肢倦、纳少便溏,加黄芪、党参、白术。若经来腹痛,经血色黯红,有血块,加山楂、丹参、川牛膝。

(2)肾阴虚夹瘀　临床见证:月经初潮迟,月经稀发或稀少,经色鲜红,或闭经,或不规则阴道流血,腰酸腿软,带下量少,多毛,口干,乳房发育差,舌红,苔少,脉细数。

肾阴亏损,阴精不足,以致月经初潮迟,月经稀发或稀少,血色鲜红;阴虚内热,迫血妄行,血不归经,以致不规则阴道流血;阴虚火旺,煎熬津液,炼液成痰,痰阻气滞,积久成瘀,痰瘀互结,滞于胞中,故闭经;腰为肾之府,肾虚则腰酸腿软。带下量少、口干、舌红苔少、脉细数均为肾阴虚之证。

治法:滋阴清热,佐以化瘀。

处方六味地黄丸(《小儿药证直诀》)合失笑散(《太平惠民和剂局方》)加入丹参、红花、夏枯草、浙贝母。组成:熟地黄、山药、山萸肉、茯苓、泽泻、牡丹皮、蒲黄、五灵脂、丹参、红花、夏枯草、浙贝母。

六味地黄丸以补肝肾为主,并能益肝脾之阴,为三阴并治之方,蒲黄、丹参、红花、五灵脂活血化瘀。合方滋阴清热,活血化瘀。夏枯草、浙贝母清热散结。

若阴虚火旺加知母、黄柏,若大便干结加大黄、枳实。失眠者加柏子仁、酸枣仁。

(3)脾虚痰瘀　临床见证:月经稀发量少或量多,伴少量血块,色淡红或淋漓不净,或闭经,形体肥胖,多毛,胸闷呕恶,嗜睡乏力,带下量多色白,纳少便溏,舌淡胖,边有齿印,苔薄白,脉细滑。

素体脾虚或忧思伤脾,脾虚生化不足则月经稀发量少,色淡红,甚至闭经。脾虚,统摄无权则月经量多,淋漓不净。脾阳不振故嗜睡乏力。脾虚湿阻,清阳不升,浊阴不降,故胸闷呕恶,形体肥胖,带下量多色白。舌脉亦为脾虚痰湿之征。

治法:健脾化湿祛瘀。

处方四君子汤合五苓散加减。组成:茯苓、法半夏、陈皮、甘草、白术、枳壳、生姜、党参、桂枝、泽泻、山药、薏苡仁、浙贝母。

方中二陈汤化痰燥湿,和胃健脾,五苓散燥湿健脾利水,枳壳理气行滞,浙贝母散结化痰,生姜温中和胃,党参补中益气。全方燥湿健脾,行气消痰。

月经过少者加当归、川芎、鸡血藤。月经过多加乌贼骨、棕榈炭、制首乌;若兼血瘀加蒲黄、五灵脂、益母草。

(4)肝气郁结　临床见证:月经稀发,或稀发量少,或闭经,或月经频发量多,色深红有血块,毛发浓密,面部痤疮,胸胁乳房胀痛,性情急躁,心烦易怒,口苦咽干,大便秘结,带下量多色黄,舌质黯红,苔薄黄,脉弦滑数。

肝郁气滞,疏泄不及,月经稀发量少或闭经,胸胁乳房胀痛;肝郁化热,热迫血妄行,则月经频发量多;舌脉均为肝气郁结之征。

治法:疏肝清热,理气化痰。

处方丹栀逍遥散(《薛氏医案·内科摘要》)加夏枯草、浙贝母、丹参、玫瑰花。

组成：牡丹皮、栀子、当归、白芍、柴胡、白术、茯苓、生姜、薄荷、炙甘草。

方中以柴胡疏肝解郁，当归、白芍养血柔肝，牡丹皮、栀子清解郁热，白术、茯苓、生姜、甘草益气健脾，薄荷助柴胡疏郁，夏枯草、浙贝母散结，丹参、玫瑰花活血化瘀。如见失眠者加生龙牡、合欢皮。

（张义明　赵　芸）

十六、小儿多发性抽动症与风痰相关

多发性抽动症又称抽动-秽语综合征、抽动障碍、进行性抽搐、托力特综合征(TS)等。主要表现为不自主的、反复的、快速的一个或多个部位肌肉运动性抽动和发声性抽动的综合征，并可伴有注意力不集中、多动、强迫动作和思维以及其他行为症状，大多起病于儿童和青少年时期。

本病的特点是抽动症状可时轻时重，呈波浪式进展，间歇或静止一段时间，新的抽动症状可以代替旧的抽动症状，或在原有抽动症状的基础上出现新的抽动症状。抽动症状可随着时间的推移逐渐减轻自然缓解，大多数患儿在长大成人后病情向好的方面发展，但少数病情迁延，可因抽动迁延或伴随异常行为而影响生活质量。

中医无本病病名，根据怪病多责之于痰，抽动又责之于风的理论，本病与痰证、风证相关，属抽搐、肝风瘛疭、筋惕肉𥆧等范畴。按中医学风痰论治取得了较好的疗效。

1.病因　情志因素。小儿肝常有余，若过于娇惯，纵其所欲，任其所为，稍不顺其心，则使小儿心情不畅，肝气郁结，或劳神太过，五志过极，化火生风，而致肝风内动，风邪上扰，伤及头面，故伸头缩脑、张口噘嘴，皱眉眨眼，怪象丛生，肝风内动欲畅其性，以呼叫为快，故口中异声秽语。

外感因素。小儿为纯阳之体，外感六淫之邪后极易热化，火热炼液成痰，痰热互结，上扰心神，心神不宁，则呼叫不安。痰火流窜经络则摇头耸肩，步态不稳。

饮食因素。小儿脾常不足，由于饮食不节或后天失养，致脾虚失运，而痰浊内生，痰阻清窍，络脉痹滞，则发为抽动、呼叫。肝强脾弱，肝乘脾则噘嘴，口唇蠕动。脾虚气血无以化生，血虚风生，筋脉失养，则见不自由的扭颈、耸肩、腹部抽动、手足徐徐颤动、肌肉抽动无常、面黄形瘦诸症。

先天因素。先天禀赋不足，肝肾阴亏，水不涵木，筋脉失养，故虚风内动而抽动。若素体相火内炽，痰随火升，循经上逆，痹阻咽喉，木火刑金，金鸣异常，故口出怪声。

2.病机　本病病位主要在肝脾，病机属本虚标实之证，以肝阴虚为本，以阳亢风动、风痰鼓动为标。风为阳邪，性主动主抽，风痰之邪久羁不去，上犯清窍则挤眉弄眼,上袭鼻窍则鼻塞耸动,上壅咽喉则咽痒不适,怪声连连,流窜经络则肢体抽动不已。

肝风内动是本病主要病理特征。《素问·至真要大论》说:"诸风掉眩,皆属于肝。"《素问·阴阳应象大论》说:"风胜则动。"不管任何部位的抽动,皆为风邪为患。

痰是本病主要病理产物,古有"怪病多由痰作祟"之说。情志不畅,肝郁化火,母病及子,心肝火旺,均可灼津为痰;肝旺克脾,水湿不运,聚而成痰;子病及母,故抽动症伴有喉中干咳、吼叫、鸟鸣、犬吠,或秽语詈骂,或随地唾沫等异常发声和行为,均属于顽痰作祟,痰阻气道,梗塞喉间而成。

痰为阴邪,质性黏稠,滞涩难散,故难以速愈。风善行而速变,导致症状的多变和多发。

3.治疗 由于本病病机为本虚标实,即脾气虚弱、肝阴虚为本,治疗要扶脾益气,以除生痰之源,滋补肝阴以涵肝木,以图其本。标实为主,则清火安神,镇惊熄风,涤痰化瘀,以治其标。以丹栀逍遥散合温胆汤加减。

处方:牡丹皮、栀子、柴胡、当归、茯苓、白术、枳壳、竹茹、陈皮、半夏、生龙牡、菖蒲、甘草。

随症加减用药方法如下。

抽动——根据抽动的部位不同选用不同的药物。如用天麻、钩藤疏肝熄风以治摇头,清滋而不腻胃,寒凉而不伤正;葛根、木瓜、伸筋草、川牛膝舒筋活络以治耸肩、肢体抽动;黄连、菊花、白附子清热明目以治眨眼;白芍、炙甘草酸甘化阴以治腹部抽动、经常性腹痛。

喉鸣秽语——选用蝉蜕、僵蚕、青果等清热利咽,与板蓝根、山豆根合用可控制异常发声。若发声明显,不能自控,甚至影响说话、交流者,可选用锦灯笼、儿茶、牛蒡子以加强清热利咽润喉之功。

感觉统合失调——表现为注意力不集中,多动,学习成绩时好时坏,记忆力不好,性急,可选用丹参、石菖蒲、郁金、远志等入心经药物,清心经之痰热,解心中郁闷,开窍祛痰,宁心安神,以达到安神益智之功。

强迫症——表现为强迫思维、重复语言、重复动作等,以化心经之痰为主,可选用丹参、石菖蒲、竹沥水、胆南星、木瓜等清心化痰,化湿和中。

自闭、孤独症——表现为不合群、胆怯、固执、社会能力交往差等,与肝失疏泄、肝胆功能失调有关,可选用丹参、石菖蒲、郁金、远志、天竺黄、胆南星、柴胡等清心化痰,疏肝解郁之品治之。

焦虑、抑郁症——与痰热、痰浊有关,常选用珍珠母、灵磁石等,因药性咸寒入肝、心经,有平肝潜阳、镇心安神之效;用浮小麦、炙甘草、大枣等以治脏躁,也可选用黄连温胆汤、礞石滚痰丸等灵活运用。

总之,方药的选取运用要灵活,要根据每位患儿的不同情况,结合饮食、生活环境、生活习惯以及体质进行辨证论治。

同时应坚持药物治疗与心理治疗并重原则,注意生活饮食调理,妥善安排日常作息,避免过度紧张疲劳,适当参加一定的体育和文娱活动,应避免食用含食物添加剂及咖啡因饮料等食品。

(张义明　何召叶)

第二节　临证诊疗感悟

一、如何理解"有柴胡证,但见一证便是"

自仲景《伤寒论》第 101 条提出"伤寒中风,有柴胡证,但见一证便是,不必悉具"。至今,对如何理解"但见一证便是"可以说仁者见仁,智者见智,莫衷一是,有主张一证指太阳提纲即口苦、咽干、目眩者,有主张《伤寒论》98 条少阳病四大主症"往来寒热,胸胁苦满,嘿嘿不欲饮食,心烦喜呕"者,有主张"一证"便是"往来寒热"者,如何正确理解"一证"到底指的是什么,这个答案还应从《伤寒论》中去寻找,笔者想就少阳病症柴胡证的实质、排除性诊断是前提、确定"一证"要素是关键这三个方面述以下管见。

(一)何为小柴胡汤证

《伤寒论》中少阳病提纲(264)"少阳之为病,口苦、咽干、目眩也。"程郊倩解释为"少阳为六经中开合之枢机,出则阳,入则阴,凡客邪侵到其界,里气辄从中起,故云半表半里之邪。半表者,指经中所到之风寒而言,所云往来寒热,胸胁苦满是也;半里者,指胆腑而言,所云口苦、咽干、目眩是也。"《伤寒论》六经辨证源于八纲,即阴阳表里寒热虚实,可见小柴胡汤证的实质在病位上应属半表半里,在病性上应属寒热虚实错杂。

正邪相争学说是中医的重要理论之一。如"正气存内,邪不可干","邪之所凑,其气必虚"的观点已被大家熟知。在《伤寒论》中,也大量采用了正邪相争学说。机体发病与否,是正气与邪气斗争的结果。如邪气与正气相争于表,则表现为表证。"发热恶寒,发于阳也"是太阳病,治以麻黄汤、桂枝汤类辛温解表剂;"无热恶寒,发于阴也"是少阴病,治以麻黄附子甘草汤、桂枝加附子汤等温阳解表剂。

对于正邪相争于表,正不能胜邪的,则邪气入里。如《伤寒论》第 97 条所述:"血弱气尽,腠理开,邪气因入,与正气相搏,结于胁下。"也说明疾病的相传是由表入里、由浅入深。《伤寒论》成书前,外感热病均以表、里分病位,即认为病不在表,即在里。故治疗时,常汗之不愈则下之,《伤寒论》开创了少阳病柴胡证的先河,在三阳发病部位上,除在表、里之外,还有一个病位在半表半里的情况。

六经辨证由八纲辨证发展而来,表、里、半表半里为病位,寒热、虚实为病性,阴阳为主纲,在半表半里的病位上,存在着阴、阳不同的证。将六经与八纲一一相应,则半表半里的阳证为少阳病,半表半里的阴证为厥阴病。

以三阳病为例,太阳为表,阳明为里,少阳为半表半里。太阳病治宜解表,阳明病治宜清泻里热,少阳病治宜和解半表半里。从症状而言,阳明为胃家实,或为发热、汗出、口渴、脉大的里热实证的白虎汤证,或为热结里实便秘的承气汤证等,而少阳病的提纲为"口苦,咽干,目眩",属于清窍热之证,邪入化热的初期阶段,虽然有热,但尚未达到阳明热的程度,治宜小柴胡汤。方中既有清热的黄芩,也有解表的柴胡,也有补益中气,防止邪气进一步传里的人参、甘草、大枣、生姜等。说明少阳病是介于太阳病、阳明病过渡阶段的,也说明若少阳病不解,则邪气可以进一步传入阳明病。

以三阳三阴开合枢学说而论,少阳为枢,位居太阳阳明之间,故谓之半表半里。一般而言,在外感热病的发展演化进程中,少阳病证属于太阳表证向阳明里转化的过渡阶段,故其病理性质既与阳明燥热亢盛之里实热证相异,亦与太阳营卫失调之风寒表证有别。就其病性而论,少阳本火而标阳,病从本气而化,是以当属火热之证,故口苦咽干、发热心烦等热性症象为其重要临床表现。

(二)排除诊断是前提

排除诊断法不仅是现代医学所采用的一种辅助诊断方法,也是仲景在《伤寒论》中经常采用的诊断方法,由于小柴胡汤证是介于太阳、阳明之间的病症,其病位在半表半里,病性寒热虚实兼杂,症状表现既有少阳病本经的证候,也有类似太阳经和阳明经等经的证候。故临床症状表现复杂多变,《伤寒论》中涉及少阳病本经的条文就有八条之多,还有合病、并病的条文达七条之多,小柴胡汤的兼变证与疑似证也多达七条,其中的某一个症状往往涉及到诸经,如发热一症,可散见于六经诸篇,70 余条原文,病位有表里和半表半里之别,如发热一症,《伤寒论》第 2 条"太阳病,发热,汗出,恶风,脉缓者,名为中风",第 18 条"阳明中风,口苦咽干,腹满微喘,发热恶寒,脉浮而紧……"第 265 条"伤寒,脉细,头疼发热属少阳",此三条均有发热,而分属于三经病症。如眩晕一症,第 82 条"太阳病,发汗,汗出不解,心下悸,头眩,身瞤动,振振欲擗地者,真武汤主之",第 195 条"阳明病,脉迟……饱则微烦头眩,必小便难……",第 142 条"太阳与少阳并病,头项强痛,或眩冒,时如结胸。"此三条均有眩晕,也分属于太阳、阳明、少阳三经。再如呕吐一症,第 3 条"太阳病,或已发热,或未发热,必恶寒,体痛,呕逆,脉阴阳俱紧者,名为伤寒"。第 397 条"伤寒解后,虚羸少气,气逆欲呕,竹叶石膏汤主之"。第 266 条"本太阳病不解,转入少阳者,胁下鞭满,干呕不能食……"。此三条均有呕吐,也分别于太阳、阳明、少阳三经。由此可见,小柴胡汤证的八个主要证素,并非独属少阳,在太阳、阳明甚至三阴经中也能见到,可以想象,仲景所提出的"但见一证便是"中的某一症,在不排除其他经症的时候,单凭一症,定少阳的准确度较小,如果采用排除诊断法,既在排除太阳或阳明等其他经症的时候,再以"但见一症"定柴胡证,其诊断的准确度要大的多。故笔者认为"但见一症便是",排除它经病症是前提,否则便带有一定的盲目性。

(三)确定"一证"要素是关键

从《伤寒论》中涉及到柴胡证的共有 8 条:264 条"少阳之为病,口苦、咽干、目眩也";265 条"伤寒、脉细、头痛发热者,属少阳";37 条"太阳病,十日以去,脉浮细而嗜卧者,外已解也,设胸满胁痛者,与小柴胡汤";98 条"伤寒五六日,中风,往来寒热,胸胁苦满,嘿嘿不欲饮食,心烦喜呕,……,小柴胡汤主之";97 条"血弱气尽,腠理开,邪气因入,与正气相博,结于胁下,正邪分争,往来寒热,休作有时,嘿嘿不欲饮食,……,小柴胡汤主之";99 条"伤寒四五日,身热恶风,颈项强,胁下满,手足温而渴者,小柴胡汤主之";266 条"本太阳病不解,转入少阳者,胁下硬满,干呕不能食。往来寒热,尚未呕下,脉沉紧者,与小柴胡汤";101 条"伤寒中风,有柴胡证,但是一证便是,不必悉具……"。

以上八条中,共有证候证素 19 个,笔者根据仲景旨意从这 19 个证候提炼出以下 8 个证候,确定为"一证"所指的证素,具体为:口苦、咽干、目眩、往来寒热、胸胁苦满、嘿嘿不欲饮食、心烦喜呕、脉弦。其中"一证"应理解为一到数个证素,"一证"本身应是八个证素中的不固定的某一个。仲景之所以提出"但见一证便是",是为人们提醒,少阳病柴胡证的症状较多,除 19 个重要的证素外,还有兼证 95 个,所以要求柴胡证全部具备的情况是不多见的。只有在排除了太阳、阳明病的前提下,又具备柴胡证八个主要证素中的一至数个证候的时候才可使用小柴胡汤,所以"一证"也是表述旨意的一种语言形式。

(本文条文号码按成都中医学院主编的《伤寒论讲义》1964 年版)

(张义明　杨秀秀)

二、也谈"春夏养阳,秋冬养阴"

"春夏养阳,秋冬养阴"出自《素问·四气调神大论》。要探求此句的原意,需要回到原文中去。该篇首先讲了春三月、夏三月、秋三月、冬三月的养"生、长、收、藏"之道,进而提出"逆"四气的后果,接着得出"夫四时阴阳者,万物之根本也。所以圣人春夏养阳,秋冬养阴,以从其根;故与万物沉浮于生长之门"的结论。

前面详列的养"生、长、收、藏"之道,与后面的总括"春夏养阳,秋冬养阴"属于互辞,意义相同。这就可以得出养"生、长"就是"养阳",养"收、藏"就是"养阴"的结论。隋·杨上善的《黄帝内经太素·顺养篇》为此认识提供了佐证。该篇中关于此问题是这样讲的:"圣人与万物俱浮,即春夏养阳也。与万物俱沉,即秋冬养阴也"。

关于冬季的"养藏之道",《黄帝内经》明确指出的原则为"勿扰乎阳"。这就是说在冬季"养阴"和"勿扰乎阳"之间也可以直接划等号。这样的话,"养阴"和"阳气的潜藏"之间的关系便昭然若揭了。冬季养"阴"本身就是指顺应"阳气的潜藏",没有必要再和"充足的阴液"牵强地联系起来。

明白了冬季"养阴"之"勿扰乎阳……必待日光……无泄皮肤"的真意,对于炎夏"养阳"之"无厌于日……使气得泄"的解读便容易了许多。

一年四季的变化,二十四节气的变化,其实就是阳气收藏与释放之间的变化。我们抓住了这个主导,阴阳的方方面面就会自然地连带出来。

根据"四气调神"的原则,人应该"顺应"四时变化的"道",对此问题很多医家做了发挥。对于"春夏养阳",明代医家马莳和清代医家高士宗从顺养生长之气立论,比较接近《黄帝内经》原意。马莳云:"圣人春夏有养生养长之道者,养阳气也。"高士宗亦论:"圣人春夏养阳,使少阳之气生,太阳之气长"。

笔者认为:"春夏应该顺应自然界阳气的升发",将"养"视为"顺应",将"阳"释为"自然界阳气的升发"。这与《黄帝内经太素·顺养篇》之"圣人与万物俱浮,即春夏养阳也"颇为吻合。

具体到夏季"养长",彭子益在其《圆运动的古中医学·二十四节气圆运动详细说明》中,给出了如何炎夏"调神"的答案:"夏长……夏浮……浮者,阳热浮也……长者,长阳热也"。炎夏自然界的特点是"阳热浮","养长之道"就应该是"长阳热"。就是让自己的阳气顺应自然界"阳热浮"的状态,发散于体表。阳气的发散怎么才能做到呢?需要"无厌于日"和"若所爱在外"。对于"无厌于日"和"若所爱在外",笔者是这样认为的:"在夏天,对于日光的照射要不知满足,就是多晒;对于户外活动,要像有所爱的人或物在外面吸引一样,即多做户外活动。只有这样才能让体内多余的废气、垃圾尽量地向外排泄,才能保证秋冬时人体收藏的是精华,而不是糟粕。"

春夏之季由寒转暖,由暖转热,宇宙万物充满新生繁茂景象。此时是人体阳气生长之时,一方面应该适当晚睡早起,增加室外活动的时间,进食大葱、生姜、豆芽、秧苗尖等舒展阳气的食品,心态上宜开朗外向,使阳气顺应季节、天气变化以生发调达。夏季不恣意贪凉饮冷,避免人体阳气过分消耗。另一方面,阴阳互根,阳气生发,必须有阴液的补充才能够使身体的阳气、阴津在较高水平上维持平衡。在酷暑炎热之时,也应阴居避暑热,保护阴津,防过汗伤液。增加饮水,多吃些滋阴生津的蔬菜瓜果,来适应阳气的生发,为阳气的生长提供源源不断的物质基础。

秋冬之季气候由热转凉,由凉转寒,万物都趋于收藏状态。一方面,此季节应以食物来填补阴精,使阴精积蓄,培补肾元,骨健髓充,元神得养,也是对夏季损伤阴精的补充。另一方面,更应固护阳气。起居上应早睡,与日出同起,防寒保暖,减少户外活动,保护消减的阳气,使阳气不致外泄。同时适应阴气渐长的特点,增加羊肉、韭菜、干姜、肉桂等温阳食品。心态上应恬淡虚无,精神内守,以求阳与阴配,使得阳气在较低水平上,与阴液相平衡。

春夏养阳,秋冬养阴,也是中医顺应四时阴阳的变化,调节阴阳平衡,追求生命之真的完美概括。

(张义明　孙晋璞)

🌿 三、中医忌口你了解吗?

"忌口"也称禁口、食忌、食禁等,是指在中医临床中注意饮食禁忌,以避免影响治疗效果。"忌口"是在药食同源的基础上孕育发展而来,有广义和狭义之分。狭义的忌口是指病人患病时在饮食方面的禁忌,又称病中忌口,广义的忌口除病中忌口外,还包括因年龄、体质、地区和季节的不同而忌服或少服某些食品,也包括为避免某些病情复发而忌服某些"发物"等。

统观古今文献,忌口并非随心所欲,而是遵循一定的原则,一是"辨证论忌",二是遵循五行的生克规律忌口。

中医辨证论忌:依据《内经》"热者寒之,寒者热之","阳病治阴,阴病治阳,虚则补之,实则泻之"的理论,参照病机属性与饮食的寒热补泻功能进行对证施用。如寒病忌生冷、热病忌辛辣,阴病忌阴柔滋腻、阳病忌温热辛燥,虚证忌克消攻伐、实证忌补益固涩等等。

按五行生克规律论忌:《灵枢·五味论》有"肝病禁辛、心病忌咸、脾病忌酸、肺病忌苦、肾病忌甘苦"的原则,结合病情与食物的属性而忌口。

1.因食忌口　中医历来认为,"药食同源",指出食物与药草一样,皆有"寒、凉、温、热、平"五性,"辛、甘、酸、苦、咸"五味,并按食物的性味、功能,将须忌口的食物分为六类。

(1)辛辣类:包括辣椒、胡椒、生姜、大蒜、韭类、花椒、青葱、芥末、酒类等。

(2)生冷类:包括西瓜、梨子、柿子、菠萝、香蕉等生冷水果;萝卜、白菜、苦瓜、竹笋、蚕豆等寒凉蔬菜;冰棒、冰淇淋、冷藏饮料或果品等冷冻食品。

(3)发物类:包括鹅肉、牛肉、猪头肉、公鸡肉、狗肉、虾、蟹、竹笋、芥菜、木薯、南瓜、韭菜等。

(4)海腥类:包括虾、蟹、螺、贝类、带鱼、海鳗、乌贼、鱿鱼等水产品。

(5)油腻类:包括猪油、猪肉、牛肉、羊肉、动物内脏和油炸、烧烤食品。

(6)其他类:咸品,如食盐、酱油、豆酱、腌咸菜、腌咸萝卜、腌咸鸭蛋等;甜品,如白糖、红糖、各种糖果、糕饼、甜食,以及含糖多的荔枝、龙眼、甘蔗等水果。

2.因病忌口　临床上患者在治疗期间,既要服用药物,又要饮食调理促进病愈,为此,采取切实合理的辨证施食、辨证论忌显得实为重要。关于疾病忌口,张仲景的《伤寒杂病论》中已有较为详细的论述,他在太阳中风证服用桂枝汤后强调要"禁生冷、黏滑、肉面、五辛、酒酪、臭恶等物",提出了"食复"这一概念,即热病后可因饮食不当而导致疾病复发。同时,《金匮要略》设置了"禽兽鱼虫禁忌并治"和"果实菜谷禁忌并治"两个篇章,明确指出:"所食之味,有与病相宜,有与身为害,若得宜则益体,害则成疾,以此致危",强调了病中忌口的重要性。

3.因人忌口　区分体质的虚实以及不同年龄段的人群而有不同的忌口。

(1)体质偏实者。体质偏实的健康者,饮食注意全面合理即可。但兼夹有痰湿瘀的人,不宜再补充过度的营养,尤其要减少脂肪的摄入,可以多吃含有丰富膳食纤维的食物,并注意补充维生素和微量元素;同时加强锻炼,避免发展成代谢性疾病。

(2)体质偏虚者。从体质来看,虚证之人总体来说宜补,但应根据体质决定补益的性质。如阳虚者,以补气温阳、散寒健脾为主,忌服寒凉、生冷食物,不宜过食凉拌的瓜果菜肴;阴虚者,宜滋补养阴,生津清热,忌食温燥伤阴的食物,如葱、姜、蒜、辣椒等辛辣刺激食物。但虚证者不可补益过度,尤其不能多吃肥腻、油煎、干硬等难以消化的食物,而要在补中有疏,以清淡和富于营养为宜。

(3)小儿及老人。从年龄特点来看,小儿时期"脾常不足",所吃的食物应与其消化功能适应,注意摄入优质蛋白质以及维生素、矿物质。而老人脏腑衰退、化源不足,应以温热熟软的食物为主,节制脂肪和糖类,多吃纤维素、清淡素食和乳食,忌黏硬生冷的食物。

(4)妇女。妇女孕期期间,应注意营养均衡;食物品种多样化,适食多餐。勿嗜过咸、过甜食物,忌烟酒、辛辣、油腻、刺激等食物,减少食物对胃肠道刺激。在哺乳期,除补气养血之外,还应多补充矿物质、微量元素,保证母乳中的营养。妇女经期,如果身体平时健康,只要饮食规律即可,但要慎食冷物,以免血管过度收缩引起痛经。而平时身体虚弱者,应注意服用一些补气养血的温性食品,如大枣、红糖、鸡蛋、龙眼等,对于寒凉食物与辛热食物皆应忌服。

4.因时忌口　季节的变换,会给人体带来不同程度的影响。中医"天人合一"理论提示我们应根据人体对外界气候的反应,适时调整饮食。

(1)春季:春季多风,人体阳气处于升发之时,肝胆气旺,脾胃的消化功能相对较弱,饮食上应当减酸宜甘,培养脾气,适宜多吃清淡菜蔬和豆类,不宜油腻辛辣,以免内生火热。

(2)夏季:夏季热邪挟湿,使得脾胃受困,消化功能减退,饮食应以甘寒、清淡为主,避免油腻,特别是不要贪食生冷瓜果。

（3）秋季：燥气当令，燥易伤肺，因此易发咳嗽，应当滋阴润肺，多食梨、芝麻、蜂蜜、甘蔗及乳制品等柔润食物，少食辛辣，不宜过食辛温大补之品。

（4）冬季：万物封藏，寒邪正盛，可多吃羊肉等温热性食物，勿食冷食，冬季对体虚、年老之人是进补的好时机。

5.因地忌口　地域因素也对人体有着重要影响。《素问·异法方宜论》曾指出，不同地域的人由于环境与饮食习惯不同，可能会诱发相关的疾病，比如如东方之人，"食鱼而嗜咸"，多发痈疡；西方之域，水土刚强，其民"华食而脂肥"，易发内风；北方之域，天寒冰冽，民多乳食，多"脏寒生满病"；南方之人，"嗜酸而食腐"，而地域多湿，易发挛痹。虽然当时的情况已与现在有所差异，但是也提示我们可以在饮食上就当地所缺乏的物质以及多发的疾病做相应的补充和调整，减少疾病易发的因素。

6.癌肿患者特殊的饮食宜忌　癌肿患者的饮食宜忌一般与上述一致，在以上原则基础上，癌肿患者可以酌情根据现代科学研究发现的防癌、致癌食品决定饮食宜忌。即有防癌、控癌、抗癌、防癌扩散成分的食品，宜食、多吃此类食物；若有致癌、促使癌细胞扩散转移成分的食品则不能食用。这个选择原则可以简称为"利则宜，害则忌"。

癌肿患者的合理饮食是控癌、抗癌、抑癌、减少癌细胞扩散转移不可忽视的重要方面。不同癌肿患者选择有针对性的食物对防止癌细胞扩散、抑制肿瘤转移、延长生存时间、减少痛苦、提高生存质量，甚至在由急性期、发展扩散期过渡到缓解期和相对稳定期的作用至关重要。

对癌肿患者不能泛谈营养保健，不能一概选用牛、羊、鸡、猪肉和鱼、虾、蟹等食品来提高机体免疫力，这是因为癌细胞在未受到抑制的情况下，掳掠营养物质的强度和力量远大于正常体细胞许多倍，所以不设防范地所谓提高免疫力是错误的做法。癌肿患者的饮食要以控癌、防癌、抑癌为先，只有充分考虑了其抗癌性，其营养价值才有意义。另外既然是食物防癌、抗癌，也要注意烹调，最大限度提高患者食物兴趣，以充分发挥其防癌抗癌效用。

癌肿发生的部位广泛，主要脏器如肺、肝、胃、食道、膀胱、肠道以及咽喉、骨骼等都可发生癌肿，妇科也有许多癌肿如乳腺癌、宫颈癌、卵巢癌。这些癌肿由于病位的区别、病理性质不同，临床表现也各异，所以在饮食上要根据多方面因素来决定。有些饮食物中的成分可抗某种癌肿，但对其他癌肿未必有效，这种情况应引起重视。如辣椒富含维生素C及抗氧化物质，可预防癌肿；所含辣椒红素有抑制癌细胞生长，尤其可使胰癌细胞、卵巢癌细胞凋亡，因此胰癌、卵巢癌者宜之，但对其他癌肿是否有效尚未确定。

大蒜号称蔬菜中的"抗癌之王"，富含的大蒜素可从多方面阻断致癌物质"亚硝胺"的合成；所含微量元素硒、锗、镁及维生素C有确切的抗癌作用；所含丰富的

维生素 B_1、维生素 B_2 以及钙、磷、铁等是人体健康所必需。常食大蒜可抗菌消炎，减少慢性炎症的癌变机会，对预防食道癌、胃癌及多种肿瘤均有效。但因其性温味辛，对阴虚火盛之癌肿患者慎用。

胡萝卜富含多种抗癌成分，因其性平味甘，还具健脾化滞功效，故适于无明显寒热倾向的癌肿患者，化疗期间使用可以明显减轻毒性及不良反应。

苦瓜所含成分可促使免疫细胞消灭癌细胞，也能提高机体免疫功能。其性寒味苦，有清暑涤热、明目解毒之功，适于癌肿阳热亢盛或阴虚发热者，若脾胃虚寒则慎用。

具有抗癌成分的食品还有很多，如茄子、豆芽菜、木耳、各种菌类等等，癌肿患者皆可根据其抗癌特点并结合中医辨证而食之。

（张义明　邵珠琳）

四、汗出异常应详辨

汗证是指人体阴阳失调，营卫不和，腠理开阖不利而引起汗液外泄的病证。根据汗出的表现，一般可分为自汗、盗汗、绝汗、战汗、黄汗等。

《内经》对"汗"早有认识，《素问·宣明五气论》说"五脏化液，心为汗"，指出汗与心的关系最为密切。关于出汗的原因，《内经》认为是由于人体的阳气蒸发阴液所致。正如《素问·阴阳别论》所说："阳加于阴，谓之汗"。并认为出汗有生理性的和病理性的两种。生理性的出汗如《灵枢·五癃津液别论》说："天暑衣厚则腠理开，故汗出。"《素问·热论》说："暑当与汗皆出，勿止。"病理性的出汗如《素问·经脉别论》说："故饮食饱甚，汗出于胃；惊而夺精，汗出于心；持重远行，汗出于肾；疾走恐惧，汗出于肝；摇体劳苦，汗出于脾"。又如《素问·举痛论》说："炅则腠理开，荣卫通，汗大泄，故气泄矣……"《灵枢·经脉》说："六阳气绝，则阴与阳相离，离则腠理发泄，绝汗乃出。"《灵枢·热病沦》说："热病已得汗而脉尚躁盛，此阴脉之极也，死。其得汗而脉静者，生。"由此可见，汗液的异常是脏腑功能失调的表现，在临床上可以通过观察汗液的变化来判断病情。这些论述为后世认识和治疗汗证，奠定了理论基础。

汉代张仲景将外感病汗出的见症分为蛰蛰汗出、自汗出、大汗出、手足濈然汗出、额汗、头汗出、汗出而喘、盗汗、黄汗等等。并根据出汗的性质、程度、部位来推断疾病的病机。如外感病的汗证可有在表、在里、为寒、为热、属实、属虚等不同，大大丰富了汗证的辨证内容。他所拟定的许多名方，例如调和营卫的桂枝汤，清热生津的白虎汤，通下泻火的承气汤，利湿退黄的茵陈蒿汤，回阳固脱的四逆汤等，对证应用，都有针对病源治疗汗证的作用。《金匮要略·水气病脉证并治》一章,详细论述了黄汗的证因脉治,对后世认识和治疗汗证也很有启发意义。

1.自汗 经常汗出不止,活动之后更甚者,称为自汗。常见于气虚、阳虚证。由于阳气亏虚,不能固护肌表,汗孔不密,津液自泄,故见自汗;活动后则更加耗伤阳气,腠理更加疏松,故汗出尤甚。

2.盗汗 入睡之后汗出,醒后则汗止,称为盗汗。可多见于阴虚内热证,或气阴两虚证。阴虚病人,虚热偏亢,入睡之后卫阳入里,致使虚热更甚,而肌表不固,虚热蒸津外泄,故睡时汗出;醒后卫阳复归于表,虚热减轻,肌表固密,虽阴虚内热,也不能蒸津外出,故醒后汗止。若气阴两虚,临床常自汗、盗汗并见。

3.绝汗 是指在病情危重的情况下,出现大汗不止,每可导致亡阴或亡阳,故又称脱汗。①亡阴之汗:在病势危重,高热烦渴,脉细数疾的同时,而见汗出如油,热而粘手者,为亡阴之汗。由于内热亢盛,阴液浓缩,逼津外越,故大汗如油。见于亡阴证。②亡阳之汗:若病势危重,身凉肢厥,脉微欲绝的同时,而见大汗淋漓,汗稀而凉者,属亡阳之汗。由于阳气暴脱,卫表空虚,阳气奔散,津随气泄,故大汗稀凉。见于亡阳证。

4.战汗 在病势沉重之时,先见全身战栗抖动,而后汗出的,称为战汗。战汗是邪正相争,病变发展的转折点,应注意观察病情的变化。如汗出热退,脉静身凉,是邪去正复之佳象;若汗后烦躁,脉疾身热,为邪胜正衰之危候。

5.黄汗 黄汗是指汗色发黄,染衣着色,主要见于患有黄疸的病人,其病机多为肝胆湿热,蕴结而致。

6.局部汗出 身体的某一部位汗出或不出汗,也是体内病变的反映,应注意了解汗出的部位及伴随症状,以审证求因。临床常见的局部汗出,有以下几种。

(1)头汗:仅见于头部或头项部汗出较多者,谓之头汗。导致头汗的原因常有四种:一是上焦热盛,迫津外泄,故见头汗,多兼面赤、烦渴、舌尖红、苔薄黄、脉数等。二是中焦湿热蕴结,湿郁热蒸,逼津上越,而致头汗,常兼肢体困重、身热不扬、苔黄腻等。三是由于阴寒内盛,元气将脱,虚阳上越,津随阳泄,则见头额冷汗不止,面色苍白,四肢厥冷,脉微欲绝,是亡阳之兆。四是在进食辛辣、热汤、饮酒之时,而使阳气旺盛,热蒸于上,故见头汗。

(2)半身汗出:即指身体一半出汗,另一半无汗,或见于左侧,或见于右侧,或见于上半身,或见于下半身,其无汗的半身是病变的部位。多因风痰或瘀痰、风湿之邪阻滞一侧经络,致使营卫不得周流,气血失和,汗无化源,故见半身无汗。《素问·生气通天论》所谓"汗出偏沮,使人偏枯"即属此类病变。半身汗出多见于中风病、痿病及截瘫病人。

(3)手足心汗:手足心微汗出者,一般为生理现象。如汗出过多,伴口咽干燥,五心烦热,脉细数者,多为阴经郁热熏蒸所致;若手足心汗连绵不断,兼烦渴饮冷,尿赤便秘,脉洪数者,多属阳明热盛之故;若汗出过多,伴头身困重,身热不扬,苔黄腻者,多由中焦湿热郁蒸所致。

(4)胸窝部多汗,胸部多汗,成为"心汗",多为心气衰弱,可用生脉散加减。

(5)会阴部经常汗多,阴囊潮湿者,可服用金匮肾气丸;梦中汗多,醒来会阴处湿漉漉的,可用知柏地黄丸调治;若是会阴部汗多黏稠,腥臭难闻,属湿热下注,可用龙胆泻肝汤加减。

(张义明　徐守莉)

五、冬病夏治琐谈

1.概念　"冬病夏治"是指冬天易发生的疾病或冬天症状加重的疾病,在病情相对缓解的夏季进行调治补养以达到减缓发作乃至控制的一种特殊疗法。

"冬病"包括呼吸、循环、消化、免疫等多种系统疾病,它的病机特点是阳气不足;"夏治"是在夏天或长夏炎热的时间选用适宜的中医方术加以预防与治疗,包括内服中药、中药外敷、中药外治、食疗、艾灸等多种综合手段。在我国使用冬病夏治已有2000多年的历史,从1973年在长沙马王堆汉墓出土的《五十二病方》,汉代张仲景《伤寒杂病论》,唐代孙思邈《千金要方》,宋代刘翰《开宝本草》,明代李时珍《本草纲目》,清代吴尚先《理瀹骈文》对"冬病夏治"都有不同的描述和记载,只是没有提及"冬病夏治"这一词。

真正冬病夏治的高峰到来是在中华人民共和国成立后,在党的中医政策扶持下,我国各级中医医疗机构、民间诊所均已开展了此项工作,并形成了"冬病夏治"防治体系,中医"冬病夏治"工作逐步走向正规化、标准化、规范化的道路,该疗法已由民间走向正统。

2.理论指导　冬病夏治的理论观点以《黄帝内经》为基础,有三方面学说为总的指导思想。其一"春夏养阳、秋冬养阴"的平衡观点;其二不治已病治未病的"正气内存,邪不可干"正气学说观点;其三"人以天地之气生,四时之法成"的天人相应观点。

"阳气者,若天与日"。《内经》将阳气喻为天上的太阳,天上的光明依赖于太阳,人体的安康依赖于阳气,"阳气"推动人体生命运动,保持温度,推动水谷之运化,推动大小便排泄,像卫士一样防御体外之邪气,一旦阳气受损,就会百病丛生。因此无论慢支、哮喘、肺气肿、肺纤维化等呼吸病及循环、消化、免疫系统疾病,还是其他系统疾病,阳气虚损为之根本,"冬病夏治"目的就是,选用适宜方术在春、夏使得阳气充实,而达阴平阳秘之目的。

阳指人体之阳气,"阳气"之根是指元阳,是一身之阳之气。另有卫阳、肺阳、脾阳、肾阳等阳气。"元阳"与"卫阳"之气又是阳之根本;疾病的发生,缠绵不愈均是二阳之气生化不足而致。二阳的来源,"元阳"是为先天之肾精而化生,为肾之本;"卫阳"是脾胃运化水谷精微而化生,行于脉外。前者统领一身纯阳之气,后者防御、护卫人之人体。所以"春夏养阳"目的就是让元阳化之充足,"卫阳"之气充盛,而达到预防和治疗呼吸及其他系统疾病。此乃为"春夏养阳"之"道"也,春夏养阳,重点在化生"卫阳"和"元阳"之气。

3.适应证与禁忌证　冬病夏治效果最为理想的是呼吸系统疾病,还有循环、消化、免疫系统疾病。其适应证主要有慢性支气管炎、支气管哮喘、肺气肿、慢性阻塞性肺疾病、过敏性鼻炎、变异性咳嗽、类风湿关节炎、胃炎等中医辨证属阳虚为主,或寒热错杂以寒为主的患者;也适用于怕冷、怕风、平素易感冒或冬季反复感冒的虚寒体质的患者。此类患者常见症状有:咳、喘反复发作,鼻涕、痰液清稀而白,背部怕寒,冬季及受寒后症状明显加重,舌质淡红,苔薄白或薄黄,脉弦、紧或滑。需要注意的是,支气管扩张、活动性肺结核咳血患者、孕妇禁用冬病夏治膏药;糖尿病患者血糖控制不佳者、瘢痕体质者、皮肤过敏者要慎用冬病夏治膏药。

4.时间选择　我国从公元前776年至今,流行"干支纪日法",即是把天干的甲乙丙丁戊己庚辛壬癸、地支的子丑寅卯辰巳午未申酉戌亥各取一个字结合而得甲子、乙丑、丙寅等六十组的不同名称来记日,每逢有"庚"字的日叫"庚日"。秦汉时盛行"五行生克"的说法,认为最热的夏天日属火,而庚属金,火克金,所以到庚日,金必伏藏。于是就规定从夏至日(阳历6月21日或22日)后第三庚日为初伏(有10天),第四庚日为中伏(有的年是十天;有的年是二十天),立秋(阳历8月7日或8日)后第一庚日为三伏,有十天。这样,三伏就有固定的日期了。从此推断出2014年冬病夏治治疗最佳日为:7月18日,7月28日,8月7日。

5.治疗方法　冬病夏治穴位贴敷是指在夏季三伏天,通过将药物敷贴到人体一定穴位,治疗和预防疾病的一种外治方法,故又称"三伏灸"、"三伏贴"。此疗法源于中医学"春夏养阳,秋冬养阴,以从其根"的思想,具体方法源自《张氏医通》的白芥子涂法。

药物组成:以白芥子、延胡索、甘遂、细辛、生姜作为基本处方,可结合既往的临床经验和地域特点等进行加减,有的加入麻黄、黄芪、人参等。白芥子、延胡索、甘遂和细辛采用道地药材,白芥子可以通过炒制或者调整其配伍比例控制对皮肤的刺激程度,其余药物均采用生药。

药物制备:药物制备过程要求在无菌、清洁、常温环境下进行,采用洁净药材,将药物烘干,粉碎,过80～120目筛,备生姜,洗净,粉碎,三层无菌纱布挤压取汁而成。姜汁的浓度各地医院可以根据原有的经验和地域的特点在50%～100%之间适当调整,浓度调整可以通过加适量蒸馏水调配而成。

生药粉和生姜汁的比例为10克:10毫升,可以根据各地气候因素和经验予以适当调整。贴敷时取生药粉用姜汁调成较干稠膏状,药物应在使用的当日制备,或者置冰箱冷藏室备用。

贴敷方法:先将贴敷部位用75％乙醇或碘伏常规消毒,然后取直径1厘米,高度0.5厘米左右的药膏,将药物贴于穴位上,用5厘米×5厘米(小儿患者可适当减小)的脱敏胶布固定。

贴敷时机:一般在每年夏季,农历三伏天的初、中、末伏的第一天进行贴敷治疗(如果中伏为20天,间隔10天可加贴1次)。在三伏天期间也可进行贴敷,每两次贴敷之间间隔7～10天。

贴敷时间:成人每次贴药时间为2～6小时,儿科患者贴药时间为0.5～2小时。

具体贴敷时间,根据患者皮肤反应而定。同时考虑患者的个人体质和耐受能力,一般以患者能够耐受为度,病人如自觉贴药处有明显不适感,可自行取下。

疗程:连续贴敷3年为一疗程。疗程结束后,患者可以继续进行贴敷,以巩固或提高疗效。

贴敷部位:贴敷的部位一般以经穴为主,临床常用的穴位有肺俞、定喘、膏肓、大椎、中府、膻中等。可以根据患者的病情不同辨证取穴,临床常用穴位有风门、膈俞、心俞、脾俞、肾俞、足三里等。

(张义明 刘兴旺)

六、"胃不和则卧不安"有感

"胃不和则卧不安"是《素问·逆调论》论述由于饮食不节、劳逸失度、内伤七情等因素,引起脾胃不和,升降失职,夜卧不安,导致失眠的理论,一直有效地指导中医对失眠的辨证和治疗,今结合临床述一浅见。

案1 食滞中脘,夜不得眠。刘某某,女,56岁,于2009年12月3日初诊。患失眠年余,曾服养心安神中成药罔效,靠服西医安眠药每晚勉强入睡两三个小时,刻诊:晚上入睡困难,白天精神困顿,伴有胸脘胀闷,头晕欲呕,呃逆酸腐,纳食欠馨,晚餐多食更是辗转不安,甚则彻夜难眠,大便黏滞不爽,舌暗红,苔白厚腻,脉弦滑。证属食滞中脘,胃失和降,浊气上逆,阳不入阴。

方用越鞠保和丸加减:炒苍术10克,焦三仙各15克,香附10克,炒栀子6克,茯苓15克,炒枳实15克,半夏12克,陈皮10克,炒莱菔子12克,炙远志15克,合欢皮15克。

5剂,水煎服,晚饭后服第一煎,早饭后服第二煎。

二诊时停服西药安眠药已能入睡,但睡不踏实,胸脘胀闷已减,纳食有增,大便通畅,舌偏暗红,苔白厚腻,脉弦细滑。原方加丹参15克,再进10剂,诸症消失,纳眠俱香。用越鞠保和丸6克,日3次,以善其后。半年后随访,病未复发。

案2 痰湿中阻,夜不得眠。谭某某,男,54岁,于2009年3月12日初诊。患失眠 3 年余,曾服西药及归脾丸、朱砂安神丸、七叶安神片等中成药不效,近一个月来因应酬喝酒较多,渐至彻夜达旦不能入寐,伴有头晕耳鸣,精神恍惚,身困乏力,恶心欲呕,胸脘痞闷,形体肥胖,舌微红暗,苔白腻,脉沉弦滑。证属痰湿中阻,胃失和降,阴阳不交而致不寐。治宜豁痰理气,和胃安神。

方用温胆汤加减:法半夏 15 克,陈皮 10 克,茯苓 15 克,枳实 12 克,竹茹 6 克,石菖蒲 10 克,郁金 12 克,远志 10 克,炒枣仁 15 克,白术 15 克,合欢皮 15 克,炙甘草 10 克。

7 剂,水煎服,日 1 剂。

二诊:药后每晚能睡三四个小时,但易醒,呕恶已减,精神较前明显好转,胸脘渐畅,舌苔白腻,脉沉弦滑。原方加炒谷芽、炒麦芽各 15 克,再服 14 剂,水煎服。

三诊:药后睡眠佳,纳食香,精神爽,诸症若失。继以香砂养胃丸以善其后,调理月余,临床痊愈。

案 3 寒热错杂,夜不得眠。张某,男,52 岁,于 2010 年 5 月 6 日就诊。患失眠症半年,每晚仅睡二三小时,伴见头晕神疲,恶梦纷纭,虽服多种养心安神之品,未收寸效。刻诊:症如前述,兼见脘腹胀闷不舒,纳食不香,呃逆嗳气,口干不欲饮,大便稀,日二三次,矢气频作,舌苔厚腻,脉弦滑小数。辨证为寒热错杂,中焦痞塞,胃气失和,心神被扰。即张景岳曰:"今人有过于饱食,或病满者,卧必不安,此皆为胃气不和之故。"治宜辛开苦降,寒热并施,和胃安神。

方用半夏泻心汤加减:法半夏 15 克,黄芩 10 克,干姜 10 克,黄连 10 克,人参 10 克,炒枳壳 12 克,远志 10 克,茯苓 15 克,焦三仙各 10 克,炙甘草 5 克,大枣 5 枚。

进 3 剂,诸症有减,每夜能睡四五个小时;又进 7 剂,诸症消失,夜寐正常。

案 4 中焦湿热,夜不得眠。金某某,女,48 岁,夜不得眠年余,于 2010 年 4 月 12 日初诊。患者伴有头晕、健忘、神疲乏力,曾服健脾养心、镇静安神之品百余剂,非但不效,且病情日渐加重。刻诊:症如前述,兼有精神恍惚,心悸易惊,脘腹胀满,纳欠馨,矢气多而味重,大便干结难解,口中浊气熏人,舌红苔黄厚,脉沉弦有力。此乃中焦浊热,腑气不通,胃失和降,浊热上扰,心神不宁之证。治宜泄热通腑,和胃安神。

方用小承气汤合小陷胸汤加减:大黄 10 克(后下),枳实 10 克,厚朴 10 克,瓜蒌 15 克,半夏 12 克,黄连 10 克,石菖蒲 10 克,远志 10 克,炒谷麦芽各 15 克。

水煎服,日 1 剂。药后排稀便日二三次,共服 10 余剂,纳眠俱佳。后以保和丸调理月余,诸症未复发。

案 5 肝胃不和,夜不得眠。刘某,女,39 岁,某中学教师,于 1998 年 3 月 15 日就诊。患者失眠 3 月余,每晚均到 12 点以后服 2 片地西泮方能入睡 3～5 小时,伴见面部黄褐斑,神疲乏力,胃脘及胸胁胀满,烦躁易怒,胸脘痞闷,嗳气纳呆,善太息、经行先后不定期,经量少,色暗有块,舌红苔黄,脉弦。证属肝郁气滞,肝胃不和,胃失和降,以致胃不和则卧不安,而致失眠。治宜疏肝和胃,平肝安神。

方用柴胡疏肝散合酸枣仁汤加减:柴胡 10 克,陈皮 10 克,川芎 10 克,白术 10 克,香附 10 克,枳壳 10 克,白芍 10 克,焦三仙各 20 克,酸枣仁 30 克,合欢皮 15 克,生龙牡各 30 克。

上方服药 6 剂,纳食增进,脘腹胀满减轻,晚 11 点不服地西泮已能入眠 5 小时。效不更方,继服 6 剂,胃胁胀满消失,纳食正常,每晚 10 点半可入睡约 6 小时左右。仍以上方改为两日 1 剂,每晚 9 点钟服药一次,连服月余,睡眠正常。

按:《素问·逆调论》曰:"阳明者,胃脉也,胃者,六腑之海,其气亦下行,阳明逆不得从其道,故不得卧也。"《下经》曰:"胃不和则卧不安。"指出阳明胃气本应下行为顺,今胃气不得下行而上逆,可导致不得安卧。因胃络通于心,脾胃又为升降之枢纽,为心肾相交,水火交济之处,胃失和降,阳不得入于阴,而卧不安寐。

"胃不和则卧不安",对临床治疗失眠具有重要指导意义,但是引起"胃不和"的病因多端,不可执半夏秫米汤治而不变。笔者认为,任何脏腑经络、气血津液功能失调都可致不寐,"胃不和则卧不安"可引申为"五脏不和则卧不安。"临证应守其法而不拘其药,权衡达变,圆机活法。上述五案,虽均有胃不和之证,但病孰各异,故治法遣方用药有别,且均收佳效。

(张义明　邵珠琳)

七、"脾在液为涎"的临床应用

涎与唾均是唾液,俗称"口水",中医学认为,涎为脾液,唾为肾液。二者的区别是,涎自两腮处,溢于口,可自口角流出,质清稀,唾生于舌下,须从口中唾(吐)出,质黏稠,故临床上,口角流涎,多从脾论治,频吐唾液多从肾论治。《素问·宣明五气》指出"五脏化液……脾为涎……肾为唾……",现代医学认为,涎系腮下腺的分泌液,而唾则是颌下腺和舌下腺的分泌液。所以后世医家认为,唾虽为肾液,而肾为胃关,故肾家之唾为病,必见于胃也。临床上,凡唾涎之病均不离脾与肾,今举案三例。

1.脾虚寒凝　向某某,男,45 岁,教师,1989 年 11 月 2 日初诊。涎液增多 1 个月,加重 2 周。患者平素饮食不节,一个多月前忽觉唾涎较常增多,未予在意,诸症渐次加重,两周来每分钟要唾四五口之多,说话吃饭时更是涎液不断外涌,以致不能讲课,饮食几废。曾经中西医治疗,服用西药维生素 B_1、维生素 B_6、谷维素等以及利咽开胃中药多剂,皆无效验。刻诊:唾液如涌,诉说病情时唾涎涟涟不绝,色清且冷,夹有白痰,咽喉干燥,四肢乏困,食欲不振,大便稀溏,小便清长,舌质淡嫩,苔薄白滑润,脉沉细无力。辨证属"脾虚",由脾阳亏虚不能摄涎所致。治宜健脾温中,燥湿化痰,方用理中汤加味。

处方:党参 15 克,炙甘草 6 克,干姜 10 克,白术 15 克,半夏 12 克,茯苓 15 克,陈皮 10 克,桔梗 10 克,焦山楂 15 克。

服 5 剂后,唾液减少,复诊守原方,继服 12 剂后痊愈。半年来多次随访未见复发,已恢复正常教学工作。

2.寒滞厥阴　宋某某,女,42 岁,农民。1992 年 4 月 10 日因频吐涎沫 40 余天伴恶心呕吐,上脘部疼痛,在当地卫生院经用补液、支持疗法及黄芪建中汤、旋覆代赭汤等治疗 20 余日效不显著。查患者仍频频呕吐白稀涎沫,恶心不欲食,时而呃逆,每日仅进食 100 克左右,口不渴,头昏微痛,卧床不起,声低懒言,二便尚利,体瘦,面色萎黄少华,胃脘部柔软有轻度压痛,舌淡红,无苔薄白而润,脉沉缓。证属肝胃有寒邪,寒滞厥阴,脾虚失运,反聚液为痰涎,随寒邪上逆致呕吐涎沫,因治未得法,病延日久。治当温暖肝胃,化饮降逆,以吴茱萸汤加味。

处方:党参 15 克,吴茱萸 5 克,半夏 15 克,生姜 15 克,公丁香 3 克,陈皮 10 克,茯苓 15 克,炙甘草 6 克,干姜 5 克,川连 5 克。

服 5 剂后诸症显减。继以上方加白术 15 克,再服 12 剂痊愈。

3.稚阳未充　乔某某,男,6 岁,2008 年 7 月 11 日就诊。其母代述:患儿泣口水 3 年余,近日加重,体胖,自汗出,纳呆腹胀,倦怠便溏,易感冒,肢冷畏寒,前额作痛,小便清长,舌淡苔白滑,脉沉滑,中医辨证属脾胃虚寒。治宜健脾益气,温中化湿,以理中汤合参苓白术散加减。

处方:太子参 10 克,白术 10 克,茯苓 10 克,干姜 5 克,山药 15 克,陈皮 5 克,半夏 5 克,砂仁 5 克,益智仁 10 克,车前子 5 克,焦三仙各 10 克,甘草 3 克。

水煎服每日 1 剂,10 剂症状减轻,继服 15 剂告愈。

按:上述三案皆以喜唾为主症,貌似同一,仔细玩味,内自有隙,证候有别。首案喜唾无呕,且唾涎涓涓,据《伤寒论》第 395 条"大病瘥后,喜唾,久不了了,胸上有寒,当以丸药温之,宜理中丸"之论分析,治以理中汤化裁温中散寒,健脾摄涎以治其本;藉二陈汤合焦楂化痰复津、消食转脾以治其标;加桔梗一可助二陈化痰利水,一则升脾气,载药上达,启肺气以宣散布化,故服 5 剂而诸症大减,继服十余剂而愈。二案之涎,每伴呕恶而作,且与头昏头疼、胃脘疼痛相兼,实由肝胃寒凝使然,故据仲景"干呕,吐涎沫,头痛者,吴茱萸汤主之"的论述,以吴茱萸汤加味温肝散寒,降逆化浊;以二陈化痰利水,理胃通降;少佐黄连以防温药为里寒格拒而难入,同时又有坚厚胃肠、收浮热以止呕之妙。守法守方,终致寒祛浊消,精布涎止,康复病愈。三案由于小儿在生理上脾常不足,运化力弱,稚阳未充,清阳失升,浊湿上犯,津液失约,故口中唾涎随出不止。中医称为"滞颐",西医称为泣涎症。《诸病源候论·小儿杂病诸候·滞颐候》"滞颐之病,是小儿多涎唾泣出,渍于颐下,此由脾冷液多故也。脾之液为涎,脾气冷,不能制其津液,故冷涎泣出,滞渍于颐也。"方中以太子参、白术、山药、甘草健脾益气,茯苓、陈皮、半夏利湿化痰,干姜、砂仁、益智仁温阳祛寒,车前子利湿,焦三仙健脾助消化,药证相符,疗效满意,此类病症常见,一般 20 余天均能治愈。

(张义明　王延梅)

八、启于"经水出诸肾"

"经水出诸肾"是傅青主长期精心理论研究和临床经验积累的结晶,体现了他调经的基本观点——重肾补肾。这一观点给予后世很大的启发,至今仍有效地指导着临床。

1. 基本内涵　对这句名言的理解关键在于"经水"两字。"经水"一词最早见于《内经》。《素问·离合真邪论》曰:"天有宿度,地有经水,人有经脉。天地温和,则经水安静;天寒地冻,则经水凝泣;天暑地热,则经水沸溢;卒风暴起,则经水波涌而陇起。"此处的"经水"指河流,喻人身经脉。《灵枢经》中则以"经水"为篇名来阐述十二经脉运行情况。在中医妇科中,"经水"是月经的别称。"惟脏腑之血,皆归冲脉,而冲为五脏六腑之血海,故言太冲脉盛,则月经以时下,此可见冲脉为月经之本也。"冲为奇经八脉之一,故《内经》与妇科中的"经水"有一定的联系,都与经脉有关。对傅氏而言,"经水"则更有深刻的内涵。他认为"古昔圣贤创呼经水之名者,原以水出于肾,乃癸干之化,故以名之。""夫癸者,天之水,干名也。"故"癸干癸"乃天癸也。"天癸者,指肾水本体而言。癸者,水也。肾为水脏,天一生水,故谓肾水为天癸,即愈东扶所谓精血之源头也。"肾属水,癸亦属水,故"经水"两字在傅氏看来,更能够表明月经与肾、天癸的密切关系,即天癸乃肾中阴精,而经水乃阴精所化生。"经水"不仅仅是肉眼所看到的"经血",而且以肾中阴精的化生为其物质基础,精满才能化经,精充则血充,精亏则血少。

"经水出诸肾"的理论体现了肾在月经产生过程中的主导作用。这与肾本身的生理功能密切相关。"肾是人体生命的根本,是机体功能活动的原动力。胞脉者系于肾。冲任之本在于肾。肾藏精,精化血,傅青主谓经水出诸肾。"血之资根在于肾。张景岳称其为"精血之海",《医学正传》说到"月水全赖肾水施化,肾水既乏,则经血日以干枯"。可见,肾是产生月经的渊源。经血由肾精所化,肾精充盛,血海满盈,月经如期而来。近几十年来,随着中医学肾实质研究的日益深入以及临床大量对月经病调治的观察,肾虚作为生殖功能低下与不足一类月经病的基本病机,已经得到普遍的认同。

2. 理论渊源　"经水出诸肾"是傅氏在继承前人学术思想的基础上有所发挥。它的理论源头在于《内经》。《素问·上古天真论》中论述:"女子七岁,肾气盛,齿更发长,二七而天癸至,任脉通,太冲脉盛,月事以时下,故有子,……七七任脉虚,太冲脉衰少,天癸竭,地道不通,故形坏而无子也。"这里指出了肾、天癸及冲任与月经的密切关系。但在元代之前的医家,在调经方面多侧重脾、肝、心,强调后天之本。宋代陈自明《妇人大全良方》在调经中突出了肝脾的论点,李东垣在月经病方面多以脾胃立论。明代以后在调经方面,又发扬了《内经》的宗旨,虽也有偏于肝脾的,但更加重视了肾的理论。薛立斋虽大多强调了脾的问题,亦重视了肾。

张景岳则脾胃与肾并重,提出"调经之要,贵在补脾肾以资血之源,养肾气以安血室。"赵献可则是个完全的补肾派,他在《医贯》里指出"调经以养水为主",至傅青主,把肾在月经失调中的病机作了比较全面的发挥,认为"肾水火太旺"、"肾中火旺而阴水亏"、"肾之或通或闭"等,是经水先期或先后无定期的主因,还提出了"经水出诸肾"、"经本肾"的观点,从而在治疗上突出了补肾制定方剂如两地汤、定经汤等,现仍在妇科临床所用。

3.应用举例

(1)经水先期案。妇人有先期经来者,其经甚多,人以为血热之极,谁知是肾中水火太旺乎!夫火太旺则血热,水太旺则血多,此有余之病,非不足之症也,但过于有余,则子宫太热,亦难受孕,过者损之,谓非既济之道乎!然而火不可任其有余,而水断不可使之不足。治之法但少清其热,不必泄其水也。

方用清经散:牡丹皮10克,地骨皮15克,白芍10克,生熟地黄各10克,青蒿6克,白茯苓5克,黄柏3克。

水煎服。二剂而火自平。此方虽是清火之品,然仍是滋水之味,火泄而水不与俱泄,损而益也。

(2)经水后期案。妇人有经水后期而来多者,人以为血虚之病也,谁知非血虚乎!夫经本于肾,而其流五脏六腑之血皆归之,故经来而诸经之血尽来附益,以经水行而门启不遑迅阖,诸经之血乘其隙而皆出也,但血既出矣,则成不足。治法宜于补中温散之,不得曰后期者俱不足也。

方用温经摄血汤:大熟地30克,白芍30克,川芎15克,白术15克,柴胡3克,五味子3克,续断5克,肉桂3克。

水煎服。三剂而经调矣。此方大补肝、肾、脾之精与血,加肉桂以祛其寒,柴胡以解其郁,是补中有散,而散不耗气;补中有泄,而泄不损阴,所以补之有益,而温之收功,此调经之妙药也。

(3)经水先后不定期案。妇人有经来断续,或前或后无定期,人以为气血之虚也,谁知是肝气之郁结乎!夫经水出诸肾,而肝为肾之子,肝郁则肾亦郁矣;肾郁而气必不宣,前后之或断或续,正肾之或通或闭耳;或曰肝气郁而肾气不应,未必至于如此。殊不知子母关切,子病而母必有顾复之情,肝郁而肾不无缱绻之谊,肝气之或开或闭,即肾气之或去或留,相因而致,又何疑焉。治法宜疏肝之郁,即开肾之郁也,肝肾之郁既开,而经水自有一定之期矣。

方用定经汤:菟丝子30克,白芍30克,当归30克,大熟地15克,山药15克,白茯苓10克,芥穗5克,柴胡5克。

水煎服。二剂而经水净,四剂而经期定矣。此方舒肝肾之气,非通经之药也;补肝肾之精,非利水之品也,肝肾之气舒而精通,肝肾之精旺而水利,不治之治。

(4)年未老经水断案。经云:女子七七而天癸绝。有年未至七七而经水先断者,且经原非血也,乃天一之水,出自肾中,是至阴之精而有至阳之气,故其色赤红似血,而实非血,所以谓之天癸。治法必须散心肝脾之郁,而大补其肾水,仍大补其心肝脾之气,则精溢而经水自通矣。

方用益精汤:熟地 30 克,白术 30 克,山药 15 克,当归 15 克,白芍 10 克,枣仁 10 克,丹皮 6 克,沙参 10 克,柴胡 3 克,杜仲 3 克,人参 6 克。水煎,连服 8 剂而经通矣。服 30 剂而经不再闭。

(5)行经后少腹疼痛案。妇人有少腹疼于行经之后者,夫经水者,乃天一之真水也,满则溢而虚则闭,亦其常耳,何以虚能作疼哉?盖肾水一虚则水不能生木,而肝木必克脾土,木土相争,则气必逆,故尔作疼。治法必须以舒肝气为主,而益之以补肾之味,则水足而肝气益安,肝气安而逆气自顺。

方用调肝汤:山药 15 克,阿胶 10 克,当归 10 克,白芍 10 克,山萸肉 10 克,巴戟 5 克,甘草 5 克。

水煎服。此方平调肝气,既能转逆气,又善止郁疼。经后之症,以此方调理最佳。不特治经后腹疼之症也。

(6)经前大便下血案。妇人有行经之前一日大便先出血者,人以为血崩之症,谁知是经流于大肠乎!夫大肠与行经之路,各有分别,何以能入乎其中?不知胞胎之系,上通心而下通肾,心肾不交,则胞胎之血,两无所归,而心肾二经之气,不来照摄,听其自便,所以血不走小肠而走大肠也。故必大补其心与肾,使心肾之气交,而胞胎之气自不散,则大肠之血自不妄行,而经自顺矣。

方用顺经两安汤:当归 10 克,白芍 10 克,大熟地 15 克,山萸肉 6 克,人参 10 克,白术 15 克,麦冬 15 克,黑芥穗 5 克,巴戟肉 5 克,升麻 2 克。

水煎服。二剂大肠血止,而经从前阴出矣,三剂经止,而兼可受妊矣。

(张义明　郭艳苓)

九、安胎之法知多少

妊娠本属妇女孕期的正常生理阶段,但由于受孕后孕妇的生理发生了变化,特别加上外部环境、精神情志及饮食劳逸的干扰,很容易出现诸多不同的病理变化。如妊娠恶阻、腹痛、胎漏、胎动不安、堕胎、小产、滑胎等病症。其病机历代医家论述较多,较为全面的应属《沈氏女科辑要笺正》"一曰阴亏,人身精血有限,受孕后聚以养胎,阴分必亏。二曰气滞,腹中增一障碍,则升降之气必滞。三曰痰饮,人身脏腑接壤,腹中遂增一物,脏腑机括为之不灵,津液聚为痰饮。"由于血虚气旺,易导心烦眩晕,恶阻,胎动不安;痰饮内停,易致恶阻,胎水肿满。因胞脉系于肾,肾主生殖,肾藏精,精血同源,若肾气亏损,则胎元不固,易致胎动不安,小产或漏胎;脾为后天之本,气血生化之源,而胎赖血以养之,若脾虚血少,胎失所养,可致胎漏;心为君主之官,为火脏,主血脉,受孕后血易偏虚,养胎元而致营血暗亏,心失所养,神明浮动,不安其舍,而见心神不宁,夜寐不佳,胎动下血;肝肾乙癸同源,肝肾阴亏,胎元失养,易致胎动不安或漏胎;肺为相傅之官,有宣发敷布之功,孕后痰浊凝滞,气机失常,易致恶阻而胎元不安。故临床对于受孕之妇应安胎与治病并举,今吸取各家安胎之经验及个人的临床体会,总结如下,以供同道参考。

1. 清热安胎:适用于胎热之胎动不安,常用的有黄芩、苎麻根。黄芩性寒,味苦,有清热泻火安胎的功效,主要用于气分热造成的胎动不安,常配伍白术、当归;苎麻根性寒,味甘,有清热凉血、止血安胎的功效,常配伍黄芩、竹茹、地黄、当归、阿胶。

2. 理气安胎:适用于气滞之胎动不安,常用的有紫苏、砂仁。紫苏性温,味辛,能行气宽中安胎,用于妊娠期风寒感冒及脾胃气滞所致的胎动不安,常配伍陈皮、砂仁;砂仁性温,味辛,功能行气和中、止呕安胎,用于中虚气滞所致胎动不安,常配伍白术、苏梗。

3. 健脾安胎:适用于脾气虚弱之胎动不安,常用药为党参、山药、白术,有补气健脾、和中安胎的功效,用于脾虚气弱所致的胎动不安,常配伍陈皮、茯苓、黄芪、生姜。

4. 补肝肾安胎:适用于肝肾不足之胎动不安,常用的有杜仲、续断、桑寄生。对于肝肾亏虚、胎元不固所致的胎动不安,常配伍续断;对于肝肾虚弱、冲任失调所致的胎动欲坠,常配伍桑寄生、菟丝子;对于肝肾不足、冲任不固所致的胎漏下血、胎动不安,常配伍艾叶、阿胶、杜仲。对于卵巢功能早衰,卵泡发育不良者,可选用五子衍宗丸。

5. 清心安胎:对于心胸烦闷,夜不成寐,神志恍惚,口舌生疮,伴有胎动下血,治宜清心火,补阴血,致阴阳平衡则胎自宁。方用柏子养心丸加芩、连、竹叶等。

6. 宣肺安胎:对于胸膈胀满,咳逆吐涎,喘促倚息,伴胎动下血,治宜宣导肺气,和畅气机,使清浊升降有序,其胎易安。方选杏苏散。

7. 逐月安胎:古代医家巢元方云:"妊娠一月名胚胎,足厥阴脉养之,二月名始膏,足少阳脉养之,三月名始胎,手心主脉养之,当此时血不流行,形象始化,四月始受水精,以成血脉,手少阳脉养之。五月始受火精,以成气,足太阴脉养之,六月始受全精,以成筋,足阳明脉养之,七月始受木精,以成骨,手太阴脉养之。八月始受土精,以成肤革,手阳明脉养之。九月始受石精,以成毛发,足少阴脉养之。十月,五脏六腑,关节入神皆备。其大略也。"遵巢元方之论,习惯性流产,按其流产月份,倡导逐月安胎最为有效。

8. 南瓜蒂安胎:采用新鲜南瓜蒂2~3枚,切片水煎服,或作为安胎之药引,加入其它汤剂中,具有显著的安胎效果,特别适用于各种原因引起的漏胎为宜。

9. 无忧散安胎:无忧散出自《增补内经拾遗方论》卷四。别名有保产无忧散

（《郑氏家传女科万金方》卷三），治产秘验良方（《付青主女科·产后编》卷上），保产神效方（《付青主女科·产后编》补编），保产无忧方（《验方新编》卷九）。功效补气养血，安胎催生。由当归、川芎、荆芥穗、艾叶、枳壳、黄芪、菟丝子、川贝母、白芍、甘草、生姜组成，为治疗胎动不安、胎位不正及难产等的有效方剂。

（张义明　郭艳苓）

十、产妇满月发汗应是误区

我国民间一直流传着一种习惯，即产妇满月后一定要喝发汗汤，由于地区差异不同，发汗的药物和方式也不尽相同，如东北地区以防风、荆芥、桂枝、透骨草为主；华东地区以益母草、红花、荆芥、红糖为主；华南地区以防风、藿香、薏苡仁为主。近年来由于市场经济的浸透和影响，产妇满月应发汗几乎成了某些人谋取钱财的手段，发汗方式五花八门，不仅要喝发汗药，许多女子养生会馆推出所谓的桑拿发汗、汗蒸馆发汗、药物熏蒸馆等发汗方式，甚至将发汗与养生联系到了一起。那么产妇满月发汗果真像某些传统理念宣传的那样对产妇身体康复有益吗？答案是否定的，理智地说所谓产妇满月应发汗是一个误区。因为这一传统观念，不仅不符合中医药理论，而且事实上由于产妇满月发汗而导致的产妇肢体痛又称"产妇痹"现状越来越严重，甚至终生不愈，严重损害了产妇的身体健康。笔者想就此述以粗见，希望能够引起人们的反思。

首先，从中医理论的角度，正确认识关于汗的生理和病理。"阳加于阴，谓之汗"出自《素问·阴阳别论》，其含义主要有两个方面：一是汗为阴液，靠阳气的蒸腾与宣发，阳加于阴则汗出；二是脉来为阳，脉去为阴，阳加于阴即来者盛，去者衰，指脉象与汗出的关系。如张志聪注："汗乃阴液，由阳气之宣发，而后能充身泽毛，若动数之阳脉加于尺部，是谓之汗。当知汗乃阳气之加于阴液，而脉亦阳脉加于阴部也。"

汗是津液所化生，津液是血液的重要组成部分，津血同源，血汗同源，皆由脾胃化生水谷精微而产生。汗和津液靠肺气的宣发、肝的疏泄与调节、心气的推动、肾阳的蒸腾与温化，并与阴气平顺，阳气固密，营卫的调和有密切的关系。

汗的生理作用，可以调节体温，促进新陈代谢，通过调节体温的变化而维持人体的正常生理功能。"天寒衣薄则腠理闭，天炅衣厚则腠理开故汗出"。一年四季有春温、夏热、秋凉、冬寒的更替变化，人体通过肺宣发卫气的作用，调节腠理的开阖。春夏气温升高，腠理开泄，汗出较多，秋冬气温下降，腠理密闭，汗出较少。人体通过生理调节机制，来适应外界环境的变化，维持正常的生理功能。因此，正常生理上的出汗有利于人体的新陈代谢，使人体阴阳平衡协调。

其次，要正确认识什么情况下应该发汗。《伤寒论》各篇对汗出和病证的关系都作了明确的论述,如太阳伤寒,寒邪束表,腠理闭塞,卫阳被遏,营阴郁滞而见恶寒发热,无汗而喘,身体疼痛,脉浮紧的伤寒表实证用麻黄汤,辛温解表,发汗散寒,宣肺平喘。风邪外袭,营卫失调,卫强营弱,而见发热,恶风,汗出,脉浮缓的风寒表虚证,用桂枝汤,解肌祛风,调和营卫。尤以服药后的护理方法寓意更加深刻:一是药后服热稀粥,借谷气滋汗源以助药力;二是温服取汗,以遍身微似有汗为佳,切忌大汗淋漓;三是见效停药,一服汗出病愈,中病即止;四是不效继服,如发汗后身疼痛,营气不足的桂枝新加汤证;汗出过多,心阳受损的桂枝甘草汤证等。

由此可见,作为产妇可不可发汗应根据其体质,特别是有没有外感风寒之邪,出现寒邪郁滞营卫的病症。如头身痛、恶寒无汗等。如见以上表证,则可发汗解表,汗出而病愈,若产妇既无表证又无不适,就没有必要发汗。

最后,须进一步强调为什么产妇满月不应发汗。《伤寒论》对发汗的禁忌证也作了详尽的论述,如:"咽喉干燥者,不可发汗"(第83条);"淋家不可发汗"(第84条);"疮家虽身疼痛,不可发汗"(第85条);"衄家不可发汗"(第86条);"亡血家不可发汗"(第87条);"汗家不可重发汗"(第88条)。分娩是很多女性一生中最为重要的一件事情,十月怀胎已经耗费大量精、气、神,再经过分娩这一紧张、痛苦、消耗体力的过程,致其筋骨毛孔大开,消耗一身元气,身体抵抗力随之下降。如有些产妇由于分娩时的创伤、出血以及临产时用力等耗损大量气血,以致其产后"百节空虚",抗病力弱,加上有些产妇本来身体虚弱,气血不足,如果再强行发汗,就会使津液耗损更严重,极易导致排尿异常、大便困难及乳汁分泌不足,甚至昏眩、四肢麻木痉挛等症状。故《傅青主女科》强调:"产后百节开张,血脉流散,气弱则经络间血多阻滞,累日不散,则筋牵脉引,骨节不利,故腰背不能转侧,手足不能动履,或身体头痛。若误作伤寒发表出汗,则筋脉动荡,手足发冷,变症出焉,宜服趁痛散。"

处方:当归、甘草、黄芪、白术、独活、肉桂、桑寄生、牛膝、薤白、生姜。

可见产妇满月不仅不能发汗,还应补益气血以固其本,复其正。

(张义明　王慎喜)

十一、耳鸣耳聋不独属肾

耳鸣是指病人自觉耳内鸣响,如闻蝉声,或如潮声。耳聋是指不同程度的听觉减退,甚至消失。耳鸣可伴有耳聋,耳聋亦可由耳鸣发展而来。二者临床表现和伴发症状虽有不同,但在病因病机上却有许多相似之处,中医教科书中一般认为其发病多与肾有关。明确指出主要原因有:①气不足,如《灵枢·口问》说:"故上气不足,脑为之不满,耳为之苦鸣,头为之苦倾,目为之眩。"②肾精脱,如《灵枢·决气》说:"精脱者耳聋。"③髓海虚,如《灵枢·海论》说:"髓海不足,则脑转耳鸣。"但据临床观察,耳鸣耳聋患者,特别是突发性时间较短的青少年患者,其病机多与肾无关。如《素问·至真要大论》中指出:"厥阴司天,客胜则耳鸣掉眩……"

"少阴司天,客胜则耳聋瞑。""少阳司天,客胜则……耳聋。"由于外邪而致聋者,多属于暴聋。《素问·气交变大论》所载:"炎暑流行,金肺受邪,民病……耳聋;""燥气流行,肝木受邪,民病……耳无所闻。"即是此意。从以上论述中,可见在《内经》年代,耳鸣、耳聋在病因上已可区别为外感、内伤,在辨证上也有虚实的不同,在病位上不独归于肾,而与肺肝也相关。为后世认识本病奠定了基础。

汉代张仲景《伤寒论·辨少阳病脉证并治》中有"少阳中风,两耳无所闻"之说,按照《内经》分类,应属感受外邪所致的暴聋。隋唐时期对耳鸣、耳聋的病机阐述得较为详细。《诸病源候论·耳病诸候》发展了《内经》的学说,认为耳鸣耳聋应有内伤、外感之别。金元时期,对耳鸣耳聋的发病学说较有代表性的是朱丹溪。在《丹溪心法·耳聋》中指出:"耳聋皆属于热。"并认为少阳、厥阴患病而耳聋,亦是热多;相当于西医五官科方面的外耳病变(如外耳道炎等),鼓膜病变(如鼓膜穿孔、破裂等),中耳病变(如中耳炎、中耳硬化症等)。均说明耳鸣发病部位不独于肾。临床常以仲景小柴胡汤加味治疗。《伤寒论》少阳病包含经腑两层。以经络而言,少阳经脉介乎表里之间,连接表里经气以称为枢。以脏腑言,胆主阳气之发生,三焦统领阳气之气化;胆主枢之启动运转,三焦继以道路畅通,形成枢路一体,枢运机转,气、火、水布散上下内外。少阳经脉与五官相连。六腑清阳之气,五脏精华之血,皆上注于头面清窍,清窍方能完成正常之生理功能,所以精纯之血上达五官之"清道"要畅通,水湿痰瘀下趋外泄之"浊道"要疏通,五官自身血络要宣通。故五官(主要指耳鼻咽喉)疾病,当从少阳立论,治以转运枢机,升清阳,降浊阴,和清窍。

主要药物:柴胡15克,黄芩15克,半夏12克,党参10克,桔梗15克,连翘15克,僵蚕10克,栀子10克,石菖蒲15克,路路通15克,生龙牡各30克,白花蛇舌草20克,甘草5克,生姜5片,大枣5个。

方中主药柴胡气质轻清,苦味最薄,能疏少阳之郁滞,黄芩苦寒,气味较重,能清胸腹胆热而除烦,与柴胡相伍,能解半表半里之邪;生姜、半夏调理胃气,降逆止呕;甘草、大枣、人参益气和中,扶正祛邪;另生姜与大枣相配有调和营卫,以利柴胡、黄芩和解少阳之功。本方加入栀子,助黄芩清肝胆之热,加入桔梗、白花蛇舌草、连翘、僵蚕,以清肺利咽解毒,石菖蒲、路路通以开窍通闭,生龙牡以平肝。本方配伍严谨,疗效显著,有寒热并用,攻补兼施,疏利三焦,调达上下,宣通内外,和解表里的特点和功用。据临床观察,急性发作时间不超过30天者,一般口服为10天左右均能收效显著。

(张义明　徐守莉)

十二、"金实不鸣"清宣温通应有别

失音是一个症状，凡是语声嘶哑，甚则不能发生者，统谓之失音。主要由于感受外邪，肺气壅遏，声道失于宣畅；或精气耗损，肺肾阴虚，声道失于滋润所致。

前人认为声出于肺而根于肾。肺属金，故其病之属实者，称为"金实不鸣"；其病属虚者，称为"金破不鸣"。"金实不鸣"者多为外因致病，如感受风、寒、暑、湿、燥邪，如《灵枢·忧恚无言》中提到："人卒然无音者，寒气客于厌，则厌不能发，发不能下，至其开阖不致，故无音。"《素问·气交变大论》有："岁火不及，寒乃大行，民病……暴瘖。"说明了在感受外邪的情况下，声门的开阖作用受到影响而病失音。二是脏气内伤。如《素问·宣明五气》中有："五邪所乱……搏阴则为瘖"。所谓阴者，五脏之阴也。手少阴心脉上走喉咙系舌本，手太阴肺脉循喉咙，足太阴脾脉上行结于咽、连舌本、散舌下，足厥阴肝脉循喉咙之后，上入颃颡而络于舌本，足少阴肾脉循喉咙系舌本，故皆主病瘖。

鉴于"金实不鸣"的病因病机不同，故辨证治疗应清宣温通有别。辨证采用疏风解表、宣肺开音、清热泻火、化痰散结、利水消肿、理气解郁、益气养血、滋阴降火以及温阳散寒、温阳化瘀、温阳散结等治法。兹举验案说明之。

刘某，男，48岁，山东泗水泉林村人，1989年8月7日来诊，患者自述发热头身痛，无汗口渴3天，昨日夜晚突然咽痛不能发音，偶有咳嗽、咽堵有痰，查双侧扁桃体Ⅰ度肿大，咽部充血，声带肥大水肿，体温38.3℃，口渴欲冷饮，舌红苔薄黄，脉浮数，中医诊为外感风热、邪热束肺、肺咽失宣。以桑菊饮加减：桑叶15克，菊花15克，杏仁10克，连翘15克，桔梗15克，黄芩10克，沙参15克，蝉蜕10克，胖大海5克，木蝴蝶6克，甘草3克。水煎服，每日1剂，3剂好转，6剂痊愈。本方以桑叶、菊花发散风热，宣肺解表，黄芩、连翘清热解毒，桔梗、杏仁宣肺化痰、止咳，沙参清肺润燥利咽，蝉蜕、胖大海、木蝴蝶散结利咽以助发音。

赵某某，女，41岁，2000年12月16日初诊。患者3天前因受寒气侵袭后，引起暴喑并咽痛，手、足、膝冷痛，在外经过输液抗炎治疗，服用清热利咽等药，声音嘶哑反而加重，转我处求治。诊见，声哑不能发出声音，咳嗽咽喉不爽，扁桃体无肿大，咽后壁淡黄，有少许淋巴滤泡增生，手足不温，舌淡苔白，脉沉而紧。此乃少阴虚寒之体，复感太阳风寒所致。证属少阴兼太阳感寒，而致阳气凝滞不能升腾滋濡，声窍为之闭塞，则声嘶音哑的暴喑证。当治以温阳散寒开喑窍，予麻黄附子细辛汤：麻黄10克，制附子10克，细辛3克，甘草5克，僵蚕10克，桔梗10克，蝉蜕6克。2剂，水煎服。服完2剂后，声音恢复，疼痛缓解。继以当归四逆汤加减3剂；手、足、膝冷痛诸症亦随之消失。

暴喑咽痛之证,辨证必须分清阴阳。临床多以阳热论治,药用甘寒、苦寒之品,而附子大热药往往视为大忌。本例声哑咽痛,参之舌脉诸症,与风热、燥热邪实上犯之咽痛有本质区别。此患者长期应用抗生素及清热解毒之中药,体内阳气防御功能明显降低,风寒外邪极易乘虚而入,寒邪闭束少阴,寒客咽喉而致暴喑咽痛,此乃为本虚标实,阳虚寒凝,太少两感之暴喑咽痛。故太阳少阴两经同治。用麻黄附子细辛汤扶阳解表,通达内外,发中有补,于扶阳中促进驱寒,于散寒中不伤阳气,以致邪去正安。由此亦见,咽痛非阳热独有,临床上属阴寒证屡见不鲜。

临床根据病因不同在审因论治的基础上,可加用蝉蜕、桔梗、薄荷、木蝴蝶、诃子、胖大海、凤凰衣、挂金灯、橄榄等,宣肺利喉以恢复发音功能。外感风寒,肺气不宣,邪客会厌者,药用麻黄、荆芥、苏叶、杏仁、防风、前胡、僵蚕、射干、紫菀等;外感风热,肺气不利,邪壅于喉者,药用桑叶、菊花、金银花、连翘、栀子、甘草、芦根、麦冬等;热毒壅盛,上犯喉窍者,药用黄芩、黄连、大黄、栀子、金银花、连翘、蒲公英、板蓝根等;痰热互结,壅阻喉厌者,药用黄芩、栀子、瓜蒌、贝母、牛蒡子、夏枯草、僵蚕、制南星、清半夏等;肺津不足,会厌失养者,药用北沙参、元参、生地黄、麦冬、百合、玉竹、菊花、乌梅等;肝肾阴亏,虚火上炎,会厌被伤者,药用生地黄、熟地黄、牡丹皮、山萸肉、泽泻、知母、黄柏、元参、乌梅等;肺脾肾气虚,喉失温养者,药用黄芪、白术、党参、熟地黄、山萸肉、枸杞子、杜仲、仙茅、仙灵脾等;久治不愈,舌质暗红,有瘀斑,此为瘀血内阻,喉络不畅,可加用桃仁、红花、赤芍、丹参、地龙、当归、益母草等活血化瘀之品;如有声带小结、肥厚、息肉者可加入破瘀通络之品三棱、莪术、炮山甲、鳖甲;化痰散结之白芥子、昆布、海藻、海浮石、瓦楞子等。

(张义明　密　丽)

十三、口中异味须详辨

酸、甜、苦、辣、咸,食品中的各种滋味都要靠我们去细细品味。但在日常生活中,经常会有一种奇怪的现象,即使没有进食过什么食物,口腔有时却会莫名奇妙地出现味道,比如我们常说的口苦、口酸等。有人觉得这是正常的现象,不值得大惊小怪,但中医认为,这种异常的口味,往往是脏腑功能失调或疾病的一种外在表现。所以中医很注重问口味。今结合临床,将八种常见的口味异常介绍如下。

1. 口苦　中医认为,口苦与热邪、肝胆关系密切,是由于肝胆蓄热,胆气熏蒸所致。口苦常与胆汁代谢失常有关,多见于胃热炽盛及心火上炎者。常见症状有头痛眩晕、面红目赤、性急易怒、食欲不振、大便干结、小便短黄、舌质偏红等。如经常口苦,应检查一下,是否患有肝胆等消化系统疾病。《内经》称为"胆瘅"。如说:"此人数谋虑不决,故胆虚气上溢而口为之苦。"又说:"肝气热则胆泄口苦,筋膜干。"治宜龙胆泻肝汤加减。但热病中常见口苦口干,不作为主证,热清则苦味自除。

此外,有些癌症患者感受甜味的味蕾萎缩,舌微循环障碍,唾液成分发生改变,口腔内也会有苦味。一般口苦无明显疾病者可以服用金银花、黄连、黄芩、菊花、决明子、苦丁茶等清热泄火的中药,平时饮食中可以多吃一些苦瓜、西瓜等寒凉之食品。

2. 口甜 中医认为,脾热口甘,口甜反映脾脏有热,其中有实热与虚热之分。实热者口干喜饮,便结尿黄;虚热者食纳减少,神疲乏力。多见于消化功能障碍以及胃肠炎等患者,有时糖尿病病人由于血糖增高,也会觉得口中发甜。口内常觉甜味,饮白水也甜,系脾蕴湿热,《内经》称为"脾瘅",并谓"治之以兰"。兰草即佩兰,取其芳香清化,亦可用泻黄散加减。口甜者在饮食上应有所注意,实热应忌燥热辛辣之品,可进食清热泻火之物,如豆腐白菜汤、野苋菜汤等;虚热者可食淮山药莲子煲鸭、党参淮山药煲鱼等。另外还可服用紫苏、藿香、佩兰、白术等中药,以帮助化湿,可以多吃些薏苡仁、荸荠、冬瓜等利湿之食品。

3. 口咸 口咸乃肾虚所致,多见于慢性肾炎、慢性咽炎、神经官能症和口腔溃疡等患者。口咸者常伴有神疲力乏、腰酸腿软、头晕耳鸣、盗汗遗精等,有些则是萎靡不振、畏寒肢冷、夜间尿频、阳痿带下等。

肾虚分两型,阴虚和阳虚。肾阴虚者不宜进食辛辣燥热助阳之物,宜进食滋阴补肾之品,如黄精淮山药炖母鸡、海参糯米粥等,也可服用六味地黄丸等。肾阳虚者不宜进食寒凉生冷伤肾之品,宜进食温肾壮阳之物,如鹿角胶、枸杞子、肉桂及金匮肾气丸等祛寒补肾的中药。在冬季,可以多食用核桃、桂圆等补品。

4. 口酸 中医认为,口酸多为肝胆之热侵脾所致,常伴有胸闷胁痛、恶心、食后腹胀、舌苔薄黄、脉弦等症。常见于胃炎、胃及十二指肠溃疡,多伴有胸闷胁痛、恶心、饭后腹胀等。

口酸者可以经常服一些砂仁、木香、黄连等中药,平时少吃油腻的食品及甜食等。肝经有热的口酸者不宜进食辛辣、甘甜、煎炸等燥热之品,宜进食清凉之品。如脾虚不足者宜进食健脾暖胃之品,中药可服六君子汤、乌贝散,如中焦郁热可服左金丸。

5. 口辣 口辣多为肺胃热盛、阴虚所致,常伴有咳嗽、痰黄稠、舌苔薄黄等症,多见于高血压、神经官能症、更年期综合征及长期低热者。自觉口辣的患者舌温可能偏高,舌黏膜对咸味与痛觉都特别敏感。这类人平时应忌食辛辣之品、火锅等,可以服用银黄口服液等中成药,多吃一些西瓜、生梨等水果。也可用泻白散加减:桑皮、桔梗、地骨皮、甘草、黄芩、麦冬、五味子、知母。

6.口淡　口淡无味,饮食不香。有见于外感风寒的,以祛邪为主;也有见于病后胃虚的,用六君子汤调理。一般病中出现口淡,多为胃有湿浊,淡而且腻,舌苔亦腻,甚则恶心泛漾,均不作主证治疗,于主方内加入藿香、蔻仁、陈皮等芳化和中。

7.口腻　口腻不爽,常伴舌苔厚腻,为湿浊较重,脾胃不化,常伴有纳呆腹胀便溏等,用平胃散加藿香。处方:苍术、厚朴、陈皮、甘草、藿香。

8.口臭　口内出气臭秽,多属胃火偏盛,常在温热病及"口疮"、"牙宣"等证中出现,用加减甘露饮治疗。如臭如馊腐,则为消化不良,多伴嗳气腹胀,可用枳实消痞丸治疗。如见咽部充血或淋巴滤泡增生,多为慢性咽炎所致,可用桔梗汤加薄荷、佩兰治疗。

（张义明　郭方超）

第三章 医案集

第一节 内科医案

一、发热医案

（一）太阳阳明合病（感冒）

胡某,男,24 岁,山东泗水县泉林村人,1983 年元月 3 日就诊。患者昨日清晨突感头痛身痛,微恶风寒,项部不适,四肢乏力,下午即感头身痛加剧,恶寒发热,口干咽痛,鼻塞流清涕,咳嗽无汗,至晚上 8 时,在村卫生室静滴抗生素两瓶,夜间稳定。3 日上午 10 时许,自觉恶寒发热加重,随来医院就诊。刻诊:患者面色发红,发热恶寒,无汗,头项强痛,口干咽燥,渴欲饮水,情绪烦躁,测体温 39.3℃,视咽部充血水肿,双侧扁桃体Ⅰ度肿大,双肺呼吸音正常,未闻及啰音,胸部 X 线透视未见异常,血常规检查,白细胞 $7.2 \times 10^9/L$,中性0.61,尿常规正常,纳呆,小便短黄,大便正常,舌质红,苔薄黄,脉象浮紧有力。西医诊断为上呼吸道感染。中医辨证为外感风寒之邪,转为太阳阳明合病,随处以大青龙汤加味。

处方:麻黄 12 克,桂枝 10 克,杏仁 10 克,石膏 30 克,黄芩 10 克,桔梗 12 克,射干 15 克,防风 10 克,葛根 15 克,白芷 15 克,甘草 5 克,生姜 5 片。

上药用凉水 1500 毫升浸泡 1 小时,武火加热至沸,文火加热煮沸 20 分钟,取液 600 毫升,另加水 1200 毫升取煎液 600 毫升,合并两次煎液,每次温服 400 毫升,早、中、晚各服 1 次,服药后 15 分钟,再服温开水 300 毫升,上方服两剂,身得汗出,体温降至 37.6℃,无恶风寒,头身痛缓解,口不渴,饮食二便正常,唯咳嗽不减,随以三拗汤合杏苏散三剂而告痊愈。

按: 本案发病正值小寒季节,寒邪当令,风寒之邪最易入侵,风寒束表,出现发热恶寒,头项身疼,无汗脉象浮紧的太阳表实症。病初期,未行发汗,而采用抗生素治疗,应属误治,邪不解而入里化热,呈现口渴发热,烦躁,舌红、苔黄的里热证,此即太阳阳明合病。《伤寒篇》38 条"太阳中风脉浮紧,发热恶寒,身疼痛,不汗出而烦躁者,大青龙汤煮之"。程郊倩对大青龙的配伍,深得其意,"石膏与麻黄汤中,名曰大青龙汤,使辛热之剂变为辛凉,则寒得麻黄之辛热而外出,热得石膏之辛凉内解,龙升雨降,郁热顿除矣。"

本案在大青龙汤的基础上,加入黄芩、桔梗、射干,增强清肺热,利咽喉,宣降肺气之力,加入防风、葛根、白芷以增强散寒通络,以止头项身痛。笔者习《伤寒论》悟仲景解表之法,往往药后服温粥一碗,以助发汗,故本案药后嘱其服温开水其意同也,且每日口服三至四次,每日一至两剂,临床应把握得汗,温降,即停服,以防汗多伤阴之变。同时,麻黄汤为发汗之峻剂,其力尤峻者莫过本方,故大青龙汤只能用于表寒里热之实症,"若脉微弱,汗出恶风者,不可用之,服之则厥逆,筋惕肉𥆧,此为逆也"(《伤寒论》38 条)。故《伤寒论》第 12 条桂枝汤方后注"温覆令一时许,遍身漐漐微似有汗者益佳,不可令如水流漓,病必不除,若一服汗出病差,停后服,不必尽剂"。

(张义明　孙晋璞)

(二)小柴胡汤证(感冒)

秦某,男,52 岁,滕州市洪绪镇农民,以发热、头痛 3 天,于 2014 年 4 月 22 日就诊。时值谷雨,患者感受风邪后出现发热、头痛、口苦咽干,在当地卫生院给予静滴抗生素 3 天,症状不见缓解,特来我院就诊。证见面色发红,双目流泪,咳嗽,头身痛,胸胁胀满,左耳堵塞感,纳呆,小便黄,大便干,舌红,苔黄白相间,脉弦。体温 38.6℃,咽部充血,滤泡增生,双肺呼吸音清,未闻及干湿啰音,余无异常。血常规正常;胸透:心肺正常。病属中医发热,证属少阳证,西医诊断为感冒。治宜和解少阳,清热利咽,方用小柴胡汤合桔梗汤加味。

处方:柴胡 30 克,半夏 15 克,黄芩 15 克,党参 10 克,甘草 5 克,桔梗 15 克,连翘 15 克,菊花 15 克,杏仁 10 克,枳壳 15 克,射干 15 克,蝉蜕 15 克,浙贝 15 克,僵蚕 15 克。

每日 1 剂,水煎两次,取汁 300~400 毫升,早晚分服。忌食辛辣之物,多饮温开水,避风寒,注意休息,3 剂。2014 年 4 月 16 日复诊,药进 1 剂,寒热减,3 剂后体温正常,唯咳嗽、咽痛未消,原方柴胡改为 15 克,去党参、枳壳加炙白前 15 克、炙杷叶 15 克,继服 3 剂。2014 年 4 月 19 日复诊,咳减,其他无不适,加焦三仙各 15 克,继服 3 剂,以固其效。

按:患者以感冒,往来寒热,口苦咽干,胸胁苦满为主症,可知病邪已转入少阳。《伤寒论》98 条"伤寒五六日,中风,往来寒热,胸胁苦满,默默不欲饮食,心烦喜呕。"称为小柴胡汤之"四大主症"。将口苦、咽干、目眩二三症,称为"提纲症"。本病往来寒热是典型的少阳热象,乃正邪相争之结果。口苦、咽干、耳闭为少阳病肝火上炎,灼伤津液,上干清窍,枢机不利的病机。本病治宜和解少阳,清热利咽,方用小柴胡汤合桔梗汤加味。方中柴胡味苦微寒,少阳主药,以升阳达表为君药,能疏少阳郁滞;黄芩苦寒,以清热除烦为臣,柴芩合用可解半表半里之邪;生姜、半夏健脾和胃,降逆止呕;党参、甘草补正气和中,使邪不得复传入里为佐;桔梗、连翘、菊花三者清热利咽、止咳;蝉蜕、射干、浙贝、僵蚕清热化痰散结;枳壳配桔梗一升一降、开气散结。诸药合用共奏和解少阳、清热利咽、止咳之功效。患者服药 6 剂，热退症除。

《伤寒论》六经辨证，源于八纲，即阴阳表里寒热虚实。小柴胡汤证，病位应属半表半里，病性应属寒热虚实错杂。临床应用小柴胡汤要抓住少阳病、小柴胡证的基本特征，即口苦、咽干、目眩、寒热往来、胸胁苦满、心烦善呕、默默不欲饮食、脉弦八个症类。但临床上，症状全部具备的不多，故仲景提醒"但见一证便是，不必悉具"。其次，关于小柴胡汤的剂量，一般体温较高，发热期短，正虚不甚者，柴胡的用量成人每剂应在 30 克以上，方可退热理想。

（赵　芸　孙晋璞）

（三）暑温夹湿证（感冒）

张某，男，30 岁，滕州市洪绪镇人，以头身重痛、微恶寒、周身乏力 1 月余，于 2013 年 7 月 17 日就诊。患者 1 月前正值夏至季节，天热多雨，因外感后出现头身重痛，周身乏力，腰腿酸痛、沉重。自服西药治疗，感冒症状减轻。但感全身乏力，腰酸疼痛，胃脘不适，纳呆，眠可，大便稀，日 2 次，舌红苔黄，脉沉濡。查体见双侧扁桃体（一），心肺听诊（一），肝脾肋下未及。B 超示：精索静脉曲张，前列腺炎，血常规及肝功能正常。病属中医外感，由于夏季暑湿黏滞，湿热伤脾所致，治宜清热利湿健脾，以三仁汤合参苓白术散加减。

处方：杏仁 10 克，白豆蔻 10 克，薏苡仁 30 克，党参 15 克，茯苓 20 克，白术 20 克，扁豆 30 克，陈皮 15 克，山药 30 克，莲子 15 克，砂仁 10 克（后下），甘草 5 克，焦三仙各 30 克，防风 15 克。

每日 1 剂，水煎两次，取汁 300～400 毫升，饭后半小时分两次早晚温服，服 6 剂。忌食辛辣、油腻之品，清淡饮食。7 月 24 日复诊，上述症状消失，近日咽痛，原方去白豆蔻、莲子、防风、焦三仙，加桔梗 15 克，浙贝 15 克，黄芩 10 克，以清热化痰；白花蛇舌草 20 克，清热解毒。服 6 剂，患者服药 10 余剂，病愈获良效。

按：患者以"头身重痛，微恶寒，周身乏力，四肢倦怠"为主要症状，又发病在夏季，故属中医"温病"之"湿温"范畴，证属暑温夹湿。《温病条辨》自注："暑温者，正夏之时，暑病之偏于热者也。湿温者，长夏初秋，湿中生热，即暑病之偏于湿者也。"《类证活人书》："其人常伤湿，因而中暑，湿热相搏，则发湿温。"湿热入侵多自口鼻，湿性黏滞，伤于脾胃，脾胃运化失职，脾失健运湿困中焦，则见四肢倦怠，胸脘痞闷，大肠传导失职，完谷不化则大便稀。湿性重浊，可见外阴瘙痒。舌红苔黄，脉濡为湿郁化热之象。本案治宜清利湿热，益气健脾，方用三仁汤合参苓白术散。湿温初起及暑温夹湿，邪在气分，方中以杏仁宣利上焦肺气；白蔻仁芳香化湿，行气宽中，以畅中焦气机；生薏仁甘淡寒，利湿清热而健脾；党参、茯苓、白术、甘草为四君子，益气健脾；扁豆、山药、砂仁、莲子共奏补脾胃之功效。

本案初见头身重痛、微恶寒、四肢乏力，似与伤寒太阳表证相似，但伤寒脉紧，中风脉缓,今脉象沉濡,这是湿温的主脉。湿为黏腻,太阴为湿土,脾主肌肉、四肢;肺属上焦,主一身之气,外合皮毛。由于湿邪瘀阻清阳,气化不得以宣,故见头身重痛、四肢乏力、恶寒,缠绵难愈,这与伤寒太阳经病是有别的。

(赵　芸　孙晋璞)

(四)肺卫气虚证(复感)

王某,男,68岁,滕州市荆河街道办事处人,以反复感冒半年余,于2014年6月14日就诊。患者半年来反复感冒,自汗,低热,自服多种中西医药物治疗,效果差。今证见头身痛、微恶寒、鼻塞流涕、咽干痒疼痛,四肢乏力,语言低怯,气短,体温波动在37.2~37.7℃之间,劳累后加重,汗出恶风,舌淡苔薄白,脉浮。既往体质差,无高血压病、糖尿病、冠心病病史。查体见咽部充血,滤泡增生,双侧扁桃体未见肿大,双肺(一),体温37.4℃。血常规正常,胸部X线拍片正常。病属中医气虚发热,由肺卫气虚所导致,相当于西医的复感。治宜益气解表,调和营卫,方用玉屏风散加味。

处方:黄芪30克,白术15克,防风10克,苏叶15克,杏仁10克,桔梗15克,黄芩10克,连翘15克,白芷15克,射干15克,浙贝15克,僵蚕15克,甘草5克,生姜5片。

每日1剂,水煎两次,取汁300~400毫升,分两次温服,避风寒,慎起居,注意清淡饮食,服6剂。2014年6月21日复诊,患者汗出、鼻塞、症状减轻,体温基本正常,无咽痛,近日纳呆,原方去白芷,加焦三仙各30克,继服6剂。2014年6月28日复诊,未诉明显不适,身感较前有力气,纳食增加,效不更方,继服药20余剂,未见感冒症状,随访半年,未见复发。

按:感冒,现代医学又称上呼吸道指鼻咽部感染疾病,据世界卫生组织有关报告,在气候暖和地区,其发病平均每年每人5~6次,我国近年来由于过度使用抗生素和激素,年老体弱人群的免疫力急剧下降,造成反复感冒的患者越来越多,故西医已正式定为复感。中医学认为,肺位最高称为"华盖",因肺叶娇嫩,不耐寒热,外邪入侵,最易犯肺,故叶天士谓"温邪上受,首先犯肺,逆传心包"。肺的生理功能,主气司呼吸、主宣发肃降、主皮毛而卫固。《灵枢·决气》说:"上焦开发,宣五谷味,熏肤,充身,泽毛,若雾露之溉,是谓气。"一旦肺气虚,人体抗拒病邪的能力则降低,极易出现乏力、自汗、畏寒肢冷反复感冒的现象。本案属中医肺气虚之发热,治宜益气解表,调和营卫,方用玉屏风散加味。方中黄芪为君,益气固表,白术为臣,助君药补气,防风为佐,疏风散邪;黄芪得防风,固表而不留邪,防风得黄芪,祛邪而不伤正;桔梗、黄芩、连翘、射干清热利咽,浙贝、僵蚕化痰散结,辛夷、白芷发散风寒,宣通鼻窍。诸药合用共奏益气解毒、调和营卫之功效。当肺气得以补益,为表得固,则邪无以入侵,正所谓正气存内,邪不可干。患者服药30余剂,临床治愈。

玉屏风散，现代医学研究证明能显著增强人体的免疫功能，对预防感冒、呼吸道感染、哮喘、虚汗、过敏性鼻炎、慢性荨麻疹等疾病治疗，效果显著。

（赵　芸　孙晋璞）

（五）湿热疫毒证（流行性出血热）

王某，男，43岁，山东泗水泉林小黄沟村人，1983年7月5日上午9时入院。患者以恶寒发热、头痛、腰痛及全身痛为主要表现，入院前曾在当地卫生室按感冒治疗，曾用"安痛定"，"穿心莲"，口服中药，诸症不减，病反加重，恶心不食，小便黄少（日尿量约100毫升）。入院检查：体温39℃，呼吸20次/分，脉搏108次/分，血压110/80毫米汞柱。精神差，两眼睑水肿，球结膜充血，颈胸潮红，呈酒醉貌，咽部充血，胸部有散在出血点，心率95次/分，心音有力，双肺（一），腹满无压痛，肝脾未触及，肾区叩击痛。干呕欲吐，纳呆便溏，舌质红，苔白腻，脉滑。化验检查：尿中白细胞少许，蛋白微量，上皮细胞少许，血常规：白细胞$11×10^9$/L，中性68％，淋巴32％，血小板$68×10^9$/L。病属发热，湿热疫毒，气营两燔（发烧，少尿期）。治则芳香化湿，清热解毒，方用甘露消毒丹合清营汤加减。

处方：滑石30克，藿香15克，黄芩10克，连翘15克，白蔻仁12克，白术15克，石膏30克，泽泻15克，牡丹皮10克，羚羊粉2克，白茅根30克，藕节15克。

水煎煮两次，每次300～400毫升，每日两剂，分四次服，连服3日。西药对症处理。入院第四天发热渐退（体温38℃）。但精神差，头痛腰痛，腹胀，小便少，不时呻吟，不能进食，颜面浮肿，球结膜水肿较前加重，胸前、腋下出血点增多，舌红干少津，苔黄燥，脉滑数。体温38℃，呼吸25次/分，脉搏100次/分，血压80/50毫米汞柱，CO_2CP 40mmol/L，RUN 42mmol/L，尿常规：蛋白（±），红细胞少许。证属热毒炽盛，伤津耗液（已进三期重选）。治宜清热解毒、增水行舟，方用增液承气汤合清营汤。

处方：元参30克，寸冬20克，生地黄25克，大黄15克（后下），芒硝10克，黄芩10克，牡丹皮10克，牡羚羊粉2克，白茅根30克，芦根30克。

煎服同上。连服8天，每日拉稀便2～3次，小便增多。入院第13天小便每日约1000毫升，食欲尚可，病情稳定。体温37.4℃，脉搏100次/分，心跳有力，双肺（一），血压110/80mmHg。尿常规：蛋白极少，红细胞少许，上皮细胞少许；血常规：白细胞$8.1×10^9$/L，中性0.52，淋巴0.48，血小板$92×10^9$/L。入院第14天，患者口干口渴，渴欲冷饮，腹部略胀，小便多，日约2000毫升，舌质红，苔黄薄而干，脉沉细。尿常规（一）。病入下焦少阴，肾气阴双亏，肾气不固（多尿期），治宜滋阴固肾，方用六味地黄汤加减。

处方：熟地黄30克，山药30克，山茱萸30克，牡丹皮15克，覆盆子15克，乌梅15克，知母15克，桑螵蛸15克，益智仁20克，焦三仙各15克，陈皮6克。

水煎服日两次，每日一剂，每次400毫升，早晚分服，连服8天，体温正常，精神好转,食欲增加,二便正常,血压稳定。患者共住院 35 天痊愈出院。

按: 流行性出血热,属于中医"湿温"、"疫毒"范围,其病因多内外兼有,外因首推疫毒。明代温病学家吴又可称"所谓杂气者,虽曰天地之气……","……有是气则有是病,……然牛病而羊不病,鸡病而鸭不病,人病而禽兽不病,究其所伤不同,因其气各异也。"显然吴氏所谓的"杂气",只能是传染病之特异病原体,对出血热来说,当是出血热病毒。其次为六淫,古人谓"外感不外六淫",风寒暑湿燥火六淫,只能是本病的诱因,即可对疫毒本身的影响,疫毒致病力强弱的影响以及对感受疫毒人的机体健康与防卫状况的影响等。对本病来说,六淫中的"湿"最为主要。正如清代温病学家张石顽曾说过:"时疫之邪,皆从湿土郁蒸而发……"因为气候潮湿易湿困脾土,升降失职,正气不足,引邪入里。《内经》有谓:"至虚之处便是容邪之处。""清净则内腠拒闭,虽有大风苛毒,弗之能害。"皆说明"内因是变化的根据"。笔者认为,在本病的内因中,各种因素所构成的脾肾不足,导致机体抗病能力减弱最为重要。

关于出血热的基本病机,笔者认为,为疫毒在六淫尤其是外湿协同下乘内因脾肾不足侵袭人体,由表及里,造成卫气营血四个阶段正邪相争,胜负转化过程。在流行性出血热整个五期病程中,概括有湿郁热伏,正邪相争,毒盛血瘀,阴阳失调,肾精亏耗等基本病理过程,又可分为两大病机阶段。疫毒侵袭与邪退正虚,前者相当于发热期,低血压休克期,少尿期;后者相当于多尿期与恢复期。笔者认为,第一阶段,主要为疫毒致病的邪实阶段,第二阶段为邪退正虚阴精亏耗的正虚阶段。第一阶段治疗总则应为解毒祛邪,如采用解毒、泻下、化瘀、利尿、发汗等法;第二阶段则主要治以扶正,如采用养阴、益气、固肾、健脾、清虚热、疏脉络等治法。以上均是从临床工作中总结出的宝贵治疗经验。

(张义明　孙晋璞)

🌱 二、咳嗽医案

(一)痰热壅肺证咳嗽(大叶性肺炎)

杨某,男,70 岁,滕州市羊庄镇农民,以咳嗽 10 余天,加重 2 天,于 2014 年 8 月 13 日来诊。患者 10 天前因感受风热之邪而出现咳嗽发热,体温高达 39.5℃,在当地卫生院给予抗生素等药物治疗,效果不佳,于 8 月 8 日就诊于滕州市中心人民医院,X 线示:左下肺炎症,诊断为大叶性肺炎,住院治疗,症状好转。为求中医治疗,今日来诊,现病人咳嗽,咳痰,伴痰中带血,胸闷,胸痛不适,纳呆腹胀,寐尚可,四肢沉重乏力,二便尚调,舌红,苔黄厚,脉滑数,既往体健,否认药物及食物过敏史,咽部充血,体温 37.8℃,双肺呼吸音稍粗,未闻及干湿啰音,心率 80 次/分,律齐无杂音。血常规白细胞 $11.6 \times 10^9/L$,中性粒细胞 0.82,淋巴 0.18,X 线示：左下肺炎症。病属中医咳嗽,由痰热壅肺所致。治宜清热化痰,宣肺止咳,方用小陷胸汤合麻杏石甘汤。

处方：炙麻黄 10 克,杏仁 10 克,石膏 30 克,半夏 15 克,瓜蒌 15 克,鱼腥草 30 克,黄芩 10 克,桔梗 15 克,枳壳 15 克,款冬花 15 克,浙贝 15 克,炙杷叶 15 克,陈皮 15 克,小蓟 15 克,甘草 5 克。

每日 1 剂,水煎两次,共取汁 300~400 毫升,分两次温服,忌食肥腻之物,清淡饮食,多饮白开水,注意休息,服药 6 剂。2014 年 8 月 20 日复诊,咳嗽轻,体温降至 37.1℃,痰较前易咳出,未见痰中带血,胸闷胸痛亦减轻,上方去石膏,继服 6 剂。2014 年 8 月 27 日复诊,咳嗽轻,咳痰少,未见血丝,未诉胸闷胸痛,大便稀,纳呆,体温正常,复查血常规白细胞 $7.6 \times 10^9/L$,中性粒细胞 0.2,淋巴 0.38,胸部 X 线示左下肺炎症好转,原方去小蓟、石膏,加砂仁 10 克(后下)、焦三仙各 30 克,继服 6 剂。2014 年 9 月 3 日复诊,患者未诉明显不适,继服 6 剂巩固疗效。半月后 X 线复查,肺部炎症消失。

按：《素问·宣明五气》说"五气所病……肺为咳。"咳嗽的病位,主脏在肺,无论外感六淫或内伤所生的病邪,皆侵于肺而致咳嗽,故《景岳全书·咳嗽》说"咳证虽多,无非肺病。"肺主气,邪气犯肺,肺气不清,肺失宣肃,肺气上逆迫于气道而为咳。本案发病在盛夏季节,以咳嗽、咳痰,伴痰中带血,胸闷胸痛为主要症状,外感风热夹暑湿,伤及肺卫,虽经治疗,但转入气分,痰热壅肺,肺热蒸液为痰,肺络失养,热迫血行,则痰中带血,舌红,苔黄厚,脉滑数均为痰热壅肺之象。治宜清热化痰,宣肺止咳,方用小陷胸汤合麻杏石甘汤。本方以麻黄配石膏为君清热而宣肺,西医诊断属大叶性肺炎,白细胞较高,加入鱼腥草、黄芩以增强清热之功；杏仁、枳壳、桔梗宣降肺气而止咳,更以款冬花、半夏、浙贝母、陈皮、炙杷叶、甘草化痰止咳,全瓜蒌宽胸理气,小蓟止血。诸药合用共奏清热化痰、宽胸宣肺化痰之功效。患者服药 20 余剂,诸症治愈。

（赵　芸　孙晋璞）

（二）痰湿阻肺证咳嗽（慢性喉源性咳嗽）

王某,男,46 岁,农民,山东省滕州市张汪镇人,因反复咳嗽 2 月,于 2003 年 5 月 4 日就诊。2 月前因外感风寒后发烧,恶寒,身疼痛,进而咳嗽,在当地卫生室给予抗生素输液治疗,症状缓解。后每于感受风寒后或抽烟后症状反复出现,咳嗽,吐白痰,伴有咽痒,异物感,微痛,轻度头痛,反复应用抗生素、含化片等,症状如故,在外院服用中药月余效不佳。纳可,二便正常,舌质淡,苔白滑。查体：无发烧,咽部有充血,滤泡增生,双肺呼吸音清,未闻及干湿性啰音,心脏听诊未见明显异常。血常规：白细胞 $5.6 \times 10^9/L$,胸部 X 线片示：心肺膈未见明显异常。西医诊断为慢性喉源性咳嗽。中医辨证属痰湿阻肺,治宜燥湿化痰,宣肺止咳,方选杏苏散加减。

处方:杏仁10克,苏梗10克,云苓15克,陈皮10克,半夏10克,桔梗15克,射干10克,浙贝10克,僵蚕10克,蝉蜕10克,黄芩10克,连翘15克,白前10克,炙杷叶15克,甘草5克,生姜5片。

上方6剂,冷水浸泡1小时,武火煮开后文火煎煮20分钟,煎煮两次,每次取300毫升,分早晚两次温服,每日1剂。5月11日二诊,诉咳嗽较前减轻,痰少,纳食可,咽部充血减轻,滤泡增生同前。予原方加益母草15克,继服6剂,煎煮方法同前。18日上午三诊,患者诉症状消失,无咳嗽、咳痰,咽不痒,无疼痛,检查咽部滤泡增生好转,予桔梗50克、胖大海50克、苏叶50克泡水代茶饮10天,以善其效。

按:喉源性咳嗽是指喉咙疾患所引起的咳嗽。主要特点是痒为主症,咽痒如蚁行,阵发性咽痒干咳,不痒不咳。咳嗽的病因,不外内外两途。外因者,如《素问·咳论》所谓"皮毛者,肺之合也,皮毛先受邪气,邪气以从其合也";内因者,"其寒饮食入胃,从肺脉上至于肺则肺寒,肺寒则外内合邪,因而客之,则为肺咳"。《素问·咳论》提出"五脏六腑皆令人咳,非独肺也",但不论外感、内伤,任何脏腑病变,最终要影响到肺才会发生咳嗽。笔者在长期的临床观察到,尽管咳嗽的病因有内伤和外感,病变部位可涉及五脏,但基本的病机及病位均离不开肺,而在肺者又以咽喉病变为多数,故凡咳嗽病人,必首先观察咽喉,特别应吸取现代医学微观辩证的长处,要分辨出微观的病位,如鼻咽、支气管和双肺等。从不少在他院治疗效果不佳而前来就诊的病人中发现,大多数系因急性慢性咽炎引起的咳嗽,而未从咽喉治疗入手故效果甚微,而笔者改为利咽止咳药,却能立竿见影,证明有针对性的将中医的宏观辨证与西医的微观辨证相结合,其效甚佳。杏苏散一方出自《温病条辨》,本方所治之证,乃因凉燥外袭,肺失宣降所致。凉燥伤表,则恶寒无汗,头痛,凉燥伤肺,肺失输布,津液内结,则咳嗽痰稀。方中杏仁、桔梗宣肺达邪,宣肺止咳;半夏、云苓祛湿化痰,止咳,陈皮理气宽胸,僵蚕、蝉蜕化痰散结利咽,黄芩、连翘清热解毒,生姜、甘草调营卫,和诸药。综合全方,发表宣肺而解凉燥,利气化痰而止咳。本案患者外感风寒后起病,一般半月左右病症均能得到缓解。

(邵珠琳 孙晋璞)

(三)痰热壅肺证咳血(支气管扩张)

孟某,女,32岁,山东省滕州市姜屯镇人,幼儿园老师,因反复咳嗽,咳血,憋喘1年,加重3天,于2011年9月12日就诊。患者咳嗽,吐白黄痰,并痰中带有血丝,偶有血块,时有低烧,体温37.5℃,曾就诊于枣庄市王开医院,行胸部CT检查,结果示:双肺下叶支气管扩张并感染。查血常规白细胞增高:白细胞$12×10^9$/L,给予抗菌消炎治疗,曾联系肺移植,因缺乏供体及高额费用放弃。患者求于中医治疗,在外院服用3个月中药,症状仍在,现患者咳嗽,白黄痰,痰中带血,憋喘貌,面色痿黄,腹胀,纳呆,眠可,二便正常,舌红,苔黄厚腻。据其症候,中医属于咳血(痰热壅肺),治宜清热肃肺,豁痰止咳。方选三拗汤、小蓟饮子、杏苏散加减。

处方:炙麻黄10克,黄芩10克,杏仁10克,云苓15克,陈皮10克,半夏10克,桔梗15克,白前10克,炙冬花15克,鱼腥草30克,炙杷叶15克,小蓟15克,仙鹤草30克,白及15克,甘草5克。

上方6剂,冷水浸泡1小时,武火煮开后文火煎煮20分钟,煎煮2次,每次取300毫升,分早晚两次温服,每日1剂。9月19日上午二诊予原方继服。9月26日下午三诊,两个疗程后,咳血停止,憋喘减轻,纳食可,精神较前好转,舌苔变薄。予原方去白及、仙鹤草,加黄芪30克、白术15克、焦三仙各30克,再服1个月,咳嗽憋喘减轻。后感受风寒感冒,上述症状再次出现,咳嗽,咳痰,痰中带血,四诊再予9月12日原方继服2个周期,症状好转,五诊予9月26日方去焦三仙,继服。三月余,症状控制,随诊两年,未复发。

按:支气管扩张指支气管及其周围肺组织的慢性炎症损坏管壁,以致形成不可逆的支气管扩张与变形。本症有先天性与继发性两种,继发性较为多见,且多见于儿童和青年。临床症状有慢性咳嗽,咳大量脓痰和反复咯血。本病目前较为多见。据其发病过程的不同阶段,中医学认为其病因为外因和内因两个方面。外因指外感风、湿、热、火之邪,内因多指正气亏虚、饮食不当及七情内伤。本病发病为内外合邪而成,主要是肺内热毒蕴结,血败肉腐而成痈。急性感染期因风热之邪侵犯卫表,肺卫同病,实热内蒸,热伤肺气,肺失清肃,邪热壅肺,蒸液成痰,气分之热毒侵淫及血,热伤血脉,血为之凝滞,热壅血瘀,酿成脓痈。方中麻黄味苦性温,为肺经专药,能发越人体阳气,有发汗解表、宣肺平喘的作用,杏仁降肺气、散风寒,同麻黄一宣一降,增强解郁平喘之功。方中小蓟、仙鹤草、白及收敛、凉血及止血,陈皮理气宽胸,桔梗宣肺达邪,宣肺止咳,半夏、云苓祛痰化湿。鱼腥草、黄芩清热解毒,消痈肿,甘草调和诸药。诸药合用,宣肺解表,清热化痰,凉血止血,治疗效果满意。

(邵珠琳　孙晋璞)

三、咳喘医案

(一)痰饮停肺证悬饮(渗出性胸膜炎)

张某,男,50岁,农民,山东省滕州市龙阳镇人,曾在外打工,发病后在外地医院就诊,给予抗生素治疗无效,咳喘逐渐加重,痰多,白色稀痰,近1周感右侧胸胁部疼痛,咳嗽气促。因咳嗽,咳痰,喘憋伴胸痛,于2010年4月23日来诊。刻诊,见患者神疲乏力,咳嗽痰多,质稀色白,卧则气短,右胸胁部疼痛,胀满,纳呆,舌质淡,苔白滑腻,脉濡滑。查体:右肺呼吸音粗,可闻及湿啰音,左肺听诊无异常。血常规示白细胞增高:白细胞11.5×10⁹/L,胸片诊为胸膜炎并右侧胸腔积液。据其症候,属于悬饮(痰饮停肺),治宜宣肺化饮,止咳平喘,方选小青龙汤合五苓散加减。

处方:炙麻黄10克,桂枝10克,细辛5克,干姜10克,半夏15克,五味子10克,云苓15克,白术15克,泽泻15克,瓜蒌15克,陈皮10克,桔梗15克,黄芩10克,甘草5克。

上方6剂,冷水浸泡1小时,武火煮开后文火煎煮20分钟,煎煮2次,每次取300毫升,分早晚两次温服,每日1剂。4月30日下午二诊,咳嗽,胸痛减轻。予原方6付继服,5月7日上午三诊,咳喘及胸痛症状明显减轻,拍片示胸水较前减半,可平卧。以此方加减继服12剂,胸痛消失,呼吸平顺,咳嗽,咳痰症状均愈。

按:胸膜炎又称肋膜炎,是胸膜的炎症。其致病因素通常为病毒或细菌刺激胸膜所致胸膜炎症。胸腔内可有液体积聚(渗出性胸膜炎)或无液体积聚(干性胸膜炎)。渗出性胸膜炎中医称之为"悬饮",指饮邪停留胁肋部而见咳唾引痛的病证。《金匮要略·痰饮咳嗽病脉证并治》:"饮后水流在胁下,咳唾引痛,谓之悬饮。"证见胁下胀满,咳嗽或唾涎时两胁引痛,甚则转身及呼吸均牵引作痛,心下痞硬胀满,或兼干呕、短气,头痛目眩,或胸背掣痛不得息,舌苔滑,脉沉弦。素有水饮之人,脾肺之气必虚,又外感风寒,水寒相搏,皮毛闭塞,肺气益困,输转不利,水饮蓄积于心下,上犯迫肺,肺寒气逆,所以恶寒发热,咳喘痰多,清稀而黏,不易咳出,此时,发汗解表则水饮不除,蠲化水饮则外邪不解,唯有发汗蠲饮,内外合治,才是正法。方中小青龙汤为散寒蠲饮之名方,张仲景以之治疗表寒里饮及溢饮支饮诸症。用麻黄、桂枝为君药,发汗解表,除外寒而宣肺气。干姜、细辛为臣药,温肺化饮,兼助麻黄、桂枝解表。然而肺气逆甚,纯用辛温发散,既恐耗伤肺气,又须防温燥伤津,所以配伍五味子敛气。半夏祛痰和胃而散结,亦为佐药。甘草益气和中,又能调和辛散酸收之间,是兼佐、使之用。方中泽泻取其甘淡性寒,直达膀胱,利水渗湿。以云苓之淡渗,增强利水蠲饮之功,加白术健脾气而运化水湿。合以桂枝一药二用,既解太阳之表,又内助膀胱气化。诸药相配,使风寒解,肺气复舒,宣降有权,水行气化,表解脾健,停水留饮诸疾除,症自平。

(邵珠琳　张燕)

(二)风寒束表、内停痰饮证(急性支气管炎)

张某,男,40岁,山东省滕州市木石镇人,患者慢性支气管炎病史10年,每年反复发作咳嗽、憋喘,本次因憋喘、咳嗽2月,加重1天,于2011年11月20日上午就诊。即诊,患者憋喘貌,呼吸急促,神疲乏力,头身痛,恶寒不发热。纳可,小便清长,大便溏,舌质淡,苔白,脉迟。在当地卫生室给予消炎药物及激素治疗,见效不明显。双肺呼吸音粗,可闻及哮鸣音。拍胸部X线片示支气管炎症。据其症候,属于咳喘(风寒束表、内停痰饮),方选小青龙汤加减。

处方:炙麻黄10克,桂枝10克,干姜10克,细辛3克,五味子10克,半夏10克,白芍15克,杏仁10克,苏子15克,鱼腥草30克,葶苈子15克,甘草5克。

上方6剂,冷水浸泡1小时,武火煮开后文火煎煮20分钟,煎煮两次,每次取300毫升,分早晚两次温服,每日1剂。11月27日二诊,咳喘减轻,纳食稍增,大小便正常,以原方取6剂,煎煮同前,温服,避风寒。12月4日三诊,咳喘症状明显好转,可平卧。听诊双肺呼吸音粗,未闻及干湿性啰音。予原方去苏子,加茯苓15克、白术15克,取6剂,煎煮方法同前,每两日一剂,每日各服一次。两周后随诊,患者症状完全消失,纳食可,二便正常,精神佳。X线片示支气管炎症消失。

按:急性支气管炎是支气管黏膜的急性炎性病变。它是由病毒、细菌、真菌、支原体、衣原体等致病微生物感染,物理、化学性刺激或过敏反应等对气管、支气管壁黏膜的损害所造成的。该病在过度疲乏、受凉,消弱了上呼吸道生理防御功能和在寒冷季节气候突变时容易发病。急性支气管炎的主要临床表现是咳嗽和咳痰,部分患者可伴有气喘,病愈后支气管黏膜结构可完全恢复正常。中医认为,外感为六淫之邪侵袭肺系,内伤为饮食、情志、劳倦因素所致。其中以外感咳嗽多见。小青龙汤为散寒蠲饮之名方,仲景以之治疗表寒里饮及蠲饮支饮诸症。由此而知,本方长于温阳化气蠲饮,而并不以解表散寒为其功用之重心。是以饮邪兼表者而用,方中以麻黄、桂枝为君药,发汗解表,除外寒而宣肺气。干姜、细辛为臣药,温肺化饮,兼助麻黄、桂枝解表。然而肺气逆甚,纯用辛温发散,既恐耗伤肺气,又须防温燥伤津,所以配伍五味子敛气,白芍养血,并为佐制之用。半夏祛痰和胃而散结,亦为佐药。配葶苈子泻肺平喘,利水消肿。杏仁止咳平喘,鱼腥草清热解毒,消痈排脓,根据张主任的临床经验,只要西医诊断为呼吸道炎症者,特别是白细胞增高者,可不分证型,均应用大剂量鱼腥草,清肺热而消炎,疗效更佳。

(邵珠琳　张　燕)

(三)温燥伤肺、痰热互结证(慢性支气管炎急性发作)

李某,女,78岁,枣庄市山亭区农民,以咳嗽、憋喘10余年,加重1周,于2013年9月4日就诊。患者10余年前因感受风寒后出现咳嗽、憋喘,以后每遇气候变化病情加重且反复。现患者咳嗽、口干、咽燥、咳痰不爽,色黄,活动后憋喘加重,无发热恶寒及头身痛,纳眠一般,二便尚调,舌红,苔薄黄,脉弦细。慢性支气管炎病史多年,查体见咽部充血,双侧扁桃体无肿大,双肺呼吸音粗,右肺可闻及湿啰音,肝脾肋下未及。胸部X线片示支气管炎。病属中医咳嗽、喘证,由温燥伤肺、痰热互结所致,西医诊断为慢性支气管炎急性发作。治宜清宣温燥,凉润止咳,泻肺平喘,以桑杏汤合葶苈大枣泻肺汤加减。

处方:桑叶15克,沙参15克,杏仁10克,川贝5克,桑白皮15克,葶苈子15克,桔梗15克,枳壳15克,黄芩10克,地龙10克,炙白前15克,炙杷叶15克,款冬花 15 克,麦冬 15 克,大枣 5 枚。

每日 1 剂,水煎两次,取汁 300～400 毫升,分两次温服,服 3 剂。忌辛辣生冷、低盐低脂饮食,避风寒,多饮温开水。9 月 7 日复诊,诉咳嗽、憋喘减轻,继服 6 剂。9 月 14 日三诊,诉因劳累受凉后憋喘加重,原方去枳壳、白前,加党参 20 克、五味子 10 克,服 6 剂咳喘平稳,上方继服 15 剂以巩固疗效。

按:患者以咳嗽、憋喘为主要症状,当属中医学咳嗽和喘证范畴,证属温燥伤肺,痰热互结。西医诊为慢性支气管炎急性发作。肺主皮毛,咳嗽与外邪的侵袭及脏腑失调有关。《河间六书·咳嗽论》谓:"寒、暑、燥、湿、风、火六气,皆令人咳",即是此意。《医学三字经》说:"肺为脏腑之华盖,呼之则虚,吸之则满,只受得本脏之正气,受不得外来之客气,客气干之则呛而咳矣;亦只受得脏腑之清气,受不得脏腑之病气,病气干之,亦呛而咳矣。"本案患者以咳嗽、口干、活动后憋喘,舌红苔黄,脉弦为主要症状,今正值初秋处暑之季,秋燥当令,温燥之邪极易伤肺,致痰热互结。治宜清宣温燥,凉润止咳,泻肺平喘,方用桑杏汤合葶苈大枣泻肺汤加减。方中桑叶疏风解表,清宣燥热;杏仁、川贝肃肺止咳平喘;沙参、麦冬养阴润肺、生津;葶苈子、桑白皮、地龙清肺热化痰;桔梗、枳壳宣降肺气,一升一降,顺应肺的生理功能;黄芩清肺热;炙白前、炙杷叶、款冬花清肺止咳。诸药合用,共奏疏风清肺、润燥止咳之功效。

(赵 芸 孙 艳)

(四)肺气亏虚、痰湿阻肺证(慢性阻塞性肺病)

张某,男,57 岁,滕州市柴胡店人,以憋喘 1 周,于 2013 年 9 月 21 日就诊。患者 1 周前因感受风寒后出现憋喘,咳嗽,自服西药后,症状无改善。见患者憋喘,咳嗽,时有黄痰,纳眠可,二便调,舌质淡,苔白腻,脉沉滑。慢性支气管炎病史 6 年,肺气肿病史 1 年,无高血压病、冠心病、糖尿病病史。查体体温 36.5℃,咽部充血,双侧扁桃体(一),听诊双肺呼吸音粗,未闻及干湿啰音,心律规整,各瓣膜听诊区未闻及杂音。肝脾肋下未及,双下肢轻度凹陷性水肿。血常规正常;肺 CT 示右侧肺气肿;肺功能异常,肺活量 0.91%(正常值 2.94%)。病属中医喘证,由肺脾气虚、痰湿阻肺所致。治宜益气健脾,化痰宣肺,平喘止咳,以葶苈大枣泻肺汤合杏苏散、三拗汤加减。

处方:葶苈子 15 克,杏仁 10 克,苏子 15 克,半夏 15 克,陈皮 15 克,桔梗 15 克,炙麻黄 10 克,黄芩 10 克,党参 20 克,地龙 10 克,川贝 5 克,干姜 10 克,五味子 10 克,甘草 5 克。

每日 1 剂,水煎两次,取汁 300～400 毫升,分两次温服,服 6 剂。忌辛辣生冷、低盐低脂饮食,避风寒。患者服 6 剂后憋喘、咳嗽减轻,双肺听诊呼吸音清,继服 20 余剂患者病情稳定。

按:患者以"憋喘"为主要症状,当属中医学"喘证"范畴,相当于现代医学的肺

153

炎、慢性阻塞性肺病、肺气肿、心源性哮喘以及瘾病等。喘证的记载最早见于《灵枢·五阅五使》说："肺病者,喘息鼻张";《灵枢·本脏》曰："肺高则上气肩息"。汉代张仲景《金匮要略》中所言"上气",即指气喘、肩息、不能平卧的证候。喘证的病位主要在肺和肾,涉及肝脾。基本病机为痰邪壅肺,宣降不利。患者憋喘、咳嗽、时有黄痰,舌淡苔白腻,脉沉滑皆为痰湿阻肺,宣降不利,肺脾气虚,易感邪气所致。故本案治宜益气健脾,化痰宣肺,止咳平喘。方用葶苈大枣泻肺汤合杏苏散、三拗汤加减。方中葶苈子辛苦大寒,入肺、膀胱经,泻肺定喘,行水消肿;杏仁、苏子、半夏、陈皮顺气化痰,止咳平喘;炙麻黄、川贝、桔梗宣肺平喘;黄芩清肺热;干姜配五味子温肺化痰;党参益气健脾补肺气。诸药合用共达益气健脾、化痰宣肺、止咳平喘之功效。

病机属肺脾气虚,何以用黄芩?据张老师临床经验,喘证急性发作期,现代医学检查多系呼吸道炎症,多用抗生素治疗。中医辨证往往寒热虚实错杂,应吸取西医的长处,故加黄芩清肺热,有利于病情好转。如见发热,血常规偏高的病人,还可加入鱼腥草疗效更佳。

本案喘证病机为肺脾气虚痰浊阻肺所致,药后收效甚佳。其用药抓住了以下几个要点:肺为水之上源,且为贮痰之器,不论何因致痰阻肺,化痰则为要务,故以杏苏散化痰。炙麻黄为宣肺平喘之要药,临床只要心率不快,血压不高,心脏功能正常,不论寒热虚实均应选用。本案加入地龙活血化瘀,有助宣肺平喘。

(赵 芸 孙 艳)

🌿 四、心悸医案

(一)阳虚水泛证心悸(急性心力衰竭)

孙某,男,68岁,山东滕州滨湖人,2011年5月3日下午3时以中风病(脑梗死)、冠心病、糖尿病入院。患者患糖尿病、高血压、冠心病10余年,近期血糖为7.8mmo/L,血压165/95mmHg,3日前,突患感冒,继则心悸头晕,干呕欲吐,左侧肢体麻木无力,语言不利,随来医院就诊,CT诊断为"脑梗死",入中风病科,西药常规治疗,1周后突然心悸加重,胸闷气喘,经中医药诊治2日症不缓解,刻诊:病人心悸眩晕,面色苍白,口唇紫绀,气短喘促,大汗淋漓,张口抬肩,不能平卧,四肢逆冷,胸腹痞满,语言不清,口中流涎,下肢浮肿,小便不利,大便溏稀,体温38.9℃,血压115/50mmHg,听诊心率106次/分,律不整,双肺呼吸音粗,肺底部可闻湿性啰音。心电图:ST段下降,T波低平;胸部X线平片可见肺上叶静脉扩张,双肺轻度肺水肿,心影增大。舌质淡,苔白滑而腻,脉象细而数促,西医诊断为"急性心力衰竭",据其脉证,中医应属心肾阳虚,水气凌心,方用苓桂甘枣汤合真武汤加减。

处方:人参 15 克,炮附子 15 克,桂枝 10 克,茯苓 20 克,白术 15 克,泽泻 10 克,丹参 20 克,干姜 10 克,葶苈子 15 克,炙甘草 10 克,大枣 10 枚。

上药水煎煮两次共 800 毫升,分四次服用,3 小时 1 次,每次 200 毫升,一剂后心悸好转,心律为 95 次/分,肢体转温,汗出大减,连服 3 剂而诸症平稳,经中西医药调治 15 日,缓解出院。

按: 心悸是由人体气血阴阳亏虚,心失所养,或气血痰浊瘀阻心脉而引起的心中悸动的病症,现代医学中的心律失常、心动过速、心动过缓、早博房颤、房室传导阻滞、急慢性心衰等均有心悸表现,其病因不外外感、情志、饮食、劳倦等。病机主要有气血阴阳亏虚,气滞血瘀,痰饮水气,湿热毒邪等。本案主症为心悸眩晕,面色苍白,汗出肢冷,小便不利,下肢浮肿,舌淡苔白腻而滑,脉沉细而数促。盖水为阴邪,赖阳气之化,今阳虚不能化水,上凌于心故心悸。正如《伤寒论》"发汗后,其人脐下悸者,欲作奔豚,茯苓桂枝甘草大枣汤主之"。此条只言心悸,未及心肾阳虚,水气上犯的其他症状,须知,阳虚不能达四肢,故肢冷畏寒,阳气虚脱,故自汗出,心脾肾阳虚,气化不利,则见脘腹胀满,小便不利,下肢浮肿,清阳不升则眩晕。可见本案的主要病机,为心脾肾阳虚、水气凌心所致,治宜温补心脾肾之阳,方中以附子大辛大热之品,峻补元阳,温运脾肾,故为君,桂枝助君药温振心阳为臣,加入人参、甘草以益气固本,干姜助阳,茯苓、白术、泽泻健脾利水,更以葶苈子下气行水,伍丹参活血化瘀,可达补中有行,虽数剂而立见奇效,亲身体验到中医不是慢郎中,可以有效的治疗部分急危重症,同时也体验到《伤寒论》经方的魅力。

(张义明　孙　艳)

(二)心脾气虚、水气凌心证心悸(慢性心功能不全)

王某,女,44 岁,滕州市北辛办事处居民,以心悸,气短,伴全身浮肿 1 月余,于 2013 年 9 月 21 日就诊。患者 4 月前因"心肺复苏术后、慢性阻塞性肺病伴急性加重、肺源性心脏病、扩张性心肌病"等疾病,在滕州市中心人民医院住院给予强心利尿、抗感染等对症治疗,好转后自动出院。近 1 月又感心悸,气短,伴全身浮肿,自服西药治疗,未见好转。现心悸,气短,纳呆,倦怠乏力,全身浮肿,二便尚调,舌淡,苔白滑,偏厚腻,脉沉。慢支病史 10 余年,肌无力病史 10 年,无高血压病、糖尿病、冠心病等病史。查体见口唇紫绀,面目浮肿,桶状胸,听诊双肺呼吸音弱,未闻及干湿性啰音,心率 85 次/分,律整,未及杂音,肝脾肋下未及,双下肢中度凹陷性水肿。肝功能异常,ALT 207.4U/L,AST 86U/L,谷氨酰胺转移酶 626.4U/L,心电图呈"肺型 P 波",X 线平片见"肺气肿"心影向两侧扩大,心脏 B 超示右心室肥大。病属中医心悸,由心脾肾阳虚不能化气利水、水气凌心所致。治宜温阳化气,健脾益肾,利水消肿,以苓桂甘枣汤合五苓散、葶苈大枣泻肺汤加减。

处方:猪苓、茯苓各 20 克,桂枝 10 克,白术 20 克,泽泻 20 克,冬瓜皮 30 克,半夏 15 克,陈皮 15 克,苏子 15 克,葶苈子 15 克,党参 30 克,焦三仙各 30 克,甘草 5

克,大枣5枚,生姜5片。

每日1剂,水煎两次,取汁300～400毫升,分两次温服,服6剂。避风寒,畅情志,忌劳累。患者服药6剂后,心悸、浮肿明显减轻,纳食增加,但仍感咳喘、肢端发凉。原方加杏仁10克、干姜10克、五味子10克,以宣肺平喘,温肺化饮;继服6剂后,浮肿已消,时有心悸,纳少,舌红,苔薄黄,脉沉微弱,改用苓桂甘枣汤合葶苈大枣泻肺汤合人参蛤蚧散加减:茯苓20克,桂枝10克,白术20克,炙甘草10克,葶苈子15克,党参30克,蛤蚧1对,陈皮15克,半夏15克,干姜10克,五味子10克,丹参20克,泽泻15克,淫羊藿30克,焦三仙各30克,大枣5枚。药后心悸、浮肿、咳喘症状消失,纳食正常。

按:患者以"心悸气短,全身浮肿"为主要症状,当属中医"心悸"、"水气"、"水肿"范畴,证属阴水,水气凌心。水肿早在《内经》称为"水",《金匮》称为"水气"。《内经》按证候分为风水、石水、涌水;《金匮》又从五脏证候分为心水、肝水、肺水、脾水、肾水。后朱丹溪将水肿分为阴水和阳水两大类。本证与现代医学的肺源性心脏病、心源性哮喘、肾源性哮喘等疾病引起的心功能不全相似。本病病位在心肺脾肾四脏,基本病机是肺失宣降通调,脾失转输,肾失开阖,膀胱气化失常,导致体内水液储留,泛滥肌肤,水气凌心。诚如《景岳全书·肿胀》所云:"凡水肿等证,乃肺脾肾三脏相干之病。盖水为至阴,故其本在肾;水化于气,故其标在肺;水唯畏土,故其制在脾。今肺虚则气不化精而化水,脾虚则土不制水而反克,肾虚则水无所主而妄行。"本案治宜温阳化气,利水渗湿消肿。方中茯苓、桂枝、白术温脾肾阳而化气行水,猪苓、泽泻、冬瓜皮利水渗湿,陈皮、半夏、苏子、葶苈子化痰止咳平喘,焦三仙健脾消积。诸药合用共奏温阳化气、利水消肿平悸之功效。

(赵芸 孙艳)

(三)气血双虚兼血瘀证心悸(冠心病)

尹某,男,63岁,山东滕州市大坞镇人。患者胸闷气短,伴左胸部隐痛3年余,曾在多家医院诊治,多以心肌缺血或冠心病治疗,口服复方丹参片和速效救心丸,病情时有缓解。2012年12月以来,由于气温变冷加之忙于生意经营,于18日夜间胸闷心跳加重,次日清晨遂来中医院就诊,患者精神不振,面色少华,心悸气短,动则心跳加重,左胸有压迫感,并向颈肩部放射,可持续1分钟左右,伴四肢乏力,时有头晕,周身酸痛,二便正常,入寝尚可,舌质淡,苔薄白,脉象缓结,听诊心律53次/分,律不齐。期前收缩每分钟2～3次,心尖区可闻二到三级收缩期杂音。心电图示:左束支传导阻滞,T波异常,QPS波群宽大畸形。中医辨证属气血双虚兼血瘀,治宜益气养血、活血化瘀,方用炙甘草汤加减。

处方:炙甘草15克,生地黄30克,人参10克,麦冬15克,阿胶(烊化)10克,桂枝10克,干姜10克,降香15克,丹参15克,全瓜蒌15克,大枣5枚。

上药以冷水浸泡1小时后,加入白酒30毫升,文火煎煮两次,每次400毫升去渣,入阿胶烊化尽,分三次温服,每日一剂。6 剂后,心悸胸闷大减,四肢有力,精神好转。继服上方 12 剂,诸症消失,听诊心律 63 次/分,律齐,心电图基本正常。

按:心悸病名首见于汉代张仲景《伤寒论》及《金匮要略》,称以惊悸、心动悸、心下悸等,仲景《伤寒论·辨太阳病脉证并治》载有:"伤寒脉结代,心动悸,炙甘草汤主之",认为其主要病因有惊扰、水饮、虚损及汗后受邪等,记载了心悸表现的结、代、促脉及其区别,提出了基本治则及炙甘草汤等治疗心悸的常用方剂。《景岳全书·怔忡惊恐》认为怔忡由阴虚劳损所致,且"虚微者动亦微,虚甚者动亦甚"。《丹溪心法·惊悸怔忡》中提出心悸当"责之虚与痰"的理论。《灵枢·经脉》说:"心主手厥阴心包络之脉",同时认识到"病本于心"。心为十二官之首,主血脉、藏神明,心气是心之络脉中运行之气,心气心阳温煦推动血液运行,心阴心血需养心神,即"气帅血行"。心悸多因气郁暗耗阴血,心血不足,心失所养,不能藏神而神不安,志不宁,心阳不振,不能温养心脉,心自不安,则为悸;心阳不振,血行不畅,心脉瘀阻而发心悸。

笔者根据多年的临床经验,继承和研究经方的基础上,并参考现代药理研究成果认为导致心悸的病机不论是气虚、阳虚、血虚、阴虚、气滞、血瘀或痰阻,最后的病机都离不开瘀,《伤寒论》炙甘草汤证的主要病机是气阴两虚,我们在炙甘草汤的基础上,加入降香、丹参、红花、全瓜蒌活血化瘀通络,疗效更佳显著。方中以炙甘草益气养血充脉养心,生地黄养阴补血,二药重用,益气养心复脉为君,人参、大枣补脾生血共为臣药,本方大剂滋阴,而阴无阳则不能化气,故佐以桂枝、生姜辛温走散,温心阳通心脉、宣阳化阴;心血瘀阻加丹参、红花、降香、全瓜蒌、降香行气活血、宽胸散结、活血通络,诸药合用阴阳调节,气足血充,畅行于脉,脉气接续则自愈。现代药理研究表明,丹参所含丹参酮可以扩张冠状动脉,增加心肌血流量,加强心肌收缩力,改善心脏功能,又不增加心肌耗氧量,其抗心律失常作用类似钙拮抗剂,甘草酸、人参总皂苷和麦冬总皂苷合用能明显降低大鼠离体右心房肌自律性和左心房肌兴奋性,明显延长大鼠离体自律性和心律失常。炙甘草汤能够显著降低结扎大鼠左冠状动脉前降支诱发的室早,并能使心律失常总发生率降低,并对氯仿致心律失常具有明显的保护作用,其中甘草酸、人参总皂苷为抗心律失常的主要成分。

(张义明　张　燕)

(四)气阴双虚、心血瘀阻证心悸(病毒性心肌炎)

李某,女,18 岁,山东滕州市某高三学生,2008 年 10 月 3 日就诊。患者 2 月前受凉后发热,头痛,口服感冒药物 10 天后,无发热,后感全身乏力、酸痛,食欲不振,时感心慌,行心电图检查:窦性心动过速,频发室性早搏,血清肌钙蛋白高于正常 2 倍,心肌肌酸激酶(CK-MB)高于正常值 3 倍,诊为病毒性心肌炎,后经西医常规治疗,效果不佳。就诊刻下症见:心悸不宁,胸痛气短,心烦失眠,口干舌燥,神疲乏力,声息低微,食少纳呆,大便溏薄,舌体胖大,尖红,苔薄白,脉细涩。中医辨证为心悸之气阴双虚血瘀痹阻证,治以滋阴益气,活血化瘀为原则,方选生脉饮加减。

处方:太子参 15 克,麦冬 15 克,五味子 10 克,桔梗 10 克,黄芩 10 克,黄芪 15 克,白术 10 克,生地黄 15 克,丹参 15 克,三七粉 6 克,炙甘草 10 克,大枣 5 枚。

上方诸药入凉水浸泡 1 小时,文火煮两次,每次 300 毫升,分 3 次温服,12 剂后以上诸症均改善,继服 2 月后,症状消失,行心电图窦性心律,室性早搏消失。本方以太子参替代人参为君药,与黄芪大补元气,两救气阴,麦冬与生地黄滋养心阴,生地黄与丹参、太子参可清热凉血,五味子收敛心气,敛聚耗散之真气,以助生脉;丹参、三七粉活血化瘀止痛;黄芩清热解毒,桔梗开宣肺气,二药合用相使,增强清热解毒之效;白术健补脾胃,大枣补气养血,炙甘草补脾益气,复脉益心,诸药合用,滋而不腻,使气血充足,阴阳和调,则脉复悸止。

按:病毒性心肌炎以心悸不宁为主,辨病当属中医"心悸"范畴。心悸首见于《备急千金要方》,但《内经》中早已认识到心悸病因多由宗气外泄、心脉不通、突受惊恐及复感外邪等因素,如"左乳下,其动应衣,宗气泄也","惊则心无所倚,神无所归,虑无所定,故气乱矣"。并且《内经》中还记载了心悸严重时脉律失常与疾病预后密切相关。而张仲景则认为心悸病因是发汗过多与痰饮内停,如"水在肾,心下悸",首先提出以炙甘草汤为常用方剂,其次根据病因病机不同,运用桂枝甘草汤振奋心阳而止悸,用小建中汤补气养血治疗心悸,真武汤温阳化水定悸。后世医家对心悸病因病机及治疗不断发展,积累了丰富的治疗经验。如成无己提出心悸病因由气虚痰饮,《伤寒明理论》曰:"其气虚者,由阳气虚弱,心下空虚,内动而为悸也;其停饮者,由水停心下,心主火而恶水,水既内停,心不自安,则为悸也。"朱丹溪也认为心悸之发病责之虚与痰,并运用朱砂安神丸治疗心悸之血虚证。而张景岳则提出怔忡因阴虚劳损导致,云:"虚微者动亦微,虚甚者动亦甚"。至清代《医林改错》重视瘀血内阻导致心悸,并记载血府逐瘀汤治疗心悸病,获益颇多。编者认为此患者正气不足,脾胃虚弱,感受外邪,发为心悸,治疗后期,耗损心之气阴,致心神失养,发为心悸,久病伤正,气阴不足,心神不安,故以滋阴益气之生脉饮为主,久病多瘀,"血瘀"病机贯穿其中,故治疗上加用活血化瘀之药,病毒性心肌炎因感受"病毒"所致,治疗上不可忽视,加用黄芩等清热解毒之品。

通过大量实验及现代药理成分来看,生脉饮改善心功能,增加冠脉血流量,抗心肌缺血,调整心肌代谢,降低耗氧量,保护心肌细胞,改善微循环,抗休克,调整血压,抗心律失常,抗炎,改善血流变等作用。有关论著报道,生脉饮治疗病毒性心肌炎后期气阴双虚具有良好的作用。

(密 丽 张 燕)

（五）胸阳不振、痰阻血瘀证胸痹（冠心病）

王某,男,57 岁,滕州市某企业退休工人,1998 年 10 月 2 日就诊。患者平素冠心病史 2 年,一直口服美托洛尔、单硝酸异山梨酯治疗,一周前因劳累出现左胸前区憋闷作痛,每日发作 1～2 次,每次 1 分钟,痰多气短,体倦乏力,纳呆便溏,脘腹胀满,肢体沉重,形体肥胖,胸痛发作可痛引左肩,舌黯淡,苔白滑,脉沉滑,行心电图示 ST 段下移,T 波倒置。心脏彩超示各瓣膜返流。空腹血糖 6mmol/L,甘油三酯 1.12mmol/L,总胆固醇 5mmol/L,胸片未见异常。肝胆胰脾彩超未见明显异常。上消化道钡餐示轻度胃炎。综合脉证,辨病当属胸痹范畴,证属胸阳不振,痰阻血瘀,治以通阳泄浊,行气化痰,方选瓜蒌薤白白酒汤加减。

处方:瓜蒌 15 克,薤白 10 克,桂枝 10 克,茯苓 15 克,陈皮 10 克,半夏 10 克,枳壳 10 克,厚朴 10 克,降香 15 克,丹参 20 克,党参 15 克,炙甘草 5 克。

上方诸药入凉水浸泡 1 小时,文火煮两次,每次 300 毫升,分 3 次温服,6 剂后以上诸症均改善,继服 12 剂,症状基本消失,心电图示 ST 段轻度下移。

本方全瓜蒌开胸涤痰,散结疏瘀,薤白配桂枝(不用白酒)通阳散痹,茯苓、陈皮、半夏温化痰饮,党参、炙甘草健脾益气,鼓动心阳,厚朴、枳壳宽胸理气,寒凝痰阻必致瘀,故加降香、丹参活血化瘀止痛,诸药相伍,胸阳宣通,痰湿得化,血行结开,胸痹则除也。

按:胸痹是威胁中老年人生命健康的重要心系病证之一,是由于正气亏虚,饮食、情志、寒邪等所引起的以痰浊、瘀血、气滞、寒凝痹阻心脉,以膻中或左胸部发作性憋闷、疼痛为主要临床表现的一种病证。常伴有心悸,气短,呼吸不畅,甚至喘促,惊恐不安,面色苍白,冷汗自出等。多由劳累、饱餐、寒冷及情绪激动而诱发,亦可无明显诱因或安静时发病。与现代西医冠心病临床表现具有高度吻合。"胸痹"病名最早见于《内经》,对本病的病因、一般症状及真心痛的表现均有记载。《金匮要略·胸痹心痛短气病脉证治》认为心痛是胸痹的表现,"胸痹缓急",即心痛时发时缓为其特点,其病机以阳微阴弦为主,以辛温通阳或温补阳气为治疗大法,代表方剂如瓜蒌薤白半夏汤、瓜蒌薤白白酒汤及人参汤等。后世医家丰富了本病的治法,如元代危亦林《世医得效方》用苏合香丸芳香温通治卒暴心痛。明代王肯堂《证治准绳》明确指出心痛、胸痛、胃脘痛之别,对胸痹心痛的诊断是一大突破,在诸痛门中用失笑散及大剂量红花、桃仁、降香、失笑散活血理气止痛治死血心痛。清代陈念祖《时方歌括》用丹参饮活血行气治疗心腹诸痛。清代王清任《医林改错》用血府逐瘀汤活血化瘀通络治胸痹心痛等,均有较好疗效。笔者认为本案病例因素体阳虚,胸阳不足,阴寒之邪乘虚侵袭,寒凝气滞,气血痹阻,酿生痰湿,闭阻胸阳,痰瘀交阻,不通则痛,而成胸痹。治疗上通阳散寒,不忘加用活血化瘀药物,并且从现代药理研究瓜蒌薤白白酒汤具有增加冠状动脉血流量,改善心肌收缩力,增加心肌细胞耗氧量等作用。因此,瓜蒌薤白白酒汤在本病的治疗中具有重要作用。

（密　丽　张　燕）

五、郁证医案

(一)气痰郁结致郁(癔病性失语)

王某,男,43 岁,山东泗水泉林镇人,1983 年 5 月 12 日初诊,其父代述:半年前因与邻居争吵,言未道出,闷于心中,次日即说笑无常,语无伦次,四处奔走,游讲演说。在本地卫生院给以镇静药类治疗,半月后突然失语,闭门独居舍内,不欲见人,表情淡漠,行动迟缓,头痛目眩,嗳气叹息,干呕食减,悲观厌世,兴致索然。家人无奈,强其赴某精神病院,诊为癔症性失语,虽经数月治疗,症仍如故,察其面,愁容不展,灰暗憔悴,问无所答。舌质淡,苔白腻而滑,脉沉涩,证属痰气互结,心脑窍闭所致,法当疏肝理气,健脾化湿,开窍解语,方用温胆汤加味。

处方:茯苓 15 克,陈皮 10 克,半夏 10 克,枳壳 10 克,竹茹 6 克,制南星 5 克,苍术 10 克,厚朴 6 克,郁金 10 克,石菖蒲 10 克,远志 12 克,甘草 6 克。

生姜为引,文火煎煮两次,每次 300～400 毫升,每日一剂,分早晚温服,并嘱其家人多与其陪伴接触,进行心理解疑,顺意,暗示和语言训练,连服 5 剂。5 月 18 日诊:药后症减,有时可语出单字,守方继服 5 剂。5 月 24 日诊:患者面带笑容而来,色转红润,能讲简单词句,饮食正常,唯夜寐较差。原方去苍术,加酸枣仁 15 克、合欢皮 10 克,令服 10 剂。月余随访,语言及精神均复正常。

按:《素问·六元正纪大论》中以"五郁"立论,提出了"木郁达之,火郁发之,土郁夺之,金郁泄之,水郁折之"的治疗法则,这对后世医家多有启迪。其中尤以"木郁达之"、"火郁发之"之旨,为后世治郁学术思想开创先河。《素问·举痛论》曰:"思则心有所存,神有所归,正气留而不行,故气结矣。"《灵枢·本神》说:"愁忧者,气闭塞而不行。"这些论述为后世情志致郁学说奠定了理论基础。

汉代医圣张仲景未直言郁病,但在其治疗痞证所用的辛开苦降之法;四逆散证与小柴胡汤等和解疏利之法;半夏厚朴汤证和甘麦大枣汤证所主的情志异常变化,都为后世医家论郁解郁产生了深远的影响。

本案因忧郁思虑过度,则气机不利,痰湿内生,痰气互结,心脑窍闭而致失语。故治疗用理气化痰,醒脑开窍,气行痰化,心神安宁,则清空自启,心声自发,语言流畅。在治疗过程中要注意避免情志过极,合理安排脑力劳动,适当体育锻炼,体力劳动,树立正确的人生观是预防郁病发生的关键。

郁病经治疗缓解后,精神治疗为首要康复方法,正如《临证指南医案·郁证》所说:"郁症全在病者能移情易性"。所以医务人员应关心患者疾苦,做好思想工作,充分调动病人的积极因素,使其正确对待客观事物,树立乐观主义精神和战胜疾病的信心,有利于早日康复。本案原载于山东中医验案选《诊籍续焰》(青岛出版社 1992 年 8 月)。

(张义明 孙 艳)

（二）痰湿阻窍致郁（精神抑郁症）

王某，男，27 岁，滕州市姜屯镇人，以精神刺激失语 2 年余，于 2013 年 1 月 12 日就诊。患者两年前因与家人生气后，出现失语，孤僻，独处，不与外界交往。先后到精神病专科医院治疗，症状未见好转，现仍失语，孤僻，独处，纳眠差，口气重，大便干，体胖，舌胖，舌质紫暗，苔白黄相间厚腻，脉沉。查体见双侧扁桃体（一），心肺听诊正常，肝脾肋下未及，剑突下无压痛。颅脑 CT 正常，血生化、肝功能检查正常。病属中医郁病，由肝气不舒，气机不利，日久气痰互结，痰湿阻窍所致，西医诊断为精神抑郁症。治宜疏肝理气，化痰开窍，方用温胆汤合菖蒲郁金汤合逍遥散加减。

处方：陈皮 15 克，半夏 15 克，云苓 20 克，枳壳 15 克，竹茹 5 克，干姜 5 克，石菖蒲 15 克，郁金 15 克，生白术 30 克，柴胡 10 克，当归 15 克，白芍 30 克，党参 15 克，炙远志 15 克，合欢皮 15 克。

每日一剂，水煎两次，取汁 300～400 毫升，睡前温服第一煎，次晨饭后半小时，温服第二煎，服 6 剂。忌食辛辣、油腻之品，避免精神刺激，家人多给予关怀、鼓励。在上方基础上随症加减，患者大便干，原方去干姜，加川军 15 克、桔梗 10 克、生姜 5 片，患者服药不到 2 月能言语。4 月 13 日复诊，患者已与家人自然交谈，舌质紫暗，原方去干姜，加香附 15 克、丹参 20 克，6 剂，后随访病人痊愈。

按：失语，孤僻，中医称为"郁病"，现代医学称为"精神抑郁症"。其病机为情志不舒，气机郁滞所致，以心情抑郁、情绪不宁、胸部满闷、胁肋胀痛，或易怒易哭，或咽中如有异物梗塞等症为主要临床表现的一类病证。《古今医统大全·郁证门》说："郁为七情不舒，遂成郁结，既郁之久，变化多端。"《景岳全书·郁证》将情志之郁称为因郁而病，着重论述了怒郁、思郁、忧郁三种郁证的证治。《临证指南医案·郁》所载的病例，均为情志之郁，治则以疏肝理气、苦辛通降、平肝熄风、清心泻火、健脾和胃、活血通络、化痰涤饮、益气养阴等法。本案因其受精神压抑而致肝气郁结，木郁克土，脾失水湿之健运，湿聚成痰，气痰互结，阻滞脑窍，故称失语。此病治疗多以疏肝、理气化痰解郁为主。方用逍遥散疏肝理气，温胆汤理气化痰，开窍解语。方中半夏、陈皮、茯苓、枳壳燥湿健脾，化痰行气；竹茹、菖蒲、郁金、远志、合欢皮解郁安神，清胆和胃，除烦；柴胡、当归、白芍疏肝理气、柔肝和脾。诸药合用共奏疏肝解郁、理气化痰、开窍解语之功效。

本案病位在肝脾，肝主疏泄，脾主运化，精神抑郁，木郁不达。克伐脾土，脾失健运则聚湿为痰，气痰互结。阻塞脑窍，则成失语。治疗除服中药外，令病人多与外界沟通，陪护人员多与病人接触、感情护理、运动调节并举等相结合，有利于病人的康复。

（赵　芸　张　燕）

六、瘘寐病证医案

（一）痰火扰心证不寐（神经官能症）

刘某,女,43岁,滕州市城关人,个体经商户,2005年5月20日就诊。刻下症见:肥胖体质,失眠健忘,胸闷脘痞,急躁易怒,头晕头重,口干而苦,忧思多虑,不思饮食,手足发胀,下肢轻度浮肿,月经规律,16岁初潮,周期5～6/24～25,末次月经2005年5月1日,量少,色正,带下正常,大便干结,小便正常。心电图:正常心电图。血常规:血红蛋白110克/L,红细胞4×10¹²/L,白细胞、血小板数目均正常。血糖正常范围,血脂:甘油三酯2.35mmol/L,总胆固醇6.26mmol/L。甲功五项正常。彩超示轻度脂肪肝。查体:心肺听诊无异常,甲状腺无肿大,神经系统查体正常,舌红,苔黄腻,脉弦滑,四诊合参,当属中医不寐范畴,结合舌脉,证属痰火扰心。治以清化痰热、解郁安神为主,方选黄连温胆汤加减。

处方:黄连10克,云苓15克,陈皮15克,半夏15克,枳壳15克,竹茹10克,石菖蒲15克,生龙牡各30克,远志15克,合欢皮15克,柴胡10克,当归15克,白芍15克,白术15克,甘草5克。

上方诸药入凉水浸泡1小时,文火煮两次,每次300毫升,第一次晚上入睡前1小时温服,第二次早上饭后温服,2剂后以上诸症均改善,8剂后失眠症状较前明显好转,诸症基本消失,继服6剂以巩固疗效。

方中黄连清化痰热;半夏燥湿化痰,竹茹清胆和胃,配合半夏一温一凉化痰除烦;陈皮、枳壳理气化痰,云苓、白术益气健脾化痰,杜绝生痰之源;石菖蒲化痰和胃,宁神益志;龙骨、牡蛎镇惊安神,平肝潜阳;远志、合欢皮、柴胡解郁安神;当归、白芍养血柔肝,甘草调和诸药,全方共奏清化痰热、解郁安神之功。

按:失眠症是临床最为常见疾病之一,是指入睡困难、夜间睡眠维持困难和早醒,是睡眠量的不足或质的不佳。中医学称之为"不寐"。近年来,我国失眠等神经精神疾病发病率迅速增高。相关文献显示,35%的人口曾患急性失眠,而9%～12%的人患有慢性失眠。失眠已成为许多国家广泛关注的社会公共卫生问题。西医治疗失眠症强调定时作息及合理使用镇静催眠药物,临床首选服用安眠药,该种药物虽催眠速度较快,但有相当大的不良反应,给患者带来诸如加重呼吸抑制、记忆力减退、头昏、乏力、嗜睡等危害,且疗效短,需不断加大剂量,停药即复发,还有耐药性、成瘾性等缺点。因此,从中医药探寻治疗失眠的有效治疗方案,具有非常重要的意义。中医认为不寐病因多因饮食不节,情志失常,劳倦、思虑过度,及病后、年迈体虚等因素,导致阳盛阴衰,阴阳失交,心神不宁,神不守舍,出现不寐病证。本案病例编者认为思虑过度,伤及心脾,脾虚气弱,运化不健,酿生痰湿,痰湿郁久生热,加之平素暴怒伤肝,肝气郁结,肝郁化火,痰火搏结,上扰心神,神不守舍,则出现失眠。现代药理分析看,本方剂能镇静安神、扩张冠脉及改善微循环,运用本方剂治疗失眠之痰火扰心证与西医治疗本疾病具有异曲同工之妙。

(密 丽 张 燕)

(二)肝郁气滞证不寐(精神抑郁症)

王某,女,44 岁,河南郑州人,以失眠、急躁、多虑年余,于 2013 年 3 月 23 日就诊。患者 1 年前因生气后出现失眠、急躁、烦躁、自汗、善思虑等症状,在多家医院诊断为精神抑郁症,给予多种药物及物理治疗,症状无改善,愈加重。现患者仍失眠,自汗,急躁烦躁,伴胃脘胀闷不适,纳呆,大便干,舌红苔黄,脉弦。慢性胃炎病史 5 年,无高血压、冠心病病史。查体见剑突下轻压痛,肝脾肋下未触及。辅助检查:血常规正常,血生化及肝功能均正常。病属中医不寐,由于情志不畅,日久肝气郁结所致。治宜疏肝解郁,方用丹栀逍遥散加减。

处方:牡丹皮 10 克,柴胡 10 克,当归 10 克,白芍 15 克,云苓 20 克,白术 20 克,生龙牡各 30 克,麻黄根 20 克,枳壳 15 克,炒栀子 10 克,炒酸枣仁 30 克,合欢皮 15 克,薄荷 5 克,夜交藤 30 克,焦三仙各 30 克,甘草 5 克。

每日 1 剂,水煎两次,取汁 300～400 毫升,睡前温服第一煎,次晨饭后半小时,温服第二煎,服 6 剂。忌食辛辣之物,忌生气,避免精神刺激,家人多给予关怀、鼓励。患者在原方基础上加入活血化瘀药物,如丹参 20 克、玫瑰花 15 克等,服药 40 余剂,患者获良效而病愈。

按:失眠,《内经》称为"不寐"或"不得眠"。现代医学称为"抑郁症"、"内分泌失调症"、"神经衰弱症"。其病因病机主要表现在肝,波及五脏。"五脏皆有不寐",此病应从肝脾论治,肝气郁结,卫气不得入于阴,肝属木,体阴而用其阳。肝气旺盛,疏泄太过,易损及阴血,阴血不足则心神失养,故见不寐、急躁之证。肝郁乘脾,脾胃失和,脾失健运,则胃脘胀闷、纳呆、大便干、舌红苔黄、脉弦,均为肝郁化火之象。日久转为阴阳失和,数年不愈。《成方便读》中"夫肝属木,乃生气所寓,为藏血之地,其性刚介,而喜条达,必须水以涵之,土以培之,然后遂其生长之意。若七情内伤,或六淫外束,犯之则木郁而病变多矣。"本案治宜疏肝解郁,方用丹栀逍遥散加减。方中以牡丹皮、炒栀子清肝经郁热;当归、白芍养血,以涵其肝;苓术、甘草补土,以培其本;柴胡、薄荷、生姜系辛散气升之物,以顺肝之性,而使之不郁;配伍生龙牡、炒酸枣仁、夜交藤、合欢皮以镇惊解郁安神、敛汗;加入枳壳行气宽中;丹参、玫瑰花活血化瘀。诸药合用共奏疏肝解郁、活血化瘀之功效。

本案病例体质偏瘦,性情急躁,属木型体质,且年过四十,肾气渐衰,肝气更旺,极易导致心肝阴血不足,心神失养。

(赵 芸 孙 艳)

(三)心肾不交证不寐(更年期综合征)

胡某,女,46岁,某滕州企业会计,2010年8月10日就诊。刻下症见:心烦不寐,心悸多梦,伴有头晕耳鸣,腰膝酸软,急躁易怒,胸胁胀痛,五心烦热,易汗出,口干苦,月经不调,15岁初潮(5～6)/24～26,末次月经2010年6月1日,量少,色暗红,经前乳房胀痛,二便正常。心电图正常。血常规:血红蛋白96g/L,红细胞$4×10^{12}$/L,白细胞、血小板数目均正常。甲状腺功能五项正常。彩超:乳腺及子宫附件未见异常。查体:心肺听诊无异常,甲状腺无肿大,神经系统查体正常,舌红苔薄黄,脉弦细,初以疏肝解郁安神为原则,方选逍遥散合酸枣仁汤加减。

处方:柴胡10克,当归15克,赤白芍各20克,茯苓15克,白术20克,生龙牡各30克,牛膝15克,酸枣仁30克,合欢皮15克,丹参20克,红花15克,浮小麦30克,天麻15克,钩藤15克。

上方诸药入凉水浸泡1小时,文火煮两次,每次300毫升,第一次晚上入睡前1小时温服,第二次早上饭后温服,5剂后以上诸症均无改善。复诊,患者上述症状均在,舌红,少苔,脉弦细,结合舌脉,证应属心肾不交,方知上诊有误。遂治以交通心肾、育阴清热为主。方选黄连阿胶汤加减:生地黄15克,黄连10克,黄芩10克,阿胶10克(烊化),白芍15克,麦冬15克,柴胡10克,当归15克,云苓15克,生龙牡各30克,酸枣仁30克,夜交藤30克,合欢皮15克,浮小麦30克。煎煮法同上,另取鸡子黄一个入碗内搅拌为糊状,将煎出的药液浸入并搅拌后温服。

本方黄连、黄芩泻心火,除烦热,二者相伍可清心肝之实火;芍药佐阿胶滋补肝肾之阴,填精补肾,于补阴中敛阴气;鸡子黄养血润燥,配伍芩连,于泻心中补心血;生地黄、麦冬滋阴生津,柴胡、当归、生龙牡疏肝气养肝血,云苓、酸枣仁、合欢皮、夜交藤解郁安神,浮小麦除虚热、止汗。诸药共奏育阴清热、除烦安神之功。

按:不寐是临床常见病症,或长或短,甚者常年难眠。其病因有许多,但总与心、脾、肝、肾及阴血不足有关,其病理变化,总属阳盛阴衰,阴阳失交。因为血之来源,由水谷精微所化,上奉于心,则心得所养;受藏于肝,则肝体柔和;统摄于脾,则生化不息;调节有度,化而为精,内藏于肾,肾精上承于心,心气下交于肾,则神志安宁。若暴怒、思虑、忧郁、劳倦等伤及诸脏,精血内耗,彼此影响,每多形成顽固性不寐。所以不寐之证,虚者尤多。笔者认为劳倦内伤,素体虚弱,肾阴亏耗,不能上奉于心,水不济火,则心阳独亢;不能下交于肾,心肾失交,心火亢盛,热扰神明,神志不宁,因而不寐。黄连阿胶汤出自《伤寒论》少阴病篇:"少阴病,得之二三日以上,心中烦,不得卧,黄连阿胶汤主之"。柯琴曰:"此少阴病之泻心汤也,凡泻心必藉连芩,而导引有阴之别,病在三阳,胃中不和而心下痞硬者,虚则加参甘补之,实则加大黄下之,病在少阴而心中烦不得卧者,既不得用参甘以助阳,亦不得用大黄以伤胃矣,用芩连以直折心火,用阿胶以补肾阴,鸡子黄佐芩连,于泻心中补心血,芍药佐阿胶,于补阴中敛阴气,斯则心肾交合,水升火降,是以扶阴泻阳之方,变而为滋阴和阳之剂也,是则少阴之火各归其部,心中之烦不得卧可除矣"。《本草备要》云"鸡子黄入心经,镇心安神,益气补血,散热定惊","阿胶甘平色黑入肾,养肝滋阴,活血补阴,清肺润燥",二药相伍可达到滋阴泻火、交通心肾的目的。现代药理研究,本方剂具有镇静、抗菌、补血等作用。

(密 丽 孙 艳)

(四)脾虚失运、胃气不和证不寐(糖尿病合并症)

张某,女,59岁,滕州市某科局公务员,退休。2011年5月2日以失眠就诊。既往2型糖尿病史4年,平素服用二甲双胍缓释片、格列吡嗪等药物治疗,血糖控制在7～8mmol/L。行颅脑CT检查未见明显异常。胃镜示浅表性胃炎。心电图:大致正常心电图。胸透示未见异常。血常规、血脂及电解质均在正常范围内。血糖7.86mmol/L。就诊见:失眠,脘腹胀满,胸闷嗳气,嗳腐吞酸,神疲食少,头晕目眩,伴有四肢倦怠,面色少华,舌苔腻,脉细滑。四诊合参,当属中医脾胃失和致不寐。中医以健脾和胃、行气安神为治则,方选四君子合保和丸加减。

处方:党参15克,苍白术各15克,云苓20克,陈皮15克,半夏10克,黄连10克,莱菔子10克,枳壳10克,远志15克,焦三仙各30克,石菖蒲15克,合欢皮15克,生姜5片。

上方诸药入凉水浸泡1小时,文火煮两次,每次300毫升,第一次晚上入睡前1小时温服,第二次早上饭后温服,3剂后以上诸症均改善,6剂后失眠症状较前明显好转,诸症基本消失,继服6剂以巩固疗效。

方中党参补中益气,健脾益肺;苍术、白术健脾燥湿;茯苓渗湿健脾;山楂消肉食油腻,神曲消酒食陈腐;莱菔子消谷面之积,三药同用能消各种食物积滞。食积易于阻气、生湿、化热,故以半夏、陈皮、枳壳理气化湿,和胃止呕;黄连配半夏化痰热,消痞满,远志、石菖蒲、合欢皮化痰宁心安神。诸药配伍,使食积得化,胃气得和,热清湿去,则诸症自除。

按:不寐在《内经》中称为"目不瞑"、"不得眠"、"不得卧",并认为不寐原因主要有两种,一是其他病证影响,如咳嗽、呕吐、腹满等,使人不得安卧;二是气血阴阳失和,使人不能入寐,如《素问·逆调论》还记载有"胃不和则卧不安",是指"阳明逆不得从其道","逆气不得卧,而息有音者",后世医家延伸为凡脾胃不和,痰湿、食滞内扰,以致寐寝不安者均属于此。《医宗必读·不得卧》将失眠原因概括为"一曰气盛,一曰阴虚,一曰痰滞,一曰水停,一曰胃不和"五个方面。饮食不节脾胃受损,宿食停滞,壅遏于中,胃气失和,阳气浮越于外而卧寐不安,如《张氏医通·不得卧》云:"脉滑数有力不得卧者,中有宿滞痰火,此为胃不和则卧不安也。"在治疗方面,清代《医学心悟》中认为食积引起的不卧着宜用保和丸。编者分析患者平素脾胃虚弱,饮食不节,肠胃受伤,宿食停滞,酿为痰热,壅遏于中,痰热上扰,胃气不和,以致不能安寐。因此,选用四君子健脾和胃,保和丸化痰消滞作为基本

165

方,治疗本案例患者病证精准。并且从现代药理分析,四君子方具有调节胃肠运动的作用,既能抑制胃肠推进运动,减轻腹泻;又能使运动降低的小肠恢复正常;能减少胃液分泌,降低其 pH 值,有利于胃肠溃疡的愈合;能提高胃蛋白酶活性,改善消化吸收功能;能增加红细胞、血红蛋白、网织红细胞数而促进机体的造血功能;还具有增强免疫功能、促进代谢、护肝、增强垂体—肾上腺皮质系统功能、抗肿瘤与抗突变、改善微循环、抗血小板聚集、延缓衰老、抗应激反应等作用。而保和丸具有提高胃蛋白酶活性,增加胰液分泌量,提高胰蛋白酶的浓度和分泌量,促进消化,解痉止痛及止泻保肝、利胆、镇吐、抗溃疡、抑菌等作用。

(密　丽　刘淑贤)

(五)痰湿阻窍致梦呓(癔病性夜语症)

蒋某,女,70 岁,枣庄市山亭区人,以夜间多梦、惊叫数十年,于 2013 年 7 月 6 日就诊。患者数十年来夜间多梦惊叫,多语,醒后记忆不清,无口吐白沫,无两目上视,一直未做治疗。今日家人诉其夜间惊叫不断,较以前加重,病人精神萎靡,体胖,纳可,二便如常,舌红,苔黄偏厚,脉滑。无夜游史,无糖尿病、高血压病等病史。查体双肺呼吸音清,未闻及干湿啰音。脑电图、脑 CT 检查未见异常。病属中医梦呓,由素体痰盛、痰郁化火、痰火扰心所致。治宜清胆和胃,化痰开窍,方用黄连温胆汤加减。

处方:黄连 10 克,半夏 15 克,竹茹 10 克,云苓 20 克,枳壳 10 克,陈皮 10 克,郁金 15 克,石菖蒲 15 克,炙远志 15 克,合欢皮 15 克,生龙牡各 30 克,甘草 5 克。

每日 1 剂,水煎两次,取汁 300～400 毫升,睡前温服第一煎,次晨饭后半小时,温服第二煎。忌辛辣食物,畅情志,适当运动。服药 6 剂后梦语减少。又诉耳闭。原方加柴胡 10 克、黄芩 10 克、桔梗 15 克,继服 12 剂,随访患者病情痊愈。

按:患者以夜间多梦、惊叫多语为主要症状,属中医梦呓范围。梦之所生,在于寐中魂不安舍。即《灵枢·淫邪发梦》所述:"正邪从外袭内,而未有定舍,反淫于脏,不得定处,与营卫俱行,而与魂魄飞扬,使人卧而不得安而喜于梦。"根据后世历代医家经验,并结合临床认为其病因病机,主要为外界强烈的精神刺激及情思郁结,加之素体痰盛,或过食肥甘,导致神明受扰。本案则因如饮食不节、嗜酒等可伤胃滞脾;情志不遂,肝失条达既可致郁火内生,又可横逆犯胃伤脾。"脾为生痰之源",脾失健运,则水湿停聚,酿湿生痰,痰郁化火或郁火炼液为痰,痰火蒙心扰神,心神不安,胆主决断,痰热内扰,则胆怯易惊,多梦且多语多呓。本案治宜清胆和胃,化痰开窍,方用黄连温胆汤加减。方中半夏、枳实、竹茹降逆化痰开窍;茯苓、陈皮健脾理气和胃;黄连苦寒泻热;配以郁金、石菖蒲、合欢皮疏肝解郁;生龙牡、炙远志镇惊养心安神。诸药合用共奏清胆和胃、化痰开窍、养心安神之功效。

梦中多语,即说梦话,临床并不少见,然真正就诊者却不多。故相关文献资料并不多。其病机不外气血亏虚，气滞血瘀，痰火扰心等。本案梦语较甚，以清热化痰、宁心安神之法，用药数剂而痊愈。

（赵　芸　张　燕）

（六）脾肾阳虚证多寐（甲状腺功能减退）

李某，女，53岁，2013年12月5日初诊。因"嗜卧懒动、乏力、周身浮肿3月余"来诊。3月前无明显诱因出现嗜卧懒动，多寐，乏力倦怠，未重视，后病情逐渐加重，并出现纳呆便溏，腹胀、胸闷气短，周身浮肿，动则气喘，畏寒肢冷，至滕州市某医院诊疗，查：甲状腺彩超未见明显异常。甲状腺功能：血清 TT4 29ng/ml；血清 TT3 0.4ng/ml；血清 TSH 升高 300mu/L。诊断为甲状腺功能减退，予优甲乐等药物，病情有改善，但随着药量增加，出现心悸、失眠、头痛、肝功能异常等不良反应，若减少药量则甲状腺功能减退加重，今特寻求中医治疗。刻下症见：嗜卧懒动，多寐，乏力倦怠，纳呆便溏，腹胀，胸闷气短，周身浮肿，动则气喘，畏寒肢冷，舌质胖大，舌边齿痕，苔白滑，脉沉细弱。中医诊断为多寐（脾肾阳虚），西医诊断为甲状腺功能减退。治当温补脾肾之阳，化气行水。方选四君子汤合真武汤、五苓散加减。

处方：云苓15克，党参20克，炒白术15克，泽泻15克，山药15克，陈皮10克，黄芪20克，砂仁6克（后下），黑附子6克，肉桂5克，炮姜6克。

文火煎煮两次，每次200毫升，每日一剂，分早晚温服，连服6剂。12月12日二诊。患者诉服上方后症状明显减轻，气喘、浮肿、便溏均消失，仍有乏力、多寐、懒动，嘱原方继服6剂。12月19日三诊。患者自诉症状大减，除自觉乏力倦怠，余无明显不适感，原方去砂仁，继服6剂。12月26日四诊。患者自诉有轻微乏力感，余均正常，纳眠均正常，守方继服6剂。2014年1月3日复诊，复查甲状腺功能均正常。

按：本病是各种致病因素导致甲状腺组织破坏、萎缩或功能障碍，造成甲状腺素合成与分泌减少、基础代谢率降低而引起的全身性代谢减低综合征。西医治疗为甲状腺激素替代疗法。大部分患者需终生服用。但由于本病是全身性代谢功能减低性疾病，常伴有多系统损害，尤其是伴有心血管疾病及老年患者，对甲状腺素类药物常不能耐受，我们可以通过中西医结合的方法较好解决。

本患者依据其临床表现当属中医多寐范畴，以脾肾阳虚为主。病因可由先天禀赋不足、后天失养、久病致虚、药物影响、放射性损失或甲状腺手术失当等引起，以致精气内夺，阳气大伤。病初多为脾肾气虚，继则由脾及肾引起肾阳不足、命门火衰，不能温煦于五脏，尤其是心、脾。脾虚则健运失职，水湿内停，并蓄于五脏六腑、四肢百骸，泛溢于肌肤。其发病关键在于脾肾阳虚，命门火衰。本着"损者益之"、"形不足者，温之以气"之要旨，针对发病病机，以四君子汤、真武汤、五苓散加减治疗，意在使脾气得健，元阳得复，则病可愈。方中白桂补肾壮阳、温煦五脏，化湿行水,党参、茯苓、泽泻、白术益气健脾,升阳除湿,桂枝等温振心阳,诸药伍用,温阳益气,利湿行水,通畅血脉,标本兼治,相得益彰。

(杨秀秀　张　燕)

七、头痛医案

(一)太阳寒凝证头痛(神经根型颈椎病)

刘某,女,48岁,滕州市龙阳镇人,头项部疼痛发作十余年,加重十余天,经中西医治疗及理疗,效不明显,于2011年2月25日就诊。既往长期伏案工作。现症见:头项及颈肩部疼痛,以后枕部为主,颈肌僵硬,头晕不适,双上肢示指及中指麻木,左右转头时症状加重,身畏寒,每以受凉时加重,时胸前作痛,纳呆乏力,二便正常,寐尚可,舌淡红,苔白,脉弦紧,行颈椎片:颈椎病,可见颈椎曲度变直,间椎关节不稳。脑血流图示椎基底动脉供血不足。查体:颈肌紧张,棘突旁压痛阳性,头颈活动受限,低头位可引出眩晕,椎间孔试验(一)。中医诊为头痛,证属太阳寒凝证,西医诊为神经根型颈椎病,治疗以温经散寒,通络止痛,方选葛根汤加减。

处方:葛根20克,桂枝15克,麻黄10克,赤白芍各15克,当归15克,川芎15克,细辛5克,羌活15克,防风15克,姜黄10克,黄芪60克,甘草5克。

上方诸药入凉水浸泡1小时,文火煮两次,每次300毫升,分3次温服。6剂后以上诸症均改善,继服6剂,疼痛症状基本消失,继原方不变,两日一剂,连服10日,嘱避免受凉,加强锻炼,以防复发。

本方为桂枝汤加麻黄、葛根而成。葛根滋筋脉而能舒牵引,以其性味甘辛,生津祛邪,升阳举陷,用为君药。桂枝与麻黄相伍,通阳散寒,调和营卫,发汗祛邪,赤白芍活血止痛,又可敛阴和营,荣养筋脉,细辛通经止痛,当归、川芎活血行血止痛,细辛、羌活、防风祛风通络止痛,姜黄通经止痛,麻黄温散寒邪,加入大剂量黄芪益气固表。诸药合用,共奏温经散寒、益气养血、活络止痛之功。

按:颈椎病是指颈椎间盘组织退行性变及椎间结构继发性改变,刺激或压迫神经根和其他组织而出现的各种症候群。病变部位在颈椎,根据不同症状表现,可分为颈型颈椎病、神经根型颈椎病、椎动脉型颈椎病、交感神经型颈椎病、脊髓型颈椎病、混合型颈椎病六种。神经根型以颈头部疼痛为主要症状表现,多为酸痛、钝痛、灼痛或刺痛,可向一侧上肢或胸前放射。本案患者以头颈部长期头痛为主症,故中医按头痛辨治。"头为精明之府",诸阳之会,其气与肾相通,手足三阳、足厥阴和手少阴之脉皆上于头。《灵枢·邪气脏腑病形》云:"十二经脉,三百六十五络,其血气皆上于面而走空窍",故凡外感六淫、内伤七情及精气亏损,髓海不足等导致经气逆乱,邪气上逆于首,阻遏清阳,壅塞空窍,皆可致头痛,故头痛与六经密切相关。《伤寒论》第 31 条"太阳病，项背强几几，无汗，恶风，葛根汤主之"。明确指出了因外感风寒之邪，瘀阻太阳经脉，可出现头项作痛。中医称为太阳寒凝性头痛，其病机多数外感风寒，足太阳膀胱经气厥逆所致。足太阳之脉，起于目内眦，上额交会于巅顶，从巅入络脑，出别下项，循肩髆内，夹脊抵腰中。正如《灵枢·厥病》所云："厥头痛，项先痛，腰脊为应。"可见此类症状表现与神经根型颈椎病的主要症状极为类似，故编者对于颈椎病以头项疼痛明显者，均以葛根汤加减治之，每获佳效。

（密　丽　何召叶）

（二）阴虚阳亢、气滞血瘀证头痛（三叉神经痛）

刘某，女，61 岁，滕州市某事业单位干部，于 2002 年 3 月 5 日就诊。症见：左侧头痛，其痛如刀割，面红灼热，面颊部时有抽搐痉挛，呈阵发性，每次 1 分钟左右，每日三四次，入夜尤甚，固定不移，生气或情绪激动时可诱发疼痛，急躁易怒，两胁胀痛，寐差，自汗，双目干涩，无牙龈肿胀，干呕，纳呆，二便正常，舌有瘀点，苔薄黄，脉弦细。心电图：大致正常心电图。颈部血管彩超未见明显异常。颈椎片未见异常。甲状腺功能五项正常。颅脑＋鼻窦 CT 未见明显异常。查体：血压 130/75mmHg，心肺听诊无异常，甲状腺无肿大，神经系统查体正常。四诊合参，综合脉证，当属中医头痛病之阴虚阳亢、气滞血瘀证，治以平肝养阴、活血止痛为主，方选天麻钩藤饮合通窍活血汤加减。

处方：川芎 30 克，当归 15 克，赤白芍各 30 克，熟地黄 15 克，天麻 15 克，钩藤 15 克，柴胡 10 克，元胡 15 克，生龙牡各 30 克，细辛 5 克，僵蚕 15 克，丹参 20 克，夜交藤 30 克，合欢皮 15 克。

上方诸药入凉水浸泡 1 小时，文火煮两次，每次 300 毫升，分 2 次温服。5 剂后以上诸症均改善，继服 6 剂后，疼痛消失。守方两日 1 剂，连服月余巩固，随访未见复发。

方中川芎、赤芍活血化瘀，通络止痛；当归、白芍、丹参、元胡养血活血，通经止痛，柴胡配川芎调理气机升降，通经活血；酌加僵蚕、细辛以宣通脑窍，温经通络，生龙牡、天麻配白芍养血柔肝平肝，夜交藤、合欢皮解郁安神，诸药共奏养阴平肝活血、通窍止痛之功。

按：头痛病是指由于外感与内伤，致使脉络拘急或失养，清窍不利所引起的以头部疼痛为主要临床特征的疾病。头痛既是一种常见病证，也是一个常见症状，可以发生于多种急慢性疾病过程中，有时亦是某些相关疾病加重或恶化的先兆。在《内经》称本病为"脑风"、"首风"，《素问·风论》认为其病因乃外在风邪寒气犯于头脑而致。《伤寒论》在太阳病、阳明病、少阳病、厥阴病篇章中较详细地论述了外感头痛病的辨证论治。《三因极一病证方论》对内伤头痛已有较充分的认识，认为"有气血食厥而疼者，有五脏气郁厥而疼者"。《东垣十书》据病因和症状不同而有伤寒头痛、湿热头痛、偏头痛、真头痛、气虚头痛、血虚头痛、气血俱虚头痛、厥逆头痛等，还补充了太阴头痛和少阴头痛，从而为头痛分经用药创造了条件。《丹溪心法》认为头痛多因痰与火。明代《古今医统大全·头痛大法分内外之因》对头痛病进行总结说："头痛自内而致者，气血痰饮、五脏气郁之病，东垣论气虚、血虚、痰厥头痛之类是也；自外而致者，风寒暑湿之病，仲景伤寒、东垣六经之类是也。"笔者亦认为头痛病病位在头，但与肝脾肾密切相关。风、火、痰、瘀、虚为致病之主要因素。邪阻脉络，清窍不利；精血不足，脑失所养，为头痛之基本病机。此案病例平素肝气旺盛，肝气郁结，肝失疏泄，气机郁结，气血运行不畅，凝滞络脉，脉络不通，不通则痛，发为头痛。并且编者亦认为即病则瘀，患者患病之初即有瘀血存在，打破了过去"久病致瘀"理论，因此选用通窍活血汤加减治疗，头为"清阳之府"，气滞血瘀，清阳不布，而为疼痛，以活血通窍止痛为大法，良效巨大，结合现代药理研究，证实此方剂能改善脑部血液微循环，加强中枢镇静抑制作用，再次证实此方活血化瘀法治疗内科疾病具有积极治疗作用。

（密　丽　何召叶）

（三）肾气亏虚证头痛（神经衰弱）

柳某，女，47岁，滕州市某乡镇中学教师，1997年12月1日就诊。刻下症见：头顶痛且空，伴眩晕耳鸣，腰膝酸软，畏寒肢冷，少寐健忘，四肢乏力，动则自汗，纳呆便溏，夜尿频，每夜两三次，月经史：16岁初潮，周期5～6/24～26，末次月经1997年11月13日，量少质稀，带下清稀，舌红苔白，脉沉细。颅脑＋鼻窦CT：未见明显异常。四诊合参，综合脉证，当属中医头痛病之肾气亏损证，治以温肾填精、活血止痛为主，方选右归饮加减。

处方：熟地黄15克，附子10克，人参10克，山药30克，山萸肉15克，枸杞子15克，川芎25克，茯苓15克，白术15克，当归15克，防风10克，鹿角胶（烊化）12克，远志15克，合欢皮15克，甘草5克。

上方诸药入凉水浸泡1小时，文火煮两次，每次300毫升，第一次晚上入睡前1小时温服，第二次早上饭后温服。3剂后以上诸症均改善，6剂后失眠症状较前明显好转，诸症基本消失，继服6剂以巩固疗效。

方用熟地黄甘温滋肾以填精，此本阴阳互根，于阴中求阳之意；附子温补肾阳而祛寒，人参、当归气血双补，山萸肉、枸杞子养肝血，助主药以滋肾养肝，山药、甘草补中养脾，川芎活血祛瘀，祛风止痛，为治疗头痛之首选药物，肾阳虚多及脾阳虚，故加入茯苓、白术健脾利湿，温运中焦，防风祛风止痛，远志、合欢皮宁心安神。各药合用有温肾填精、益气健脾、活血止痛之功。

按：神经衰弱是以精神和躯体功能衰弱症状为主，精神易兴奋，脑力易疲劳，常伴情绪紧张、烦恼以及紧张性头痛和睡眠障碍等心理生理症状为特征的一类神经症性障碍。大多数病人以头痛为主诉，当属中医头痛范畴。随着生活工作节奏的加快,严重的竞争态势,亚健康人群急剧增多,因神经衰弱引发的头痛发病率呈上升趋势。《素问·奇病论》曰:"人有头痛数岁不已……内至骨髓,髓者以脑为主,脑逆故为头痛……"。《素问·通评虚实论》指出"头痛耳鸣,九窍不利",进一步说明头痛之病与肾密切相关。"肾为先天之本",主骨生髓,主生长发育,主藏精气,"脑为髓海",五脏精华之血,六腑清阳之气皆能上注于头,即头与五脏六腑之阴精、阳气密切相关。肾虚精少,髓海空虚,不能上荣充脑,故头空痛,选用右归饮加减治疗。右归饮出自《景岳全书》,由肾气丸加减而成,方中重用熟地黄为君药,意在补肾填精,所谓"精不足者,补之以味",以附子峻补元阳,所谓"益火之源"。鹿角胶乃血肉有情之品,功专温补肾阳,填精补髓,人参补气温中、大补元气以助命门之火,在补虚的基础上加入止头痛之圣药川芎,活血以止痛,因虚久必兼瘀故也,加入防风祛风止痛,意在治标。

(密 丽 何召叶)

八、眩晕医案

(一)痰浊瘀阻证眩晕(内耳眩晕症)

徐某,男,52岁,山东巨野独山公社双庙村人,1969年4月26日就诊。患者5日前因饮酒并进食生冷,复遇风寒,未见头身痛及发热恶寒,仅感胃腹胀满,干呕纳呆,时而眩晕,在村卫生室给予土霉素、阿司匹林、山楂丸等药物口服,症不缓解,特请去家中会诊。刻诊:病人肥胖体质,因眩晕而卧床不起,面色灰暗,体倦无神,头晕如坐舟车,干呕欲吐,右耳作鸣且有堵塞感,腹软,剑下轻度压痛,肝脾未及,心率78次/分,律规整,双肺呼吸音正常,血压130/85mmHg,肢体无浮肿,大便溏,每日1~2次,小便正常,舌体胖,苔白滑而厚腻,脉濡滑。病人有嗜酒史,常患感冒,两年前曾因耳鸣眩晕,诊断为美尼尔综合征。今进食生冷复感风寒,脾阳受损,痰湿中阻,上扰清窍,中医诊断为眩晕(美尼尔综合征)。治宜温中化痰,升清降浊。方选苓桂术甘汤合五苓散加味。

处方:茯苓30克,桂枝12克,白术20克,泽泻20克,陈皮12克,姜半夏15克,砂仁10克(后下),炮姜5克,党参15克,焦三仙各30克。

水煎服,每日一剂,分两次服,每次300~400毫升,患者按上方服一剂即感眩晕症状减轻,连服3剂则诸症消失,继以胃苓汤出入服10余剂,未见复发。

按:眩晕是目眩与头晕的总称,首见于《内经》称为眩冒。《素问·至真要大论》"诸风掉眩,皆属于肝"。《灵枢·大惑论》:"故邪中于项,因逢其身之虚……入于脑则脑转,脑转则引目系急,目系急则目眩以转矣。"《灵枢·海论》:"水海不足,则脑转耳鸣颈酸眩冒"。可知《内经》对眩晕的病机主要归于外邪、气虚、髓亏三个方面。汉代张仲景在《伤寒论》少阳病提纲中提出："口苦、咽干、目眩"，可知与少阳病有关，而且《金匮要略·痰饮咳嗽并脉症治》"心下有支饮，其人苦冒眩"，"假令瘦人脐下有悸，吐涎沫而癫眩，此水也，五苓散主之"，可知与痰饮有关。至金元时期对眩晕的认识日益发展，朱丹溪力倡"无痰不作眩"之说。本案病人体胖，素多痰湿，今又进食酒及生冷，伤及脾阳，脾气虚则健运失职，水湿内停积聚成痰，以致清气不能上布，浊气不得下降，清空之窍失其所养，故头目眩晕。患者干呕欲吐，腹胀纳呆，溲清便溏，舌淡苔白滑而腻，脉濡滑等均系脾虚湿阻之象。《金匮要略》云："病痰饮者，当以温药和之，……苓桂术甘汤主之"。本案以苓桂术甘汤与五苓散加味，以茯苓配泽泻淡渗利水，桂枝配炮姜通阳而助气化，加入党参配白术、砂仁、焦三仙以健脾助运化，陈皮配姜半夏以化痰止呕，故服药3剂则眩晕即止，诸症消失。

美尼尔综合征，又称内耳眩晕病，是由内耳膜迷路水肿所引起的自身或周围景物旋转性平衡感觉失常为主要突出症状的疾病，属中医眩晕症范围。笔者认为其病机主要是痰饮内停，上蒙清窍所致，临床多以苓桂术甘汤、五苓散加味化裁，每获良效。

（张义明　何召叶）

（二）寒凝血瘀证眩晕（椎基底动脉供血不足）

石某，女，46岁，滕州某公司办公室职员，因"头晕伴肩背部疼痛2个月"就诊。既往长期伏案工作，受凉后时常出现头晕不适，干呕欲吐，肩部疼痛，因症状轻微未予重视，2个月前再次因受凉出现头晕不适，左右转头时头晕加重，颈项疼痛，常累及前胸，热敷后疼痛可缓解，伴上肢示指、中指麻木，纳眠尚可，二便正常，舌淡红，苔白，脉弦紧，行颈椎片示颈椎骨质增生，退行性变。脑血流图示椎基底动脉供血不足。查体：颈肌紧张，低头位可引出眩晕，椎间孔试验（-）。胸透未见异常。心电图大致正常。中医诊断为眩晕病，证属寒凝血瘀，太阳经输不利证，治疗以温经散寒、活血止痛为原则，方选葛根汤加减。

处方：葛根20克，桂枝10克，黄芪40克，赤芍15克，当归15克，川芎15克，丹参20克，红花15克，水蛭10克，天麻15克，牛膝15克，甘草5克。

上方诸药入凉水浸泡1小时，文火煮两次，每次300毫升，分3次温服。6剂后以上诸症均改善，继服6剂，头晕症状基本消失，嘱避免受凉，加强锻炼。

本方葛根滋筋脉而能舒牵引，升阳举陷，为君药，牛膝补益肝肾，"骨为肾之余"，肝肾足则骨壮，桂枝通阳行气，天麻平肝止眩，赤芍、当归、川芎、丹参、红花活血化瘀，水蛭活血通经脉，生用黄芪益气扶正，且可推动血液运行，诸药合用，则眩晕止。

按：眩晕为临床常见病证，多见于中老年人，亦可发于青年人。本病可反复发作，妨碍正常工作及生活，严重者可发展为中风、厥证或脱证而危及生命。在本案例中与椎基底动脉供血不足不谋而合,西医治疗疗效不佳,故临床上多用中医中药防治眩晕,对控制眩晕的发生、发展具有较好疗效。眩晕病证,历代医籍记载颇多。《内经》对其涉及脏腑、病性归属方面均有记述,指出眩晕与肝关系密切。《灵枢·口问》说:"上气不足,脑为之不满,耳为之苦鸣,头为之苦倾,目为之眩",认为眩晕以虚为主。汉代张仲景则认为痰饮是眩晕发病的原因之一,为后世"无痰不作眩"的论述提供了理论基础。《金匮要略·痉湿暍病脉症第二》云:"太阳病,无汗而小便反少,气上冲胸,口噤不得语,欲作刚痉,葛根汤主之(十二)。"是仲景伤寒欲作刚痉的病症,《伤寒论》第 14 条"太阳病,项背强几几,及汗出恶风者,桂枝加葛根汤主之",由此看来,"刚痉"也好,项背强几几也罢,均指颈项部僵硬不适,而用的方剂,葛根汤与桂枝加葛根汤两方药物组成也相同,故张主任根据数十年治疗颈椎病引起的供血不足眩晕的经验,抓住颈部不适这一主要症状特征,选用葛根汤为基本方,再根据西医供血不足的病理,加入补阳还五汤以益气活血化瘀,取得了良好的治疗效果。此案例中同时观察到因寒邪入侵,经脉气血凝结、阻滞,气机收敛,经络筋脉收缩而挛急,出现眩晕、肩背疼痛。同样寒凝,气血运行不畅而为瘀,病机同样离不开瘀,因此治疗上对症治疗外,还需加用活血行血之品,促进血流通畅,疼痛缓解。而且大量临床报道葛根汤具有消炎镇痛作用,抗血小板聚集、抗凝血作用,据临床观测,葛根汤治疗本病临床获益巨大。

(密 丽 何召叶)

(三)痰火上扰证眩晕(脑梗死)

李某某,女,56 岁,滕州某事业单位退休人员,因"头晕伴恶心呕吐 1 天"入院。既往高血压病史 3 年,最高达 170/100mmHg,平素服用硝苯地平控释片降压,冠心病史 2 年。症见:头晕,干呕欲吐,头胀痛,心烦口苦,渴而不欲饮,无发热恶寒,无口角歪斜,语言流利,纳饮正常,二便正常。颈椎片未见明显异常。颅脑 CT 示小脑梗死。入院血压 130/80mmHg,高级神经功能(-),口角不歪,伸舌居中,四肢肌力肌张力可,闭目难立征(+)。舌红,苔黄腻,脉弦滑,中医诊断为眩晕病,证属痰火上扰证,治疗以清化痰热、活血止晕为原则,方选黄连温胆汤合半夏白术天麻汤加减。

处方:黄连 10 克,半夏 15 克,竹茹 10 克,陈皮 15 克,云苓 15 克,枳壳 15 克,白术 15 克,川芎 15 克,丹参 20 克,红花 15 克,水蛭 10 克,葛根 15 克,天麻 20 克,生龙牡各 30 克,泽泻 15 克。

上方诸药入凉水浸泡 1 小时,文火煮两次,每次 300 毫升,分 3 次温服。6 剂后以上诸症均改善,继服 6 剂,头晕症状基本消失。

本方中黄连泻心火,半夏降逆和胃、燥湿化痰,竹茹清热止呕,涤痰开郁,枳壳行气消痰,使痰随气下,陈皮理气燥湿,茯苓、白术、泽泻健脾渗湿、安神定志,川芎、丹参、红花、水蛭活血化瘀,葛根滋筋脉而能舒牵引,升阳举陷,天麻平肝止眩,生龙牡重镇潜阳。诸药相伍,则痰热清,眩晕止。

　　按:眩晕是头晕、眼花为主要临床表现的一类病证。眩即眼花,晕是头晕,两者常同时并见,故统称为"眩晕"。多由于情志、饮食内伤、体虚久病、失血劳倦及外伤、手术等病因,引起风、火、痰、瘀上扰清空,或精亏血少,清窍失养为基本病机。眩晕病证,历代医籍记载颇多。《内经》认为眩晕一病以虚为主。至汉代张仲景认为痰饮是眩晕发病的原因之一,为后世"无痰不作眩"的论述提供了理论基础,并且用泽泻汤及小半夏加茯苓汤治疗眩晕。元代朱丹溪倡导痰火致眩学说,《丹溪心法·头眩》说:"头眩,痰挟气虚并火,治痰为主,挟补气药及降火药。无痰不作眩,痰因火动,又有湿痰者,有火痰者。"徐春甫《古今医统·眩晕宜审三虚》认为:"肥人眩运,气虚有痰;瘦人眩运,血虚有火;伤寒吐下后,必是阳虚。"龚廷贤《寿世保元·眩晕》中运用半夏白术汤证治疗痰涎致眩证。虽然本案例西医学颅脑CT示脑梗死,但是患者以眩晕为主症,当以眩晕病论治。认为患者平素忧思过度,饥饱劳倦,伤于脾胃,健运失司,以致水谷不化精微,聚湿生痰,痰湿中阻,升降失常,浊阴不降,痰火气逆,上犯清窍,瘀血停着,痹阻清窍而引起眩晕。而黄连温胆汤是由唐代孙思邈《千金要方》中温胆汤演绎而来,具有清热化痰、开窍醒神、活血化瘀之功效,治疗痰热上扰证型的心脑血管病疗效显著。

(密　丽　何召叶)

九、中风医案

(一)气虚血瘀证中风(脑梗死)

　　刘某,男,68岁,滕州市洪绪镇颜楼村夏庄人,农民,因"左侧肢体活动不灵3天"于2012年12月2日住院治疗,既往高血压病史5年,颅脑CT示脑梗死,心电图大致正常,血糖血脂正常,神经系统查体:左侧肢体肌力3级,肌张力正常,病理征阳性。入院治疗第二天病情进展明显,西医正规治疗,请中医会诊。刻下症见:肢体痿软无力,伴麻木不仁,言语謇涩,无发热恶寒,神志清醒,面色萎黄,大便溏薄,小便正常,舌淡,苔薄白,脉细弱,当属中医中风之气虚血瘀证,治以益气养血、化瘀通络为原则,方选补阳还五汤加减。

　　处方:黄芪60克,赤白芍各20克,川芎15克,当归15克,白术15克,牛膝15克,丹参20克,红花15克,地龙10克,砂仁10克(后入),党参15克,石菖蒲10克,郁金10克。

　　上方诸药入凉水浸泡1小时,文火煮两次,每次300毫升,分3次温服。6剂后以上诸症均改善,同时协助针刺治疗。继服半月后,患者左侧肢体肌力达到4[+]级,余症状基本消失。

本方重用黄芪、党参补气,配当归、白芍养血,合赤芍、川芎、红花以活血化瘀通络,地龙、牛膝引血下行,通络,白术、砂仁健脾益气,石菖蒲、郁金醒脑开窍,气足则血旺,经脉得通,肢体得荣。

按:脑梗死是目前严重危害老年人健康的疾病之一。它是一种突然发病的脑血液循环疾病,以猝然昏倒、不省人事、半身不遂、偏身麻木、口眼歪斜、舌强语謇为主要临床表现。具有病因多、发病急、病机复杂特征,临床还具有"三高一低"即发病率高、致死率高、病死率高、治愈率低的特点。西医治疗目前主要以溶栓、抗凝、降纤以及脑保护为主。脑梗死在中医属于中风病,近年来应用中医药治疗脑梗死机制的基础和临床研究均取得了一定的成果。益气活血法作为治疗中风众多方法之一,具有重要现实意义。在《金匮要略》中既有对于卫阳虚,经脉不利所致肢体活动障碍的中风早期病证,并创立黄芪桂枝五物汤。而张景岳在《景岳全书》中指出:"中风麻木不仁等证,因其血气不至,所以不知痛痒,盖气虚则麻,血虚则木,麻木不已,偏枯痿废,渐至日增。"至清代王清任《医林改错》中指出:"人过半百元气已虚,气虚无力推动血行,使之瘀血偏滞于体,乃罹患偏瘫","半身不遂,亏损元气,是其本源。"提出"元气既虚,必不能达于血管,血管无气,必停留而瘀"学说,治疗强调在补气的基础上配合活血化瘀药以促进气血运行,经脉通达。创立补阳还五汤益气活血法治疗中风。本案例亦采用益气活血法治疗中风,选用补阳还五汤作为治疗本证型的基本方。编者认为本案例属气虚血瘀之证,益气药与活血药必须同时且尽可能早期使用,但是益气药与活血药的配伍用量须根据气虚、血瘀的程度而定。据现代文献报道,益气活血法具有改善患者的血液流变学及脑部血管的灌注和微循环、扩张脑血管、抑制炎症反应、抗自由基、降低血脂水平等多种作用。因此,补阳还五汤加减作为益气活血法代表方,治疗脑梗死具有重大的临床意义。

(密 丽 何召叶)

(二)痰火瘀阻证中风(脑出血)

杨某,男,57岁,山东滕州市某企退休工人,2012年7月31日因"头痛伴恶心呕吐3小时"入院,行颅脑CT示脑出血,入院时血压195/110mmHg,西医诊断为"脑出血、高血压病"。西药常规脱水降颅压治疗,中医会诊。症见:神志不清,两目斜视,瞳孔大小不对等,面红目赤,左侧肢体偏废,肌力0级,鼻鼾息鸣,昏聩不语,颈强身热,大便秘结,5日未行,小便失禁,手足温,舌质红绛,苔黄厚干燥,脉弦滑数,体温38.2℃。血常规:白细胞$14×10^9$/L,淋巴$10×10^9$/L,胸部正侧位片示双肺纹理增粗增强,心率88次/分,律整,心电图大致正常。血糖6.8mmol/L,甘油三酯1.56mmol/L,总胆固醇5.8mmol/L。辨证属中风之中腑(痰火瘀阻证),治以熄风清火、活血通络、通便泄热为主,方选星蒌承气汤加减。

处方:胆南星10克,瓜蒌15克,大黄15克,厚朴10克,天麻20克,钩藤15

克,石决明 30 克,竹茹 10 克,黄芩 10 克,白芍 15 克,半夏 15 克,枳实 15 克,丹参 15 克,水蛭 10 克,羚羊粉 0.5 克(冲服)。

上方诸药入凉水浸泡 1 小时,文火煮两次,每次 300 毫升,分 3 次鼻饲。6 剂后以上诸症均改善,大便通畅,神志渐清,上方去大黄,继服 6 剂,复查颅脑 CT 示脑出血吸收期,继服 15 剂,复查脑 CT 出血完全吸收。

本方大黄荡涤肠胃,通腑泄热;枳实泄痞;厚朴宽满行气;瓜蒌、胆南星、半夏、黄芩清热化痰;天麻、钩藤、石决明平肝熄风;牛膝引血下行;龙骨、牡蛎镇潜肝阳,助天麻平肝风;配合白芍酸敛肝气,以助平肝;丹参、水蛭活血通络,甘草调和诸药。共奏通畅腑气、祛瘀达络、敷布气血、浊邪不得上扰神明之功。

按:现代医学认为,脑出血是指脑部实质内的出血,可有脑内动脉、静脉或毛细胞血管破裂而引起,尤以动脉破裂者居多。引起脑出血的原因很多,可概括为损伤性和非损伤性两大类。非损伤类脑出血又称原发性或自发性脑出血,是由脑内血管病引起的出血,其中绝大部分是高血压病伴发的脑小动脉病变血管破裂出血所致,称高血压性脑出血。中医学认为脑出血为出血性中风,属中风病中的重症,其发病特征与自然界"善行而数变"的风邪特征相似,故以中风命名。如《素问》说:"血之与气,并走于上,则为大厥,厥则暴死。"笔者认为中风病机不离瘀,瘀血贯穿中风病整个病程始终,此瘀也包括离经之血,因此治疗上化痰通络之时不忘酌加活血凉血化瘀之品,以加快离经之血吸收。若大便多日未解,此为浊气不降,腑气不通,携气血上逆,犯于脑窍,治疗上采用化痰通腑法,一可通畅腑气,祛瘀达络,布达气血,促使症状好转;二可清除阻滞于胃肠的痰热积滞,使浊邪不得上扰神明,气血逆乱得以纠正,达到防闭防脱之目的;三可急下存阴,以防阴劫于内,阳脱于外。

(密 丽 何召叶)

(三)痰湿阻络证中风(脑梗死)

廖某,男,70 岁,滕州市洪绪镇颜楼村夏庄人,农民,因"突发性右侧肢体活动不灵 10 小时"于 2013 年 7 月 23 日住院治疗。既往高血压病史 5 年,颅脑 CT 示脑梗死,心电图大致正常,血糖血脂正常,神经系统查体:右侧肢体肌力 3 级,肌张力正常,病理征阳性。入院治疗第二天病情进展明显,经西医正规治疗一周后,效欠佳,请中医会诊。刻下症见:半身不遂,言语謇涩,皮肤热,无恶寒,神志清醒,伴头晕目眩,胸闷恶心,纳呆腹胀,大便初头硬,小便点滴不畅,苔白腻,脉弦滑,仔细询问患者平素常有头痛眩晕发作病史。四诊合参,当属中医中风之痰湿阻络证,治宜燥湿化痰,活血通络,方选半夏白术天麻汤加减。

处方:半夏 15 克,白术 15 克,天麻 20 克,陈皮 15 克,茯苓 20 克,枳壳 15 克,赤芍 15 克,川芎 15 克,石菖蒲 15 克,郁金 15 克,丹参 20 克,红花 15 克,水蛭 10 克,薏米 30 克。

上方诸药入凉水浸泡 1 小时,文火煮两次,每次 300 毫升,分 3 次温服。12 剂后以上诸症均改善,胸闷恶心消失,同时协助针刺治疗。继服 1 月后,患者右侧肢体肌力达到 4 级,其余症状基本消失。

按:脑梗死又称缺血性脑卒中,是脑血管病常见类型之一,具有高发病率、高死亡率及高致残率,为我国居民死亡的首位原因,好发于中老年人。四季皆可发病,但以冬夏两季最为多见。本病当属"中风"范畴。早在《内经》中就对中风的论述比较全面,如《灵枢·刺节真邪论》:"虚邪客于身半,其入深,内居营卫,营卫稍衰,则真气去,邪独留,发为偏枯。"明确指出了外邪侵袭,营卫亏虚导致中风发生的病机。此外,还认识到中风的发生与体质、饮食有着密切的关系。对中风病的病因病机及其治法,历代医家论述颇多,从病因学的发展来看,大体分为两个阶段。唐宋以前,以"外风"学说为主,认为风邪入中,络脉空虚为本病的主因,治疗上以小续命汤和大秦艽汤为代表。至金元时期以"内风"立论,张元素认为病因为热,刘河间力主"肾水不足,心火暴甚";李东垣认为"形盛气衰,本气自病";朱丹溪主张"湿痰化热生风";元代王履从病因学角度将中风病分为"真中"、"类中"。至清代王清任认为气虚血瘀导致半身不遂,肌肤麻木不仁,以补阳还五汤为基本方,临床疗效收益颇丰。编者认为本症实属肝风脾虚,痰浊阻络之证。素体肝旺,横逆犯脾,脾虚失运,聚湿生痰,形盛气衰,正值盛夏季节,暑湿之邪侵犯,暑性炎热,易助体内肝风浮动,湿性黏滞,易阻塞经络,此即外风引动内风,痰湿痹阻经络,经络失养,则右侧半身不遂;肝风挟痰,上蒙清窍,故头晕目眩;痰阻廉泉,则言语謇涩,痰阻中焦,气机不畅,则胸闷恶心,脉舌均为痰浊内盛之象。还认为中风病机不离瘀,瘀血贯穿中风病整个病程始终,因此治疗上化痰通络之时不忘酌加活血化瘀之品。

本方以半夏燥湿化痰,降逆止呕,天麻平肝熄风,且止头眩,为治风痰之要药,合用为治风,茯苓健脾渗湿,白术运燥湿,二者治生痰之源,陈皮理气化痰,枳壳行气化痰,二者合用使气顺则痰消,共助天麻、石菖蒲、郁金化痰通窍,赤芍、川芎、丹参、水蛭及红花活血化瘀,且水蛭可通利经络,薏米淡渗利湿。

从现代药理研究及临床研究看,半夏白术天麻汤扩张血管、抗凝血、降压等作用。据我科多年收治的急性脑中风病例统计,中医辨证属痰湿阻络闭窍者约占60%,采用半夏白术天麻汤加减,均具有良好收效。

(密　丽　胥小鹏)

十、胃脘病证医案

(一)肝胃不和、湿热郁结证胃脘痛(胆汁反流性胃炎)

葛某,男,46 岁,滕州市界河镇农民,以胃脘部灼热疼痛半月余,加重 3 天,于

2014年7月9日就诊。患者半月前因生气后出现胃脘胀痛,嘈杂泛酸,在当地卫生院给予吗丁啉等西药治疗,症状未见好转,胃镜示胆汁反流性胃炎、食管炎。现病人胃脘部灼热疼痛,嘈杂泛酸,时两胁及胸背作痛,口干口苦,易急躁烦躁,大便不畅,舌红苔黄偏厚,脉弦数。体格检查:咽部充血,双侧扁桃体无肿大,双肺(一),心率70次/分,无杂音,剑突下压痛,肝脾肋下未及,腹部无反跳痛,舌红苔黄,脉弦滑。病属中医胃脘痛,由肝胃不和、湿热郁结所致,西医诊为胆汁反流性胃炎。治宜疏肝理气,泄热和中,方用丹栀逍遥散合左金丸加减。

处方:牡丹皮15克,炒栀子10克,柴胡10克,当归15克,白芍15克,云苓15克,炒白术10克,黄连10克,吴茱萸3克,半夏15克,陈皮15克,鱼骨30克,浙贝15克,黄芩10克,炒枳壳15克,甘草5克。

每剂1剂,水煎两次,取汁300～400毫升,饭后半小时温服,忌生气,忌食辛辣油炸食品,清淡饮食,服6剂。7月16日复诊,胃脘疼痛减轻,仍时有胃中嘈杂,干呕,口气重,原方加薄荷15克,继服12剂。7月30日再诊,诸症基本消失,继服12剂巩固疗效,患者1月后复查胃镜示:慢性浅表性胃炎。共服药30余剂,临床症状消失,半年随访未见复发。

按:胃痛以上腹胃脘部疼痛为主要临床特征,相当于西医的急慢性胃炎、消化性溃疡、胃痉挛、胃下垂等疾病。古籍对本病的论述始见于《内经》。《素问•至真要大论篇》说"厥阴司天,风淫所胜,民病胃脘当心而痛。"说明胃痛与木气偏胜,肝胃失和有关。胃痛的病因主要为外感寒邪,饮食所伤,情志不遂,脾胃虚弱等。病机常见寒邪客胃,饮食停滞,肝气犯胃,肝胃郁热,脾胃湿热等证候多为实证;脾胃虚寒,胃阴不足多为虚证。本病病位在胃,与肝脾关系密切。本案肝气犯胃,肝郁日久,化火生热,邪热犯胃,导致肝胃郁热而痛,舌红苔黄,脉弦数,均为肝胃不和兼有湿热郁结之象。治宜疏肝理气,泄热和中,方用丹栀逍遥散合左金丸加减。方中柴胡、当归、白芍柔肝解郁止痛;牡丹皮、炒栀子清泄肝热;白术、云苓、甘草健胃和中;黄连、黄芩清泻胃火;吴茱萸辛散解郁;半夏、陈皮理气和胃;鱼骨、浙贝制酸敛阴,枳壳行气宽中。诸药合用共奏疏肝理气、泄热和中之功效。患者服药30余剂,临床治愈。

胃脘痛是临床最常见疾病,也是中医最常见的治疗优势病种之一,主要辨证准确,疗效较西医为优,一般轻者一周可临床治愈,本案兼有胆汁反流及食管炎症,故近月方愈。胃病关键在病人自己调养,包括饮食、情志、劳逸等。

(赵 芸 张建滕)

(二)脾胃虚寒证胃脘痛(十二指肠球部溃疡)

路某,男,39岁,滕州市某企业工人,以上腹部疼痛10余天,于2014年4月12日就诊。患者10天前因受凉后出现上腹疼痛,泛酸,腹痛多在空腹及夜间明显,进食后腹痛减轻,在滕州市中心人民医院行电子胃镜检查示:十二指肠球部溃疡,给予奥美拉唑等西药治疗,效果不显著。今诉上腹部持续性疼痛,伴两肋胀痛,喜按,每以受凉或劳累时加重,伴纳差、四肢乏力,嘈杂泛酸,嗳气不舒,面色无华,善思虑,大便溏稀,舌淡、苔薄白,脉沉缓。慢性胃炎病史5年。查体见剑突下偏右压痛,无反跳痛,肝脾肋下未及,余均无阳性发现。辅助检查:胃镜示十二指肠球部溃疡,B超肝胆胰脾未见异常。中医诊断为胃脘痛,由脾胃虚寒、肝脾不和所致。治宜健脾益气,调和肝脾,方用逍遥散合香砂六君子、乌贝散加减。

处方:柴胡10克,当归15克,云苓15克,白芍15克,白术15克,木香10克,砂仁10克(后下),党参15克,鱼骨30克,浙贝15克,川连5克,半夏10克,白及15克,陈皮10克,干姜10克,甘草5克。

每日1剂,水煎两次,取汁300～400毫升,分两次温服,服6剂。忌食生冷、辛辣之物、宜清淡饮食、畅情志。4月19日复诊,诉上腹部疼痛减轻,无泛酸,时有嗳气,上方继服6剂。4月26日再诊,未诉上腹部疼痛,无泛酸嗳气,纳食欠佳,原方加谷麦芽各30克,继服2月余,上消化道钡餐检查"溃疡愈合"。

按:上腹部疼痛,伴泛酸嗳气,证属中医胃脘痛,现代医学诊为十二指肠球部溃疡。历代文献中所称的"心痛"、"心下痛",多指胃痛而言。《素问·六元正经大论》说:"木郁之发,民病胃脘当心而痛,上支两胁,膈咽不通,饮食不下"。《素问·举痛论》之"寒气客于胃肠之间,膜原之下,血不得散,小络引急,故痛"。据现代医学研究证明,胃及十二指肠溃疡的病理及病程变化与中医的不同证候分型密切相关,如肝胃不和型大致相当于溃疡病的早期和瘢痕期;寒热错杂型相当于溃疡病的活动期;脾胃虚寒型相当于溃疡活动减轻,而趋向于愈合过程。《医学正传》说:"古方九种心痛……详其所由,皆在胃脘,而实不在于心。"可见胃脘痛的发病原因多由寒邪客胃,饮食伤胃,脾胃虚弱,肝气犯胃等。本案由于病人工作压力过大,致肝气不疏,肝失条达,横逆犯胃,久则致脾胃虚弱,中阳亏虚,胃失温养,而生胃痛;失眠,舌淡,苔薄白,脉沉均为脾胃虚寒征象。治宜益气健脾,疏肝和胃。方用逍遥散合香砂六君子、乌贝散加减。方中柴胡疏肝解郁;当归养血和血;白芍养阴柔肝缓解止痛;木香、砂仁、陈皮疏肝和胃;加入川连、半夏与砂仁、干姜相伍也有泻心之意;党参、云苓、白术益气健脾,白及收敛止血,消肿生肌;鱼骨、浙贝母制酸收敛;甘草调和诸药。诸药合用共奏健脾益气、疏肝和胃之功效。患者服药2月余,痊愈。

(赵　芸　张建滕)

(三)中气下陷致胃缓(胃下垂)

李某,女,65岁,滕州市洪绪镇农民,以胃脘部坠胀不适月余,加重1周,于2014年3月29日就诊。患者1月前因劳累后出现胃脘部坠胀不适,就诊于滕州市中心人民医院,上消化道钡餐透视检查:胃炎、胃下垂3厘米;B超肝胆胰脾未见异常,口服奥美拉唑、吗丁啉等西药治疗,见效不显。现患者胃脘及脐腹部坠胀,隐痛不适,每因劳累、进食或受凉时加重,四肢乏力,身体消瘦,泛酸,纳呆,大便干,舌淡苔白,脉沉弱。慢性胃炎病史20余年,胃下垂病史10余年。查体双肺呼吸音清,剑突下轻压痛,腹软无扪痛,肝脾肋下未触及。病属中医胃缓,由脾胃虚弱、中气下陷所致,与西医的胃炎、胃下垂相似。治宜补中益气,健脾和胃,方用补中益气汤合乌贝散加减。

处方:黄芪30克,白术15克,陈皮15克,升麻6克,柴胡6克,党参20克,当归10克,鱼骨30克,浙贝15克,川连5克,干姜5克,半夏15克,云苓15克,枳壳20克,甘草5克。

每日1剂,水煎两次,取汁300～400毫升,分两次温服,服药6剂,忌食辛辣、辛凉之品。嘱其饭后右侧位躺半小时。4月5日再诊,诉胃脘部坠胀减轻,无隐痛,原方去黄连、干姜,继服10剂。4月16日复诊,诉坠胀减轻,四肢较以前有力,泛酸减轻,上方继服15剂。5月5日复诊,近日纳差,余未诉明显不适,原方加炒谷麦芽各30克,继服20剂。6月26日复诊,上消化道钡餐透视检查示胃下垂1厘米。患者服药50余剂,临床症状消失。

按:患者以"胃脘部坠胀不适,泛酸"为主要症状,伴身体消瘦,四肢乏力,面色萎黄,上腹部轻度压痛,每以劳累、受凉、进食后加重,钡餐检查"胃炎、胃下垂3厘米"。中医病属胃缓,病因病机多由长期饮食失节,或七情内伤,或劳倦过渡,导致升降失常,中气下陷。《灵枢·本藏》:"脾应肉,肉坚大者,胃厚;肉幺者,胃薄。肉小而幺者,胃不坚;肉不利身者,胃下,胃下者,下管约不利。肉不坚者,胃缓",《金匮要略》有"其人素盛今瘦,水走肠间,沥沥有声,谓之痰饮"之论述与本病相似。故胃缓之病机以脾胃虚弱,脾虚气陷为本。本病治宜补中益气,健脾和胃,方用补中益气汤合乌贝散加减。方中黄芪补益中气为君;党参、白术、甘草补脾益气为臣;陈皮理气,当归和血为佐;升麻升阳明清气;柴胡以升少阳清气,阳升则万物升,清升则阴浊降;川连伍干姜以调升降;云苓健脾利湿;以大剂量枳壳升阳举陷,现代药理研究证明,枳壳中含有橙皮苷、黄酮苷等化合物,对胃肠平滑肌有双向调节作用,能使肠蠕动收缩增强,故临床常与补气药合用,治疗由气虚下陷所引起的各种脏器下垂症,如胃下垂、子宫脱垂、脱肛等。张主任用枳壳治疗胃下垂主张大剂量,成人一般不低于每剂20克,重者30～50克,疗效较佳。鱼骨、浙贝制酸收敛。诸药合用共奏补中益气、健脾和胃之功效。患者服药50余剂,病获痊愈。

(赵　芸　张建滕)

(四)寒热错杂证痞满(慢性胃炎)

张某,男,67岁,滕州市东沙河镇人,以胃脘部胀满2月余,加重1周,于2014

年1月7日就诊。患者2月前受凉后出现胃脘部胀满不适,在当地卫生院给予吗丁啉等西药口服,症状未见缓解,近一周上诉症状加重,现症见:胃脘胀满,嗳气泛酸,反胃纳呆,口干渴,急躁易怒,四肢乏力,大便溏,眠可,舌红苔白黄相间,脉弦缓。无肝炎病史,无高血压病、糖尿病病史。查体见剑突下轻度压痛,肝脾肋下未触及,腹软,未见包块,消化道钡餐透视示慢性胃炎;B超检查肝胆胰脾正常。病属中医痞满,由肝郁脾虚所致,西医诊断为慢性胃炎。治宜健脾和胃,辛开苦降,以半夏泻心汤合四逆散、乌贝散加减。

处方:半夏15克,黄连10克,黄芩10克,干姜10克,党参15克,柴胡10克,陈皮15克,白芍15克,枳壳15克,白术15克,鱼骨30克,浙贝15克,厚朴10克,甘草5克。

每日1剂,水煎两次,取汁300~400毫升,分两次温服,服6剂。忌食生冷、辛辣之物,畅情志。1月14日复诊,诉胃胀减轻,大便稀,每日2次,原方去厚朴,加砂仁10克后下、炒扁豆30克,以健脾止泻,服药6剂。1月21日再诊,胃部痞满消失,纳食增进,大便正常,效不更方,继服10剂,临床症状痊愈。

按:患者以"胃脘部胀满不适"为主要症状,西医诊为"慢性胃炎",当属中医学"痞满"范畴,痞满一症多为情志失调,脾胃虚弱等导致中焦气机不利,或虚气留滞,寒热错杂,升降失常而成的胃腹间痞闷满胀不舒的一种自觉症状,一般触之无形,按之柔软,压之无痛。其病机为中焦气机阻滞,升降失和。《素问·六元正经大论》云:"太阴所至为积饮痞隔。"又如《素问·病机气宜保命集》云:"脾小能行气于肺胃,结而不散则为痞。"本病患者以胃脘胀满,嗳气泛酸,反胃纳呆,急躁易怒,舌红、苔白黄相间,脉弦为症状,证属肝郁脾虚,胃失和降,虚实夹杂。治宜健脾和胃,寒热并用,辛开苦降,方用半夏泻心汤合四逆散、乌贝散加减。方中半夏、干姜辛温除寒,和胃止呕;黄连、黄芩苦寒泄降除热,清肠燥湿;芩连配干姜,苦辛通降,平调寒热;鱼骨、浙贝制酸化痰;枳壳、柴胡、白芍疏肝解郁调脾;厚朴宽胸理气;党参、甘草、白术补脾益气。诸药合用共奏辛开苦降、调和寒热之功效,患者服药月余痊愈。

《伤寒论》第149条"伤寒五六日……,若心下满而硬痛者,此为结胸也……,但满而不痛者,此为痞。柴胡不中与之,宜半夏泻心汤。"半夏泻心汤系仲景五个泻心汤之一,当为中焦痞满,其病机为寒热错杂致痞,凡消化道诸证,只要是痞满,且上有肺胃郁热,如口干口渴,下有脾虚肠寒,见便稀腹冷者均可用之,且每以数剂均见佳效。

(赵　芸　张建滕)

(五)肝胃不和、胃气上逆致呃逆(膈肌痉挛)

李某,男,75岁,以呃呃连声,不能制止3天,于2013年12月28日就诊。患者3天前因进食生凉后出现呃呃连声,自服吗丁啉、胃复安等西药,症状未见缓解。症见呃呃连声,不能制止,干呕口苦,反胃,腹胀纳呆,四肢乏力,便稀,眠尚可,舌质淡,苔白黄相兼,脉右弦左缓。既往慢性胃炎病史20余年,高血压病史20余年,有脂肪肝、前列腺增生病史。查体血压130/80mmHg,心肺听诊正常,剑突下压痛,肝脾肋下未及,双下肢不肿。上消化道钡餐示:胃炎、食管裂孔疝、食管憩室、十二指肠憩室;B超检查肝胆胰脾正常。中医病属呃逆,由脾胃不和、寒热错杂所致,由西医的慢性胃炎、胃神经官能症等导致膈肌痉挛时,常见呃逆。治宜辛开苦降,平逆止呕,方用半夏泻心汤合丁香柿蒂散加减。

处方:半夏15克,黄连10克,干姜10克,黄芩10克,党参15克,陈皮15克,炒白术15克,炒枳壳15克,丁香5克,柿蒂10克,云苓15克,砂仁10克(后下),炒谷麦芽各30克,炙甘草5克。

每日1剂,水煎两次,取汁300～400毫升,早晚温服,服药3剂。忌劳累,忌食生凉、油腻、辛辣之品。2014年1月3日复诊,诸症减轻,又服药3剂,呃止。继服3剂以巩固疗效。

按:呃逆俗称打嗝,是指气逆上冲,出于喉间,呃逆连声,声短而频,不能制止的病症,西医认为由膈肌痉挛引起,但中医学记载的范围,不局限于膈肌痉挛,如胃肠神经官能症、胃炎、胃扩张、脑血管疾病、尿毒症等均可见呃逆。中医古时称"哕",《素问·宣明五气》指出"胃为气逆,为哕,为恐"。《金匮要略·呕吐哕下痢病脉证并治》对呃逆的证治作论述,如治"干呕、哕、若手足厥者"之胃寒气闭之呃逆,用桔梗汤;治胃虚有热之呃逆,用橘皮竹茹汤。本案主要症状除呃逆外,又伴见口干苦,胃腹胀满,嘈杂泛酸,四肢乏力等寒热错杂症状,故治宜辛开苦降,平逆止呃。方用半夏泻心汤合丁香柿蒂散加减。方中半夏和胃降逆,消痞散结为君;干姜温中散寒,黄芩、黄连清泄里热为臣,寒热平调与半夏合用辛开苦降;党参、炙甘草益气健脾,陈皮、枳壳理气和中;丁香、柿蒂温胃散寒,降逆止呕;白术、云苓、炒谷麦芽健脾和胃。诸药合用共奏辛开苦降、平逆止呃之功效。患者服药3剂后症轻,6剂后呃止。

(赵　芸　张建滕)

🌿 十一、泄泻医案

(一)肝郁脾虚证泄泻(肠易激综合征)

施某,男,54岁,山亭区水泉镇农民,以肠鸣泄泻2月余,于2014年5月25日就诊。患者2个月前因生气劳累后出现腹胀、腹痛、肠鸣、泄泻,大便每日2～3次,在当地卫生室给予药物治疗,症状未见好转。症见腹胀、腹痛、肠鸣便稀,泻后痛减,伴两胁胀痛,头晕耳鸣,夜寐较差,易烦躁,每因抑郁恼怒或情绪紧张而诱发,舌淡,苔白黄相间,脉弦。查体见腹软,轻压痛,肠鸣音亢进,腹水征(一),双下肢不肿。血、尿常规正常,大便常规培养阴性,大便潜血试验阴性;肠镜检查未见异常。病属中医泄泻,由肝郁脾虚所致,与西医的肠易激综合征相似。治宜疏肝健脾,缓痛止泻,方用痛泻要方加味。

处方:白术 20 克,白芍 20 克,陈皮 15 克,防风 10 克,党参 15 克,云苓 20 克,山药 30 克,炒扁豆 30 克,砂仁 10 克(后下),生龙牡各 30 克,炙远志 15 克,合欢皮 15 克。

每日 1 剂,水煎两次,取汁 300～400 毫升,早晚分服。忌食生冷、油腻之品,调情志,服 6 剂。6 月 1 日复诊,患者腹痛肠鸣、泄泻症状减轻,大便每日 2 次,上方继服 6 剂。6 月 8 日复诊,已无腹痛,时有肠鸣,大便每日 1～2 次,脘腹胀满,原方加厚朴 10 克,继服 6 剂。6 月 15 日复诊,各症状减轻,无腹痛,肠鸣,原方继服 6 剂。患者服药 30 余剂,临床症状治愈。

按: 西医的肠易激综合征,又称肠功能紊乱,其主要症状为腹泻,伴肠鸣腹痛,与情志变化密切相关,且检查无器质性病变。本患者以肠鸣、泄泻为主要症状,病属中医泄泻,与肠易激综合征近似。《内经》称本病为"鹜溏"、"飧泄"、"濡泄"、"洞泄"、"注下"、"后泄"等。《素问·举痛论》指出:"怒则气逆,甚则呕血及飧泄。"说明饮食、起居、情志失宜,亦可发生泄泻。《素问·脏气法时论》曰:"脾病者,……虚则腹满肠鸣,飧泄食不化。"泄泻的病因主要有感受外邪,饮食所伤,情志失调,脾胃虚弱,命门火衰等。病机主要由脾虚,健运失职,清气不升,清浊不分,自可成泻。本案情志失调,烦恼郁怒,肝气不舒,横逆克脾,脾失健运,升降失调,清浊不分,而成泄泻。治宜补脾泻肝,缓痛止泻,方用痛泻要方加味。方中白术健脾补虚,白芍养血柔肝,陈皮理气健脾,防风升清止泻,党参、云苓、山药、扁豆、砂仁、莲子健脾又止泻;生龙牡、炙远志安神定志。诸药合用共奏补脾泻肝、缓痛止泻之功效。患者服药 30 余剂,病愈。

(赵 芸 张建滕)

(二)脾肾阳虚证泄泻(慢性结肠炎)

甄某某,男,44 岁,山东滕州市鲍沟镇闵楼村人,因腹痛腹泻 3 年余,遂于 2012 年 3 月 20 日就诊。即诊,患者面色㿠白,神疲乏力,少气懒言,形体消瘦,纳差食少,晨起泄泻,脘腹冷痛,肠鸣腹胀,泄后则安,喜温乐按畏寒喜按,大便夹有未消化食物,有下坠感,形寒肢冷,腰膝酸软,食后不舒,遇冷则泄,大便每日三四次,睡眠尚可,舌淡,苔白,脉沉细,多次在滕州市某人民医院就诊,给予结肠镜检查诊断为"慢性结肠炎",并服用西药及中成药治疗,病情未得到有效控制,今日就诊,做消化道钡餐检查示慢性胃炎,患者平素嗜食辛辣、生冷,有多年饮酒史,据其证候,属于泄泻之脾肾阳虚,治宜健脾益肾,固肠止泻,方选四神丸合参苓白术散加减。

处方:补骨脂10克,五味子10克,肉豆蔻10克,吴茱萸5克,党参15克,炒白术15克,茯苓15克,山药30克,白扁豆30克,诃子15克,砂仁10克(后下),干姜10克,焦三仙各30克,甘草5克。

上方6剂,冷水浸泡1小时,武火煮开锅后文火煎煮30分钟,文火煎煮15分钟后放入砂仁,煎煮取300毫升,早晚各温服一次,每日1剂,忌食辛辣、生冷、油腻食物,禁止饮酒。3月27日上午二诊,诉四肢渐温,乏力感减轻,晨起时仍肠鸣腹痛,腹泻后疼痛减轻,里急后重,大便重坠,大便每日三四次,胃胀纳呆,舌淡,苔白,脉沉细,以原方去干姜,加石榴皮碳15克、白芍15克,继服6剂,煎煮及服法同前。4月3日下午三诊,诉前日进食凉菜后腹痛腹泻加剧,五更泄泻,肠鸣如雷,脘腹胀满,纳少食呆,大便每日五六次,乏力倦怠,舌淡,苔薄白,脉沉,嘱原方加石榴皮炭15克、罂粟壳10克,继服6剂,用法、用量同前,嘱患者忌口。4月10日上午四诊,诉腹泻明显减轻,肠鸣消失,大便每日二三次,乏力感明显减轻,纳食尚可,四肢温暖,大便不见完谷,舌淡,苔白,脉沉,见效显著,虽症减则病机仍在,予4月10日方继服6剂,以善其效,煎煮同前,如此继服,2月而症消,精神好,纳食可,四肢有力,大便每日一次。

按:慢性结肠炎是一种慢性、反复性、多发性的肛肠疾病,以结肠、乙状结肠和直肠为发病部位。本病多起病缓慢,少数可急性起病,病程呈慢性,迁延数年至十余年,常有发作期与缓解期交替或持续性逐渐加重,偶呈急性暴发,遇冷、进油腻之物或遇情绪波动、劳累后尤著。本病首载于《内经》,《素问·气交变大论》中有"鹜溏"、"飧泄"、"注下"等称谓。《难经·五十七难》曰:"胃泄者,饮食不化色黄;脾泄者,腹胀满,泄注,食即吐逆;大肠泄者,食已窘迫,大便色白,肠鸣切痛。"此三证皆属泄泻的范畴。宋代陈无择《三因极一病证方论·泄泻叙论》中说:"喜则散,怒则激,忧则聚,惊则动,脏器隔绝,精神夺散,以致溏泄",认识到不仅外邪可以导致泄泻,情志失调也可以引起泄泻。清代医家诸如吴谦、叶天士等,皆以《内经》为宗,病因上强调湿邪致泄的基本原理,病机上重视肝、脾、肾在发病中的重要作用。本案患者饮食不节,中伤脾阳,脾阳虚弱则水谷运化不利,脾胃虚寒,神疲乏力,面色㿠白,脘腹胀满,形体消瘦,纳差食少,得温则舒,大便夹有未消化食物;脾阳根于肾阳,肾阳虚衰则见五更泄泻,形寒肢冷,腰膝酸软,故予健脾益肾,阳气得复方能助运化,升清降浊,涩肠止泻,故方中补骨脂、五味子补肾壮阳,党参、白术、茯苓等健脾益胃,白扁豆、砂仁、山药、诃子、肉豆蔻等健脾、涩肠止泻,服用2个月,泄止疡愈。

(郭方超　张建滕)

十二、胁痛医案

(一)痰阻血瘀证胁痛(脂肪肝)

王某,男,46岁,山东滕州某街道办事处公务员,2010年3月健康查体时发现中度脂肪肝。素有嗜酒史、过食肥甘、活动甚少。在某医院口服藻酸双醋钠、阿司匹林缓释片、东宝肝泰等西药治疗。3个月后,症无改善,患者精神压力较大,始见右肋部发胀,食欲不振。随来中医院就诊,刻诊:患者面部灰暗,体胖腹大,巩膜轻度发黄,干呕纳呆,四肢乏力,肝区轻度叩击痛,扪之肝脾未及,腹部鼓胀无压痛,夜寐较差,大便溏稀,B超检查"中度脂肪肝",血生化检查乙肝五项正常,血糖6.50mmol/L,总胆固醇(TC)6.15mmol/L,甘油三脂(TG)2.38mmol/L,肝功血清总胆红素43.2μmol/L直接胆红素22.3μmol/L,间接胆红素18.9μmol/L,丙氨酸氨基转移酶(ALT)25U/L,门冬氨酸氨基转移酶(AST)38U/L,舌质淡红,体胖边有齿痕,苔白滑厚腻,脉象沉滑,中医辨证肝郁脾虚,痰阻血瘀,治宜疏肝健脾、化痰利湿、活血化瘀,方用逍遥散加味。

处方:柴胡10克,当归10克,赤白芍各15克,茯苓15克,白术15克,枳壳10克,丹参15克,郁金15克,薏苡仁30克,泽泻15克,焦山楂30克,甘草5克,茵陈15克,党参15克。

水煎煮两次,每次400毫升,早晚分服,每日1剂,嘱其忌烟酒肥甘,早晚多运动。上方服6剂,患者精神较好,纳食增加,右肋胀痛感减轻,巩膜黄染稍退,寐稍差,上方加炙远志15克,合欢皮15克,继服20剂,胁痛及黄疸消失,查血生化血清总胆固醇5.0mmol/L,甘油三酯1.83mmol/L,胆红素及转氨酶均已接近正常,纳食睡眠均可,上方去远志、合欢皮、党参、连服月余,临床症状消失,体重减轻5千克,肝胆B超及血生化均已正常。

按:脂肪肝主要表现为肝实质细胞发生脂肪性变性,现代医学对其病因一般分为酒精性与非酒精性两大类,而非酒精性脂肪肝多由下列诸因素引起,如营养不良、肥胖病、糖尿病、妊娠期、四环素应用、毒物损害以及Recye综合征等。脂肪肝当属于中医学"积聚"、"痞满"、"臌胀"、"癖病"等范畴。在病因上多责于饮食不节,或过食肥甘,或饮酒过度,或情志不畅,劳逸失调。其根本病机为肝气郁结,脾虚湿阻,湿热内蕴,瘀血阻滞,痞阻肝脉。其病变部位在肝,与胆、脾、胃和肾密切相关。逍遥散是治疗肝郁血虚证的代表方,重在疏肝理气,养血健脾。方中以柴胡为君,目的疏肝解郁,使肝气条达。柴胡性清,主升散,味微苦,故为疏肝上品,臣以当归、白芍和血柔肝,即养肝又助肝用,且防柴胡窃肝阴,木郁易土衰,肝病易传脾,诚如仲景所言:"见肝之病,知肝传脾,当先实脾",故以白术、茯苓、甘草健益气,不但能扶土抑肝木,且营养生化有源。在逍遥散基础上加薏苡仁、泽泻更能增加健脾利湿之功,加入生山楂以活血消癥,丹参配郁金具有良好的活血化瘀之效。综观本方,针对本病的病机特点,可健脾益气以补其虚,又可利水渗湿,清热化痰,活血通络。消中有补,功补兼施,诸药合用,共达健脾化湿、清热化痰、活血通络之效。对因脾虚湿盛、痰热血瘀、阻滞脉络之脂肪肝较为满意的临床疗效。

现代医学研究也证明,山楂、郁金均具有降脂作用,泽泻提取物对各种原因引起的动物脂肪肝均有良好效应,可改善肝脏脂肪代谢、抑制外源性 TC 吸收、抑制肝内 TG 的合成。逍遥散加味还有明显降低 ALT 和 AST、显著消退肝细胞肿胀、保护肝损伤等作用。

(张义明 张建滕)

(二)肝郁脾虚兼血瘀证胁痛(肝硬化)

陈某某,男,50 岁,山东滕州市大坞镇人,因胸胁部胀痛伴腹部鼓胀 3 月余,于 2012 年 6 月 10 日前来就诊。即诊,患者面色萎黄,精神萎靡,形体消瘦,胸胁胀痛,疼痛常随情志变化而加重减轻,多伴有胸闷、气短,善太息,胃胀痞满,食少嗳气,胁下痞块,口苦舌燥,手足心热,小便色黄,大便干结,平素饮酒过量,每日 500 毫升左右,易急躁烦躁,睡眠尚可,舌红,舌质紫黯,苔白黄相间,脉沉弦细,查体:双目稍黄,腹部稍鼓胀,可触及肿大的肝脏,可闻及振水音,腹部叩诊可闻及移动性浊音,辅助检查:乙肝五项可见乙肝小三阳,ALT 125U/L,AST 89U/L,碱性磷酸酶 150U/L,总胆红素 35umol/L,胆固醇 5.98mmol/L,甘油三酯 3.2mmol/L,肝胆胰脾以及腹部 B 超见肝硬化、轻度腹水,据其症候,属于胁痛(肝郁脾虚兼血瘀),治宜疏肝健脾,活血利水,方选逍遥散加减。

处方:柴胡 10 克,当归 15 克,赤白芍各 15 克,茯苓 20 克,白术 15 克,五味子 10 克,枳壳 15 克,鳖甲 15 克,茵陈 15 克,丹参 20 克,郁金 15 克,泽泻 20 克,大腹皮 15 克,甘草 5 克。

上方 3 剂,冷水浸泡 1 小时,武火煮沸后文火 30 分钟,煎煮两次,每次取 300 毫升,每日 1 剂,早中晚各服一次。6 月 17 日二诊,诉胸胁胀痛感稍减轻,仍急躁烦躁,面色萎黄,胸闷,嗳气则舒,胃脘痞满稍减,口干舌燥,手心发热,寐尚可,舌红苔白黄相间,脉沉弦细,以原方去枳壳,加牡蛎 30 克、牡丹皮 15 克,继服 6 剂,煎煮及服法同上。6 月 24 日三诊,诉精神愉悦,胸胁部胀痛明显减轻,手足心灼热感消失,口干口苦减轻,纳食可,二便调,睡眠正常,以 6 月 17 日方继服 6 剂,服法同前。7 月 1 日四诊,诉诸症大减,胸部胀满闷痛明显减轻,饮食睡眠正常,二便调,虽症减,但其邪未祛,以 6 月 17 日方继服 6 剂,煎法服法如前。1 周后复诊,因进食生冷致大便稀,纳食差,原方去鳖甲、泽泻,加砂仁 10 克(后下)、焦三仙各 30 克,继取 6 剂,砂仁文火煎煮 15 分钟后下,服法同前,待复诊,患者诉今日情绪稳定,心情较佳,胸胁及胃脘胀痛消失,饮食好,睡眠佳,复查肝功能见 ALT 55U/L,AST 49U/L,碱性磷酸酶 90U/L,总胆红素 21μmol/L,胆固醇 5.0mmol/L,甘油三酯 2.7mmol/L,给予原方 6 剂,两日一剂,巩固治疗效果,3 月后复查肝功能正常,彩超示肝硬化明显改善。

按:胁痛是指一侧或两侧胁肋疼痛为主要表现的病证。最早见于《素问·缪刺论》:"邪客于足少阳之络,令人胁痛……",《素问·脏气法时论》云:"肝病者,两胁下痛……";《灵枢·经脉》亦云:"胆足少阳之脉,……是动则痛……心胁痛"。认为胁痛与肝胆密切相关。朱丹溪认为肝火灼伤络脉、瘀血痰浊阻滞脉络都可导致胁痛。张介宾在《景岳全书·杂证谟·胁痛》中指出:"胁痛本病,本属肝胆两经,以二经之脉,皆循胁痛故也。然而心、肺、脾、胃、肾与膀胱,亦有胁痛之病"。中医无乙肝之病名,据其脉症,应属胁痛范围,其病位在肝脾,病机属肝郁脾虚兼有瘀血,肝木性喜条达,肝气不舒,易郁而化热化火或克伐脾土,脾土复克则运化失职,故见两胁及胸腹胀满,干呕纳呆,肝郁易导血瘀,故 B 超可见肝硬化及腹水,给予以疏肝健脾、活血利水对症治疗,方中柴胡、当归、芍药、香附等疏肝理气,养血柔肝,枳壳、白术等健脾益胃,佐以大腹皮、泽泻、茵陈燥湿逐水,丹参、郁金等活血化瘀,鳖甲软坚散结,药证相符,故经治 3 月而诸症皆消。

(郭方超　刘　勇)

(三)痰阻血瘀证胁痛(肝囊肿)

王某,男,61 岁,滕州市洪绪镇人,以左上腹及两胁疼痛 3 月余,加重 1 周,于 2013 年 4 月 17 日来诊。患者 3 月前生气后出现左上腹及两胁胀痛,在滕州市中心人民医院确诊为肝囊肿、脾大。给予药物治疗效果欠佳,遂来我院。现患者左上腹及两胁疼痛,易急躁烦躁,纳食可,二便尚调,舌苔薄白,脉沉弦。查体见左上腹轻压痛,肝脾肋下轻度触痛。B 超示:肝囊肿 1.5 厘米×1.1 厘米、脾大,肝功能检查无异常,双肾 B 超及胸部 X 线片正常。病属中医胁痛,由肝气郁结、痰阻血瘀所致。治宜疏肝理气,化瘀散结,以柴胡疏肝散合金铃子散加减。

处方:柴胡 10 克,陈皮 15 克,川芎 15 克,赤白芍各 20 克,枳壳 15 克,香附 15 克,川楝子 15 克,元胡 15 克,丹参 30 克,郁金 15 克,鳖甲 15 克,当归 15 克,白术 15 克,浙贝母 15 克,甘草 5 克。

每日 1 剂,水煎两次,取汁 300～400 毫升,分两次温服,服 6 剂调情志,适当运动。4 月 24 日复诊,左上腹及胁肋疼痛减轻,继服 12 剂。5 月 8 日三诊,症状已控制,原方去川楝子、元胡,加佛手 15 克,服药 10 余剂,复查 B 超见肝囊肿 1.1 厘米×1.0 厘米大小,脾大。效不更方,又服药 30 余剂,复查 B 超肝囊肿消失,脾正常。

按:患者以"左上腹及两胁疼痛"为主要症状,当属中医学"胁痛"范畴,B 超检查"肝囊肿、脾大",按中医辨证本病病位在肝胆脾,肝为刚脏,主疏泄,性喜条达,主藏血,体阴而用阳。若情志不舒,饮食不节,久病耗伤,劳倦过度,或外感湿热等病因,累及肝胆,导滞气滞血瘀,湿热蕴结,肝胆疏泄不利,或肝阴不足,络脉失养,即可引起胁痛。《杂病源流犀浊·肝病源流》说:"气郁,由大怒气逆,或谋虑不决,皆令肝火动甚,以致腹胁肋痛。"本案以左上腹及两胁疼痛,易急躁烦躁,情志不畅,致肝脉不畅,肝气郁结,气机阻滞,不通则痛,另肝病易克脾土,肝郁气滞易导致血瘀。中医治宜疏肝理气,活血化瘀,止痛散结,方用柴胡疏肝散合金铃子散加减。方中柴胡疏肝解郁;香附、枳壳、陈皮理气止痛;川芎、赤芍活血行气通络;白芍、当归柔肝缓急止痛;川楝子配元胡增强理气化瘀止痛之效;丹参配郁金活血化瘀消癥;鳖甲、浙贝母有清热化痰散结功效,白术配甘草益气扶正。诸药合用共奏疏肝理气、化瘀止痛散结之功效。患者服药2个月诸症状消失。

(赵 芸 刘 勇)

十三、水气病医案

(一)脾肾阳虚致水气(神经性烦渴症)

房某,女,37岁,滕州市某企业工人,以小便频数,口渴欲饮,下肢浮肿月余,于2013年8月31日就诊。患者体胖,面色灰暗,身重乏力,畏寒怕冷,四肢发凉,小便频数,腰膝酸软,小便日十数行,有时不能控制,脘腹胀满,纳呆便溏,寐差多梦,月经15初潮,经行4~5天,周期25~28天,末次月经2013年7月15日,量少色暗无块,带下正常,稍稀,舌质淡,苔白滑,脉沉弱。查体见体型偏胖,心肺听诊正常,肝脾肋下未及,双下肢轻度凹陷性水肿,血压115/70mmHg,辅助检查:心电图正常,B超检查肝胆胰脾、双肾及妇科、下肢静脉动脉均未见异常,血糖血脂正常,尿常规正常,尿比重正常,各项检查未发现肿瘤。病属中医水气病,由脾肾阳虚,不能化气行水所致。治宜温阳利水,健脾补肾,以真武汤合缩泉丸加减。

处方:附子10克,茯苓20克,白芍15克,白术20克,泽泻15克,干姜10克,益智仁30克,桂枝10克,山药30克,山萸肉15克,杜仲15克,覆盆子15克,党参15克。

每日1剂,水煎两次,取汁300~400毫升,分两次温服,服6剂。避风寒,畅情志,忌劳累,多运动。患者服药30余剂,诸症消失,随访半年未复发。

按:中医水气病,《黄帝内经》中称为"水",并根据不同证候分为"风水"、"石水"、"涌水"等。其病因病机《素问·水热穴论》指出:"故其本在肾,其末在肺。"《素问·至真要大论》又指出:"诸湿肿满,皆属于脾。"患者小便不利,四肢沉重疼痛,或肢体浮肿,皆为脾肾阳虚不能化气利水之象。水气病的基本病机是人体的水液代谢出现异常,病位在肺脾肾三脏,盖肺为水之上源,肾为水之下源,脾居中焦为枢,今脾肾阳气俱虚,气化不利,清阳不升,精微不布,肺不能为脾输布津液,下焦气微,关门失控,故见口渴而小便频数。本案治宜温阳利水,健脾补肾,方用真武汤合缩泉丸加减。方中附子大辛大热,温肾助阳以化水气,兼暖脾土以温运水湿;茯苓、白术健脾利湿,淡渗利水使水气从小便而出;白芍取其敛阴缓急以解身瞤动;益智仁、杜仲、山药温补脾肾,固精缩小便;桂枝温阳通脉,化气利水;泽泻、山萸肉温补肾阴以助肾阳;党参健脾益气以助脾阳。诸药合用共奏温阳利水、健脾补肾之功效。

本案为"水气病",临床应与西医的糖尿病及尿崩症鉴别。水气病仅有口渴、尿频,无多饮多食,血糖正常,内分泌检查正常,未见各类肿瘤;糖尿病往往具有三多一少证,检查血糖高于正常值;尿崩症多与内分泌异常及各类肿瘤诱发有关。

(赵　芸　胥小鹏)

(二)肝郁脾虚致溢饮(神经性浮肿)

王某,女,42岁,2014年2月12日初诊。因"面部、双手发胀、双下肢浮肿3个月"来诊。患者3个月前无明显诱因出现面部及双手发胀,未重视,后症状持续不缓解,逐渐加重,并出现双下肢浮肿,倦怠乏力,劳累及精神刺激则病情加重,至滕州市中心人民医院诊疗,查心、肺、肝、肾、甲状腺均未见异常。患者苦恼,特为寻求中医治疗来诊。刻下症见:患者自觉面部、双手发胀,晨起明显,双下肢浮肿、乏力、倦怠,胸胁胀满、嗳气时作,无明显关节、肢体疼痛,无皮疹、红斑,无憋喘、短气,纳差腹胀,眠差,二便正常。常因劳累、精神刺激时加重。平素患者急躁易怒,善太息,腹胀、纳呆、寐差,月经尚正常。舌质红,苔薄,脉弦滑。中医诊断为溢饮(肝郁脾虚、湿阻肌肤);西医诊断为神经性浮肿,特发性浮肿。治宜疏肝理气,健脾祛湿。方选逍遥散合五苓散加减。

处方:柴胡10克,白芍15克,当归12克,云苓15克,薏苡仁30克,泽泻15克,香附15克,党参15克,炒白术15克,桂枝5克,合欢皮15克,炙远志12克,甘草5克。

文火煎煮两次,每次300毫升,每日一剂,分早晚温服,连服6剂。嘱患者避免劳累,清淡低盐、低脂饮食,避免情绪波动,适当锻炼。2月19日二诊。患者服药6剂,浮肿较前明显减轻,胸胁胀满较前减轻,食欲及睡眠均较前好转。效不更方,原方继服6剂。2月26日三诊。继服6剂后,患者浮肿消失,仍有乏力感,余无不适,纳眠均正常。原方继服6剂以善其后。

按:特发性水肿是水肿较为常见的一种,确切的发病原因不清,故冠以"特发性"一称。多见于育龄期女性,水肿常为轻中度,有周期性,经休息、平卧后常可减轻。患者常有神经功能紊乱,伴有不同程度的神经过敏、情绪不安、急躁易怒、潮热盗汗等,常可因情绪、环境改变等诱发及加重。应该注意的是,在诊断之前应排除其他器质性病变引起的水肿,避免误诊。

水肿一症,历代医家多从肺、脾、肾三脏论治,殊不知与肝的关系亦极为密切。

189

本案患者虽以脾虚症状表现较为突出，但仍有肝气郁结的表现，究其病因，实为肝气郁结不舒，而导致脾运化功能失常。据其症状及舌脉，诊为肝郁脾虚，运化失常，湿阻肌肤。方选逍遥散及五苓散加减。逍遥散以疏肝健脾，加合欢皮解郁安神，香附疏肝行气，五苓散健脾利水化湿，全方体现了木能疏土、气能行水的宗旨，因而亦收到满意的疗效。

（杨秀秀　胥小鹏）

（三）脾肾阳虚、湿阻水犯致肾水（肾小球硬化症）

杜某，男，52 岁，滕州市某企业工人，2008 年 8 月 15 日初诊。因"全身浮肿半年，加重 5 天"来诊。患者半年前无明显诱因出现面部眼睑及双下肢轻度浮肿，未重视，后逐渐加重，于滕州市某医院查尿常规：蛋白（＋＋＋），肌酐、尿素氮升高，怀疑肾病综合征，后患者出现严重腹水，遂至南京军区某医院行肾脏穿刺病理显示：慢性局灶阶段性肾小球硬化症，医院予院内自制剂及金水宝治疗，具体治疗措施不详，治疗 1 个月，效果不佳。查尿常规持续蛋白（＋＋＋）～（＋＋＋＋），红细胞少许，血尿素氮 16.5mmol/L，血清肌酐 25.3μmol/L，血白蛋白 18 克降低，全身高度水肿，包括颜面眼睑、四肢、腹部膨大如鼓，小便量少，近 5 天出现身体发热，体温 37.8℃，咽痛，喉痒，时有干咳，纳呆不能进食，头晕、目眩、短气懒言，大便溏。查体：咽部充血，听诊双肺呼吸音粗，未闻及明显干湿啰音，血压 140/80mmHg，血常规正常。舌淡，苔白滑腻，脉沉细。中医诊断为肾水（脾肾阳虚，湿阻水泛）；西医诊断为慢性局灶阶段性肾小球硬化症。治宜补肾温阳，健脾利水，佐以清热利咽。方选五苓散合肾气丸合桔梗汤加减治疗。

处方：猪苓、茯苓各 20 克，桂枝 10 克，炒白术 15 克，泽泻 15 克，熟附子 10 克，大腹皮 15 克，冬瓜皮 30 克，山药 30 克，黄芪 60 克，芡实 30 克，桔梗 15 克，黄芩 10 克，白花蛇舌草 20 克，丹参 20 克，益母草 30 克，甘草 5 克，生姜 5 片。

水煎服，每日一剂，水煎两遍，每次 300 毫升，饭后早晚温服。连服 6 剂。服上方 6 剂后，患者自诉咽痛、咽痒减轻，腹胀、纳食好转，大便成形，小便量较前略有增加，但水肿未消，原方去桔梗、黄芩，加薏苡仁 30 克、红花 15 克，服用 1 月后患者水肿明显减轻，继服 3 月水肿消失，其余诸症均有减轻。以上方为基本略有加减，共服半年，随诊患者无不适感，查尿常规尿蛋白消失，小肾功恢复正常。

在患者服用中药过程中，同时口服强的松 50 毫克早晨顿服，1 月后开始每周减 1 片，减至每日 20 毫克后维持 3 个月，后根据症状及患者辅助检查结果逐渐停用。

生活护理：嘱咐患者注意休息，注意低盐、低脂、优质蛋白饮食，每日饮用纯牛奶 500 毫升，鸡蛋白 1 个，注意预防感冒。

按：本案患者临床症状表现为高度水肿，高血压、高脂血症及低蛋白血症。病理表现为慢性局灶阶段性肾小球硬化，属于中医"水肿"、"肾水"范畴。《内经》最早提出水肿分类,强调肾在发病的重要性。如《素问·水热穴论》有:"肾者,胃之关也,关门不利,故聚水而从其类也。"治疗上提出发汗利小便的原则。《金匮要略》按五脏证候特点,把水肿分为风水、肝水、心水、肺水、脾水五大类。张景岳强调补脾益肾的重要性,认为补益为治疗水肿的正法。总之,在汉唐以前治疗水肿主要是攻逐、发汗、利小便,后世医家又充实了健脾、补肾、温阳、活血等扶正固本及攻补兼施之法。本案患者辨证属脾肾阳虚,湿阻水泛,同时有咽痛、咽痒、咽部充血等热象,故治疗上标本兼治,以补肾温阳、健脾利水为主,根据张主任临床经验,各类急慢性肾病发病诱因与上呼吸道炎症密切相关,故以清热利咽为辅。方以五苓散健脾化湿、淡渗利水,熟附子、山药、芡实温阳益肾,黄芪、大腹皮、冬瓜皮益气、利水消肿,同时芡实、山药性收敛,有固精作用,以减轻尿中蛋白漏出,以桔梗汤加减清热利咽以治标,本方标本同治,攻补兼施,同时配合西医激素治疗,坚持治疗半年,获得满意疗效。至今已近6年,坚持口服上方,病情稳定,未见复发。

(杨秀秀　胥小鹏)

(四)脾肾阳虚致水肿(肾病综合征)

孙某,男,30岁,2013年10月10日初诊。患者因"颜面及双下肢浮肿反复发作年余"来诊。患者1年前无明显诱因出现颜面、双眼睑及双下肢浮肿,伴有腰膝酸软,头晕、恶心,小便量减少,于滕州市某医院查:尿常规中尿蛋白(+++),潜血(+),血白蛋白28g/L,诊断为肾病综合征,经住院治疗后好转出院,出院后服用强的松每日20毫克、缬沙坦、黄葵胶囊等药物治疗,1年来仍反复发作。1个月前因外感后又出现双下肢浮肿,腰膝酸软,发凉,咽部疼痛,倦怠、乏力,纳呆、头晕,小便量少,大便不成形,无咳嗽、憋喘,无发热。为寻求中医药治疗就诊于门诊,查体:患者颜面㿠白,舌体胖大,苔黄白相间,偏厚腻,脉沉细。中医诊断为水肿(脾肾阳虚),西医诊断为肾病综合征。治宜温阳化气,健脾益肾,方选真武汤合五苓散加减。

处方:黑附子10克,炒白术15克,云苓20克,猪苓15克,桂枝10克,泽泻15克,车前子15克,山药30克,党参15克,桔梗10克,黄芪15克,黄芩10克。

文火煎煮两次,每次300毫升,每日一剂,分早晚温服,连服6剂。嘱患者低盐、低脂、优质蛋白饮食,每日1个鸡蛋白,1袋纯牛奶。10月17日二诊。服药6剂后患者腰冷减轻,小便量增加,双下肢浮肿较前稍减,咽部疼痛消失,仍腰部酸软,倦怠乏力,仍以上方为基础,去桔梗、黄芩,黄芪改为30克,桂枝改为肉桂5克,车前子改为30克包煎。继服6剂。10月24日三诊。患者诉服上方后食欲增加,腰酸及乏力均较前明显减轻,二便正常,双下肢浮肿较前明显减轻,仍以上方稍加减,共进30剂后,患者症状基本消失,仅感时有腰酸、乏力,复查尿常规蛋白(-),血白蛋白30g/L,仍以上方加减,继服共3个月后患者症状全消失,无明显不适感,复查尿常规及血生化均正常。嘱患者改服金匮肾气丸以善后,随访1年未复发。

按：根据本案患者症状及实验室检查诊断为肾病综合征，本病可由多种病因引起，以肾小球基底膜通透性增加，表现为大量蛋白尿、低蛋白血症，高度水肿、高脂血症的一组临床症候群。西医以对症利尿消肿、减少尿蛋白、抑制免疫与炎症反应治疗为主。

本病属中医"水肿"范畴，证属脾肾阳虚。患者表现为颜面、四肢浮肿，腰膝酸软、怕冷，乏力倦怠、纳呆、小便量少，均为脾肾阳虚，水湿不能气化，阳虚不能温煦的表现，舌脉均为佐证。故治疗上以真武汤合五苓散以温阳化气、健脾补肾，使小便通利，清阳得升，浊阴得降，故能收效，值得指出的是，初诊患者合并有感染情况，故使用桔梗、黄芩、黄芪以清热解毒、扶正固本及防治感染，每收良效。

（杨秀秀　胥小鹏）

（五）阳虚痰阻血瘀致癃闭（前列腺良性肥大）

宗某，男，53岁，山东滕州张汪镇人，患者患2型糖尿病史6年余。口服西药降糖药血糖控制在正常水平，近年来小便自感不畅，夜间小便频，B超诊为良性前列腺增生，口服前列康每日3次，每次4粒，曾在某医院中医科以八正散加减治疗月余未效。于2012年4月13日来中医院就诊。刻诊：患者精神欠佳，面灰暗无华，自述小便频数，但淋涩不畅，时而欲解不出，时而小便失控，夜间小便多达七八次，伴腰酸软，畏寒肢冷，身重乏力，纳呆便溏，头晕耳鸣，失眠多梦，舌质淡，苔薄白。查尿常规（一），B超示前列腺增生，排除尿道感染、尿路结石、泌尿肿瘤。中医辨证属肾阳不足、气化无力、痰阻血瘀，治宜温补肾阳，化痰活血散结，方选自拟补肾通关散。

处方：附子10克，肉桂5克，熟地黄15克，山药30克，山茱萸15克，茯苓15克，牡丹皮6克，泽泻10克，仙灵脾15克，白术15克，浙贝母10克，红花10克，刘寄奴10克，猪蹄甲30克，甘草5克。

上方冷水浸泡1小时，文火煎煮两次，每次煎煮30分钟，两次收取水煎液800毫升，分早晚两次温服。药进6剂，小便较前通畅，夜间4～5次，腰膝酸冷好转，但纳呆便溏如故，上方去牡丹皮、泽泻，加焦三仙各20克、益智仁30克、生姜5片，连服20余剂，小便顺畅，诸症消失，本方加入三棱10克、莪术10克，继服2月余，B超检查前列腺已复正常。

按：良性前列腺增生症属于中医"癃闭"范畴。癃闭之名首见于《内经》。《素问·灵兰秘典论》说："膀胱者，州都之官，津液生焉，气化则能出矣。""三焦者，决渎之官，水道出焉。"《素问·宣明五气》说"膀胱不利为癃，不约为遗溺。"可见正常人小便的通畅有赖于膀胱及三焦的气化正常，但究其气化之本，则源于肾之精气，即"肾阳"之气，须知肾主液而司二便，与膀胱相表里，人体水液的分布与排泄，主要依靠肾的气化作用，故肾有水脏之称，如《素问·逆调论》云"肾者水脏，主津液。"而肾主水液的具体功能又具体体现在升清、降浊、开与合四个方面，一旦肾气亏虚,特别是肾阳虚弱,则直接影响人体水液的代谢,而癃闭的出现正是肾之气化不利而造成降浊及开合功能失调的表现。近年来现代医学对良性前列腺增生(BPH)的病理研究多数认为与雌、雄激素水平相关,有功能的睾丸对BPH的发生与发展起着决定性作用,而雌激素则是前列腺间质细胞前有力的生长调节剂,它与其特异性受体结合发挥作用,这是前列腺增生的又一个重要原因。

补肾通关颗粒由地黄、山药、山茱萸、茯苓、牡丹皮、泽泻、附子、肉桂、淫羊藿、白术、浙贝母、红花、刘寄奴、穿山甲、猪蹄甲、车前子等药物组成。本方由金匮肾气丸为基础加减而成。方中熟地黄滋阴补肾为君药,臣以山茱萸、山药补肝脾而益精血;加以附子、肉桂之辛热,助命门以温化阳气。配泽泻、茯苓利水渗湿泄浊,牡丹皮清泄肝火。肾阳亏虚,气化不利,痰湿内生,痰阻日久则瘀血内生,故又加淫羊藿补肾壮阳;白术、浙贝母健脾化痰;红花、刘寄奴活血化瘀;猪蹄甲软坚散结。现代研究证明,金匮肾气丸中的附子、肉桂、熟地黄、山茱萸等补肾药物具有激素样的作用,通过调节睾丸及其还原物DHT水平来抑制前列腺增生;方中猪蹄甲可抑制前列腺上皮细胞DNA的合成,使增生的前列腺体积缩小。

2010～2012年,我们以上方研制成补肾通关颗粒治疗前列腺增生,通过120例临床观察,治疗组总有效率达94.3%,并获枣庄市科技进步二等奖。其学术论文发表在《中国实验方剂学杂志》2012年第10期。

(张义明　李恩强)

十四、淋证医案

(一)脾肾俱虚致血淋(膀胱炎)

赵某,女,67岁,滕州市级索镇人,以尿血、尿急、尿频、尿痛20余天,于2013年9月18日就诊。患者曾在当地卫生室给予抗炎、止血等药物治疗,症状好转,但仍尿中带血,尿急、尿频、尿痛,口干渴,腰酸耳鸣,纳眠差,夜间盗汗,舌红,苔白黄相间,脉沉迟弱。糖尿病病史14年,无肝炎、结核等病史。查体见小腹轻压痛,无反跳痛,余均无阳性发现。B超示膀胱炎,子宫附件未见异常,双肾及输尿管肾盂(一),尿常规示:WBC(＋),BLD(＋),GLU(3＋)。病属中医淋证之(血淋),由脾肾俱虚、脾不统血所致。治宜滋补肝肾,清热利水通淋,以六味地黄汤合小蓟饮子加减。

处方:熟地黄15克,山萸肉15克,山药30克,茯苓15克,党参15克,陈皮10克,小蓟15克,白茅根30克,仙鹤草30克,金钱草30克,白花蛇舌草20克,白术15克,甘草5克。

每日1剂,水煎两次,取汁300～400毫升,分两次温服,服6剂。忌食辛辣、酒肉之品,忌劳累,多饮水。患者服药 20 余剂,复查尿常规正常,继服原方 20 剂,随访病愈未在复发。

按:中医淋证之血淋,与现代医学的泌尿系感染、泌尿系结石并感染相似。东汉张机《金匮要略·五脏风寒积聚》曰:"热在下焦者,则尿血,亦令淋闭不通。"其病因病机为久淋不愈,湿热耗伤正气,或年老久病体弱,皆可致脾肾亏虚,或气虚失统血之权,或肾亏阴虚火旺,火热灼伤脉络,血随尿出,则发为血淋。本案尿急、尿频、尿痛,为膀胱湿热,气化失职;阴虚内热,虚火上炎,津微不布,则口干渴;夜间盗汗,舌红,苔白黄相间,脉象沉滑,均为阴虚火旺之象。治宜滋补脾肾,清热利水通淋,方用六味地黄汤合小蓟饮子加减。方中熟地黄甘温滋肾阴,山萸肉酸温收敛补养肝肾,山药甘平滋阴补脾阴以滋肾阴,茯苓甘平淡渗健脾利湿;党参、白术、陈皮助健脾益气之力;小蓟、白茅根、仙鹤草清热利湿兼凉血止血,辅以金钱草、白花蛇舌草助清热解毒之功效。诸药配伍共奏滋补脾肾、清热利湿通淋之功效。

本案为血淋之证,脾主运化,主统血,脾气虚则血失统摄。肾者主水,肾阴虚水亏而火旺,易扰动精血。故治疗宜脾肾同补,佐以清利止血之品,收效甚佳。

(赵 芸 刘 勇)

(二)膀胱湿热致淋证(急性尿路感染)

孙某,女,45 岁,滕州市北辛办事处人,以尿频、尿急、尿痛 1 周,加重 1 天,于 2013 年 8 月 3 日就诊。患者 1 周前无明显诱因出现尿频、尿急、尿痛,未作任何治疗。今日感到症状加重,尿频、尿急、尿痛,小腹作痛,口干,小便黄,舌有齿痕,苔黄白相间,脉滑。查体见咽部充血,双肺呼吸音清,小腹轻压痛,肝脾肋下未及。尿常规 WBC(+),PRO(-),B 超示膀胱炎。中医证属淋证(湿热淋),由于膀胱湿热所致。治宜清热泻火,利水通淋,方用八正散合五苓散加减。

处方:萹蓄 15 克,瞿麦 15 克,炒车前子 15 克,灯芯草 5 克,金钱草 30 克,云苓 15 克,炒白术 15 克,泽泻 15 克,滑石 30 克(包煎),大黄 10 克,白花蛇舌草 20 克,甘草 5 克。

每日 1 剂,水煎两次,取汁 300～400 毫升,饭后半小时分两次早晚温服,服 6 剂。忌食辛辣之品,勿饮酒,多饮水。患者服药 6 剂后,尿路刺激症状减轻,口干渴明显,原方加沙参 15 克,麦冬 15 克以滋阴生津、宣肺利咽。服药 10 余剂,尿路刺激症状消失,口干渴减轻,复查尿常规正常。但患者出现小便无力,舌红少苔,脉弦细,已见肾阴虚之象,治宜利湿泄热,滋阴补肾,方用猪苓汤合六味地黄汤,继服药 20 余剂,病愈未复发。

按:中医之淋证,现代医学多称为膀胱炎和尿道炎,均为下尿道感染。其病机与肾虚和膀胱湿热有关,也称"膀胱尿道热",它是以膀胱湿热为主而导致的气化失职,尿道不利,排尿不畅的一类病症。患者以"尿频、尿急、尿痛"为主要症状,初期证属湿热证,见小便频急,淋漓不尽,尿道涩痛,小腹拘急,痛引腰腹。《景岳全书·淋浊》谓"淋之初病,则无不由热剧",说明淋证初起多属湿热蕴结膀胱。本案治宜清热泻火,利水通淋,方用八正散加减。方中瞿麦利水通淋,清热凉血;辅以萹蓄、炒车前子、滑石、泽泻、灯芯草、金钱草清热利湿,利尿通淋;以大黄清热泻火,引热下行;茯苓、白术健脾利水。诸药合用共奏清热泻火、利水通淋之功效。病至后期,肾气渐衰,邪去正虚,出现腰膝酸软,四肢无力,头晕耳鸣,小便无力等症,此已由湿热证转为肾虚,故终以猪苓汤合六味地黄汤而愈。

淋证分为五淋,即湿热淋、石淋、膏淋、血淋和劳淋。本案初期见湿热象,以八正散见功,后期肾气衰,加之凉品用之太久,出现肾虚证象,改为猪苓汤合六味地黄汤而获痊愈,体现了中医同病异治的特色。

(赵 芸 刘 勇)

(三)脾虚湿热下注致尿浊(丝虫病乳糜尿)

马某,女,77岁,滕州市大坞镇村民,以腰痛伴小便混浊20余日,于2013年9月25日就诊。患者20余天前劳累受凉后出现腰酸、腰痛,小便混浊,时见块状,每以进食豆腐、牛奶等高蛋白物则尿浊加重。在滕州市中心人民医院检查,B超示双肾积水,尿常规示:WBC(2+),BLO(2+),微丝蚴卵检查阳性,给予抗生素等药物治疗,效不显著。现腰痛,小便混浊,感觉异常,舌淡,苔白黄相间,脉沉弱。尿浊病史多年,西医诊为丝虫病、乳糜尿。无高血压病、糖尿病病史。查体见双肾区轻叩击痛,余均无阳性发现,X线造影示肾盂肾盏变形。病属中医尿浊,系由湿浊下注、脾肾亏虚所致,治宜温肾健脾、利湿分清化浊,以萆薢分清饮加减。

处方:萆薢30克,石菖蒲15克,益智仁20克,乌药15克,白花蛇舌草20克,炒车前子15克,萹蓄15克,瞿麦15克,党参15克,山药30克,杜仲15克,云苓20克,炒白术20克,金钱草30克,甘草5克。

每日1剂,水煎两次,取汁300~400毫升,分两次温服,服6剂。忌食辛辣豆制品之物,忌劳累,多饮水。患者服药30余剂,复查B超、尿常规正常,随访病愈未复发。

按:中医尿浊以腰痛、小便混浊为主,与现代医学的丝虫病、乳糜尿、慢性肾盂肾炎、慢性前列腺炎等相似。其病因病机多由脾肾阳虚、湿浊下注引起。肾阳不足,膀胱气化无力,不能分清泌浊;脾虚中气不足,运化无力,不能升清降浊,精微不布,谷气下注,脂液外泄,则小便混浊;"腰为肾之府",肾阳虚则腰痛腰酸;舌淡,苔白黄相间,脉沉弱,均为脾肾亏虚之象。本案治宜温肾健脾,利湿分清泌浊,方用萆薢分清饮加减。方中萆薢为君,善于利湿,分清泌浊,是治白浊之要药;益智仁温肾阳,缩小便为臣药;乌药温肾祛寒,暖膀胱以助气化,石菖蒲芳香化浊,分利小便,共为佐药;配以萹蓄、瞿麦、炒车前子清热利湿;白花蛇舌草、金钱草助清热解毒之力;配山药、杜仲、党参、云苓、白术助健脾益肾。诸药合用共奏温肾健脾、利湿化浊之功效。

临床应将淋证、癃闭、尿浊相鉴别。淋证不论何证型,必有淋涩、疼痛;癃闭,仅有尿不畅,而无涩痛;尿浊,仅有小便白浊或成块,无闭涩和疼痛。

(赵　芸　刘　勇)

(四)脾肾阳虚、气虚不固致劳淋(慢性膀胱炎)

李某,男,56 岁,滕州市某事业单位离岗职工,2013 年 10 月 25 日初诊。因"小便淋漓不尽 2 年,加重 1 个月"来诊,患者 2 年来开始感觉小便淋漓不尽,时有轻微涩滞、疼痛感,时有烧灼感,劳累加重,未系统治疗,近 1 个月来病情逐渐加重,大便溏,小便淋漓不尽,夜间多达七八次,严重影响生活和睡眠。诊见:患者面色㿠白,倦怠乏力,畏寒肢冷,腰膝酸软,小腹冷痛坠胀感,气短懒言,舌淡白,脉沉细无力。辅助检查:尿常规未见明显异常。泌尿系彩超检查:膀胱炎征象。中医诊断为劳淋(脾肾阳虚,气虚不固);西医诊断为慢性膀胱炎。治宜固肾缩尿,方选真武汤、六味地黄汤加减。

处方:熟附子 10 克,干姜 5 克,熟地黄 15 克,山茱萸 15 克,山药 30 克,牡丹皮 10 克,云苓 15 克,泽泻 10 克,益智仁 30 克,巴戟天 10 克,党参 15 克,白花蛇舌草 20 克。

每日一剂,水煎两遍,每次 300 毫升,饭后温服。连服 6 剂。平时注意避风寒,禁食用生冷食物等。11 月 3 日复诊,患者诉大便成形,小便较前通畅,但仍夜尿次数多,有淋漓不尽之感,无疼痛、涩滞、烧灼感,上方加炒白术 15 克,继服 12 剂。11 月 16 日三诊,诉服用上方后,小便情况逐渐好转,无明显尿不尽感,夜尿两次,其余诸症亦有减轻,效不更方,继服 6 剂巩固药效。1 个月后电话随诊,患者诉服完 6 剂后,症状完全消失,遂停药。

按:本例患者以"小便淋漓不尽"为主诉,且遇劳即发,属中医学"劳淋"范畴。对于"淋证"的病机,《诸病源候论·诸淋门》记载:"诸淋者,由肾虚而膀胱热故也"。"肾虚则水下数而涩,则淋沥不宣,故谓之淋"。"劳淋者,谓劳伤肾气而生热成淋也,其状尿留茎中,数起不出,引小腹痛,小便不利劳倦即发"。劳淋属于内外相感的全身性疾病,初起多由湿热毒邪蕴藉下焦,导致膀胱气化不利,若治不得法,或病重药轻,余邪不尽,停蓄下焦,膀胱湿热毒邪上犯于肾,或久病肾气耗伤,二者相互影响,日久则转化为劳淋,以至于变证丛生,病情缠绵难愈。此时脏腑气血功能失调,机体防御功能下降,故每因过劳、感冒、情志刺激等因素诱发。劳淋的特点为本虚标实,肾虚为本,膀胱湿热为标,虚实夹杂。

中医传统上对于淋证的治疗大多以清利湿热为主,若淋证日久成劳,正气耗伤,气血虚弱,阴津耗伤,阳气虚衰表现明显时,则必须以扶正固本为主,同时辅以清热利湿之品,标本同治。本案患者表现为肾虚不固,气化固摄无力,小便失于固涩,故小便淋漓不尽,有尿不尽感。肾阳虚损,不能温煦,故形寒肢冷,小腹冷痛。

方中附子、干姜温阳,巴戟天、熟地黄甘温、补阳益肾精,党参、炒白术健脾固本,益智仁、山药补肾、固精缩尿,以白花蛇舌草清利湿热,标本同治,故获良效。

(杨秀秀　刘　勇)

十五、精室病证医案

(一)肾经瘀热致血精(精囊腺炎)

刘某某,男,28岁,山东滕州市北辛街道办事处人,因"反复出现血精半年余"于2013年8月5日就诊。即诊,患者青年男性,发育正常,已婚5年,育有一子3岁,半年前出现血精,伴随射精疼痛,性欲亢进,小腹、睾丸或会阴部胀痛,阴囊湿痒,小便涩痛,心烦多梦,易急躁,头晕耳鸣,腰膝酸软,稍劳即感腰痛,口干苦欲冷饮,舌红苔黄,脉弦细。精液常规:精液2.5毫升,精子计数近亿,成活率60%,活动度尚可,精子液化差,精液色红,红细胞(+),彩超检查:前列腺轻度肥大增生,精囊腺炎。据其症候,属于血精(肾精郁热),治宜清利湿热,凉血止血,方选知柏地黄汤合小蓟饮子加减。

处方:知母15克,黄柏10克,生熟地黄各15克,云苓15克,山药30克,山茱萸15克,牡丹皮10克,泽泻10克,小蓟15克,滑石15克(包煎),炒蒲黄15克,藕节15克,白茅根30克,当归15克,白芍15克。

上方6剂,冷水浸泡1小时,武火煮沸后文火煎煮30分钟,每剂煎煮两遍,每次煎300毫升,每日早晚各服用一遍,每日一剂,注意休息,避免劳累。12日上午10时二诊,诉精液血色变淡,夜寐不宁,腰膝酸软、手足发热等症状稍减轻,胃胀不欲饮食,二便调,舌淡苔黄,脉弦,以原方去黄柏、熟地黄、滑石、藕节,加白术15克、炙远志15克、合欢皮15克、生龙牡各30克,取6剂,煎煮同前,每日晚服第一遍。19日上午11时三诊,诉精液颜色淡红,小便顺畅,阴囊干爽,坠胀感消失,睡眠状况改善,腰膝酸软明显好转,饮食可,二便调,予原方继服6剂,煎煮同前。26日下午15时四诊,诉精液颜色淡黄,诸症消失,夜寐佳,纳食可,二便调,彩超前列腺、精囊腺扫描未见明显异常;精液常规检查:精液3.2毫升,精子计数过亿,成活率70%,精子液化正常,精液色淡黄,镜下未见红细胞,继服上方6剂,两日一剂,随诊未见复发。

按:血精系男性生殖系统疾病之一,其主要症状是性交时射出红色精液,多见于现代医学的精囊腺炎,临床较为少见。血精之病名,最早见于隋代巢元方《诸病源候论》,称为"精血",其在《诸病源候论·虚劳精血出候》曰:"肾藏精,精者,血之所成也,虚劳则声七伤六极,气血俱损,肾家偏虚,不能藏精,故精血俱出也",论述了血精主要是由肾气亏虚、精血俱损所致,病变的根本为虚;明代张景岳《景岳全书》卷三十中说："精道之血必自精宫血海而出于命门。盖肾者主水,受五脏六腑之精而藏之,故凡劳伤五脏或五志之火,致令冲任动血者,多从精道而出……",认为血精之血主要来自下焦精宫,是由火热之邪伤及冲任之脉所致,具体指出了血精的病变部位在肾。张主任认为本案之病机为肾经瘀热,伤及精室血络,迫血妄行,血随精出则发本病。故治应清热养阴,凉血止血,予知柏地黄汤合小蓟饮子加减,方中以生熟地黄并用,滋肾阴,益精髓,凉精血为君,山茱萸滋肾益肝,山药补肾健脾,共成三阴并补以补肾为本,泽泻配熟地黄以泻肾浊,牡丹皮配山茱萸以泻肝火,茯苓配山药而泻脾湿,三补三泻以补为主,以防滞腻之弊;知母、黄柏加强滋阴降火之效,滑石清热通利,更以小蓟、炒蒲黄、藕节、白茅根凉血止血以治其标,加入当归、白芍养血柔肝。治本兼治标,故而收效甚捷。

(郭方超　李恩强)

(二)阴虚火旺致精凝(精液不液化症)

朱某,男,33岁,滕州市某企业工人,以精液不液化并遗精半年余,于2013年11月11日就诊。患者半年前精液黏稠,常规检查发现液化不良,其妻一直未能受孕,且有急躁烦躁、失眠现象,为求中医治疗来我院。现患者头晕耳鸣,腰膝酸软,手足心热,口咽干燥,舌红,苔薄黄,脉弦细。既往体健,肝脾肋下未及。精液常规示:精液不液化,精子成活率20.42%;B超检查示前列腺炎。病属中医精凝,由阴虚火旺所致,西医诊断为精液不液化症。治宜滋阴降火,补肾益精,以知柏地黄汤合五子衍宗丸加减。

处方:熟地黄15克,山药30克,牡丹皮10克,泽泻10克,茯苓15克,山萸肉15克,黄柏10克,知母15克,桑椹子15克,枸杞子15克,沙苑子15克,牛膝15克,女贞子15克,红花15克。

每日1剂,水煎两次,取汁300~400毫升,分两次温服,服12剂。忌劳累,适当运动。12月15日复诊,查精液常规示不完全液化,精子成活率52.41%,患者原方继服10余剂,临床症状明显好转,继服原方12剂,精液液化及精子成活率均已正常。

按:精液液化不良是男性不育症的主要原因之一,多与现代医学中的前列腺炎、精囊腺炎、睾丸炎、神经衰弱有关。中医学历史资料未见类同记载,1997年国家技术监督局发布的《中华人民共和国国家标准》中的"中医临床诊疗术语·疾病部分"正式命名为"精凝"。其病机为"因阴虚火旺,阳虚浊液不化,或湿痰瘀阻凝聚所致,以精液黏稠、混浊、良久不化,影响生育力为主要表现的肾系疾病。"可见"精凝"的病位在肾,涉及肝脾。《素问·六节脏象》云"肾者主蛰,封藏之本,精之处也。"本案患者以心烦失眠,烦躁,头晕耳鸣,腰膝酸软,手足心热,舌红,苔薄黄,脉弦细为主要症状,证属阴虚火旺,热灼阴精,黏稠难化,治宜滋阴降火,补肾益精,方用知柏地黄汤合五子衍宗丸加减。方中熟地黄滋阴补肾、生精填髓、壮水之主,为君药;山茱萸、山药滋阴益精补脾,共助地黄滋补肾阴;牡丹皮清肝泻热;茯苓淡渗利湿;泽泻利湿泻浊,防熟地黄之滋腻;知母、黄柏滋阴降火;桑椹子、枸杞子、沙苑子、女贞子补肾益精;牛膝引火下行;红花活血化瘀。诸药合用共奏滋阴降火、补肾益精之功能。上方加减共服30余剂,精液得以液化,且精子活力正常。

(赵 芸 李恩强)

(三)心肾不交致阳痿(前列腺炎)

周某某,男,36岁,山东滕州市界河镇人,因"阳痿不举年余"于2013年4月10日就诊。即诊,患者精神苦闷,阳痿早泄,烦躁失眠,多梦易惊,胸胁胀满,手足心热,口舌生疮,渐不能行房事,睾丸坠胀,阴囊潮湿,腰膝酸软,心悸乏力,咽干口渴,饮食可,小便黄,大便调,舌红苔薄黄,脉细数。彩超:前列腺壁毛糙,提示前列腺炎,膀胱扫描未见明显异常;精液常规检查:精子不液化。患者平素性情急躁,工作时坐立时间较长,出门驾车代步,运动较少,自患病以来,辗转多方医治均无效,十分困苦,方来我处就诊。据其症候,属于阳痿(心肾不交),治宜清心火,滋肾阴,交通心肾,方选交泰丸合知柏地黄汤加减。

处方:黄连10克,肉桂3克,熟地黄15克,山萸肉15克,山药30克,茯苓15克,泽泻10克,牡丹皮10克,知母10克,黄柏10克,阳起石30克,淫羊藿30克,韭菜籽15克,丹参15克,生龙牡各30克,合欢皮15克。

上方6剂,冷水浸泡1小时,武火煮沸后文火煎煮30分钟,阿胶烊化冲服,每剂煎煮两遍,每次煎300毫升,每日晚上睡前服用第一遍,第二日早饭后服二遍,每日一剂。17日上午二诊,服药后胃脘部痞闷,不欲饮食,以原方去熟地黄、牡丹皮、泽泻,加白术15克,取6剂,煎煮同前。24日上午三诊,诉阳痿不举症状稍减,小便排出顺畅,色清淡,阴囊干爽,睡眠状况改善,腰膝酸软无力明显好转,效不更方,继服6剂,煎煮同前。5月1日下午四诊,诉阳事举而坚,性生活正常,夜寐佳,纳食可,二便调,继续药物维持治疗,予上方6剂,服用同前。

按:阳痿又称为勃起功能障碍(ED),是指在性交时,阴茎勃起硬度不足,或阴茎勃起硬度维持时间不足于完成满意的性生活。《马王堆汉墓医书·天下至道谈》载有对阳痿病最早命名,其称阳痿为"不能"。《素问·阴阳应象大论》和《灵枢·邪气脏腑病形》称阳痿为"阴痿",至明代张介宾在《景岳全书·杂症谟·阳痿》中使用"阳痿"这一病名后,阳痿之名使用者始众。《景岳全书·阳痿》全面的论述了本病的病因病机,认为命门火衰、心脾受损、恐惧伤肾、肝郁不舒、湿热下注等为本病的致病因素,其中"凡男子阳痿不起,多由命门火衰,精气虚冷",指出命门火衰为其最主要病机,然《素问·五常政大论》曰"热则筋驰纵不收阳痿不用",说明因热致阳痿者,虽少而不可忽视。中医学认为,心主火在上,肾主水在下,在正常情况下,心火下降,肾水上升,水火相济,得以维持人体水火、阴阳之平衡。如水亏于下,火炎于上,水不得上济,火不得下降,心肾无以交通,故而心烦不寐,头晕耳鸣,咽干口渴,腰膝酸软,阳痿不举,舌红,脉细数。本案病机为心火旺于上,肾水亏于下,心肾不交,阴筋失肾精之养,治宜清泻心火,滋补肾阴,交通心肾,方选交泰丸合知柏地黄汤加减。方中以黄连清心火,少佐肉桂以引火归元,以知柏地黄汤滋补肾阴且清虚热,加入阳起石、淫羊霍、韭菜籽以益精助阳,鼓动起痿之力。心肾不交久必兼瘀,故加丹参活血化瘀,疗效更佳。

(郭方超　李恩强)

十六、其他内科医案

(一)肾虚血瘀致颤症(帕金森综合征)

　　徐某,男,52岁,滕州市某企业工人,因"头伴四肢不自主抖动5年"于2012年10月20日就诊。既往体健。服用"美多芭"4年,症状控制可,生活能自理,现上述症状较前加重,为求中西医治疗,特来中医院就诊。症见:头摇肢颤,步行前倾,头晕目眩,耳鸣,善忘,溲便不利,言语断续。查体:血压135/80mmHg,神志清,面具脸,四肢肌张力呈铅管样增高,舌有瘀点,苔薄白,脉沉细弦。颅脑CT未见明显异常。中医诊断颤证,证属肾虚血瘀证。以滋补肝肾,平肝熄风、活血化瘀为治则,方选大补阴丸合六味地黄汤加减。

　　处方:生熟地黄各15克,何首乌15克,杜仲15克,牛膝15克,钩藤15克,生龙牡各30克,川芎15克,当归20克,龟板20克,天麻20克,丹参20克,水蛭10克。

　　上方诸药入凉水浸泡1小时,文火煮两次,每次300毫升,分3次温服。连服15剂诸症均改善,继服月余剂,震颤症状较前明显改善,巩固治疗1月余,震颤基本消失。

　　方中熟地黄滋补肝肾精血,生地黄养阴生津,何首乌补肝养血,填精益肾,杜仲、牛膝滋补肝肾,牛膝且能引血下行,以治本;生龙牡、龟板育阴潜阳,天麻、钩藤平肝熄风止痉,当归活血养血,濡养筋脉,丹参、水蛭活血化瘀通络。诸药相伍,共奏滋补肝肾、平肝熄风、活血化瘀目的。

　　按:帕金森综合征又称震颤麻痹,是发生于中年以上成人黑质和黑质纹状体通路变性疾病。患者由于多巴胺合成减少,使乙酰胆碱作用相对增强,导致锥体外功能失调,中医当属于颤证范畴。古代亦称"颤振"或"振掉"。本病老年人发病较多,男性多于女性,多呈进行性加重。随着我国进入老龄化社会,颤证病人也在增多,西医治疗早期无药可用,中晚期治疗药物逐渐呈现不良反应及并发症,直至药物失灵,而中医治疗本病取得了一定效果。《内经》称本病为"掉"、"振掉",《素问·至真要大论》"诸风掉眩,皆属于肝",指出病变在肝,《素问·脉要精微论》"骨者髓之府,不能久立,行则振掉,骨将惫矣",明确了病变与"髓"有关。至明代,《证治准绳·杂病·颤振》指出本病的病机为"筋脉约束不住",病与肝木风火有关。《赤水玄珠·颤振》认为颤证的病因病机是"木火上盛,肾阴不充,下虚上实,实为痰火,虚则肾亏",属本虚标实,虚实夹杂之病,治疗应"清上补下"。清代《医宗己任编·颤振》强调气血亏虚是本病的重要原因,并创用大补气血法治疗颤震。张主任分析本病为脑髓及肝、脾、肾等脏腑受损,而引起筋脉肌肉失养和/或失控而发生的病证,这是本病的主要病位和根本病机所在。病机要素为虚、风、痰、火、瘀。虚,以阴精亏虚为主。首先,久病则虚,肾虚为本,病程迁延日久,久病则机体受损,脏腑气血虚弱,其中以肾虚为其根本。肾为先天之本,人体生命活动及生理运动之原动力,肾虚则五脏六腑皆虚,五脏六腑虚弱又可致肾更虚。其次,即病则瘀,瘀生怪病,久病脏腑气血虚弱,气血运行无力,则气血运行不畅,故瘀滞产生,则可发生怪病疑难病。基于此,肾虚血瘀为颤证的发病基础。编者采用补肾活血法治疗颤证取得良好效果。

(密 丽 何召叶)

(二)风痰阻络致口僻(面神经炎)

于某,男,22岁,山东滕州大坞镇东郝楼村人,农民,2012年6月10日就诊。患者1周前受凉后出现口眼歪斜,右侧耳后疼痛,鼓腮漏气,口角流涎,味觉减退,行肌电图:右侧面神经麻痹,颅脑CT未见明显异常,诊为面神经炎,经西医常规激素+抗病毒治疗,效果不理想。刻下症见:口眼歪斜,口角流涎,面部麻木,无半身不遂,无发热咳嗽,无不省人事,纳呆便溏。查体:右侧闭目露睛,右侧额纹及鼻唇沟变浅,鼓腮漏气,伸舌居中,右侧面部浅感觉及舌前2/3味觉减退,四肢肌力5级,肌张力正常,双侧病理征阴性。舌质红,苔薄,脉弦浮。中医辨证为口僻之风痰阻络,治以熄风止痉,化痰通络,方选牵正散加减。

处方:僵蚕15克,白附子15克,全蝎10克,桑叶15克,菊花15克,黄芩10克,连翘15克,蝉蜕15克,当归15克,赤白芍各20克,丹参15克,天麻15克,葛根15克,柴胡10克,甘草5克。

上方诸药入凉水浸泡1小时,文火煎煮两次,每次300毫升,分三次温服,配合针刺治疗。6剂后以上诸症均改善,继服18剂后症状基本恢复正常,口角不歪,闭目完全有力,纳眠正常。方中以白附子为君,善于祛头面之风而止痉,兼燥湿化痰,僵蚕、全蝎解痉,全蝎为定风止掣之要药,"治风先治血,血行风自灭";桑叶、菊花清散风热,蝉蜕清热解痉,连翘、黄芩清热解毒;当归、丹参、赤白芍活血补血柔肝,柴胡疏肝气,合用令肝脏疏泄正常,气血调和,经脉通利,天麻、葛根熄风止痉,甘草调和诸药,上药合用,共奏熄风止痉、化痰通络之效。

按:口僻是口角向一侧歪(㖞)斜,目不能闭合,又名"口㖞"或"口歪",俗称吊线风,与现代医学的特发性面神经麻痹(面神经炎)相合,最常见于贝尔麻痹。本病可发生于任何年龄,多见于冬季和春季。发病急速,以一侧面部发病较多。早在《灵枢·经筋》中就有对口僻病因病机及表现的描述,如"卒口僻,急者目不合,热则筋纵,目不开,颊筋有寒,则急引颊移口;有热则筋弛纵缓不胜收,故僻。"认为口僻之证多因受寒受热之筋脉失纵所致。至隋代巢元方从六经受风寒论述口僻之病因病机,并认识口僻有感受风寒、风热的不同。《诸病源候论》云:"风邪入于足阳明手太阳之经,遇寒则筋急引颊,故使口㖞僻,言语不正,而目不能平视","偏风口㖞是体虚受风,风入于夹口之筋也。足阳明之筋,上夹于口,其筋偏虚,而风因乘之,使其经筋急而不调,故令口㖞僻也。"楼英《医学纲目·口眼㖞斜》中提到:"凡半身不遂者,必口眼㖞斜,亦有无半身不遂而㖞斜者。"可见他所观察到的有单纯口眼歪斜而不伴偏瘫者,此即口僻症。而今,口僻之病因病机、辨证论治十分明确,已编入国家中医药院校规划教材。如周仲瑛《中医内科学》云:"口僻,俗称吊线风,主要症状是口眼歪斜,但常伴耳后疼痛,口角流涎,言语不清,而无半身不遂或神志障碍等表现,多因正气不足,风邪入脉络,气血痹阻所致,不同年龄均可罹患。"张主任亦认为劳作过度,机体正气不足,毛孔空虚,卫外不固,风寒或风热乘虚入中面部经络,致气血痹阻,痰瘀阻络,经筋功能失调,肌肉失于约束,出现口眼㖞斜,故治疗上熄风止痉通络同时,不忘酌加活血化瘀、养血柔肝之品,气血充和,筋脉得养,口眼恢复正常。

近年来大量文献报道,牵正散治疗面神经炎显著有效,据现代药理研究,白附子、僵蚕、全蝎、当归、赤芍、丹参有改善血液循环之功,桑叶、连翘、菊花等诸均具有抗炎作用,当归可增强免疫功能,天麻、葛根解痉。通过大量临床观察,本方具有明显的抗炎作用,增强机体免疫功能,调节神经活动,促进神经功能恢复的功效。

(密 丽 胥小鹏)

(三)中气不运致便秘(功能性便秘)

李某,男,66岁,山东滕州市洪绪镇前洪绪村人,患者因脑梗死,入本院中风病科住院治疗20余日好转出院,于2012年5月11日就诊。即诊,患者跛行入诊室,口角歪斜,语言謇涩,左侧肢体活动不灵,大便秘结,每四五天一次,干结如栗,临厕无力努挣,挣则汗出气短,面色萎黄无华,神疲气怯,舌淡,苔白腻,脉弱。查体:伸舌右侧偏,口角歪斜,左侧眼睛闭眼不全,左侧肢体活动不灵,上下肢肌力约Ⅲ级,握力约Ⅱ级,左侧肢体皮肤浅感觉迟钝;辅助检查:颅脑CT见右侧基底节区及脑干多发脑梗死,血常规、尿常规以及大便常规检查未见异常,血糖7.6mmol/L,胆固醇5.30mmol/L,甘油三酯4.0mmol/L,低密度脂蛋白3.58mmol/L,载脂蛋白B1.90U/L,据其证候,属于便秘(中气不运),治宜补中益气,运肠通便。方选补中益气汤加减。

处方:党参15克,黄芪30克,生白术30克,陈皮15克,当归15克,麻子仁20

克,枳壳 15 克,大黄 15 克(后下),水蛭 10 克,厚朴 10 克,赤芍 15 克,川芎 15 克,桃仁 10 克,甘草 5 克。

上方 6 剂,冷水浸泡 1 小时,武火煮开锅后文火煎煮 30 分钟,煎煮两次,每次取 300 毫升,分早晚两次温服,文火煎煮 15 分钟后再下大黄(后下),每日 1 剂。5月 18 日上午二诊,诉大便干结好转,排便顺利,神气充足,面色红润,左侧肢体活动不灵症状好转,舌质淡,苔白,脉沉,嘱原方继服 6 剂,煎煮及服法同前,以善其效,加强左侧肢体功能活动锻炼,如此服药两周而便秘消失。

按:便秘系因气阴不足,阳虚寒凝,或燥热内结,痰湿阻滞,使大肠传导功能失常所致的,以大便间隔时间延长,大便干结难解,或虽有便意而排出困难为主要临床表现的病证。便秘最早见于《内经》,称为"后不利"、"大便难",汉代张仲景《伤寒论》中称便秘为"大便硬"、"不更衣"、"阳结"、"闭"、"脾约",直至清代沈金鳌《杂病源流犀烛》中才比较明确的提出"便秘"的名称。历代医家对本病病因病机的论述较多,隋代巢元方在《诸病源候论·大便病诸候》云:"大便难者,由五脏不调,阴阳偏有虚实,谓三焦不和则冷热并结故也",又云:"大便不通者由三焦五脏不和,冷热之气不调,热气偏入肠胃,津液竭枯,故令糟粕痞结,壅塞不通也",指出了本病的病机。便秘可以作为独立的疾病,也可以见于许多疾病病变过程中。本案中,患者因中风多日,正邪交争,久病而致脾气虚弱,中气不足,脾失健运,胃肠运动无力,糟粕停滞肠胃,大肠吸收水液而致糟粕干结,不易排出,故而治疗宜补中益气,运肠通便,同时给予润肠通便药物,促进其大便排出。以党参、黄芪、白术、陈皮等药物健脾养胃,益气补中,麻子仁、枳壳、川朴、大黄等运肠通便,以水蛭、川芎、赤芍、当归等药物活血化瘀,用于治疗脑梗死,用药 2 周则便秘消失,此乃塞因塞用之法。

(郭方超　张建滕)

(四)蛔厥寒热错杂证(胆道蛔虫症)

刘某,女,12 岁,山东泗水泉林村人,小学五年级学生,1983 年 5 月 3 日夜间11 时,急诊住入外科病房,诊为肠道蛔虫,次日清晨请中医会诊。刻诊:患儿右上肢剧痛,向肩背及腰部放射,呈阵发,手捧上腹,弯背屈膝,转辗不安,面色苍白,四肢遂冷,大汗淋漓,口渴欲饮,呻吟不止,呕吐物含有胆汁,夜间曾吐出蛔虫一条,中上腹及剑下轻度压痛,无反跳痛,腹壁兼软,无发热黄疸,纳呆便干,舌质淡,苔白腻,脉弦紧,中医辨证诊为蛔厥之寒热错杂证,治宜温脏安蛔,寒热并用,方选乌梅丸加减。

处方:乌梅 12 克,细辛 3 克,干姜 6 克,黄连 6 克,半夏 9 克,花椒 6 克,党参 10克,槟榔 6 克,苦楝根皮 10 克,木香 8 克,大黄 12 克,甘草 3 克。

上方文火煮两次,每次 300 毫升,分三次温服,一剂后至下午 5 时腹痛止,二剂后泻下蛔虫 4 条,继以香砂六君子汤三剂调理出院。

按：蛔虫由肠道上窜钻入胆道引起胆道蛔虫病，是蛔虫病的严重并发症之一，过去为我国农村常见疾病，好发于儿童及青少年。胆道蛔虫病中医称之为"蛔厥"，早在两千多年前，《内经》中已有类似胆道蛔虫病的记述，如"心腹痛侬作痛，肿聚，往来上下，痛有休止，是也。"汉朝张仲景在《伤寒论》、《金匮要略》中对蛔厥的病因及症状作了详细描述，并拟定乌梅丸、甘草粉蜜汤为治疗本病方剂。《伤寒论》述："蛔厥者，其人当吐蛔。今病者静而复时烦者，此为藏寒。蛔上入其膈，故烦，须臾即止。得食而呕。又烦者。蛔闻食臭出，其人常自吐蛔。蛔厥者乌梅丸主之。"后世医家对蛔厥的认识在发病原因和治疗方面不断有所发展，积累了丰富的治疗经验。如《三因方》载有："因脏腑虚弱，或多食甘肥，致蛔虫动作心腹绞痛，发则肿聚晚来上下，痛有休止，腹中烦热，口吐延沫，是蛔"。《医学心语》说："虫痛贯心，伤人甚速，宜急治之，但胃寒吐，宜用理中安虫散，与治别虫之法不同，医者志之。"《医学入门》称："其人素有食蛔，或因病过饥，虫逆上咽膈而出，……。又或下利脏寒，则蛔亦上入于膈。"说明了在"素有食蛔，因病过饥，下利脏寒"的情况下容易发生本病。可见其病因病机，由于饮食不洁，若饥饱失常、发热、下利、胃热、脏寒，致使胃肠运化失司，肠内虫体，乘机扰动，蛔虫性喜钻窜，上窜钻入胆道而发病。肝胆相为表里，肝主疏泄，胆喜通降，蛔虫堵塞胆道，不通则痛。本方以乌梅味酸为安蛔止痛之主药。细辛、干姜、桂枝、花椒辛温散寒，蛔得温而安，黄连清热，人参益气，方中酸苦辛热并用，为安蛔止痛之安法，更加槟榔、苦楝根皮杀虫，枳实、大黄泻下导滞，故蛔虫安伏，虫体泻出，腹气得通，升降正常，腹痛立止。此方治疗胆道蛔虫症和肠道蛔虫梗阻，疗效甚佳。

近年来通过大量临床试验研究，从药理分析，乌梅丸（汤）具有安蛔、利胆、解痉、镇痛、控制感染等作用。据有关实验报道：本方具有明显的麻醉蛔虫的作用，使其失去固有的附着肠壁的能力。具有促进胆囊收缩，使胆汁排泄量增加，促进蛔虫退回十二指肠。本方能改变消化道的 pH 值，弛缓胆总管括约肌的功效。

（张义明　胥小鹏）

（五）黄疸之阳黄证（慢性乙型肝炎）

孟某，男，18岁，山东滕州人，就读于石家庄某高中，2008年3月，因目黄、身黄、小便黄，伴全身乏力，纳差腹胀10天余，就诊于河北石家庄市传染病医院，诊为急性乙型肝炎。口服保肝、抗病毒西药治疗年余，肝功能稍好转，黄疸症状稍减轻，但乙肝大三阳未见转阴。为寻求中医治疗于2009年6月10在我院中医科就诊。见患者面色萎黄，身体消瘦，上腹胀满，两胁时痛，纳呆便溏，四肢乏力，巩膜黄染。查肝胆胰脾彩超未见明显异常，乙肝五项提示大三阳，肝功能示：ALT 80U/L，AST 75U/L，总胆红素 $40\mu mol/L$，舌红苔白黄相兼，脉弦缓。西医诊为慢性乙型肝炎，中医诊为黄疸，由肝郁脾虚兼湿热所致，治宜健脾疏肝，利湿退黄，方选自制健脾复肝散。

处方：柴胡 100 克，黄芪 100 克，党参 100 克，山药 80 克，茯苓 80 克，白术 80 克，板蓝根 200 克，五味子 100 克，枸杞子 80 克，女贞子 80 克，丹参 100 克，赤芍 80 克，茵陈蒿 100 克，焦三仙各 100 克。

按上方比例，100℃烘干 2 小时，过 80 目筛为细粉备用，每次口服 30～50 克，稍加蔗糖，开水冲至呈浆糊状内服，每日 1～2 次，3 个月为一个疗程。患者服用两个疗程后复查乙肝五项由大三阳转为小三阳，肝功能基本正常，总胆红素为 30μmol/L，黄疸明显消退。继服 2 个疗程后，查乙肝五项各项指标均转阴，肝功能完全正常，周身不适感明显减轻，身黄消退，随即接种乙肝疫苗，乙肝表面抗体呈阳性，至今未犯。

按：中医学认为慢性乙肝属于黄疸、胁痛的范畴，其病因病机是由湿热疫毒、六淫七情、饮食劳倦所伤，且与正气亏损密切相关，病位在肝。湿热毒邪长期羁留，损肝传脾，脾气受损，运化无权而致脾虚肝郁，湿邪内阻所致。《素问·平人气象论》"溺黄赤安卧者，黄疸。目黄者，曰黄疸。"又《灵枢·论疾诊》"身痛而色微黄，齿垢黄，爪甲上黄，黄疸也。"治宜疏肝解郁、健脾利湿。肝郁脾虚型黄疸一般属慢性迁延性肝炎，健脾复肝散是张义明老师治疗本型肝炎的经验方及常用方，临床疗效显著，约有 1/3 的病人乙肝检查转阴、1/3 的病人肝功能好转、再有 1/3 的病人临床症状好转。根据中医脏象学说理论，慢性乙肝的病位应在肝脾肾，病性应属虚实寒热错杂，既有肝郁气滞、湿热郁阻、痰瘀气滞，又有脾虚或肝肾不足，故治疗须疏肝与补脾肾并举，健脾复肝散的药物组成，正是为慢性乙肝病机所设。方中以柴胡辛微苦，入肝经，与赤芍相伍，既疏肝解郁，又条达人之气机。现代药理研究，柴胡有改善肝功能，抗肝纤维化，提高免疫力的作用；黄芪、党参、白术、茯苓均可健脾补气。现代药理研究证明诸药有明显的增强免疫的作用，而慢性乙肝又是一种多基因遗传和免疫功能低下性疾病，故补正气至关重要。五味子、枸杞子、山药均有补肾之功，肝肾乙癸同源，慢性乙肝病期迁延，往往伴有肾虚，特别是肾阴虚，肾为先天之本，补肾具有较强的改善肝功能、增加免疫力的作用；以板蓝根、茵陈清热退黄，现代药理研究二者具有抗乙肝病毒的作用。因慢性乙肝多兼有血瘀，故方中以丹参配赤芍，从而起到活血化瘀的作用。健脾复肝散组方合理，配伍精当，疗效显著。

（徐守莉　胥小鹏）

（六）脾胃气虚证消渴（1 型糖尿病）

刘某，女，20 岁，滕州市某超市职员，患 1 型糖尿病 3 年，伴下肢浮肿月余，于 2014 年 3 月 26 日就诊。患者 3 年前查体发现血糖高，达 12.6mmol/L，在省立医院诊断为 1 型糖尿病，给予胰岛素治疗，血糖水平控制在 7.8～9.6mmol/L 之间。近日口渴乏力加重，面色㿠白，纳呆腹胀，月经量少，色暗有块，腰酸，小便频，大便溏或干结交替出现，双下肢浮肿，肢体麻木，舌淡胖，苔白滑，脉缓弱。查体心肺听诊正常,腹软,肝脾肋下未及,双下肢轻度凹陷性水肿。免疫系统检查谷氨酸脱羧酶抗体阳性,胰岛细胞抗体阳性,胰岛素自身抗体阳性,C肽水平低(2月10日复查于省立医院);血常规正常,尿常规见尿蛋白(+),尿糖(+),空腹静脉血糖12.1mmol/L。中医病属消渴,由脾胃气虚所致,西医诊断为1型糖尿病。治宜益气健脾,温阳利水,方用四君子合五苓散加减,同时应用胰岛素治疗。

处方:党参30克,苍术、白术各20克,猪苓、云苓各20克,桂枝10克,泽泻15克,玄参15克,陈皮10克,葛根20克,丹参20克,红花15克,山药30克,益智仁20克,黄芪60克。

每日1剂,水煎两次,取汁300～400毫升,早晚温服,服6剂。忌劳累,忌食肥甘厚腻辛辣之品,保持心情舒畅。4月2日复诊,诸症减轻,上方继服6剂。4月9日三诊,昨日月经至,量少,原方加阿胶10克烊化,继服30剂。5月20日四诊,无口渴尿频,双下肢浮肿已消,麻木减轻,去阿胶。复查血糖控制在8.0mmol/L,尿蛋白及尿糖消失,胰岛素抗体阳性,C肽水平较前升高。患者临床症状改善,治疗效果显著。

按:此例青年患者以口渴、四肢乏力、纳呆为主症,结合检验结果,西医确诊为1型糖尿病,中医诊为消渴。消渴之名,首见于《素问·奇病论》,根据病机及症状不同,《内经》还有消瘅、膈消、肺消、消中等名称的记载。《古今录验》说:"渴而饮水多,小便数……甜者,皆是消渴病也。"消渴病的病机,主要在于阴津亏损,燥热偏盛,病位在肺、胃、肾。本案以渴欲饮、消瘦、尿频、四肢乏力、不欲饮食、下肢浮肿、苔白滑、脉缓弱为主要症状特点,显然非燥热所致。脾为后天之本,主运化,为胃行其津液。赵献可在其论中曰:"盖不能食,脾之病,脾胃气虚,不能输布津液,故渴,若概以寒凉泻火之药,如白虎承气之类,则内热未除,中寒内生,能不传鼓胀耶?"可见本案患者的病机应属脾胃气虚。本案治宜益气健脾,温阳利水,方用四君子汤合五苓散加减。方中四君子补脾益气;猪苓、云苓、苍术、白术健脾利湿;泽泻清热利湿;桂枝温阳利水;玄参养阴生津,与苍白术相伍,降糖效果明显;葛根升清有鼓舞脾气之功;山药、益智仁滋补脾肾;黄芪助参白术补气;丹参、红花活血化瘀。现代医学证明糖尿病的所有并发症,其基本病理都离不开瘀,故对于糖尿病的治疗,不论病程长短,均应加入活血化瘀药,以预防和改善并发症。诸药合用共奏益气健脾、温阳利水之功效。患者服药50余剂,诸症改善。

(赵　芸　刘　勇)

(七)血瘀血热致紫血(真性红细胞增多症)

金某,男,61岁,滕州市某企业退休职工,以面部及手足红紫7年余,于2014年2月28日就诊。患者7年前因面部及手足肤色红紫,血常规检查发现"全血细胞增多",遂到山东省立医院就诊,骨髓穿刺检查诊断为"真红细胞增多症",先后在滕州市某医院诊治,予羟基脲等药物口服,症状改善不明显。为求中医治疗,今日就诊我院,见面红目赤,皮肤红紫,以四肢远端和头面、颈为重,头痛头晕,目干耳鸣,腰膝酸软,四肢麻木,手足心热,口干咽燥,寐差,易急躁,小便黄,大便干,舌红紫暗,苔薄黄,脉弦细。无肝炎、结核病、高血压病、糖尿病病史,无药物及食物过敏史。查体见双肺呼吸音正常,心率正常律整,肝肋下未及,脾肋下可触及。血生化:肝功能正常,尿酸 453.4μmol/L↑,乳酸脱氢酶 275U/L↑,甘油三酯 1.97mol/L↑,血常规检查:白细胞 16.62×10^9/L↑,红细胞 7.73×10^{12}/L,血小板 544×10^9/L↑,血红蛋白 170g/L↑,红细胞容量 135ml/mg,血液黏稠度1.079,红细胞压积增高 65%;肝胆胰脾双肾彩超示:肝实质回声密强,脾大。病属中医紫血,由血瘀血热所致,与西医真红细胞增多症相似。治宜疏肝清热凉血,以清经汤合四逆散加减。

处方:柴胡 10 克,当归 15 克,牡丹皮 15 克,生地黄 15 克,赤白芍各 20 克,紫草 15 克,枳壳 15 克,沙参 15 克,鳖甲 15 克,生龙牡各 30 克,酸枣仁 30 克,合欢皮 15 克,甘草 5 克。

每日 1 剂,水煎两次,取汁 300～400 毫升,早晚两次温服。共服药 40 余剂,症状明显改善,2013 年 4 月 20 日复查血常规:白细胞 11.44×10^9/L↑,红细胞 5.42×10^{12}/L,血小板 407×10^9/L↑,血红蛋白 162g/L↑。原方去生龙牡、酸枣仁加白术 15 克,丹参 15 克,今仍在治疗中。

按:真性红细胞增多症是以红细胞异常增殖为主的一种慢性骨髓增生病。临床特征以皮肤红紫,血红细胞量及全血总容量绝对增高,血液黏稠度高,并伴有脾肿大,血管及神经性症状。中医对此类疾病在《温疫论补注·蓄血》中已有记载:"邪热久羁,无由以泄,血为热搏,留于经络,败为紫血。"中医学认为本病病位在奇恒之腑——髓,涉及肝、脾、肾三脏,基本病理改变为瘀血内停。本病病因不外内因和外因两个方面,外因与外感邪毒、烦劳过度、饮食不节有关;内因与情志郁结、体质阳盛、肝实阳亢、阴水亏虚有关,内外合因,终致骨髓增生亢进,血气过盛,血瘀气滞而发为本病。本案以面部及手足红紫为主要症状,伴手足心出汗,口干咽燥,寐差,病位在肝,涉及脾肾,病机为肝经郁热,郁久化热而成瘀,故方选清经汤合四逆散,治宜疏肝清热凉血活血。方用四逆散中柴胡疏肝解郁升清阳以使郁热外透;芍药养血敛阴,与柴胡相配,一升一敛,使郁热透解而不伤阴;枳壳行气散结,疏畅气机;牡丹皮、生地黄、赤芍、紫草、沙参清热凉血;鳖甲清热滋阴,当归养血和血;生龙牡、酸枣仁、合欢皮平肝解郁,养心安神。诸药合用共奏疏肝清热、凉血活血之功效。患者服药 40 余剂,效果显著,临床症状及生化检查明显改善。

(赵　芸　李恩强)

(八)精血亏虚致髓痨(再生障碍性贫血)

郭某某,男,38 岁,山东省滕州市龙阳街道人,因诊断为再生障碍性贫血年余,辗转于济南、滕州两地各大医院治疗,临床症状无明显好转,遂于 2012 年 6 月 16

日来我院就诊。既诊,患者面色㿠白,巩膜黄染,神疲乏力,头晕耳鸣,动则心悸气短,易感外邪,唇甲色淡,指甲枯脆,肌肤不泽,肌肤可见少量点状红紫色瘀斑,时有鼻衄齿衄,低热盗汗,手足心热,心烦口渴,牙龈红肿,两目干涩,便干尿黄,乙肝"小三阳"病史,辅助检查:红细胞 $3.2 \times 10^9/L$,血红蛋白 92g/L,血小板 $45 \times 10^9/L$,白细胞 $3.62 \times 10^9/L$,乙肝小三阳,总胆红素 $32.7\mu mol/L$,直接胆红素 $18.7\mu mol/L$,间接胆红素 $9.54\mu mol/L$,肝胆胰脾 B 超示肝、脾轻度肿大,舌红少苔,脉细数。据其症候,属于髓痨(肝肾亏虚),治宜滋补肝肾,益精养血,方选知柏地黄汤合二至丸加减。

处方:知母 15 克,黄柏 10 克,生熟地黄各 15 克,山茱萸 15 克,山药 30 克,泽泻 10 克,牡丹皮炭 10 克,茯苓 15 克,女贞子 15 克,旱莲草 15 克,茵陈 15 克,仙鹤草 30 克,白茅根 30 克,阿胶 10 克(烊化)。

上方 6 剂,冷水浸泡 1 小时,武火煮沸后文火煎煮 30 分钟,每剂煎煮两次,每次煎 300 毫升,分早晚 2 次服用,每日一剂,忌食辛辣刺激食物,避免劳累。6 月 23 日二诊,诉疲倦乏力,心悸气短稍减,里热感,肌肤之瘀斑消失,牙龈出血好转,舌红苔黄,脉细弱,上方去白茅根,加枸杞子 15 克、黄芪 30 克,煎煮同前,饭后服用。30 日上午三诊,诉疲倦乏力症状好转,面色渐红润,近日夜尿频多,每夜四五次,原方去茅根,加益智仁 30 克,服 20 剂。7 月 28 日四诊,近日感冒咳嗽,咽部作痛,体温 37.8℃,双肺呼吸音粗,原方去知母、女贞子、旱莲草,加香薷 10 克、桔梗 15 克、黄芩 10 克、杏仁 10 克,服 6 剂。8 月 6 日五诊,热咳止,仍以原方出入服用半年,生化检查见血红蛋白 112g/L,血小板 $85 \times 10^9/L$,白细胞 $6.34 \times 10^9/L$,继续服药维持,随访两年病情平稳,未见恶化加重。

按:再生障碍性贫血也叫再生不良性贫血,是指骨髓未能生产足够或新的细胞来补充血液细胞的情况,临床表现主要为贫血、出血、感染等。再生障碍性贫血在中医学无明确记载,《金匮要略》曾记载:"男子面色薄,主渴及亡血,脉浮者,里虚也"。又说:"面色白,时瞑兼衄,少腹满,此为劳使之然"。"男子脉大为劳,极虚亦为劳"。这些描述均与再障相似,故认为再障属于中医学的"虚劳"范畴,对其病因《黄帝内经》记载:"精气内夺则积虚成损,积损成劳"。《类证治裁》曰:"虚损起于脾肾,劳瘵多起于肾经",也说明这种虚损病因由于精气内夺引起,并与脾肾有关。精气、气血是人体正气的重要组成部分,精气内夺,气血两虚,容易招致感染,如《内经》记载:"邪之所凑,其气必虚","正气内存,邪不可干",正气虚弱不能摄血,阴虚内热,以及感染发热,热伤血络及迫血妄行,皆可引起出血。这是再障血虚、发热、出血三方面症状的病机。现代医学认为是骨髓造血功能障碍,而中医认为肾主骨生髓,肝主藏血,肾气不足,生髓之功不利,气血生化失源,故而精血亏虚,血液亏虚肝不得藏,故肝肾亏虚,虚火内生,气虚不摄而发此病。治宜滋补肝肾,益精养血,方选知柏地黄汤合二至丸加减。方中以生熟地黄、山茱萸、山药滋肾阴,益精髓,凉精血,补肾健脾,泽泻、牡丹皮、茯苓以泻肝火、脾湿、肾浊,三补三泻,知母、黄柏加强滋阴降火之效,女贞子、旱莲草以补肾阴,更以仙鹤草、茅根凉血止血,以阿胶养血补气。此方有补有泻,补而不腻,清而不泻,肝肾得养,精血得充,故病情至今保持稳定。

(郭方超 李恩强)

第二节 外科医案

一、腑实证医案

(一)腑气不通致肠结(肠梗阻)

李某,女,7岁,滕州市某小学一年级学生,2013年11月10日就诊。家长代述,患者素身体瘦弱,不好活动,进食不香,反复感冒,咽喉胀痛,发低热,脐中作痛,大便干燥,3天前清晨突患腹部剧痛,干呕欲吐,急呼120住入人民医院外科病房,诊为"单纯性功能性肠梗阻",西医保守治疗两天,腹痛不减,病家不同意手术治疗,特邀中医前往会诊。刻诊:患儿面色苍白,身体消瘦,痛吟不断,干呕欲吐,大便4日未行,脐中及小腹稍有膨隆,伴见肠形蠕动波,压痛明显,轻度反跳痛,听诊肠鸣音不亢进,未闻及移动浊音,X线检查可见少量液平面,测体温37.8℃,血压95/55mmHg,血常规白细胞9×10^9/L,中性82%,心率92次/分,律整,咽部充血扁桃体肿大,双肺呼吸音粗,舌质淡,苔白黄相兼,脉细弱而数。西医以保持电解质平衡,营养支持,胃肠减压及应用抗生素等治疗,中医辨证诊为"肠结",患儿禀赋不足,加之后天饮食不佳,脾气虚弱,运化无力,致使腑气不通,不通则痛,治宜健脾益气、通腑导滞、攻补兼施,方选枳实消痞丸合小承气汤化裁。

处方:枳实12克,太子参10克,白术10克,茯苓10克,川朴10克,大黄10克,半夏6克,炒莱菔子6克,川连6克,干姜6克,甘草3克。

上方水煎煮两次,每次煎取液200毫升,分两次温服,每日一剂。上方服1剂后,大便即通,腹痛大减,继服2剂,腹部无痛感,体温正常,X线检查示液平面消失,已进稀食,继以人参健脾丸加减,调理5天出院,后又以枳实消痞丸两日1剂,服月余,纳增体健,未见复发。

按:肠梗阻在中医学文献中有颇多类似的记载。我国最早的医学著作《内经》一书中就有类似肠梗阻症状的描写:"饮食不下,膈塞不通,邪在胃脘"。后世医书对这方面的论述更多,它可以包括在"关格"、"肠结"和"腹胀"等门类之中。明代

《医贯》中称："关者不得出也，格者不得入也"。"关格者，忽然而来，乃暴病也，渴饮水浆，少顷即吐，又饮又吐，唇澡，眼珠微红……"。又如《医学入门》云："关格死在旦夕，但治下焦可愈，大承气汤下之"。

中医学对肠的生理功能认识是，小肠的功能是分别清浊，小肠上接于胃，接受胃所下移的已熟腐的水谷，作进一步的消化，并把它分成清、浊两个部分。清者为水谷精微，浊者为糟粕。清者经吸收后，通过脾转输到身体各部分而被利用，糟粕中的水液归于膀胱，滓秽归于大肠，以完成其化物使命。肠腔内容物不能顺利通过肠道，即称为肠梗阻。其临床特征为腹痛、腹胀、呕吐，停止排便、排气。本病是一种常见的急腹症，具有病因复杂，病情多变，发展迅速等特点。其病因病机，由于饮食不节、劳累过度、寒邪凝滞、热邪郁闭、湿邪中阻、瘀血留滞、燥尿内结或蛔虫聚团等因素，使肠管气血瘀结，通降功能失常，滞塞上逆而发病。

本案因先天不足，脾气失运升降失和，腑气不通，故成肠结，为虚中夹实，治宜攻补兼施，方选枳实消痞丸，重在健脾助运，以调脾胃升降，加入小承气通腑导滞，以治其标，腑气得通，则肠结消，腹痛则止，继以健脾助运以善其效。

（张义明　李恩强）

（二）湿热蕴结致肠痈（阑尾周围脓肿）

陈某，男，33岁，山东泗水张庄村人，1987年5月7日，以转移性右下肢痛，伴发热，以急性阑尾炎住入泗水某医院外科病房，患者拒绝手术，西医应用抗生素治疗5天，发热腹痛虽减，但右下腹阑尾处包块增大。特约中医会诊，刻诊，患者痛苦貌，体温38.7℃，右下腹阑尾处压痛，可扪及（12×10×7）厘米大小包块，质软，皮色不变，西医诊为阑尾周围脓肿，剑下及腹部无压痛，腹大肌刺激征和腹大肌实验阳性，伴头痛头晕，干呕纳呆，大便干燥，小便色黄，血常规检查，白细胞计数$1.5×10^9$/L，中性87%，舌质红、苔黄厚，脉滑数，中医诊为肠痈，热蕴成脓，治宜清热解毒排脓，方选大黄丹皮汤和薏苡附子败酱散。

处方：牡丹皮15克，川军30克，桃仁10克，冬瓜仁15克，薏苡仁30克，败酱草30克，当归10克，赤芍20克，浙贝母15克，白芷15克，皂刺10克，红藤30克，枳壳15克。

水煎煮两次，每次400毫升，每日1剂半，分三次服。同时阑尾脓肿处敷蒜硝糊剂：大蒜40克去皮捣成泥状，芒硝30克，川军30克，桃仁20克，薏苡仁30克，牡丹皮30克。上药研细粉，加白酒共调为糊状，敷于脓肿处，外用纱布胶布固定，每日一换。同时应用抗生素。两日后，大便泻下五六次，初硬后溏，并伴有脓样便，腹痛大减，肿块为（8×7×5）厘米，体温38.1℃，病人见病有转机，精神好转，上方继服3剂，内服外敷同前，大便每日2～3次，肿块缩小，体温渐降，腹痛减轻。三诊，原方川军改为10克，加焦三仙各30克，每日1剂，连服5剂，并继用外敷，共治疗15日，肿块消失，后以枳实消痞丸调理5日痊愈出院。

按：在中医学文献中虽然没有急性阑尾炎之病名，但从阑尾炎的发病部位，与临床症状来分析，本病可归属于中医所称肠痈范畴。远在《难经·第四十四难》中有"大肠、小肠会阑门"的记载。会者合也，大肠、小肠会合之处。分阑水谷精血各有所归故曰阑门"。阑有拦坝的意思，阑门位于大肠、小肠分界之处起到一个拦坝的作用。因此，阑尾炎的病名可能是继承了古代医著在认识阑门的基础上而命名的。《内经》上已有记载，如"天枢穴隐隐痛者大肠疝，其上肉微起者大肠痈"。

汉朝张仲景《金匮要略》中总结了汉代以前治疗肠痈的经验，制定了辨证论治的基本法则，如"肠痈之为病，其身甲错腹皮急，按之濡，如肿状，腹无积聚，身无热，脉数，此为肠内有痈脓，薏苡附子败酱散主之。"又说"肠痈者，少腹肿痞，按之即痛如淋，小便自调，时时发热自汗出，复恶寒，其脉迟紧者，脓未成，可下之，当有血；脉洪数者，脓已成，不可下也，大黄牡丹汤主之。"这是肠痈的症状、诊断及治疗的方法。为后世对肠痈的辨证论治奠定了基础。至于仲景"成脓者，不可下也"之说，笔者体会判定下与不下的关键应把握有无阳明腑实，只要证见大便干燥，腑气不通，不论是脓已成或脓未成，均可下之。本案脓成而大便干结，用大黄丹皮汤、薏苡仁附子败酱散合仙方活命饮，泻下通腑，清热解毒收效甚佳。

（张义明　李恩强）

（三）腑气不通致腹痛（铅中毒腹绞痛）

郭某，男，41岁，山东泗水泉林镇人，1978年5月23日初诊。患者因腹部绞痛剧烈入院。即诊：巩膜黄染，干呕欲吐，口苦咽干，大便五六日未行，查肝功能 ALT 60U/L，AST 108U/L，黄疸指数55，乙肝五项正常，肝胆脾胰 B 超未见异常，中上消化道钡餐（－），腹部 X 线透视（－）。查体腹痛剧烈拒按，以上腹及脐部为主，未扪及包块，肝脾未及，舌质红，苔黄厚，脉滑数，齿有明显铅线。查尿铅为 0.28mg/L，西医诊为铅中毒腹绞痛，经西医治疗两日未获缓解，中医辨证为湿热蕴结胃肠，腑气不通，治宜通腑泄热，拟大承气汤加味。

处方：大黄30克（后下），芒硝15克（冲服），枳实10克，厚朴10克，木香10克，白芍20克，半夏10克，茵陈15克，黄芩10克，车前子10克。

上方2剂，水煎煮两次，每次400毫升，分两次温服，每日一剂。次日大便通，腹痛立止，继改服茵陈五苓散加减10余剂，黄疸消退，纳食正常，复查肝功能已正常，痊愈出院。

按：腹痛一症首见于《内经》，如《灵枢·卫气》指出"头痛、眩仆，腹痛、中满……"，《素问·气交变大论》谓"岁土太过，……民病腹痛"，《伤寒论》称"脐腹痛"，《备急千金要方》称"气腹痛"。可见腹痛的部位较广，相当于现代医学的消化系统以及泌尿外科急腹症、部分妇科疾病等。故临床应详辨部位，必要时还应结合现代医学的检查方法，以明确诊断，其病因病机中医多从"三因"之邪气客于肠胃立论。如《素问·举痛论》"寒气客于肠胃之间，膜原之下，血不得散，小络急引故痛",金元李东垣《医学发明·泄可去闭葶苈大黄之属》篇明确提出"痛则不通"的学说,对后世影响很大,当然临床因虚寒致痛的也不少见,称"不荣则痛"。

中医学虽无铅绞痛之病名,但从其发病特点看,可属腹痛、积症、黄疸等范围,铅绞痛的发生虽与铅在人体内的代谢情况有关,但诸如情志失调、饮食不节及外邪入侵等也是不可忽视的诱因。笔者用泻下通腑法治疗铅绞痛的主要依据:一是因为由消化道进入体内的铅,大部分不被吸收,而经肠道排出体外,泻下通腑可使消化道中的铅尽快的排出体外,减轻和消除对肠壁的毒性作用,缓解肠壁的痛挛。二是根据中医学六腑以通为顺,不通则痛的生理特点,泻下通腑可泻其积滞,排出污浊,使六腑的通降功能恢复正常,以达到通则不痛之目的。

注:本文曾以"铅中毒致腑绞痛35例报告"发表于《山东中医杂志》1984年第4期,其病案部分又被《诊籍续焰》山东省中医验案选收编(青岛出版社1992年8月)。

(张义明　刘兴旺)

二、瘿瘤痈癖医案

(一)痰阻血瘀致脂瘤(多发性脂肪瘤)

杨某,男,50岁,企业退休人员,2012年5月18日因"全身多发皮下结节5年"来诊。患者5年前出现腹部散在数个皮下结节,质软,无压痛,活动度好,未重视,后数量逐渐增多,变大,部分出现压痛,就诊于本院普外科,行手术切除并送病理示脂肪瘤。半年后又发现全身多处包括腹部、臀部、下肢多发皮下结节,逐渐增多,变大,西医告知无特效办法,后为寻求中医治疗就诊于门诊。查体见:患者体型偏胖,饭后易腹胀,有身体沉重感。全身多发皮下结节,数目大于50个,分布于前胸、腹部、后背、臀部及双下肢,大小不等,大者如蚕豆,无明显压痛,质软,边界清,活动度良好。舌质暗,苔黄偏厚,脉滑。平素嗜好烟酒,既往高脂血症、脂肪肝病史。西医诊断为脂肪瘤;中医诊断为脂瘤,证属脾虚湿阻,痰瘀互结。法当健脾利湿,化痰散瘀。方选五苓散合二妙散加减。

处方:茯苓15克,炒白术15克,桂枝6克,猪苓15克,泽泻15克,黄柏10克,薏苡仁20克,炒苍术12克,川牛膝12克,丹参20克,红花10克,浙贝母10克。

文火煎煮两次,每次300毫升,每日一剂,分早晚温服,连服6剂。同时嘱患者忌烟酒,忌食肥甘厚腻之品,加强体育锻炼。5月26日二诊,患者自诉服药后感身体轻松,纳食好,无腹胀。守方继服10剂。6月7日三诊,患者自诉服药无不适,查体发现部分小结节消退。原方加夏枯草20克继服6剂。6月14日四诊,大部分结节已消退,大者亦逐渐变小。患者无不适,嘱继服15剂。1个月后随访,患者电话诉结节已全部消退。

按：脂肪瘤是一种良性肿瘤，多发生于皮下。位于皮下脂肪组织内，由成熟的脂肪细胞堆积而成。多在躯干、上肢发病，单个或多发，大小不等，个别大如拳头，扁圆形或圆形，呈分叶状，有完整薄包膜。表面皮色不变，质地柔软，触之并不疼痛，而有假性波动感，切面淡黄色，肿块生长比较缓慢。

脂肪瘤属于中医"肉瘤"范畴。《医学入门》论及脂肪瘤成因，谓"原因七情劳役，复被外邪生痰聚瘀，随气留住，故又曰瘤，总皆血凝滞结成"。《外科正宗》说："脾主肌肉，郁结伤脾，肌肉消薄，上气不行，逆于肉里而为肿。"中医认为本病多为脾虚运化失司，痰湿内生致气血凝滞，痰瘀互结，积久成形，发为肉瘤。因此治疗上多从脾论治。本案患者平素既有脾虚表现，如饭后腹胀、沉重乏力之感，治疗上以健脾利湿，化痰散瘀为主。方选五苓散及二妙散加减，更加丹参、红花以加强活血化瘀之功。全方在于健脾化痰，软坚散结，理气化痰，通络解凝，活血化瘀，由于辨证准确，故获显效。

（杨秀秀　刘兴旺）

（二）气痰互结致肉瘿（自主性功能性亢进性甲状腺结节）

董某，女，41岁，山东滕州市人，患者以颈部结喉两侧肿大2月余就诊。自述病初因家务事致心情不快，常急躁易怒，头晕耳鸣，失眠多梦，经期先后不定，质多血块，色暗红。胸肋乳房及小腹痛，近期发现颈部喉结两侧肿大，曾在某医院B超检查"甲状腺结节性肿大"。甲状腺功能：T_3 8.89，T_4 33.67，刻诊：面红消瘦，语言亢盛，自汗出，易急躁，手足心热，口苦口干，上肢平展时双手颤动，饥而欲食，二便正常，颈部喉结右侧可扪及两个、左侧可扪及一个如花生米大小结节，质硬，边缘清楚，无痛感，皮色不变，测血压（正常），血生化未见异常，肝胆及乳腺B超（一），舌质红，苔薄黄，脉滑有力，西医诊断为甲亢（自主性功能亢进性甲状腺结节），中医诊断为肉瘿，由气痰互结所致，治宜疏肝解郁，化痰散结，以丹栀逍遥散、海藻玉壶汤加减。

处方：牡丹皮15克，焦山栀10克，柴胡10克，当归10克，白芍10克，昆布10克，海藻10克，夏枯草30克，浙贝母10克，生龙牡各30克，酸枣仁30克，合欢皮15克。

水煎煮两次，每次400毫升，头煎于睡前30分钟，次煎于早饭后30分钟，每日一剂，不服任何西药。本案共服两月余，甲状腺结节消失，甲状腺功能 T_3 为5.65，T_4 为12.73，临床治愈。

按：肉瘿是发生于喉结两侧的半球形肿块，能随吞咽动作上下移动的良性肿块，西医多为甲状腺功能亢进所导致的弥慢性甲状腺肿大，自主性功能亢进性甲状腺结节性肿大等范围，应与单纯甲状腺肿（气瘿）有别，《外科正宗》谓皮肉不变为肉瘿，其病机由于忧思郁怒，痰气互结而成，因情志抑郁，肝失调达，致使肝郁气滞,木旺克土,脾失健运,痰湿瘀阻,气痰互结,留注于任督二脉所辖之喉结部位,积久而成形,乃成肉瘿,肝郁气滞,木失调达,易性情急燥;肝木犯胃,痰浊中阻,易致胃脘及胸胁胀闷;肝郁气滞,病久化火,易肝阴不足;阴虚无以敛阳,则易汗出;阴虚心神失养,易见心悸失眠;阴血虚筋脉失养,易见手足颤动。《丹溪心法》云"气有余便是火",胃火旺则消谷善饥,且面枯形体消瘦,四肢无力等。本案以丹栀逍遥散合海藻玉壶汤加减治之。方中以柴胡、白芍、当归疏肝柔肝,牡丹皮、栀子清肝经之热,以除烦燥,茯苓、白术健脾利湿,昆布、海藻、夏枯草、浙贝母化痰散结,加酸枣仁、合欢皮、生龙牡养心平肝解郁而安神,药症相符,经治两月诸症皆愈。

(张义明　刘兴旺)

(三)痰热互结致肉瘿(亚急性甲状腺炎)

孙某,女,25岁,滕州市姜屯镇人,以咽部及颈部肿痛,急躁烦躁2月余,加重3天,于2013年7月6日就诊。患者2月前首发头身痛、微恶寒,咽部作痛,经口服感冒药上证缓解,但咽部作痛不减,出现心情急躁、烦躁,未做治疗。近日上述症状加重,颈前结喉右侧见一肿物,咽痛,纳眠可,大便正常,舌红苔黄,脉弦无肝炎、结核等病史。查体见双侧扁桃体Ⅰ度肿大,咽部充血,滤泡增生,心肺听诊正常,颈前结喉右侧扪及一肿物,如鸡蛋黄大小,压痛,活动灵活。辅助检查:B超示甲状腺肿大,甲状腺功能正常。病属中医肉瘿,由情志不畅、肝气郁结、痰热互结所致。治宜清热化痰,活血散结,以桑菊饮和海藻玉壶汤加减。

处方:桑叶15克,菊花15克,桔梗15克,连翘15克,黄芩10克,射干15克,浙贝母15克,夏枯草30克,海藻15克,昆布15克,半夏15克,陈皮15克,蝉蜕15克,僵蚕15克,威灵仙10克。

每日1剂,水煎两次,取汁300~400毫升,饭后半小时分两次早晚温服,服6剂。忌食辛辣、油腻之品,清淡饮食,畅情志。患者咽部肿痛,原方加山豆根15克、板蓝根15克以清热解毒散结,患者服药30余剂,感症状减轻,右侧甲状腺及扁桃体肿大,但质软,无扪痛。12月22日复诊,B超示右侧甲状腺稍大,原方加地龙10克、鳖甲15克,以活血化瘀,再服20余剂,病愈获良效。

按:患者以"咽部及颈部肿痛,急躁、烦躁"为主要临床症状,B超示甲状腺肿大,属中医"瘿瘤"范畴,证属痰热气结。历代医家将瘿症分为五类,即气瘿、肉瘿、石瘿、血瘿及筋瘿。气瘿主要指缺碘引起的单纯甲状腺肿大,又称地方甲状腺疾病;石瘿多属甲状腺肿瘤。本案由外感内伤引起痰热气结,西医称为亚急性甲状腺炎之甲状腺肿,应居肉瘿之属。《外科正宗》:"夫人生瘿瘤之症,非阴阳正气结肿,乃五脏瘀血、浊气、痰滞而成。"瘿瘤多因肝郁气滞痰凝所致。中医认为本病是外感风热,疫毒之邪,内伤七情所致。由于风热、疫毒之邪侵入肺卫,至卫表不和而见咽干而痛、周身酸楚、倦怠乏力等,风热挟痰郁结,结之于颈前,则见瘿肿而痛,结聚日久易致气血阻滞不畅,导致痰瘀互结,气郁化火,肝火上炎,扰乱心神,可见心烦急躁、烦躁。肝失疏泄,冲任失调,故女子可见月经不调,经量稀少等。本案因外感暑温之邪(西医病毒性感冒),治宜清宣暑热、化痰散结消瘿,方用桑菊饮合海藻玉壶汤加减。方中桑叶、菊花、连翘、桔梗清热解毒;黄芩清上焦肺热;夏枯草、海藻、昆布、威灵仙软坚散结;赤芍活血化瘀;射干、蝉蜕、僵蚕清热利咽。诸药合用共奏清热解毒、软坚散结之功效。

瘿病的诊断除把握病因病机,认真检查瘿的颜色、大小、质地及病程外,还应借助现代医学的检查方法,如甲状腺功能和B超等,方能诊断正确。

(赵 芸 刘兴旺)

(四)乳痈之肝胃瘀热证(急性乳腺炎)

刘某,女,30岁,滕州市个体工作者,以左侧乳房红肿热痛10余天,于2013年8月3日就诊。患者10天前因给孩子喂奶受挤后,出现左侧乳房胀痛,继而出现乳房肿块,全身发热,在家经物理疗法,效果不好,遂到当地卫生院给予抗生素治疗,疗效不显著,为求中医治疗,今日来诊。症见左乳肿块,发红,发热,触痛明显,并伴有乳房结块,周身作痛,食欲不振,大便干结,舌红,苔黄厚,脉滑。体温37.8℃,心肺听诊正常。左乳外侧可触及肿块,质硬,无波动感,皮肤发红,发热,余均无阳性发现。乳腺超声:左乳液性暗区,乳房组织增厚,内部回声低;血常规白细胞12.64×10^9/L,中性粒细胞0.78,淋巴0.186。病属中医乳痈,乳痈肿初起,西医诊断为急性乳腺炎。治宜清热解毒,消肿溃坚,方用仙方活命饮加减。

处方:金银花20克,蒲公英30克,赤白芍各20克,陈皮15克,乳香10克,没药10克,白芷15克,败酱草30克,皂刺15克,天花粉15克,浙贝母15克,当归15克,连翘15克,柴胡10克。

每日1剂,水煎两次,取汁300~400毫升,分两次温服,忌辛辣刺激之物,定时将乳汁吸尽排空,服6剂。8月10日复诊,无发热,左乳块胀痛明显减轻,大便偏干,原方去柴胡,加大黄10克,以通便泄热,继服6剂。8月17日复诊,左乳肿块变软,无疼痛,原方继服6剂,随访病愈。

按:乳痈是乳房发生的急性感染病,古代文献称"乳吹"、"妒乳"、"吹乳"、"乳发"、"乳毒"等。多发于初产哺乳期妇女,以局部红肿热痛,乳汁不通,发热恶寒为特征,其病机与《内经》痈疽论述"热盛则肉腐,肉腐则为脓"一致。患者以左乳肿块为主症,伴全身发热,属中医外吹之乳痈,西医诊为急性乳腺炎。《诸病源候论·女乳候》云:"此有新产后,儿未能饮之,饮不进,或断儿乳,捻其乳汁不尽,皆令乳汁蓄积,与气血相搏,即壮热大渴引饮,牢强掣痛,手不得近也……"乳头属足厥阴肝经,肝主疏泄,能调节乳汁的分泌,乳汁瘀滞,日久败乳蓄积,化热而成痈肿。"不通则痛",此患者出现乳胀痛,发热,舌红,苔黄厚,脉滑均为邪热内盛,正邪相争之象。治宜清热解毒,消肿溃坚,活血止痛,方用仙方活命饮加减。方中金银花味甘寒为君,善清热解毒;配当归、赤芍、乳香、没药、陈皮行气活血通络,消肿止痛,共为臣药;浙贝、天花粉清热化痰散结,使脓未成即消;皂刺通行经络,透脓溃坚;白芷达肤表止痛;败酱草、连翘加强清热解毒之效;柴胡解肌清热。诸药合用共奏清热解毒、消肿溃坚、活血止痛之功效。患者服药20余剂治愈。

(赵　芸　刘兴旺)

(五)乳癖之气痰互结证(乳腺小叶增生)

王某,女,42岁,滕州市某个体工作者,因"双侧乳房胀痛2年余"于2013年5月12日就诊。患者近2年来出现双侧乳房胀痛,胸胁胀痛时放射至腋下,生气及经前加重明显,并发现乳房多个肿块,平素急躁易怒,失眠多梦,面部色斑。月经史:14岁(5～6)/24～35天(2013－04－20)经行后期,色暗红,伴少量血块,经行淋涩不畅。查体:双侧乳房触痛,可触及多个大小不等结节性肿块,大者如红枣,小者如黄豆,质韧,移动度良好,皮色如常,B超检查:双侧乳腺小叶增生,舌红苔薄黄,脉弦。中医诊断为乳癖(肝郁脾虚,痰阻血瘀),西医诊断为乳腺小叶增生。治宜疏肝解郁,活血散结。方选柴胡疏肝散加减。

处方:柴胡10克,赤白芍各12克,枳壳15克,川芎12克,香附12克,陈皮10克,红花10克,当归12克,橘核10克,王不留行12克,丝瓜络15克,夏枯草20克,生龙牡各30克,合欢皮15克。

水煎服,每日一剂,每日2次,每次300毫升,分早晚饭后温服。连服6剂。服上方6剂后双侧乳房胀痛明显减轻,守方继服12剂,乳腺肿块变软,入寐正常,乳房胀痛基本消失,上方去生龙牡、合欢皮,加三棱10克、莪术10克,继服30剂,诸症均消。B超显示双侧乳腺无异常。

按:乳癖是发生于乳房部的慢性非化脓性肿块,不同年龄女性均可发生。现代医学病因学认为,多由雌激素、孕激素平衡失调,黄体期孕激素分泌过少,雌激素量相对增多,致使雌激素长期刺激乳腺组织,而缺乏孕激素的节制与保护,从而导致乳腺导管和小叶过度增生而复旧不全。中医对于乳癖的认识,首见汉代华佗《中藏经》。明代《医宗必读》曰:"癖者,僻也,内结于隐僻,外不可见也。"《疡医大全》指出:"乳癖乃乳中结核,形如丸卵,或坠重作痛,或不痛,皮色不变,其核随喜怒增长。"

本案多由情志不遂,郁怒伤肝,肝气郁滞,气血凝结所致。正如陈实功所谓本病"多由思虑伤脾,怒恼伤肝,郁结而成。"治疗以柴胡疏肝散加减,方中以柴胡疏肝行气解郁,加用橘核、夏枯草以行气软坚散结,王不留行、丝瓜络宣通经络,红花、当归、川芎活血散结,生龙牡、合欢皮平肝解郁安神诸药合用,共奏理气通络、活血软坚散结之功,使壅者得通,郁者条达,结者消散,坚者得软,故服药月余获得满意疗效。

(杨秀秀　刘兴旺)

三、粉刺医案

（一）粉刺之肺经郁热证（痤疮）

李某，女，16 岁，2012 年 5 月 12 日初诊。因"颜面及背部散在脓疱、丘疹，疼痛半年"来诊。患者半年前无明显诱因出现颜面部丘疹，色红，部分上有脓头，大小不等，逐渐增多，伴有疼痛，时有瘙痒感，未重视，未治疗，数量逐渐增多，后发现背部、前胸亦出现脓疱、丘疹，曾于滕州市某医院口服抗生素、丹参酮胶囊及外用异维 A 酸红霉素凝胶，效一般，仍反复出现面部丘疹，为寻求中医药治疗就诊于门诊。平素纳眠正常，二便正常。查体：颜面潮红，颜面部、前胸、后背散在多发丘疹、脓疱，大者如黄豆，小者如米粒，色红。有遗留色素沉着。舌红苔薄黄，脉细数。中医诊断为粉刺，证属肺经郁热；西医诊断痤疮。法当清肺经热、凉血散结，方选银翘散加减。

处方：金银花 15 克，连翘 15 克，黄芩 10 克，枇杷叶 15 克，夏枯草 20 克，蒲公英 30 克，丹参 15 克，牡丹皮 12 克，小胡麻 15 克，生甘草 5 克，薏苡仁 30 克，生山楂 30 克，白花蛇舌草 15 克。

文火煎煮两次，每次 300～400 毫升，每日一剂，分早晚温服。连服 6 剂。同时饮食调理：用温水及硫磺皂洁面，禁止用手挤压皮疹。忌食辛辣、鱼腥、肥甘食物，保持大便通畅。5 月 19 日二诊，药后症减，有少量新起丘疹，脓疱消失，部分丘疹变小，大便稍稀。加用皂刺 10 克，嘱加生姜为引，继服 6 剂。5 月 26 日三诊，仍有少量新起丘疹，时有瘙痒感，无脓疱，原有丘疹大部分消失、变小。大便正常。加蝉蜕 10 克以祛风止痒。继服 6 剂。6 月 2 日四诊，无新起丘疹，无瘙痒感，原有丘疹大部分消失，留有色素沉着。原方去蝉蜕、皂刺，继服 6 剂。月余随访，患者诉未再新起。

按： 面生丘疹如刺，可挤出白色碎米样粉汁，故名粉刺。《诸病源候论·面疮候》说："面疮者，谓面上有风热气生疮，生如米大，亦如谷大，白色者是。"描述了本病的症状，《外科正宗·肺风粉刺酒渣鼻》述病因和治法，如"肺风、粉刺、酒渣鼻三名同种，粉刺属肺，渣鼻属脾，总皆血热郁滞不散所致，内服枇杷叶丸，黄芩清肺饮。"《医宗金鉴·肺风粉刺》说："此证由肺经血热而成。每发于面鼻，起碎疙瘩，形如黍屑，色赤肿痛，破出白粉汁。日久皆成白屑，形如黍米白屑。宜内服枇杷清肺饮，外敷颠倒散，缓缓自收工也。"相当于现代医学的痤疮。好发于青春期发育的男女，成年后的男子也可发病。基本损害为毛囊性丘疹，顶部可有小脓疱，破溃痊愈，遗留暂时色素沉着或有轻度凹陷的瘢痕。

本案典型，表现为颜面潮红，粉刺燃热、疼痛，或有脓疱，舌红苔薄，脉象细数等。面鼻属肺，丘疹色红，乃肺热熏蒸，血热蕴阻肌肤所致。银翘散清疏风热，加用夏枯草、蒲公英以清热散结,以丹参、牡丹皮、小胡麻凉血活血,后加用皂刺以加强散结作用,用蝉蜕清热止痒,药证相符,故能收效。

(杨秀秀 刘兴旺)

(二)粉刺之木火刑金证(痤疮)

王某,女,32岁,2013年4月12日初诊。因"经前颜面部散在丘疹、脓疱2年"来诊。患者2年前无明显诱因出现颜面部丘疹,色红,部分上有脓头,大小不等,逐渐增多,伴有疼痛,时有瘙痒感,月经前1周加重,经后减轻,伴有色素沉着。未重视,未治疗,反复发作。为寻求中医药治疗就诊于门诊。平素急躁易怒,经前1周常有双乳房胀痛,月经量尚正常,色鲜红,时夹有血块,睡眠差,二便正常。月经14(5~6)/20~26(2013-3-19)。现为月经前1周。查体:颜面潮红,颜面部散在多发丘疹、脓疱,如米粒大小,色红。有遗留色素沉着。舌红苔薄黄,脉细数。中医诊断为粉刺,证属肝郁化火,木火刑金;西医诊断痤疮。治宜清肝肺热,凉血散结。方选丹栀逍遥散合银翘散加减。

处方:牡丹皮12克,炒栀子10克,当归10克,白芍12克,柴胡10克,金银花15克,连翘15克,黄芩10克,白花蛇舌草20克,浙贝母15克,小胡麻15克,薏苡仁30克,皂刺10克,生甘草5克。

文火煎煮两次,每次300~400毫升,每日一剂,分早晚温服。连服5剂。服用至月经来潮。同时用温水及硫磺皂洁面,禁止用手挤压皮疹。忌食辛辣、鱼腥、肥甘食物,多食蔬菜、水果,保持大便通畅。4月18日二诊,药后症减,有少量新起丘疹,脓疱消失,乳房胀痛不明显,5剂后正值月经来潮,量多,有血块。嘱停汤药,改服丹栀逍遥丸及当归丸,服至下次月经期一周来门诊再服汤药。5月12日三诊,仍有少量新起丘疹,伴有双侧乳房轻胀痛,睡眠差,无脓疱,大便正常。上方加生龙牡各15克、合欢皮10克继服5剂。5月18日四诊,服药后无新起丘疹,原有丘疹大部分消失,眠好,乳房胀痛消失,月经来潮,量正常,少量血块,嘱患者继续服用丹栀逍遥丸加味,每日1剂,至下次经前1周复诊。6月12日五诊,患者面部未再起丘疹、脓疱,乳房无胀痛,无急躁易怒,睡觉佳。嘱停药观察。1月后随访,患者诉未再有新起丘疹。

按:面生丘疹如刺,可挤出白色碎米样粉汁,故名粉刺。《诸病源候论·面疮候》说:"面疮者,谓面上有风热气生疮,生如米大,亦如谷大,白色者是。"描述了本病的症状,《外科正宗·肺风粉刺酒渣鼻》之处病因和治法,如"肺风、粉刺、酒渣鼻三名同种,粉刺属肺,渣鼻属脾,总皆血热郁滞不散所致,……内服枇杷叶丸,黄芩清肺饮。"《医宗金鉴·肺风粉刺》说"此证由肺经血热而成。每发于面鼻,起碎疙瘩,形如黍屑,色赤肿痛,破出白粉汁。日久皆成白屑,形如黍米白屑。宜内服枇杷清肺饮,外敷颠倒散,缓缓自收工也。"相当于现代医学的痤疮。好发于青春期发育的男女,成年后的男子,也可发病。基本损害为毛囊性丘疹,顶部可有小脓疱,破溃痊愈,遗留暂时色素沉着或有轻度凹陷的瘢痕。

本案表现除有颜面潮红,粉刺焮热、疼痛,或有脓疱,舌红苔薄,脉象细数等,还伴有明显的肝郁化火的征象,如急躁易怒,乳房胀痛,面部丘疹与月经周期相关,经前加重,经后减轻。患者平素肝气郁结,气郁化火,木火刑金,故致肺经郁热,熏蒸于面,故面部丘疹、脓疱。治疗上除了清肺热外,尚需清肝泻火,以丹栀逍遥散加减。两个月经周期后患者病情即愈。

(杨秀秀　刘兴旺)

四、黧黑斑医案

(一)气滞血瘀证黧黑斑(黄褐斑)

王某,女,34岁,2013年5月12日初诊。因"面部褐色斑半年"来诊。患者半年前无明显诱因出现面部散在片状褐色斑,未重视,范围逐渐扩大,不痛不痒,患者苦于颜面,就诊于门诊,查体见:面部颧骨部片状褐色斑,上无鳞屑。平素患者急躁易怒,经前伴有乳房胀痛,经行腹痛,月经量少,色暗有血块,带下正常,眠差,二便正常。B超检查示:乳腺小叶增生、多发性子宫肌瘤,大者(3.2×3.2)厘米。中医诊断为黧黑斑,证属肝气郁结,气滞血瘀;西医诊断为黄褐斑。法当行气解郁,活血化瘀。方选逍遥散加减。

处方:当归12克,赤白芍各12克,柴胡10克,云苓15克,炒白术10克,丹参15克,丝瓜络15克,枳壳10克,红花10克,玫瑰花12克,三棱10克,莪术10克,生龙牡各30克,合欢皮10克。

文火煎煮两次,每次300～400毫升,每日一剂,分早晚温服。连服6剂。同时每晚外用增白祛斑粉敷脸,药粉、蜂蜜、纯牛奶以1:1:1比例调为稀糊状,睡前敷脸,次日以清水清洗干净,连续使用2个月。日常护理注意防晒。5月19日二诊,患者面部色斑未见明显变化,但自诉情绪稳定,睡眠较前明显改善,带下量减少,守方继服6剂。5月26日三诊,患者面部色斑颜色较前变淡,自诉服药过程中未再乳房胀痛,值月经来潮,月经量增多,轻微腹痛,伴有大量血块,睡眠佳。原方去生龙牡,加珍珠粉6克继服6剂。6月3日四诊,患者面部色斑明显消退,留有点片状褐色斑。无急躁易怒,无乳房胀痛,月经正常。上方加女贞子10克、旱莲草10克,继服10剂。6月15日五诊,患者面部色斑消失,患者自诉无不适感,纳眠均正常。嘱服逍遥丸半月后停药。1月后电话随诊,患者未再起色斑,无不适。

按:《灵枢·经脉第十》有"肝足厥阴之脉……是动则病……面尘脱色。"清代张璐《张氏医通》有"面尘脱色,为肝木失荣,人参养荣汤。"《医宗金鉴》卷六十三"黧黑鞡"云:"黧黑斑……由忧思抑郁,血弱不华,火燥结滞而生于面上,妇女多有之。"以上从病因病机均论述了肝气郁结与黄褐斑的内在关联。本案有肝气郁结表现，如情绪急躁易怒，乳房胀痛，月经不调等，肝气郁结，血行瘀滞，久郁化火化热，灼伤阴血，导致面部气血失和，失却气血滋养而出现黄褐斑。故治疗以疏肝解郁、活血化瘀为主，方选逍遥散，加用红花、玫瑰花、丹参以活血化瘀，丝瓜络、枳壳行气通络，三棱、莪术化瘀散结，并加用重镇安神药物改善睡眠。增白祛斑粉为多种白色中药物质，外敷可以直达病所，以协助内服药达到事半功倍效果。

（杨秀秀　王延梅）

（二）肝肾阴亏证黧黑斑（黄褐斑）

单某，女，45岁，2013年5月12日初诊。因"面部褐色斑2年"来诊。2年前无明显诱因出现面部散在片状褐色斑，未重视，范围逐渐扩大，不痛不痒，平于皮肤，逐渐加重遍布面颊、眼周、口唇部，就诊于门诊，查体见：面色萎黄晦暗，面部两颊、眼周、唇周大面积片状褐色斑，融合一起，上无鳞屑，平于皮肤表面。平素患者急躁易怒，时有腰膝酸软，五心烦热、潮热盗汗、月经量少，月经14（5～6）/20～26（2013－5－11），眠差，二便正常。中医诊断为黧黑斑，证属肝肾阴虚；西医诊断为黄褐斑。法当滋补肝肾。方选左归饮加减。

处方：生熟地黄各10克，山萸肉12克，知母10克，黄柏10克，云苓10克，红花10克，玫瑰花12克，炒栀子10克，合欢皮10克，牡丹皮10克，丹参15克。

文火煎煮两次，每次300～400毫升，每日一剂，分早晚温服。连服6剂。同时每晚外用增白祛斑粉敷脸，药粉、蜂蜜、纯牛奶以1:1:1比例调为稀糊状，睡前敷脸待一夜，次日清晨以清水清洗干净，连续使用3个月。日常护理注意防晒。5月19日二诊，患者面部色斑未见明显变化，自诉经期月经量增加，排出大量血块，情绪稳定，潮热盗汗较前减轻，睡眠较前明显改善，原方加当归15克、鸡血藤30克、阿胶10克（烊化），继服12剂。嘱下次经前一周复诊。6月2日三诊，患者面部色斑颜色较前变淡，分散为数个片状，自诉服药过程中无不适感，无盗汗、烦躁等，睡眠佳。患者正值经前1周左右，嘱按第一次原方服用10剂。6月12日四诊，患者面部色斑明显消退，留有点片状褐色斑。月经量较前明显增多，有少量血块，情绪平稳，无腰酸腰痛，无潮热盗汗及五心烦热等，睡眠佳。按第二次方继服10剂。6月22日五诊，患者面部色斑大部分变淡、消退，患者自诉无不适感，纳眠均正常。嘱服原方10剂。2个月后电话随诊，患者诉服用上方10剂后色斑明显消退，后停药仅外用增白祛斑粉外敷，现面部色斑已基本消退，无不适。

按：黄褐斑片，分布于面，因于肝病而起者，亦称"肝斑"。清《外科证治全书·面部正治》有"面尘，面色如尘垢，日久煤黑，形枯不泽。或起大小黑斑与面肤相平。由忧思抑郁，血弱不华，外用玉容散，每早晚蘸以洗面。内宜疏胆兼清肺，加味归脾汤送六味地黄丸主之。"本病多发于中青年女性，或中年以后男子。黄褐斑片深浅不定，大小不等，形态各异，孤立散在，或融合成片，一般呈蝶状，分布于面部两侧,境界明显,过程缓慢,无自觉症状。肾主水,《素问·逆调论》说:"肾者水脏,主津液。"肾水不足,不能制火,虚热内蕴,郁结不散,则面部失于荣养,面色黄暗,引动肝火则性情急躁,津亏冲任失养则月经紊乱,量少。故选用左归饮以滋肾阴,同时加用丹参、红花、玫瑰花以活血化瘀。如此方能治病求本,达到补肝益肾、养血祛斑之功效。增白祛斑粉为多种白色中药物质,外敷可以直达病所,以协助内服药达到事半功倍效果。

(杨秀秀　王延梅)

五、白疕医案

(一)白疕之血燥失养证(寻常型银屑病)

王某,男,42岁,2013年3月4日初诊。患者3年前饮酒后突然出现皮肤瘙痒,发现有针头大小样红色丘疹,于当地诊所以"过敏性皮炎"诊疗,予地塞米松、扑尔敏、葡萄糖酸钙等抗过敏治疗10余天,未见明显好转,皮疹由针尖大小增至钱币大小,色红浸润性斑块样,上覆有白色鳞屑,遂至山东省皮肤病医院诊疗,诊为"银屑病",予银屑灵膏、消银颗粒等治疗,未见明显好转。近3年来多方医治病情仍时轻时重。半月前饮酒后症状加重,头皮、后背、四肢满布铜钱大小丘疹,部分融合成片,上覆有厚鳞屑,刮后有出血点,同时伴有全身瘙痒,纳差,大便干。舌红,散在瘀斑,苔黄厚腻,脉缓。中医诊断为白疕(血燥生风,肌肤失养);西医诊断为寻常型银屑病。治宜养血祛风;方选自拟养血祛风汤。

处方:金银花15克,连翘15克,生地黄15克,牡丹皮10克,苦参15克,黄柏10克,白鲜皮15克,槐米10克,小胡麻15克,土茯苓15克,丹参20克,赤芍10克,蝉蜕10克,当归15克。

文火煎煮两次,每次300毫升,每日一剂,分早晚温服,连服10剂。饮食清淡,忌食辛辣、腥膻食物,如牛羊肉等,避免搔抓及湿热刺激,保持大便通畅。3月15日二诊,经服药10剂后,患者症状即见好转,瘙痒减轻,皮疹颜色变暗,病变部位开始干燥,银屑开始脱落。患者自诉上药后仍有大便干燥,感口渴,原方加玄参10克继服10剂。3月26日三诊,患者继服10剂后皮疹上覆银屑全部脱落,基底部颜色变为暗红,部分皮疹开始消退、变小,皮疹已经不痒。守方继服10剂。4月7日四诊,患者诉服药后后背、四肢大部分皮疹消退,仍留有头皮红斑、丘疹,无明显鳞屑,无瘙痒感。纳眠均正常。原方继服20剂后,皮疹全部消退,留有色素沉着。随诊半年未复发。

按:银屑病俗称牛皮癣,是一种慢性炎症性皮肤病,病程长,常反复发作。临床表现以红斑、鳞屑为主,全身均可发生,以头皮、四肢伸侧为主,常冬重夏轻,有家族聚集性,临床分为寻常型、脓疱型、关节型、红皮病型四种。目前治疗尚无特效办法。

银屑病属于中医"白疕"范畴,是由于外感风、寒、湿、热蕴阻于肌肤,或七情内伤、精神紧张、季节变换等原因,郁久生风化火,毒热蕴伏营血,或因饮食失节,脾胃失和,复感风热毒邪以致经脉阻滞,气血凝结,肌肤失养而发病。若病久或反复发作则阴血耗劫,气血失和,化燥生风,自拟养血祛风汤,以生地黄、当归、牡丹皮、赤芍、槐米、丹参以清热凉血、养血活血,以苦参、白鲜皮、蝉蜕、土茯苓以祛风、燥湿、止痒,坚持服药50余天,终见功效。

(杨秀秀 王延梅)

(二)白疕之阴虚血热证(寻常型银屑病)

王某,男,32岁,2013年5月5日初诊,因"全身散在多发红斑、鳞屑6年"来诊。患者6年前无明显诱因出现前胸、后背散在数个红斑丘疹,有瘙痒感,后红斑数量增多,曾于多地治疗,均诊断为"寻常型银屑病",予银屑灵膏、消银胶囊,并曾予地塞米松、抗过敏治疗等等,效果不佳,病情时轻时重,查体见:前胸、后背、四肢散在棕红色斑块,边界清楚,周围有炎性红晕,基底浸润明显,表面覆盖多层干燥的灰白色或银白色鳞屑。薄膜现象(+)。点状出血现象(+)。皮肤干燥,小腿前侧肥厚,部分苔藓样变,伴头晕目眩,手足发热,心烦寐差,口干舌燥,大便干,小便黄,舌红苔薄黄,脉细。中医诊断为白疕(阴虚内热);西医诊断为寻常型银屑病。治宜清热凉血,养阴润燥。方选犀角地黄汤加减治疗。

处方:水牛角10克,生熟地黄各20克,赤白芍各15克,牡丹皮15克,当归15克,丹参15克,红花15克,金银花15克,连翘15克,小胡麻15克,槐米10克,僵蚕10克,白鲜皮15克。

每日一剂,水煎两遍,每次300毫升,饭后温服。连服20剂。平时护理注意:预防受潮着凉,保持情绪平稳,预防感染,避免劳累,忌食辛辣、鱼虾、牛羊肉等。5月28日复诊,患者自诉服用上方后部分红斑颜色变浅,瘙痒减轻,但仍有少量新起红斑,唯纳食渐减,上方加陈皮10克、焦三仙各30克,继服20剂。6月20日三诊,药进40剂后,症状明显好转,病变部位干燥,颜色变暗,银屑开始脱落,唯大便略稀,加用炒白术15克,患者坚持服药3月余,症状基本消失,遗留有色素沉着,半年后转为正常肤色。

按:中医"白疕",西医当属寻常型银屑病。《诸病源候论》提出"风湿邪气,客于腠理,复值寒湿与气血相搏所生。"《医宗金鉴·外科心法》记载"白疕之形如疹介,色白而痒多不快,由风邪客肌肤,亦由血燥难荣外。"《外科大成》卷四提出"白疕"作为独立病名,认为其发病为风邪客于皮肤,血燥不能荣养肌肤所致。中医认为阴虚血热是发病根源,血热的形成与多种因素有关,或因外感风热之邪,或风热之邪加燥热之邪客于皮肤,内由嗜食肥甘厚腻、辛辣之品致脾胃失和,气机不畅,郁久化热，热伏于营血，血热炽盛，蒸灼皮肤，气血两番，毒热积聚，病久阴血内耗，夺津灼液，则血不能养肌肤，故见皮肤干燥、鳞屑。治疗以清热凉血润燥为主，方以犀角地黄汤加减，方中生熟地黄、水牛角、白芍、赤芍、牡丹皮清热凉血消斑，金银花、小胡麻、槐米、僵蚕清热祛风，据现代科学研究证明此类药物多含有黄酮类化合物，药理实验提示此类黄酮类物质具有较强的软化血管组织、促进血液循环、抗过敏、消炎和对组织细胞修复作用。白鲜皮止痒，白疕发病多兼瘀，故加入丹参、红花活血化瘀，坚持服用上方治疗3月余，皮损消失，顽疾获愈，取得满意疗效。

（杨秀秀　王延梅）

六、疣癣医案

（一）肝郁脾虚兼郁热致癣（口腔扁平苔癣）

马某，男，58岁，滕州市木石镇人，患者以口干口苦，口腔不适感多年，于2013年5月1日就诊。患者多年前无明显诱因，出现口腔不适，两侧各见（2×1）厘米大小白斑，高出黏膜，表面不平，兼见米粟状红点，伴口干口苦。近年来上述症状加重，伴消瘦，胃脘部及两胁胀满，泛酸，胃脘发凉，善思虑，寐差，大便稀，次数正常，舌红，苔黄白相间偏厚，脉弦滑。既往"慢性胃肠炎"病史10余年。查体见口腔黏膜发白，呈片状，粒状突起，咽部充血，双侧扁桃体（一），心肺（一），剑突下轻压痛，肝脾肋下未及。山东省立医院病理示扁平苔藓，血生化及肝功能检查正常。病属中医癣症，由肝郁脾虚，日久化热所致，西医诊断为扁平苔藓。治宜疏肝解郁，养血健脾兼清郁热，方用丹栀逍遥散合半夏泻心汤合乌贝散加减。

处方：牡丹皮10克，当归15克，白芍20克，柴胡10克，云苓20克，白术20克，半夏15克，黄芩10克，黄连10克，干姜10克，党参15克，浙贝母15克，鱼骨30克，白扁豆30克，合欢皮15克，甘草5克。

每日一剂，水煎两次，取汁300～400毫升，饭后半小时分两次早晚温服，服药6剂。忌食辛辣、烟酒，患者在上方基础上随症加减，服药20余剂。6月8日复诊，查见两侧黏膜白斑消失，寐差，舌红苔白黄相间，脉沉弦。原方加炙远志15克，以安神解郁，继服12剂。7月6日复诊，诉大便稀，每日1～2次，自觉消瘦，予四君子合半夏泻心汤合乌贝散加减。整方如下：党参15克，云苓15克，白术15克，川连10克，黄芩10克，干姜10克，半夏15克，陈皮15克，鱼骨30克，浙贝母15克，扁豆30克，砂仁10克（后下），连翘15克，焦三仙各30克，甘草5克。6剂，服法同前。患者服药2月余，痊愈。

按：以口腔黏膜异样感，见口腔黏膜充血，糜烂或白斑，中医称为"癣"。现代医学称为"扁平苔藓"。其病机为肝郁脾虚兼郁热。肝性喜条达,恶抑郁,若情志不畅,肝木不能条达,则肝体失于柔和,以致肝郁血虚。《黄帝内经·灵枢》:足厥阴经"布胁肋,循喉咙之后,上入颃颡,连目系,上出额,与督脉会与巅"。肝郁化火,故口燥咽干,胆汁不循常道,则口苦口干。肝郁脾失健运,则胃脘胀满,泛酸,脾胃虚弱,故神疲食少,久则体见消瘦,口腔黏膜失于濡润,则易变生他病。故治疗以疏肝解郁健脾为主兼清郁热。方用丹栀逍遥散合半夏泻心汤合乌贝散加减。本方以柴胡疏肝解郁,使肝气得以条达,归芍与柴胡同用,补肝体而助肝用,使血和则肝和;木郁则土衰,肝病易于传脾,故以白术、茯苓、扁豆、党参、甘草,健脾益气;牡丹皮、半夏、芩连、干姜辛开苦降,以调升降之职,兼清郁热;配伍鱼骨、浙贝母收敛制酸镇痛;合欢皮解郁安神。诸药合用共奏疏肝解郁、养血健脾兼清郁热之功效。

口腔扁平苔藓与口腔黏膜白斑病临床表现极为相似,现代医学多以病理检查为依据。中医临床鉴别,应抓住白斑表面平坦,而苔藓则高出黏膜,并兼见红棕色的点状突起可以区别。但二者病机基本相同,多以湿热、郁热、阳虚为多见。本案为脾虚兼郁热,故以丹栀逍遥散合泻心汤加减而获良效。

(赵　芸　王延梅)

(二)扁瘊之风热毒蕴证(扁平疣)

邵某,女,23岁,滕州市某乡镇农民,因患者面部多发褐色扁平丘疹3个月于2013年5月4日初诊。3个月前无明显诱因出现面部少量丘疹,呈褐色,无瘙痒、疼痛等感觉,近日症状愈加严重,丘疹数量增多,达数十个,满布面部,影响美观,就诊于门诊以寻求中医药治疗。查体见:面部多发粟米大小丘疹,表面光滑,略高于皮肤,呈褐色,边界清,舌红、苔薄黄、脉滑。中医诊断为扁瘊(风热毒蕴);西医诊断为扁平疣。治宜疏风清热,解毒散结。方选银翘散加减。

处方:金银花15克,连翘15克,桑叶10克,蒲公英30克,桔梗15克,薏苡仁30克,草决明15克,黄芩10克,夏枯草30克,防风10克。

每日一剂,水煎两遍,每次300毫升,饭后温服。连服6剂。同时忌搔抓,宜减少刺激,忌辛辣及油腻食品,宜心情舒畅、生活规律。5月12日复诊,患者自诉服过上方六剂后即未再有新起皮损,原有皮损亦有变小,部分开始消退,见效继服10剂。5月23日三诊,自诉服用上方后皮损未新起,且原有皮损已全部消退,皮色恢复正常,皮肤光洁如初,遂停药。

按:扁平疣为针尖至绿豆大的圆形或不规则形扁平丘疹,褐色或肤色,境界明显,好发于颜面、手背。大都骤然发生,散在或密集,或由于搔抓而呈串珠状。无自觉症状或微痒,多见于青少年。中医称之谓"扁疣"、"扁瘊"。历代文献中记载"扁猴"、"面疮"等病名,也可能包括扁平疣在内。早在《五十二病方》中已有"疣"的记载,疣的病名,首见于《灵枢·经脉》,有"虚则生疣"的说法。本案患者以新起皮损,病程短,发于颜面,无瘙痒,且不断有新皮疹出现为辨证要点,证属风热毒蕴。因风为百病之长,风邪致病常侵犯人体上部,使人肌肤腠理疏松,卫外不足,导致风热邪毒侵入体内,风热毒蕴,外侵肌表,则发为本病。风邪致病多发病突然,且发展迅速。治疗上应疏风清热,解毒散结。方选银翘散加减治疗。方中金银花、连翘、桑叶、防风清热祛风,加用黄芩清热泻火解毒,可解扁平疣之毒,草决明、桔梗、夏枯草、蒲公英均清热散结,薏苡仁性寒清热利湿,诸药合用,使热邪得散,郁结得解而收效。

（杨秀秀　王延梅）

🌿 七、痹证医案

（一）寒痹从气虚寒凝治验（类风湿关节炎）

周某,女,41岁,山东滕州市洪绪镇龙庄村人,因四肢关节僵硬、疼痛,晨起时痛甚5年余,于2011年11月5日下午就诊。即诊,患者面色萎黄,少气懒言,神疲乏力,沉重无力,恶寒不发热,易感外邪,四肢发冷,骨关节压痛,关节无畸形,纳呆,二便调,咽部红肿,呼吸音清晰。在滕州市中心人民医院检查,血沉37mm/h,抗"O"215IU/ml,类风湿因子42IU/L,诊断为类风湿关节炎,给予消炎药物及激素治疗,见效不明显,舌淡苔白,脉沉细,据其症候,属于类风湿(气虚寒凝)。治宜益气固表,祛寒止痛,方选补阳还五汤加减。

处方:黄芪40克,桂枝10克,当归15克,川芎15克,赤芍30克,土鳖虫10克,姜黄15克,羌活15克,防风15克,细辛5克,徐长卿15克,杜仲15克,青风藤30克,甘草5克。

上方6剂,清水浸泡1小时,武火煮沸后文火煎煮30分钟,每剂煎煮2次,每次煎300毫升,分早晚2次服用,每日一剂。12日上午二诊,诉四肢关节疼痛稍减,四肢逆冷稍轻,晨起时僵硬,阴雨天加重,服药后腹胀纳呆,胃脘痞闷,大便偏稀,每日一二次,舌淡苔白腻,脉沉,以原方加白术20克、砂仁10克,取6剂,煎煮同前,温服,避风寒。19日上午三诊,诉近日天气寒冷,周身关节加重,胃胀稍减轻,二便调,舌淡苔白,脉沉,原方加附子30克(先煎30分钟)、木瓜15克,继服6剂,煎煮同前。26日下午四诊,诉周身关节疼痛较前减轻明显,胃胀减轻,纳食可,二便调,用药效果显著,继续药物维持治疗,予6剂,两日1剂。12月10日五诊,患者今日复诊,诉近日天气寒冷,在工作劳累后疼痛加重,双手胀痛,尤以右下肢疼痛甚,舌淡苔白,脉沉,予原方去川芎、羌活,加牛膝15克、附子30克(先煎30分钟),取6剂,煎煮及服用方法同前,日1剂,避免劳累、风寒。1周后复诊,诉疼痛明显减轻,四肢功能活动尚可,纳食可,二便调,嘱原方6剂,每两日1剂,煎煮同前,每日各服一次,如此坚持服药,3月而诸症消,生化检查:血沉14mm/h,抗"O"85IU/ml,类风湿因子20IU/L,其效大显。

按:类风湿关节炎属中医"痹症"范畴,根据该病的性质与病理特点,又可称之为"周痹"、"骨痹"、"肾痹"、"历节"、"顽痹"等,是一种以关节病变为主,能引起肢体严重畸形的慢性全身性自身免疫性疾病。明代秦景明《症因脉治·痹症》认为本病的病因是:"营气不足,卫外之阳不固,皮毛宜疏,腠理不充,或冒雨冲寒,露卧当风,则寒邪袭之而成"。宋代赵佶敕编《圣济总录·诸痹论》则认为:"肾脂不长,则髓涸而气不行,骨内痹,其症内寒也。"本病好发于40~60岁女性,现代医学研究证明病因不明,常由于寒冷、劳累等因素诱发或加重,得温则症减。患者平素气虚不得固表,营卫不固则表现为懒言乏力,恶寒,易感外邪,今遇风寒侵袭,寒邪通过肌肤腠理而到达肌肉关节,寒邪凝滞于关节,则见肢体关节疼痛、酸重无力,凝滞于筋肉,气血不通,失其营养温煦,则见筋脉拘急、僵硬或四肢不温。张主任认为患者此时表虚不固,寒邪壅滞,故予益气固表,另加散寒通络止痛药物,其标散寒温经止痛,其本益气固表,标本兼治,其症自解。方选补阳还五汤加减,重用黄芪以补气卫表,桂枝、青风藤、徐长卿、姜黄、羌活等药物祛风散寒止痛,以当归、川芎、土鳖虫等活血化瘀,诸药配伍严谨、合理,收效甚佳。

(郭方超　刘　勇)

(二)骨痹从肾虚血瘀治验(股骨头坏死)

孙某,男,54岁,山东滕州市级索镇大官庄村人,2012年12月10日就诊。患者诉双臀部疼痛3年余,加重3月余,行走困难,遂前来就诊。即诊,患者痛苦面容,行走时疼痛性跛行,在家人搀扶下步入诊室,诉3年前出现双侧髋关节疼痛,髋关节活动受限,不能负重,影响生活劳作,劳累后加重,天气寒冷亦疼痛加重。自今年天气转冷后,髋关节疼痛明显加重,腰膝酸软,恶寒纳呆,神疲乏力,3月前做髋关节MRI检查示:双侧股骨头缺血性坏死,股骨头轻度塌陷并关节腔积液。给予复方丹参以及骨肽等药物应用,效果不佳。查体:双侧腹股沟处压痛,髋部叩击疼痛,髋关节活动度减小,内收、外旋受限,双"4"字实验阳性,托马实验阳性,咽部充血,双肺呼吸音清。患者平素嗜食肥甘,长期饮酒史,舌淡苔薄白,脉沉细。据其证候,属于肾虚血瘀,治宜补肾壮骨,活血化瘀。方选六味地黄汤加减。

处方:熟地黄15克,山萸肉15克,山药30克,云苓20克,附子10克,肉桂10克,巴戟天15克,狗脊15克,淫羊藿30克,丹参20克,红花15克,鹿角胶12克(烊化),赤芍20克,黄芪30克,甘草5克。

上方3剂,冷水浸泡1小时,武火煮开锅后文火煎煮20分钟,煎煮2次,每次取300毫升,分早晚2次温服,每日1剂。13日上午二诊,诉双腿疼痛无明显减轻,动则痛甚伴口干舌苦,咽干不爽,咽部充血,胃脘胀满,嘈杂泛酸,纳食差,二便调,舌淡苔白黄相间滑腻,脉沉,以原方去熟地,加黄芩10克、桔梗15克、白术20

克、生姜 5 片,继服 6 剂,煎煮及服法同前。19 日三诊,患者诉髋部疼痛减轻,行走活动仍感疼痛剧烈,髋关节活动度受限明显,胃脘部嘈杂减轻,饮食尚可,二便调,虽痛减则病机仍在,予 19 日方继服 6 付,用法同前。26 日四诊,疼痛减轻,跛行消失,髋关节活动度较前有所增加,纳食可,二便调,行走时疼痛减轻,活动量较大后仍感髋部疼痛加重,咽干咽痛消失,舌淡苔白黄,脉沉,见效显著。2013 年 1 月 3 日再诊,活动尚可,予 12 月 26 日方煎煮同前,相继服药四月而症消,MRI 检查示股骨头恢复良好。

按:股骨头缺血性坏死是股骨头内骨组织死亡所引起的病理过程,创伤、激素治疗、饮酒以及其他因素等是导致股骨头缺血性坏死的主要原因,是一种顽固的致残性疾病。中医文献古籍无本病的记载,根据股骨头坏死的临床症状,与传统中医学对"骨蚀"、"骨痿"、"骨痹"等病症的描述有许多相似之处,《中医骨病学》将股骨头缺血性坏死归属于"骨蚀"、"什矮"范畴。股骨头坏死常见于中老年男性,一般多有外伤、长期服用激素或者长期大量饮酒史,本案中患者长期饮酒,嗜食肥甘,长期饮食不节,导致肝肾损伤,肝失条达,肾失主骨生髓作用,肾虚血瘀,血液不能濡养股骨头,致使股骨头缺血、坏死,髋关节活动受限,故给予补肾壮骨,活血化瘀药物应用,方中六味地黄汤滋补肾阴,促肾藏精,肾司其职,主骨生髓,巴戟天、淫羊藿、鹿角胶、狗脊皆可强筋健骨,辅以丹参、红花、赤芍活血化瘀,促进股骨头血供,黄芪补气促血运行,补肾健骨兼顾活血化瘀,标本兼治,其效甚佳。

(郭方超　张冠军)

(三)骨痹从肾虚寒凝血瘀治验(腰椎间盘突出症)

秦某,男,50 岁,山东滕州市木石镇人,因腰及左下肢麻木疼痛 2 年余,加重 5 天,于 2012 年 5 月 17 日就诊。患者系建筑工人,长期从事高强度体力劳动,年轻时有腰部外伤史,今因腰腿疼痛较重,影响生活劳作。即诊,2 年前在劳累后出现腰部疼痛不适,伴随左下肢疼痛犹如过电,肌肤麻木不仁,肢冷无力,劳累后加重,休息则疼痛减轻,行走时弯腰斜臀,疼痛跛行,面色发白,形寒肢冷,少气乏力,小便频数,夜间尤甚,每晚三四次,遍访医家,症不得减。查体:L4/5 棘突间压痛,股神经牵拉试验左侧 50°,加强实验(+),右侧 90°,加强实验(-),双下肢肌力左侧 4 级,右侧 5 级,左下肢胫骨前外侧皮肤浅感觉迟钝。腰椎正侧位片:腰椎生理曲度平直,骨质增生。腰椎 CT 检查示:L4/5 椎间盘突出并左侧侧隐窝狭窄;L5S1 椎间盘膨出;腰椎退行性变,据其证候,属于腰椎间盘突出症(肾虚寒凝血瘀),治宜补肾壮骨,温经活血,方选独活寄生汤加减。

处方:独活 15 克,寄生 15 克,防风 15 克,杜仲 15 克,牛膝 20 克,川芎 15 克,当归 15 克,赤芍 30 克,地龙 10 克,丹参 20 克,木瓜 15 克,红花 15 克,川续断 15 克,益智仁 30 克,甘草 5 克。

上方 6 剂,冷水浸泡 1 小时,武火煮开锅后文火煎煮 20 分钟,煎煮两次,每次取 300 毫升,分早晚两次温服,每日 1 剂。24 日二诊,诉腰痛稍减,左下肢麻木疼痛较前减轻,四肢肌力尚可,起夜减少,纳食可,寐佳,服药后,大便偏稀,胃脘满闷,予原方去牛膝,加山药 30 克、白术 20 克、生姜 5 片,继服 6 剂,煎煮及服法同前。31 日三诊,患者诉腰部疼痛减轻,左下肢麻木疼痛明显减轻,行走活动后仍感疼痛较重,腰椎活动略受限,大便仍偏稀,胃脘部不适减轻,饮食尚可,虽痛减则病机仍在,予原方去独活、牛膝、川续断,加山药 30 克、砂仁 10 克(后下),继服 6 剂,用法同前。6 月 7 日四诊,腰腿疼痛症状基本消失,腰椎功能活动较前明显好转,纳食可,二便调,舌淡苔白,脉沉,见效显著,予 5 月 31 日方 6 剂,以善其效,如此继服,症状消失。

按:腰椎间盘突出症是腰椎间盘发生退行性变以后,在外力的作用下,纤维环破裂、髓核突出刺激或压迫神经根、血管或脊髓等组织所引起的腰痛,并且伴有坐骨神经放射性疼痛等症状为特征的一种病变。中医称之为"腰腿痛"或"腰痛连膝"。中医学记载最早见于《素问·刺腰痛》曰:"衡络之脉令人腰痛,不可以俯仰,仰则恐仆,得之举重伤腰,衡络绝,恶血归之。"《灵枢·邪客》曰:"肾有邪,其气留于两腘。……固不得住留,住留则伤筋络骨节。机关不得屈伸,故拘挛也。"而《诸病源候论》曰:"凡腰痛有五:一曰少阴,少阴肾也。十月万物阳气伤,是以腰痛。……五曰寝卧湿地,是以痛。"则指出了本病的病因病机,肾虚、风寒、痰湿、外伤、劳损等均可诱发本病,间歇性疼痛,劳累及受凉后加重,休息则痛减,故平素注意休息,避免劳累以及受凉,睡硬板床等对本病的控制及恢复极为重要。本案患者年轻时有外伤史,又劳力损伤,《医学心悟》云:"大抵腰痛悉属肾虚",从本案特点不难看出劳伤肾气为其根本病因,张主任认为应以补肾壮骨为主,辅以祛风散寒、活血化瘀。方中独活寄生汤祛风止痛,补肾强骨,加以丹参、红花、赤芍、地龙等活血化瘀药物,诸药配伍严谨、合理,标本兼治,其效极佳。

(郭方超　张冠军)

(四)脉痹从血虚寒凝治验(雷诺综合征)

李某,女,32 岁,山东滕州市大坞镇人,2012 年 1 月 6 日就诊。自诉今年入冬以来双手不温,骨节疼痛,遇冷后手指末端皮肤变白,在滕州市中心人民医院就诊,西医诊断为"雷诺综合征",治疗效果不佳。今前来就诊,刻诊,患者神色疲倦,四肢逆冷,恶寒,皮色发白,手心汗出,皮肤发紧,指端疼痛,每于接触风寒或情绪激动后症状加重,得温则减,咽部不爽,体温 36.7℃,查咽部充血,滤泡增生,饮食、睡眠均可,二便调,实验室检查:类风湿因子 28U/ml,冷水实验:将病人双手浸于冷水中,约 1 分钟见患者双手手指肤色变白,握拳试验结果同前,舌淡苔白,脉沉细涩,详问得知,患者工作于某饭店,工作中长期接触冷水,据其证候,属于脉痹(寒凝血瘀),治宜温阳散寒,活血化瘀,方选阳和汤加减。

处方:熟地黄 30 克,肉桂 10 克,麻黄 10 克,鹿角胶 12 克(烊化),白芥子 15

克,附子15克,炮姜10克,黄芪40克,党参30克,当归15克,红花15克,水蛭10克,甘草3克。

上方3剂,清水浸泡1小时,武火煮沸后文火30分钟,煎煮两次,每次取300毫升,每日1剂,早中晚各服一次。1月9日二诊,诉四肢逆冷症状无明显减轻,皮色发白,骨节疼痛,颈部僵痛,头晕干呕,饮食可,二便调,舌淡苔白,脉沉细,颈椎DR示:颈椎生理曲度平直,轻度骨质增生,以原方去炮姜,加天麻20克、葛根20克,继服6付,煎煮及服法同上。1月16日三诊,四肢不温同前,头晕干呕、颈部僵疼好转,手心汗出止,口干舌燥,咽痛不爽,便稍干,寐可,效显,以原方去炮姜,附子加黄芩10克,桔梗15克,继服6剂,服法同前。1月22日四诊,四肢冷痛减,皮色发白范围变小,口苦咽痛减轻,不接触冷水肤色如常,虽症减,但其邪未祛,上方继服6付,煎法服法如前。1周后再诊,症状大减,四肢皮色如常,骨节冷痛消失,咽部稍有不适感,饮食睡眠正常,二便调,上方继取6剂,两日一剂。待再诊,患者诉四肢逆冷、疼痛消失,手指末端皮肤色红润,遇冷皮肤发白不明显,饮食睡眠可,诸症消,寒邪除,上方6剂,两日一剂,巩固治疗效果,药后症消。

按:雷诺综合征是患者在冬季发生手指或脚趾的麻木刺痛,皮肤苍白、发紫的表现。据《素问·痹论》所载"痹在于骨则重,在于脉则血凝而不流。"从"邪之所凑,其气必虚"的《内径》发病学观点认为气虚血瘀、阳虚寒盛为本病发病的主要因素,而情志刺激和寒邪乘袭亦为发病的重要条件。清代王清任曰:"元气既虚,必不能达于血管,血管无气,必停留而瘀。"寒邪外淫经络,令血凝涩而不流,内外合邪,则脉络气血瘀阻而发此病。雷诺综合征好发病于冬季,夏季天暖则症状减轻或消失,笔者认为患者发本病为内外因结合而得,患者平素多接触生冷,故素体寒盛,今遇风寒侵袭,寒气凝结,气血不通,血行不畅,失其温煦作用,肢体不荣,故而指端皮肤发白或紫绀,逆冷疼痛,手心冷汗涔涔,皮肤紧胀,此时既寒邪旺盛,气血壅滞,故予温阳散寒,另加活血化瘀通络药物,助气血行,寒邪去,气血行,则症自解。方中附子、肉桂、麻黄、炮姜、白芥子等药物温中祛寒,以黄芪、党参补气促血运行,当归、红花、水蛭活血化瘀,临床用之,其效较佳。

(郭方超　张冠军)

(五)脉痹从痰阻血瘀治验(下肢动脉硬化症)

陈某,女,48岁,滕州市某企业职工,以双下肢浮肿、麻木2月余,加重1周,于2013年8月7日就诊。患者2月前无明显诱因出现双下肢浮肿,感觉麻木,劳累及受凉后疼痛稍重。在当地卫生院给予药物治疗,效果不明显。现患者双下肢浮肿,麻木,皮色正常,无红肿,时感重痛,舌淡,苔白滑,脉沉。无高血压病、冠心病、糖尿病病史。查体见形体肥胖,双肺呼吸音清,心电图(一),肝胆胰脾B超未见异常,尿常规正常,小肾功正常,双下肢轻度凹陷性水肿,触及足动脉搏动。下肢血管彩超示:双下肢动脉内膜增厚。病属中医脉痹,由脾虚湿阻,日久血瘀所致,西医诊断为下肢动脉硬化症。治宜健脾化湿,活血化瘀,利水消肿,以五苓散合麻黄连翘赤小豆汤加减。

处方:茯苓 20 克,泽泻 15 克,桂枝 10 克,白术 20 克,当归 15 克,赤芍 15 克,丹参 20 克,红花 15 克,牛膝 20 克,水蛭 10 克,麻黄 10 克,赤小豆 30 克,薏苡仁 30 克,黄芪 30 克,甘草 5 克。

每日 1 剂,水煎两次,取汁 300~400 毫升,分两次温服,服 6 剂。低盐饮食,适当运动,休息时可抬高下肢,服 6 剂。8 月 14 日复诊,下肢浮肿减轻,但药后时心悸,原方去麻黄,加冬瓜皮 30 克,继服 6 剂。8 月 21 日复诊,下肢浮肿消,仍感麻木,原方去赤小豆,加木瓜 15 克、葛根 20 克,以祛风通络,活血化瘀,继服 12 剂后诸症消失。后改为两日 1 剂,坚持治疗 2 月余,随访未见复发。

按: 患者以"双下肢浮肿"为主要症状,当属中医学"水肿"范畴,患者体胖,舌淡,苔白滑,脉沉弦而滑,据舌脉象证属脾虚湿阻,但病久多兼血瘀,又称"脉痹"。水肿多因感受外邪,饮食失调,或劳累过度等,使肺失宣降通调,脾失健运,肾失开合,膀胱气化失常,导致体内水液潴留,泛滥肌肤所致。《素问·至真要大论》指出:"诸湿肿满,皆属于脾。"又脾主四肢,湿阻脾土,脾失健运,则四肢不能濡养,水液停于肌肤则浮肿、麻木。本案治宜健脾化湿,活血利水消肿。方用五苓散合麻黄连翘赤小豆汤加减。方中茯苓、白术健脾化湿;泽泻健脾燥湿;桂枝温阳化气行水;麻黄宣肺利水;赤小豆、薏苡仁渗湿利水;当归、赤芍、丹参、红花、水蛭活血化瘀,血行水亦行;牛膝活血,引血下行以利水消肿;黄芪、甘草健脾益气,以扶脾。诸药合用共奏健脾化湿、活血化瘀、利水消肿之功效。本案患者服药 2 月余,症状消失,病愈。

病久多兼瘀,这是张老师的临床经验和学术思想,本案如按中医常规辨证,只看到脾虚水湿滞留而单纯健脾利湿往往收效不佳。而在兼瘀思想的指导下,加入活血化瘀之品丹参、红花、水蛭、地龙等药则疗效倍增,此乃瘀去则气血和,和则水湿得运,浮肿即消。

动脉硬化症,见有浮肿,已是目前中老年人群常见病之一。属于中医"脉痹"或"浮肿"的范围。本案给我们中医传统的四诊及辨证提出一个新的课题,那就是如何将西医的各种检验结果纳入中医辨证的范围。显而易见,如果没有 B 超的检查结果,我们很难找出血瘀的依据,而 B 超示动脉内膜增厚,或出现斑块,就可以作为诊断瘀血的证。而且临床经验证明,类似病案只有在健脾利湿的基础上再加入活血化瘀药,才能取得理想的疗效。

(赵 芸 张冠军)

(六)脉痹从湿热下注、痰阻血瘀治验(深静脉炎)

张某某,女,56 岁,山东滕州市洪绪镇龙庄村人,因双下肢肿胀 10 余年,加重伴左小腿疼痛 2 周遂于 2012 年 8 月 17 日就诊。即诊,患者体型肥胖,面色灰暗,乏力沉重,疼痛性跛行,双侧小腿轻度肿胀,呈筒状,浅表静脉怒张明显,左下肢疼痛较重,行走时加剧,小腿及踝部压之凹陷,皮色红紫,扪之发热,每于下午时疼痛肿胀较重,晨起症状较轻,Homans征阳性,双下肢彩超见:双下肢深静脉血栓形成,血流信号明显减弱,血管壁加压不能压扁(本院),血压130/85mmHg,白细胞$7.6×10^9$/L,口腻,寐可,饮食差,大便黏腻不爽,小便色黄,舌质紫黯苔黄厚腻,脉滑数,据其证候,属于深静脉炎(湿热下注兼血瘀)。治宜清热利湿,活血化瘀,方选麻黄连翘赤小豆汤合三妙散加减。

处方:生麻黄10克,连翘15克,赤小豆30克,薏苡仁30克,土茯苓30克,苍术15克,黄柏10克,牛膝15克,丹参20克,红花15克,水蛭10克,黄连10克,泽泻15克,泽兰15克,茯苓15克。

上方6剂,冷水浸泡1小时,武火煮开锅后文火煎煮30分钟,煎煮两次,每次取300毫升,分早晚两次温服,每日1剂,注意休息,避免劳累,忌烟酒、肥甘油腻食品,头低脚高位平卧。8月25日二诊,诉双下肢肿胀疼痛稍减轻,压之凹陷,左小腿疼痛亦减轻,下午时疼痛加重,纳食差,寐佳,大便仍黏腻同前,原方加白术20克、冬瓜皮15克,继服6剂,煎煮及服法同前。9月5日三诊,患者诉双下肢肿胀明显减轻,按之凹陷不显,左小腿疼痛减轻,行走活动劳累后仍感疼痛,皮肤肤色如前,已不发胀,排便顺畅,饮食尚可,原方继服12付,用法同前。9月30日四诊,双下肢肿胀疼痛症状基本消失,左小腿功能活动明显好转,按压无凹陷,纳食可,二便调,睡眠正常,舌淡苔微黄,脉沉,Homans征阴性,复查双下肢血管彩超示:双下肢深静脉血流信号明显改善,静脉血栓消失。

按:静脉炎是指静脉血管的无菌性炎症,根据其病变部位不同,可分为浅静脉炎和深静脉炎。静脉炎属于中医学的"脉痹"范围,其病机多为湿热蕴结,瘀血留滞脉络所致。脉痹一名,始见于《黄帝内经》,指凡是以血脉症状为主的痹症,《素问·痹论》曰:"风寒湿三气杂至,合而为痹也,……以夏遇此者为脉痹,……帝曰:营卫之气亦令人痹乎?岐伯曰:营者水谷之精气也,和调于五脏,洒陈于六腑,乃能于脉也"。明确指出了脉痹的形成多由风寒湿杂至,与营血相搏,或外伤久卧气机受阻,导致血运不畅。中医认为"气为血帅",气行则血行,气滞则血瘀,脉络受阻,凝滞不通。营血回流受阻,水津外溢,聚而为湿,流注于下肢则肿,血瘀阻络,久则化热,湿热互结,故而皮肤红紫发热。营血瘀滞,脉络不通是本病的关键。本案患者工作因素长期站立,体型肥胖,多痰湿,平素嗜食肥甘厚味,饮食不节,复感外邪,入里化热,湿热凝结下注,血液运行不畅,瘀血阻滞血管,形成血栓。治应以清热利湿,活血化瘀。方选麻黄连翘赤小豆汤合三妙散解表散邪,清热利湿,加入茯苓、土茯苓、薏苡仁以加强利湿,以丹参、红花、水蛭、泽兰等活血化瘀,诸药配伍严谨、合理。

(郭方超　张冠军)

(七)肌痹从肝肾亏损、气虚血瘀治验(结节性红斑)

刘某某,女,30岁,山东省枣庄市薛城区人,今因"双下肢红色斑块反复发作"于2012年12月12日前来就诊。即诊,患者面色㿠白,神疲乏力,双下肢胫骨前侧见多发紫红色斑块,大者似红枣,小者若梅核,微隆起于皮面,界限明显,质地坚硬,推之不移,皮肤绷紧,周围肿胀,触之灼热而疼痛,无瘙痒,斑块可于10日左右自行消退,平素易感冒,每于感冒发热后反复发作,四肢小关节时有疼痛,咽部痛,双肺呼吸音正常,肢体功能活动正常,月经先期,经量少,动则劳倦加重,甚则心悸气短,纳食差,二便调,寐尚可,血常规:白细胞$8.4×10^9$/L,中性粒细胞$5.62×10^9$/L,血小板$89×10^9$/L,血红蛋白106g/L,血沉31mm/h,抗"O"、类风湿因子正常,肝胆胰脾、双肾B超未见异常,舌暗红,苔薄白,脉沉迟无力。据其证候,属于肌痹(气虚血瘀),治宜补肺益脾,清利湿热,方选玉屏风散、二妙散合麻黄连翘赤小豆汤加减。

处方:黄芪30克,苍白术各15克,防风10克,麻黄10克,连翘15克,赤小豆30克,黄柏10克,牡丹皮15克,茺蔚子15克,紫草30克,牛膝15克,泽泻15克,薏苡仁30克,当归15克。

上方6剂,冷水浸泡1小时,武火煮沸后文火煎煮30分钟,每剂煎煮两次,每次煎300毫升,分早晚两次服用,每日一剂,忌食辛辣刺激食物,避免劳累。18日上午二诊,诉双下肢灼热、疼痛稍减轻,红斑及皮肤肿胀同前,色转暗红,服药后纳呆,胃脘痞闷,二便调,舌暗红苔白,脉沉迟,以原方加陈皮10克,焦三仙30克取15剂,煎煮同前,饭后服用,注意休息,避风寒。30日三诊,诉双下肢疼痛感减轻,皮肤红斑色渐淡,纳食正常,二便调,舌淡苔白,脉沉迟,嘱上方继服15剂,煎煮同前。2013年1月20日四诊,诉双下肢斑块及下肢痛诸症消失,面色红润,乏力感明显减轻,予原方出入继服2月余,于2013年4月16日复查血常规:白细胞$8.9×10^9$/L,血小板$213×10^9$/L,血红蛋白116g/L,血沉13mm/h,随访半年未见复发。

按:结节性红斑是一种累及真皮血管和脂膜组织的反应性炎性疾病,常位于小腿胫前部皮肤呈红色或紫红色类性结节改变。结节性红斑中医称为瓜藤缠,属于中医学的"肌痹"范畴,最早见于《黄帝内经》之《素问·痹论》:"帝曰:其有五者何也? 岐伯曰:……已至遇阴此者为肌痹……"。本病好发于青年女性,某些患有全身性疾病的男性患者也可以有此表现,一般以秋冬寒冷季节发病为多,预防本病应注意避免外界风、湿、寒、热邪气的侵袭,注意休息避免劳累,抬高肢体以减轻局部充血水肿。中医认为结节性红斑多由风邪湿热,蕴蒸肌肤,以致经络瘀阻,血液凝滞而成。本案患者患病多年,迁延不愈,反复发作,病机以正气亏虚为本,湿热瘀阻为标,故治疗应以补气扶正,清利湿热,活血化瘀,方予玉屏风散、二妙散合麻黄连翘赤小豆汤加减,方中玉屏风散益气固表,以扶正气,二妙散合麻黄连翘赤小豆汤加入泽泻、薏苡仁清利湿热,牡丹皮、茺蔚子、紫草、当归以养血、凉血,活血化瘀,牛膝益肝肾而通络,服药三月有余,气血致和,瘀化斑消。

(郭方超　张冠军)

八、其他外科医案

(一)脾胃阴虚火旺致口糜(复发性口腔溃疡)

张某,男,34 岁,2013 年 9 月 10 日初诊。患者既往复发性口腔溃疡反复发作 1 年,近一月又出现口腔黏膜溃烂、肿痛,张口、吞咽时疼痛难忍,说话时口如含物,言语不清,口气臭秽,口干喜饮,易饥欲食因疼痛而不敢食,小便短赤,大便三日未行。平素嗜食辛辣食物。查体:患者口腔、舌黏膜上散在多个白色溃疡点,周围色鲜红,易出血,大小不等,大者如黄豆,舌质红,苔薄黄,脉细数。中医诊为口糜(脾胃积热,燥热伤阴),西医诊断为发性口腔溃疡。治宜清热泻火,滋阴润燥。方选清胃散合导赤散加减治疗。

处方:生地黄 15 克,石膏 30 克,知母 10 克,黄连 10 克,黄芩 10 克,沙参 10 克,通草 5 克,竹叶 5 克,石斛 15 克,麦冬 15 克,黄精 15 克,生甘草 5 克。

文火煎煮两次,每次 300 毫升,每日一剂,分早晚温服,连服 6 剂。饮食清淡,忌食辛辣、腥膻食物,忌烟酒,改善不良生活习惯,规律作息,避免熬夜。保持良好的口腔卫生。9 月 17 日二诊,患者自诉服上药 6 剂后溃疡部分消退,无新起溃疡,疼痛明显减轻,口臭消失,二便转为正常。原方去通草、竹叶,生地黄减至 10 克,继服 6 剂。9 月 24 日三诊,服药毕后患者溃疡消失,未新起溃疡,无疼痛,口渴消失,二便正常。继用上方 6 剂以巩固疗效。1 个月后随诊,患者溃疡痊愈且未再新起。半年后随诊,未再发作。

按:中医口糜,相当于西医复发性口腔溃疡范畴,是以口腔黏膜糜烂成片,口气臭秽等为主要表现的疮疡类疾病,是口腔黏膜疾病中发生率最高的一种,普通感冒、消化不良、精神紧张等情况均可诱发本病,在黏膜的任何部位均可发病,有周期性、复发性、自限性的特点。常因反复发作给患者带来很大苦恼。西医治疗主要以局部用药为主以达到消炎、镇痛、促进溃疡愈合,如若确诊为免疫系统疾病,则需使用免疫抑制剂,如强的松等。

口糜中医病名首见于《内经》,《素问·气厥论》有:"膀胱移热于小肠,膈肠不便,上为口糜。"《医方考》卷之五说:"膀胱者,水道之所出;小肠者,清浊泌别之区也。膀胱移热于小肠,则清浊不能泌别,湿热不去,势必上蒸,故令口中糜烂而疮。"《杂病源流犀烛》卷二十三:"心脾有热,亦口糜。""阴亏火泛,亦口糜。"由此可以看出口糜病机包括膀胱湿热、上泛龈口;心脾积热,上炎龈口;阴虚火旺,上炎龈

233

口。本案患者表现为心脾有热,治疗上以导赤散清泻心火,导热下行;清胃散以清脾胃积热,以石斛、麦冬、沙参、黄精以清热滋阴润燥,最后收到满意的疗效。

(杨秀秀　刘淑贤)

(二)风热上犯、肝经郁热致蛇串疮(带状疱疹)

李某,男,60岁,滕州市龙阳镇农民,以左侧头面部疱疹5天,于2013年5月10日就诊。患者5天前因感冒后出现左侧头面部疱疹,色红,灼热刺痛,在当地卫生院给予抗病毒治疗,效果不显著。现症见左侧头痛,头面部疱疹,色红,灼热感,有破溃,纳眠一般,大便干,舌红,苔黄厚,脉滑。既往高血压病、脑梗死病史2年,无药物及食物过敏史。体温正常,血压135/85mmHg,心肺听诊无异常,咽部充血,双肺呼吸音稍粗,右侧肢体活动不灵,四肢肌力正常。病属中医蛇串疮,由风热上犯、肝经郁热所致,西医诊断为带状疱疹。治宜疏散风热,活络止痛,以菊花茶调散合龙胆泻肝汤加减。

处方:川芎25克,菊花15克,白芷15克,赤白芍各15克,牡丹皮10克,炒栀子10克,龙胆草10克,桔梗15克,柴胡10克,黄芩10克,僵虫15克,当归15克,元胡15克,生地黄15克,甘草5克。

每日1剂,水煎两次,取汁300~400毫升,早晚温服,服药6剂,忌食辛辣、忌饮酒。外用阿昔洛韦软膏涂患处,每日3次。5月16日复诊,疱疹已结痂,头痛已缓解,头面部灼热刺痛感减轻,但见头目眩晕,干呕纳呆,舌红,苔黄腻,改用川芎茶调散合小柴胡汤,处方如下:川芎25克,防风10克,白芷15克,柴胡10克,半夏15克,党参15克,黄芩15克,僵蚕15克,桔梗15克,炒白术15克,枳壳10克,焦三仙各30克,甘草5克。6剂,服法同前。5月22日再诊,头已不疼,头皮瘙痒,左侧头面部结痂已脱落,上方加小胡麻15克、生姜5片,继服6剂。后随访病愈。

按:患者以"左侧头面部疱疹、色红、灼热刺痛"为主要症状,当属中医学"蛇串疮"范畴,西医诊为带状疱疹。清《外科大成·缠腰火丹》称此症"俗名蛇串疮,初生于腰,紫赤如疹,或起水疱,痛如火燎。"皮疹好发于腰肋、胸部、头面、颈部,也可见于四肢、阴部及眼、鼻、口等处。本病多为情志内伤,肝郁气滞,久而化火,肝经火毒,外溢肌肤而发,也可由脾虚湿热,感染毒邪而致。本患者年老体虚,因外感风温之邪,风邪挟毒犯肺,肺主皮毛,肺热攻其头面,则生疱疹,又肝之经络循人体两侧而行,今风热郁闭,故疱疹发于左侧头面部,并见口苦咽干,干呕,大便干,舌红,苔黄厚,脉弦滑,均为肝经郁热之象。治宜疏风清热,活络止痛,方用菊花茶调散合龙胆泻肝汤加减。方中菊花、柴胡、僵蚕、桔梗、白芷疏风清热、清利头目;黄芩、栀子清利肝胆郁热;川芎、元胡止痛;当归、生地黄、牡丹皮、赤白芍清热平肝。诸药合用共奏疏风清热、活络止痛之功效。服药6剂,疱疹消失,头痛缓解,后改为川芎茶调散合小柴胡汤加减,以和解少阳,调和脾胃,又服药6剂,症状痊愈,随访未复发。

(赵　芸　刘淑贤)

（三）脾虚湿热内蕴致狐惑（白塞病）

杨某，女，某中学教师，35 岁，患者因口腔、外阴溃疡反复发作半年，于 2013 年 3 月 10 日初诊。患者半年前无明显诱因出现口腔溃疡，疼痛，口服抗生素、维生素 B_2 及各种含化片无效，病情反复不愈，后外阴亦出现溃疡，创面愈合后不久又新起，曾于滕州市某医院诊为"白塞病"，予激素、免疫抑制剂等治疗，患者害怕药物不良反应，未规律服用，1 月前出现双下肢皮下结节、伴有多个小关节疼痛，为寻求中医药治疗，就诊于门诊，症见：口腔、外阴散在数个溃疡，大者如黄豆，中间凹陷，边缘突起，右手近端之间关节、左腕关节压痛，双小腿散在数个黄豆大小皮下结节，质硬，有压痛，舌红，苔黄白相间，脉缓。纳呆，饭后腹胀，眠差，四肢乏力。中医诊断为狐惑病（脾虚湿热内蕴）；西医诊断为白塞病。治宜益气健脾，清热利湿，方选甘草泻心汤加减。

处方：甘草 15 克，半夏 15 克，黄芩 10 克，黄连 10 克，干姜 10 克，白术 15 克，茯苓 15 克，党参 15 克，炙远志 15 克，合欢皮 15 克，石斛 15 克，黄精 15 克，大枣 5 枚。

每日一剂，水煎两遍，每次 300 毫升，饭后温服。连服 6 剂。同时以黄柏、黄连、苦参、金银花煎煮 200 毫升，待温后以纱布清洗外阴，每晚一次，每次 15 分钟。3 月 17 日二诊，患者自诉服用上方后，未见新起溃疡，原溃疡疼痛消失，纳眠均有好转，仍有下肢结节、小关节疼痛，原方加用丹参 15 克、土茯苓 30 克、薏苡仁 30 克，继服 20 剂。患者复诊，诉服用药物过后，原溃疡消退，未再新起，关节疼痛减轻，下肢结节变软、变小，上方去石斛、黄精，加牛膝 15 克，继服 20 剂后，患者症状全消，电话随诊 3 月未复发。

按：本病属于中医学"狐惑病"范畴，证属脏腑功能失调，湿瘀毒结。西医属于白塞病范畴。其病因病机，众多医家认为与毒邪有关。本病首见于《金匮要略》，"狐惑之为病，状如伤寒，默默欲眠，目不得闭，卧起不安，蚀于喉为惑"，认为本病为湿热交结，缠绵难愈，以甘草泻心汤治疗。后《诸病源候论》认为本病"皆湿毒所为"，《医宗金鉴》认为"伤寒病后余毒与淫之为害也"。本案患者平素有胃炎病史，纳呆、腹胀，有脾胃功能失调表现，脾胃受损，清阳不升，浊阴不降，水谷精微布散失常，酿生湿浊。湿浊阻滞气机，致气滞血瘀，湿毒、瘀血搏结，久而成毒。故本病患者发病机制为脏腑失调，湿瘀毒结。患者口腔溃烂、关节、皮肤受损，皆是毒邪的表现。治疗以甘草泻心汤加减方中以芩连苦寒清热解毒，干姜、半夏辛燥化湿，佐党参、甘草、大枣和胃扶正，使脾胃升降功能复常，水谷之精微得以输布。加合欢皮、远志解郁安神，黄精、石斛补阴。更加外用黄柏、黄连、金银花外洗，清热解毒燥湿杀虫，直接作用于病变部位，使疗效更为快捷。

（杨秀秀　刘淑贤）

（四）肺经郁热、血热妄行致肌衄（过敏性紫癜）

王某某，男，12岁，2014年1月10日初诊。因"双下肢散在皮下出血点7天"来诊。患者12天前外感出现咳嗽、咳吐少量黄痰，咽痛，发热，体温最高时达39℃，于当地诊所静滴抗生素（头孢类，具体不详）及对症解热降温等治疗5天后体温降至正常，无咳嗽、咽痛，但家长发现双下肢出现散在针尖大小暗红色皮疹，遂来诊，查体：双下肢散在粟粒大小皮下出血点，压之不褪色，触之不碍手，界清，散在孤立不融合。咽部充血、双侧扁桃体Ⅱ度肿大。听诊双肺呼吸音略粗，未闻及干湿啰音。舌红苔薄黄，脉细数。患儿平素易感冒，自汗。查血常规：白细胞、中性粒细胞升高，血小板正常。胸部DR示：未见明显异常。中医诊断为肌衄，证属肺经郁热、血热妄行；西医诊断为过敏性紫癜。法当凉血止血、清宣肺热。方选银翘散、犀角地黄汤加减。

处方：生地炭10克，丹皮炭10克，金银花10克，连翘10克，桔梗10克，紫草10克，茜草10克，茅根15克，小蓟10克，仙鹤草10克，赤芍10克。

文火煎煮两次，每次300～400毫升，每日一剂，分早晚温服。连服6剂。1月17日二诊。家长代述，现已无咳嗽、咽痛，双下肢紫癜颜色变淡、部分消失，但仍有少量新起皮疹，自汗。原方加黄芪10克、炒白术10克、防风6克，继服6剂。1月24日三诊。家长诉双下肢已无新起紫癜，原有皮疹已消退，唯有患儿平素出汗多，动则加重，常反复感冒，守方继服6剂。1月后随诊，患儿已痊愈，平常出汗不多，未感冒。

按：紫癜者，乃血液流溢皮下而形成的紫色斑点。过敏性紫癜是指血管壁渗透性或脆性增高所致的皮肤及黏膜下的毛细血管出血，一般血液系统并无疾病。中医文献早有记载，《外科正宗·葡萄疫》："葡萄疫，其患多生于小儿，感受四时不正之气，郁于皮肤不散，结成大小青紫斑点，色若葡萄，发在遍体头面，乃为腑症。"《外科心法要诀·葡萄疫》："此证多因婴儿感受疬疫之气，郁于皮肤，凝结而成。大小青紫斑点，色若葡萄，发于遍身，惟腿胫居多。"本病主要见于儿童和青年，多数患者发病前有上呼吸感染或食鱼虾发物及服药过敏史。

本病总由禀性不耐，脏腑蕴热，脉络被热邪损伤，遂使血不循经，外溢于皮肤，或兼因风热之邪阻于肌表。总宜凉血清热，方选银翘散以清肺经热，犀角地黄汤以凉血，并以生地黄、牡丹皮炒炭，加小蓟、仙鹤草、紫草、茅根、茜草以加强凉血止血之功。本案患儿平素易感冒，自汗明显，有表虚不固征象，故后加用玉屏风散以益气固表，故能达到满意疗效。

（杨秀秀　王慎喜）

（五）寒湿凝滞致腰痛（肾囊肿）

蔡某，女，57岁，滕州市龙阳人，患者以腰部冷痛两月余来中医院就诊。刻诊：

其人瘦弱貌,面色痿黄,自述臀部发凉作痛如坐冷水中,沉重无力,心悸气短,纳呆便溏,每以受凉或阴雨天,疼痛明显,劳累加重,曾在数家医院就诊,双肾彩超示左肾囊肿(1.2×1.3)厘米,腰部 CT 示椎体无增生,右侧膝关节平片"增生性关节炎",检查左侧腰部轻度压痛及叩击痛,直腿抬高试验阴性,右膝关节按痛,双下肢均无痛麻感,心肺无异常,腹部(一),肝胆脾胰 B 超(一),血生化、尿常规均正常,曾口服西药及针灸、拔罐、刮痧、烤电等治疗,均未缓解。舌质暗淡,苔白滑,脉沉缓。据脉证,中医诊断为腰痛,寒湿凝滞型,西医诊断为肾囊肿,治宜温化寒湿,通络止痛,方选甘草干姜茯苓白术汤(肾着汤)加味。

处方:干姜 10 克,茯苓 20 克,炒白术 30 克,甘草 10 克,党参 15 克,桂枝 10 克,山药 30 克,杜仲 15 克。大枣 5 枚为引。

每日一剂,水煎早晚分服,每次 400 毫升,每晚用电热毯热敷半小时,药进 6 剂,腰部冷痛消失,继服月余,B 超复查,左肾囊肿已消。

按:肾囊肿是肾脏的皮质和髓质出现单个或多个内含液体的良体囊肿的遗传性肾病。中医无肾囊肿病名,根据临床特征,多归属于"积聚"、"腰痛"、"肾胀"等范围,其病机多与禀赋不足,加之劳累过度,或外感寒湿,内伤湿滞,脾肾阳气受损,气化失职,湿痰凝滞,病位在脾肾,《金匮》称为"肾着":"肾着之病,其人身体重,腰中冷,如坐水中,形如水状,反不渴,小便自利,饮食如故,病属下焦……久久得之,腰以下冷痛,腹重如带五千钱,甘姜苓术汤煮之。"《千金》作"肾着汤"。方中以干姜温补脾肾之阳气,加入桂枝以通阳化气,温经通络,以茯苓、白术、党参、甘草、大枣益气健脾,利水化浊,山药、杜仲温补肾气,脾肾阳气得复,寒湿得以温化,则经络通畅。据近代有关文献报告对肾囊肿的治疗多分为以下四种证型:气滞血瘀选血府逐瘀汤,肝肾阴虚型选左归饮,湿热瘀滞型选四妙散,痰瘀痰阻型选桂枝茯苓丸。本案以腰部冷痛如带五千钱一症为切入点,选用肾着汤加味,服药月余,不仅腰部冷痛消失,且肾囊肿也尽除,值得临床为鉴。

(张义明　王慎喜)

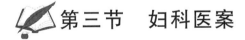

第三节　妇科医案

一、月经病症医案

(一)寒凝气滞血瘀证痛经(子宫内膜异位症)

田某,女,32 岁,滕州市滨湖镇农民,以经前、经期腹痛年余,加重 3 个月,于

2014年3月26日就诊。患者1年前因与家人生气,致经行腹痛,行经前一周始出现腹痛、坠胀,在当地卫生所给予中药口服及针灸治疗,症状好转。近3月上述症状加重,在滕州市人民医院行B超检查示子宫内膜异位。月经史14(5~6)/26~35,末次月经3月24日,月经量少,色暗有块,小腹冷痛,带下清稀,伴乳房胀痛,头晕寐差,易急躁,面部轻度黄褐斑,大便时干时稀,舌质暗,苔白,脉弦涩。查体见小腹拒按,无反跳痛。中医病属痛经,由气滞寒凝血瘀所致。治宜疏肝理气,活血止痛,方用逍遥散合失笑散加减。

处方:柴胡10克,当归15克,赤白芍各20克,香附15克,炒白术15克,元胡15克,小茴香5克,炒蒲黄10克,五灵脂10克,桃仁10克,红花15克,乌药10克,生龙牡各30克,合欢皮15克。

每日1剂,水煎两次,取汁300~400毫升,分两次温服,服6剂。经期减少剧烈运动,忌食生冷,保持心情舒畅。4月1日复诊,服第3剂后小腹痛减轻,经量增加,色暗有块,大便偏稀,原方加砂仁10克(后下),继服6剂。4月8日再诊,经已净无腹痛,原方去元胡、五灵脂,加山萸肉15克、山药30克,继服6剂。4月15日四诊,小腹怕冷减轻,上方继服。每日两次用艾条灸关元穴,每次20~30分钟。4月22日五诊,经至第1天,腹痛较前减轻,小腹冷亦较前减轻,原方继服6剂。共服药60余剂,后改为两日1剂,临床症状消失。

按:凡在经期或行经前后出现周期性小腹疼痛,或痛引腰骶,甚至痛剧晕厥者,称为痛经,亦称经行腹痛。相当于西医的子宫内膜异位症、子宫腺肌病、慢性盆腔炎等。痛经最早记载于《金匮要略·妇人杂病脉证并治》,曰:"带下,经水不利,少腹满痛……"。本病的发生与冲任、胞宫的周期性生理变化密切相关。主要病机在于邪气内伏或精血素亏,导致胞宫的气血运行不畅,"不通则痛"。常见于气滞血瘀、寒凝血瘀等。本病以生气或受凉后痛经加重,乳房胀痛,白带清稀,大便时干时稀,舌质暗,苔白,脉弦涩,应属气滞寒凝血瘀之征。治宜疏肝理气,温经活血,化瘀止痛。方用逍遥散合失笑散加减,本方以柴胡、当归、赤白芍疏肝理气、养血活血;以失笑散配桃仁、红花、元胡增强活血化瘀、散结止痛之效;以小茴香、香附、乌药入厥阴温经散寒,理气止痛;加入龙牡、合欢皮以平肝解郁安神。诸药合用共奏疏肝理气、温经活血、化瘀止痛之功效。患者服药60余剂,临床症状消失,效果显著。

痛经的核心病机为瘀血内停,"不通则痛",渐成癥瘕,可兼有气滞、寒凝、肾虚、气虚、热郁等。治疗宜遵循"通则不痛"的治则,以活血化瘀治本为主。经前经期重在活血化瘀止痛,经后期酌加益气养血、补肾填精之品。

(赵　芸　郭艳苓)

(二)寒湿凝滞兼血瘀证痛经(盆腔淤血综合征)

周某,女,37岁,滕州市官桥镇村民,以经行时常腹痛3年余,于2014年6月

25日就诊。患者3年前因受凉后出现经行腹痛,小腹怕冷,带下多,在当地卫生院给予益母草颗粒剂等药物口服,症状未能减轻,每因受凉后反复发作。今日就诊,诉经行后期,月经史13(5~6)/26~35,末次月经6月20日,色暗,质稠,有少量血块,平时腰酸隐痛,近日腰骶部疼痛加重,四肢发凉,腹部冷痛下坠,双下肢时有疼痛,大便时干时稀,舌淡,苔白黄相间,脉沉。查体下腹部两侧轻压痛,余均无阳性发现。血尿常规均正常,子宫附件B超示:盆腔炎,少量积液。病属中医痛经,由寒湿凝滞兼血瘀所致,与西医的盆腔淤血综合征近似。治宜温经散寒,通络止痛,以少腹逐瘀汤合完带汤加减。

处方:山药30克,小茴香5克,赤白芍各15克,川芎15克,炒车前子15克,红花15克,牛膝15克,芡实30克,党参15克,苍白术各20克,陈皮15克,柴胡10克,败酱草15克。

每日1剂,水煎两次,取汁300~400毫升,分两次温服,服6剂。忌食生冷、油腻之品,勿淋雨,注意腹部保暖,清洁卫生。7月1日复诊,患者带下减少,腹冷减轻,原方继服12剂。7月14日三诊,诸症减轻,诉腰痛,原方加杜仲15克,继服12剂。7月27日四诊,腰痛减轻,余无不适,上方出入。共服药60余剂,复查B超盆腔炎症消失,后又服10余剂,痛经未再复发。

按:妇女凡在经期或经期前后出现以周期性、小腹及腰骶部疼痛为主症,中医称为痛经,亦称经行腹痛。相当于西医的盆腔炎、盆腔淤血综合征、子宫内膜异位症等疾病和功能性痛经。痛经最早记载于《金匮要略·妇人杂病脉证并治》,曰"带下经水不利,少腹满痛……"。宋代陈自明《妇人大全良方》认为痛经有因于寒者、气郁者、血结者。痛经有虚实之分,"夹虚者多,全实者少"。病位在冲任、胞宫,变化在气血,表现为痛证,本案经期小腹冷痛,月经推后,带下量多,舌淡苔白,脉弦,均为寒湿凝滞血瘀之征。治宜散寒除湿,温经活血止痛,方用少腹逐瘀汤合完带汤加减。方中小茴香温经散寒,通达下焦;川芎、赤芍、红花活血化瘀;苍白术燥湿健脾;党参益气健脾;柴胡升发脾胃清阳,湿浊得化;陈皮理气行气化湿,牛膝补肾引血下行;芡实补脾肾,固涩止带,加入败酱草清热解毒。诸药合用共奏散寒除湿、温经活血止痛之功效。患者服药60余剂,病告治愈。

痛经为妇科常见病之一,现代医学分为功能性和器质性痛经。本案系由盆腔炎引起的盆腔淤血综合征所致,中医病机为寒凝湿阻血瘀所致。此类疾病要在中医辨证的基础上吸取西医微观辨证的长处,一是痛经的根本病因是盆腔炎,故加入败酱草,临床证明,只有彻底消除炎症,痛经方能治愈;二是瘀血,故加入活血化瘀之品,止痛效果方佳。

(赵　芸　郭艳苓)

(三)脾肾阳虚、痰湿瘀阻致闭经(多囊卵巢综合征)

李某,女,27岁,滕州市某超市营业员,结婚半年余,欲怀孕未果,于2014年2

月 17 日就诊。患者结婚半年余,未采取任何避孕措施,一直未怀孕,闭经 4 月余,经期初潮 15 岁,经行 3~5 天,末次月经 2013 年 10 月 23 日,月经量少,色暗,素体肥胖,上肢多毛,面部及胸背部少量痤疮。平时倦怠乏力,怕冷,带下多清稀,多寐,舌淡,苔白而腻,脉沉濡。B 超示:多囊卵巢综合征,双侧卵巢呈对称性增大,被膜下可见 3 个囊性回声团;内分泌检查:雄性激素偏高,血清睾酮 0.78ng/ml,余正常。病属中医闭经,由脾肾阳虚、痰湿瘀阻所致,西医诊断为多囊卵巢综合征。治宜温肾健脾化痰,方用肾气丸合二陈汤加减。

处方:制附子 10 克,熟地黄 15 克,山萸肉 15 克,山药 30 克,云苓 20 克,牡丹皮 10 克,泽泻 10 克,淫羊藿 30 克,巴戟天 15 克,丹参 20 克,红花 15 克,益母草 30 克,半夏 15 克,陈皮 15 克,浙贝母 15 克,甘草 5 克。

每日 1 剂,水煎两次,取汁 300~400 毫升,分两次温服,服 6 剂。忌食生冷、油腻、肉食之品,多运动锻炼。上方服 15 剂之后经行,原方去益母草、丹参,加鹿角胶 12 克(烊化)、枸杞子 15 克,6 剂后,于排卵期测卵泡左侧(1.3×1.5)厘米,右侧无,继服 20 剂。卵泡期仍服原方,经行拖后 10 余天,量增多,色暗。上法调经 3 个月,经期正常,测卵泡左(1.9×1.8)厘米,内分泌检查各项指标正常,3 个月后随访已受孕。

按:多囊卵巢综合征已是目前女性常见病,是以慢性无排卵、闭经或月经稀发、不孕、肥胖、多毛和卵巢多囊性增大为特征,随着检测技术的发展,多囊卵巢并非一种独特的疾病,而是一种多病因、表现极不均一的临床综合征。中医学无此病名,据中医古籍载,可见于闭经、不孕、崩漏、癥瘕等篇。闭经,最早记载于《素问·阴阳别论》中,称之为"女子不月""月事不来""血枯"等。闭经的病因不外虚实两类,即《景岳全书·妇人规》所指出的血枯与血隔。临证虚者,多因先天不足,或后天损伤,血海空虚,无血可下;实者,多因邪气阻滞,气血不通,经隧阻隔而成。如朱丹溪《丹溪心法》指出:"若是肥甘夫人,禀受甚厚,经水不调,不能成胎,躯脂溢满,闭塞子宫,宜行湿燥痰",并提出了"痰夹瘀血,遂成巢囊"之说,与西医的多囊卵巢相似。本案患者形体偏胖,乏力倦怠,怕冷,为脾肾阳虚遏阳之证。治宜健脾补肾温阳化湿,方用肾气丸合二陈汤加减。方中附子温补命门真火;熟地黄、山萸肉补益肾阴而摄精气;山药、茯苓健脾渗湿;泽泻泄肾中水邪;牡丹皮清肝胆相火;半夏、陈皮、浙贝母燥湿化痰;丹参、红花、益母草活血化瘀。诸药合用共奏温阳补肾、健脾化湿之功效。患者服药 3 月余,经行正常,查 B 超卵泡发育正常,疗效显著。3 个月后随访已怀孕。

(赵　芸　郭艳苓)

(四)热入血室因血热血瘀(经期发热)

张某,女,40 岁,滕州市某企业工人,因"经行伴有发热半年余"于 2014 年 2 月 11 日就诊。患者半年前正值月经期时出现发热,体温 38~38.5℃左右,曾自服感冒颗粒剂、新康泰克等药物,效果不佳,出现寒热往来、胸胁胀满、不欲饮食,7日后月经干净则热退,症状消失,近半年来每于经期则出现相同症状,经尽则愈。患者苦于此证,寻求中医药治疗。查体:咽部充血,滤泡增生。双侧扁桃体充血,体温38.6℃,双肺呼吸音正常,血白细胞 $6.7×10^9/L$,中性 0.63%,月经史:14(5~7)/25~28 天(2014-02-10),量中等,色鲜红,有少量血块,带下色黄,小腹作痛,妇科B超检查示慢性盆腔炎。四肢酸痛,小腹胀痛,口干口苦,喜冷饮,大便干,小便黄,舌红、苔薄,脉细弦数。考虑为"热入血室",西医属于"经行发热",以小柴胡汤、桔梗汤加减治疗。

处方:柴胡 30 克,半夏 10 克,党参 10 克,黄芩 15 克,桔梗 15 克,连翘 15 克,射干 15 克,白花蛇舌草 15 克,败酱草 30 克,红花 15 克,益母草 20 克,甘草 5 克。

水煎服,每日一剂,每日 2 次,每次 400 毫升,分早晚饭后温服。1 剂热减,体温37.6℃,2 剂体温正常,诸证减轻。原方去益母草、败酱草,加女贞子 15 克、旱莲草 15克、柴胡改为 10 克,继服 6 剂。2 月 20 日复诊,咽喉稍有不适,带下量少,色黄,小腹时有下坠痛。原方加白术 15 克、芡实 30 克、车前子 15 克,连服 12 剂。3 月 12 日患者电话告知,月经已按时来潮,身无恶寒发热,经色正常无血块,小腹已不痛。

按:"热入血室"是出现于《伤寒论》中的一个特定概念,其第 144 条:"妇人中风,七八日续得寒热,发作有时,经水适断者,此为热入血室,其血必结,故使如疟状,发作有时,小柴胡汤主之。"第 143 条:"妇人中风,发热恶寒,经水适来,得之七八日,热除而脉迟身凉。胸胁下满,如结胸状,谵语者,此为热入血室,当刺期门,随其实而取之。"

历代医家对于热入血室的认识可谓众说纷云,总结有四:一是血室即冲脉,二是血室即为肝,三是血室为肝与冲脉,四是血室为子宫。笔者认为,《伤寒论》中提到热入血室的第 143、144、145、216 条,均见于《金匮要略》妇人杂病篇,且其中三条均提到妇人,并与月经有关,或为"适来"或为"适断",故热入血室应为妇人专有疾病,更令人寻味的是"热入血室"一般均发生在经行前的 2~3 天和经期的 2~3天,且相当一部分病人不治疗经行后则发热等症状消失。诸如常见的慢性盆腔炎、痤疮、慢性扁桃体炎和咽炎等。笔者根据《伤寒论》关于"热入血室"的基本病机和治疗选用小柴胡汤的启迪,认为热入血室的病位应指子宫,病机应为血热血瘀与正虚并存,所以仲景提示:"……血自下,下者愈,不当刺期门……"。从现代医学的病理理解,月经来潮,黄体退化,雌激素(E)和孕激素(P)撤退,子宫内膜失去激素的依赖,此时可与中医之正虚相似。人体免疫力下降,易成感染,这又与中医的血热血瘀相似。

本案患者正值经期,出现寒热往来、胸胁苦满等小柴胡汤证,病证表现符合《伤寒论》"热入血室"之病,故以小柴胡汤和解少阳而退热。同时患者伴有慢性咽炎、慢性膀胱炎表现,加用桔梗、连翘、射干等以利咽解毒,以白花蛇舌草、败酱草清利下焦之热,本案辨证准确,药证相符,故能收到良好疗效。

(杨秀秀　刘淑贤)

二、带下病症医案

(一)脾虚湿阻、寒凝血瘀证白带(慢性盆腔炎)

周某,女,37岁,滕州市滨湖镇农民,以带下量多伴小腹冷痛3月余,于2014年6月25日就诊。患者3月前因受凉后出现带下量多,色白清稀如涕,月经周期不规律,经行拖后,质稀色淡,月经初潮14岁,每次3~5天,末次月经2014年6月20日,经色暗,有块,小腹怕冷。今日来诊,面色㿠白,四肢乏力,带下量多,色白质稀,有异味,腰痛,大便时干时稀,舌淡苔白,脉濡弱。妇科检查:阴道(一),未见新生物,宫颈轻度糜烂。腹软,肝脾肋下未及,下腹部轻压痛,无反跳痛,右侧可扪及条索状物。尿常规正常;阴道分泌物检查未见病原体;子宫及附件B超示盆腔炎症。病属中医带下病,由脾虚湿阻兼寒凝血瘀所致,西医诊断为慢性盆腔炎。治宜健脾化湿止带,兼温经活血化瘀,方用完带汤加减。

处方:苍白术各20克,山药30克,党参15克,炒车前子15克,柴胡5克,陈皮15克,川芎15克,小茴香5克,丹参20克,红花15克,赤芍15克,败酱草30克,芡实30克。

每剂1剂,水煎两次,取汁300~400毫升,忌劳累,避风寒,注意内衣清洁卫生,服6剂。7月1日复诊,带下量较前减少,感腰酸腰痛,原方加杜仲15克,补肾强腰,继服6剂。7月8日三诊,上述症状减轻,上方继服6剂。7月15日四诊,带下量正常,未诉腰酸腰痛,复查子宫附件B超示少量盆腔积液,原方去败酱草,加白果15克,川断15克,继服15剂。患者共服药40余剂,后随访病愈。

按:带下量多,色白质稀如涕,气味异常,B超检查示"盆腔炎",中医称为炎性带下病,证属脾虚,湿浊下注,西医根据妇科B超检查结果诊为慢性盆腔炎,《神农本草经》称带下为"白沃",《针灸甲乙经》称"白沥",《金匮要略》称为"下白物",均符合炎性带下病的表现。带下量多主因内生之湿,与脾肾二脏失常、任带二脉失于固约有密切关系。常见病因有湿、痰、风寒、七情、房事劳伤、五脏内损及体质因素等。《济阴纲目》曰:"妇人平居,血欲常多,气欲常少,百疾不生。或气倍于血,气倍生寒,血不化赤,遂成白带。"发病主要有脾虚、肾虚、肝失和调、血瘀、冲任肾带损伤而致。本案患者带下量多,色白质稀,又腹冷,腰酸腰痛,双下肢无力,舌淡苔白,脉濡弱,均为脾虚、寒凝血瘀之象。治宜补脾化湿止带,温经活血,方用完带汤合温经汤加减。方中白术补脾祛湿,使脾气健运,湿浊得消;山药补肾固带脉,使带脉约束有权,带下可止;党参补中益气健脾,苍术燥湿运脾以增祛湿化浊之功;车前子利湿清热令湿浊从小便而利;陈皮使君药补而不滞,又可化湿;柴胡、白术升发脾胃清阳,湿浊得化;配吴茱萸散寒止痛,川芎、赤芍、丹参、红花活血祛瘀,小茴香温里散寒。诸药合用共奏益气健脾、化浊止带、温经活血化瘀之功效。患者服药40余剂,病情治愈。

(赵 芸 郭艳苓)

（二）黄带、湿热下注（子宫颈糜烂并炎症）

李某，女，40 岁，滕州市西岗镇农民，以外阴瘙痒、黄带多年，于 2014 年 7 月 23 日就诊。患者数年前因天气炎热出现阴部瘙痒，带下色黄，如豆腐渣样，在外院诊为阴道炎，给予中西医结合治疗，但病情反复发作。现患者带下色黄伴阴痒，有异味，阴道灼热感，伴小腹作痛，轻度尿频，月经正常，纳眠可，二便尚调，舌红，苔黄，脉滑。妇科检查：阴道黏膜充血，未见溃疡及新生物；阴道分泌物检查：霉菌（＋＋），未见滴虫；B 超检查：子宫附件未见异常；尿常规（－）。病属中医带下病之黄带，由外阴不洁、湿热下注所致。治宜健脾祛湿，清热解毒，方用易黄汤加味内服。

处方：山药 30 克，芡实 30 克，炒车前子 15 克，黄柏 10 克，白果 15 克，柴胡 10 克，生薏苡仁 30 克，白术 15 克，败酱草 30 克，白鲜皮 15 克，蛇床子 15 克，土茯苓 30 克，茯苓 15 克，甘草 5 克。

每日 1 剂，水煎两次，取汁 300～400 毫升，早晚饭后半小时温服，忌食辛辣、刺激性食物，服 6 剂，并嘱病人夫妇双方均每天换内裤及床单，开水煮沸 5 分钟，或太阳暴晒。

外洗方：黄柏 20 克，苦参 30 克，蛇床子 30 克，生百部 30 克，花椒 15 克，白矾 15 克。以颗粒剂 3 剂外洗。每剂颗粒分两包，每次 1 包，开水 500 毫升冲化，先熏后洗，每日 2 次，每次 20 分钟。7 月 30 日复诊，带下颜色稍黄，无阴痒，患者诉腰痛，原方加桑寄生 15 克，杜仲 15 克以补肾，继服 6 剂，加外洗方 3 剂。8 月 6 日三诊，带下颜色基本正常，无不适，查阴道分泌物未见病原体。继服 6 剂巩固，后随访未再复发。

按：凡阴道流出黄色或脓性分泌物，常伴阴痒者，称为黄带、阴痒。证属湿热下注，相当于西医的阴道炎症、宫颈炎等。带下病常见于《素问•骨空论》其曰："任脉为病……女子带下瘕聚"。隋代《诸病源候论》始称"五色带"，即白带、赤带、黄带、青带、黑带；或称白崩，皆示带下异常。《妇科经论》引刘河间说："带下由下部任脉湿热甚津液涌溢而为带下"。其主要病因病机多为外感热毒之邪，或秽浊郁遏化毒生虫，伤及任带，任脉失固，带下失约，导致带下量多，色质气味异常。本案患者黄带，为湿热郁遏，秽浊浸渍生虫，虫蚀阴中所致，舌红，苔黄，脉滑为湿热之象。治宜健脾祛湿，清热解毒。方用易黄汤加味，方中山药、芡实为君，健脾运湿，佐以车前子、薏苡仁、茯苓、白术利水渗湿，湿去则带下自减；黄柏清热燥湿，热去湿孤，湿邪自除，配以白果以止带；土茯苓、败酱草合用清热解毒；白鲜皮、蛇床子祛湿止痒。诸药合用共奏健脾祛湿、清热解毒之功效，患者内服中药 20 余剂，并配合中药外洗，病情未复发。

本案阴痒伴黄带多年，阴道分泌物霉菌阳性，西医诊断为"霉菌性阴道炎"，主要为白色念珠菌感染引起。本病为常见多发病，有"十人九带"之称。临床体验中医治带之法以《傅青主女科》最佳，"妇人有带下色黄者……"今湿与热合，欲化红而不能,欲返黑而不得,煎熬成汁,因变为黄色矣。方选为易黄汤,带下之病中医辨证以脾为先,西医应结合检查确定感染部位,如有盆腔附件、官颈和阴道之不同,其治法则异也。

（赵　芸　郭艳苓）

（三）肝脾湿热致阴痒（滴虫性阴道炎）

张某,女,27岁,滕州市龙阳镇农民,1990年10月13日就诊。主诉带下灰白带腥臭半年余,伴尿频,头晕乏力,烦热失眠,经行先期,量多色淡。妇科检查:外阴(—),阴道壁充血可见脓性分泌物,子宫中位,正常大小,双侧附件(—),阴道分泌物检查,滴虫(＋＋),霉菌(—);尿常规检查:白细胞(＋＋),上皮细胞(＋),尿糖(—)。西医诊断为滴虫性阴道炎。给予康妇灵栓治疗。1个疗程后复查,尿痛尿频明显改善,但带下仍呈清涕样,阴痒及外阴灼热稍减,阴道分泌物检查滴虫(±)。尿常规检查白细胞(—)。再次给予康妇灵栓治疗。11月5日复诊,诸症消失,阴道分泌物检查霉菌、滴虫阴性。随访3个月经周期未见复发。

按:阴道炎是妇女生殖系统炎症中的常见病、多发病,主要症状为白带增多,阴痒,并伴阴部灼热。阴道炎属于中医学带下、阴痒范围。究其病因多为感染阴虫,或湿热下注,蕴郁生虫;或脾虚湿阻,湿浊流溢下焦,伤及任带二脉,或肝肾阴虚,化燥生风;或心肝气郁,郁久化火,循经下扰。有关本病的记载,最早见于《神农本草经》,该书下品药中即有羊蹄"主……女子阴蚀",蚤休"主……痈疮阴蚀",淮木"主……女子阴蚀,漏下赤白",白薇"主女子阴中肿痛"等记载。隋代《诸病源候论》认为阴疮的发病主要与虫蚀有关,"阴疮者,由三虫九虫动作侵食所为也……若五脏调和,血气充实,不能为害。若劳伤经络,肠胃虚损,则动作侵蚀于阴,轻者或痛或痒,重者生疮也。"强调了人体正气不足,肠胃虚损是虫蚀致病的主要内因。明代《景岳全书·妇人规》认为"妇人阴中生疮,多湿热下注,或七情郁火,或纵情敷药,中于热毒"所致。现代医学认为,阴道炎主要是感染了致病菌如阴道滴虫、白色念珠菌、葡萄球菌、大肠杆菌、链球菌等而发病。以夏秋季节气候炎热潮湿时发病较多。目前中医对此病的治疗还是沿用传统的中药外洗方法。外洗对外阴的炎症确有一定疗效,但对阴道的炎症由于洗不到位,所以疗效较差,近几年来治疗阴道炎的中成药相继问世,但不论在药物组成上或剂型上还都存有不少弊端,我们根据多年治疗阴道炎的经验,吸取现代药理研究的新成果,在蛇花汤外洗剂的基础上,研制成新剂型康妇灵栓剂。其药物组成有蛇床子、苦参、黄柏、百部、枯矾。方中蛇床子能祛风燥湿,杀虫止痒,黄柏清热燥湿,苦参清热燥湿,杀虫止痒,百部有杀虫作用,内服外用均能杀灭多种人体寄生虫,尤其对阴道滴虫作用更好。枯矾收涩止痒,是治疗湿热带下、阴痒的有效药物,现代药理研究上述药物有抑制和杀灭阴道滴虫、白色念球菌、新型隐球菌、白葡萄球菌和大肠杆菌的作用。临床观察康妇灵栓治疗组总有效率为98％,而妇炎灵对照组为80％,

经统计学处理差异有统计学意义（$P<0.05$），表明康妇灵治疗组疗效优于妇炎灵对照组。

注：本案已收编并发表于"康妇灵栓治疗阴道炎 180 例"临床研究论文《山东中医杂志》第 1 期。

（张义明　郭艳苓）

三、胎孕病症医案

（一）妊娠恶阻因脾胃虚寒（妊娠呕吐）

满某，女，27 岁，某中学教师，已婚半年，婚后经行一直正常，近因停经 55 天，于 2013 年 7 月 5 日初诊。刻诊，症见面色萎黄、纳呆腹胀、四肢乏力、恶心呕吐，呕吐甚时可见食物残渣或胆汁，口干渴不多饮，口唇燥裂，小便黄，大便溏。尿常规检查：尿酮体试验阳性，B 超检查"早孕"，查舌质淡、苔白滑润，脉象虚弱。中医诊断为妊娠恶阻（脾胃虚寒），西医诊断为妊娠呕吐。治宜健脾和胃，降逆止呕。方选：六君子汤加减。

处方：党参 20 克，茯苓 15 克，炒白术 15 克，陈皮 10 克，半夏 10 克，砂仁 10 克（后下），苏梗 10 克，黄芩 6 克，黄连 3 克，生姜 5 片。

水煎服，每日一剂，每日两次，每次 200 毫升，分早晚饭后温服。连服 4 剂。同时劝导病人消除思想顾虑，多食易消化食物，可分次进食，避免高脂食物，避开烹饪气味。二诊：患者自诉服 4 剂后症状明显好转，现已不呕吐，仍有轻微恶心、腹胀，进食正常，守上方继服 5 剂，患者诸症消失。

按：妊娠早期，出现恶心、呕吐、头晕、厌食，恶闻食气，甚或食入即吐，中医称为"恶阻"，相当于现代医学"妊娠呕吐"范畴。一般孕后出现轻微恶心、嗜酸择食，或偶有呕吐，不属病态，孕 3 月后可逐渐消失。若呕吐频繁、不能进食，食入即吐者，应积极治疗，否则会影响孕妇健康及胎儿正常发育。张仲景《金匮要略·妇人妊娠病脉证并治》有"妊娠呕吐不止，干姜人参半夏丸主之。"巢元方《诸病源候论》首载恶阻病名。张景岳将恶阻之症分为虚、实两种。

本案患者素体脾胃虚弱，孕后经血停闭，血海不泻，胞宫内实，冲脉之气较盛，其气上逆犯胃，胃气虚则升降失司，出现恶心、呕吐。脾胃虚弱，中阳不振，故神疲乏力，舌脉俱为佐证。法当健脾和胃，降逆止呕。方中以四君子汤健脾补气，半夏、砂仁、生姜温中降逆止呕，陈皮理气和胃，且砂仁又可和胃安胎，苏梗既可化浊止呕，又可理气安胎，加入芩连与生姜相伍，辛开苦降，增加降逆止呕之效，且可清热安胎，药证相符，故获良效。

（杨秀秀　郭艳苓）

（二）胎水肿满因脾虚水聚（中孕羊水过多）

刘某，女，28 岁，山东泗水城关人，1987 年 5 月 10 日就诊。自述已婚 3 年，连续流产两胎，今停经 6 月余，经 B 超检查为中孕羊水过多，液平段为 6.5 厘米。患者面色苍白，周身浮肿，以下肢较甚。动则气喘，少腹呈阵发疼痛，腹壁稍紧张，触诊有轻度液体震颤感，胎心不清。干呕纳呆，带下清稀。腹部 B 超未见胎儿畸形，血压 120/80mmHg，舌质淡苔白滑，脉细弱。证属脾阳虚，治宜健脾益气、温阳利水。方用香砂六君子汤合五苓散加味。

处方：党参 10 克，白术 15 克，茯苓 15 克，陈皮 10 克，半夏 10 克，紫苏 6 克，桂枝 5 克，砂仁 10 克，泽泻 10 克，甘草 5 克，大枣 5 枚。

每日 1 剂，分两次服，连用 6 剂。5 月 18 日再诊，见肢体浮肿已消大半，腹部已不见疼痛。触诊震颤感消失。胎心可闻及。饮食增进，白带减少。原方继服 5 剂，两日 1 剂，10 日后患者来诊，见其面色红润，浮肿消失，B 超检查液平段已降至 4.5 厘米，羊水减至正常量。次年随访，顺产一正常女婴。

按：正常足月妊娠，羊水超过 2000 毫升以上者称为羊水过多。中医称为胎水肿满。笔者自 1987 年以来运用中医辨证治疗羊水过多 20 例，均获良效。

羊水过多属于中医学胎水肿满范畴。对其病因多责于脾肾阳虚，水失运化，胎中蓄水，泛溢周身。当母体受孕后，脏腑经络的气血皆注于冲任，冲为血海，任主胞胎。若脾肾阳虚，则冲任虚寒，且妇人妊娠后阴聚于下，有碍阳气敷布，不能化气行水。《沈氏女科辑要笺正》说："妊身发肿，良由真阴凝聚以养胎元，肾家阳气不能敷布，则水道泛溢莫制"。另水依气载，气行则水行，气滞则水留。素多郁忧，气机不畅，也可导致水行失度而成积聚。可见羊水过多的原因主要还是母体自身所引起的水液代谢失调。因此，治疗羊水过多必须在中医整体观的指导下，从母体本身找出羊水过多根本病因所在，然后再辨证治疗，笔者根据临床表现应分以下三个证型。

脾阳虚型：全身浮肿，体倦无力，干呕纳减，胸腹满闷，畏寒便溏，白带清稀，舌质淡苔白滑，脉细弱。治宜健脾益气、温阳利水。方用六君子汤合苓桂术甘汤加减：党参 10 克，白术 15 克，茯苓 15 克，陈皮 10 克，半夏 10 克，紫苏 6 克，桂枝 5 克，砂仁 10 克，泽泻 10 克，大枣 5 枚。

肾阳虚型：肢体浮肿，下肢较甚，腰痛酸软，畏寒肢冷，纳呆便溏，舌质淡苔滑润，脉沉细，方用真武汤合苓桂术甘汤加减：附子 10 克，桂枝 6 克，白芍 15 克，茯苓 10 克，白术 10 克，泽泻 10 克，砂仁 10 克，紫苏 6 克，半夏 6 克，生姜 10 克。

肝郁脾虚型：胁胀腹痛，胸闷气短，头晕心烦，性情急躁，夜寐较差，干呕纳呆，全身浮肿，舌质淡，苔白滑，脉弦细。方用逍遥散合五苓散加减：柴胡 6 克，当归 10 克，白芍 10 克，茯苓 15 克，白术 10 克，陈皮 10 克，紫苏 6 克，砂仁 10 克，半夏 6 克，桂枝 5 克，泽泻 10 克，甘草 5 克。

目前对于运用中药治疗羊水过多意见还不尽一致,有人从优生学的角度出发,主张中止妊娠。但笔者认为,只要严格掌握本病的适应证,是可以取得满意疗效的,并不影响优育优生。

注:本案收录于"辩证治疗羊水过多20例"一文,发表于《山东中医杂志》1989第2期。

(张义明　刘淑贤)

(三)痰血阻络致不孕(输卵管阻塞)

严某,女,33岁,滕州市某企业工人,已婚5年,曾于3年前行人工流产一次,人流后未避孕但至今未孕,2013年5月10日初诊。患者既往月经规律,近3年来月经量少,经行伴有小腹坠痛感,畏寒,腰膝酸软,大便溏。平素带下量多,色黄白相间,时有异味,每于劳累后出现双侧少腹牵拉痛,末次月经2013年5月4日。辅助检查:曾于山东齐鲁医院行输卵管造影,示双侧输卵管迁曲上举,通而不畅。妇科彩超示盆腔炎。卵泡发育正常。配偶精液常规正常。查体:舌质暗,苔黄白相间,脉沉细。中医诊断不孕证(痰阻血瘀);西医诊断输卵管阻塞性不孕。治宜健脾化湿,活血化瘀。方选完带汤加减。

处方:苍白术各12克,陈皮10克,山药30克,砂仁6克,茯苓15克,薏苡仁30克,白花蛇舌草15克,车前子12克,党参15克,三棱10克,莪术10克,红花10克,川芎10克。

水煎服,每日一剂,每日两次,每次300毫升,分早晚饭后温服。连服6剂。5月18日二诊,患者诉服上药后大便成形,带下量较前减少,上方继服15剂。6月4日三诊,患者诉服上方后诸症均消,无明显不适。恰逢月经将来潮,去三棱、莪术,加桂枝10克、当归12克继服6剂。6月12日四诊,经期已过,仍以初诊方继服10剂。7月20日五诊,患者诉本月月经未至,已过期8天,无明显不适。查尿妊娠试验(十),诊断为早孕,未再服药,随访2014年6月顺产一女婴。

按: 输卵管不通致不孕,属于中医"不孕证",《医宗金鉴·妇科心法要诀》有:"因宿血积于胞中,新血不得成孕……或因体盛痰多,脂膜壅塞胞中而不孕,皆当细审其因,按证调治,自能有子。"因此可以看出瘀血、痰湿均为导致不孕的主要病机,由于痰湿之邪内侵,邪气与胞脉气血搏结成瘀,日久导致胞脉闭塞,不能摄精着床而不孕。西医本病属于"输卵管阻塞性不孕",它是不孕的主要原因之一。治疗多采用通液术、输卵管插管术或腹腔镜下输卵管粘连松解术等治疗,但术后易复发,出现异位妊娠的风险增加。采用中医药治疗常常能取得良好的疗效。

根据本案患者平素病证表现及舌脉,中医辨证应属于脾肾亏虚,痰阻血瘀。故针对病因病机,治疗应补益脾肾、化瘀除湿为主。本案以完带汤健脾除湿,加用三棱、莪术、红花、川芎等以通络、活血化瘀,药证相符,故服药2月余能受孕,后顺利产子,获得满意效果。

(杨秀秀　郭艳苓)

（四）脾肾阳虚、冲任不固致滑胎（习惯性流产）

王某,女,31岁,中学教师,因"习惯性流产三次"于2013年11月1日来诊。患者结婚5年余,每于妊娠2～3月后出现腰酸、小腹坠胀疼痛感,阴道少量流血,每次均用黄体酮等安胎无效。患者性生活正常,平素头晕耳鸣,腰膝酸软,神疲肢倦,气短懒言,纳呆,腹胀。月经史:15(5～7)/35～40(2013－10－15),经行后期,月经量少,质稀色淡,伴有腰膝酸软,小腹冷痛,平素带下量多,色白,质清稀。婚孕史:26岁结婚,孕4产1,自然流产三次,末次流产2013年5月。查体:患者中等身材,发育一般,彩超示:卵泡发育不良,右侧(1.4×1.7)厘米,左侧(1.5×1.5)厘米。眼眶色黯,面部褐色斑,舌淡苔白,脉沉细。中医诊断滑胎(脾肾两虚,冲任不固);西医诊断习惯性流产。治宜补肾健脾,调补冲任。方选六味地黄汤与五子衍宗丸加减。

处方:菟丝子30克,枸杞子15克,覆盆子10克,五味子10克,牡丹皮10克,车前子10克,熟地黄15克,山药30克,山萸肉10克,白术15克,云苓15克,泽泻10克,续断15克,巴戟天15克,陈皮10克。

每日一剂,水煎两遍,每次300毫升,饭后温服。连服10剂。注意节制性生活,以免耗伤肾气。11月13日二诊,患者自诉服药后腰膝酸软、耳鸣头晕感均消失,无乏力、气短,白带量少,仍食欲较差,饭后有腹胀感,上方去牡丹皮、泽泻,加党参15克、砂仁6克、焦三仙各20克,继服10剂。11月25日三诊,患者自诉服上方后无明显不适感,守上方继服,患者坚持服药2月余,停经出现早孕反应,妊娠试验(＋),继续服用上方月余,绝对禁止性生活,未出现滑胎征象,遂停中药。

按:本例患者出现堕胎、小产连续三次,中医称为"滑胎"。《诸病源候论》首立了"妊娠数堕胎候"。《妇人良方大全》有"夫胎乃阳施阴化,荣卫调和,经养完全,十月而产。若血气虚损,不能养胎,所以数堕也。"张景岳阐明了脾肾的重要作用。《景岳全书·妇人规》有"妇人肾以系胞,而腰为肾之府,故胎妊之妇,最虑腰痛,痛甚则堕,不可不防。"本病相当于现代医学中的习惯性流产。本案的病因病机,主要因于脾肾两虚,冲任损伤,胎元不固。患者平素头晕耳鸣,为肾虚髓海不充,空窍失养。腰为肾之府,肾主骨生髓,肾虚故腰膝酸软;脾虚中气不足故神疲肢倦,气短懒言;脾虚,运化失常故纳呆,饭后有腹胀感,舌脉俱为佐证。

"虚则补之"为其治疗原则。同时注意"预防为主,防治结合"。未孕前应补脾益肾,调补冲任为主,若已受孕,则应积极保胎。本案以六味地黄汤及五子衍宗丸加减,方中菟丝子、续断、巴戟天等补肾益精髓,固冲安胎;熟地黄、枸杞子、山萸肉滋肾填精,党参、白术、砂仁健脾益气,使补而不滞。全方合用肾气健旺,脾气充盛,受孕后服用则胎有所系,载养正常,故无堕胎之虑。

（杨秀秀　王慎喜）

四、癥瘕医案

（一）肝郁痰阻血瘀致癥瘕（子宫肌瘤）

司某,女,36 岁,会计,2013 年 11 月 1 日初诊。因"B 超发现子宫肌瘤 1 月"来诊。患者 1 月前查体 B 超发现子宫肌瘤（3.5×2.5）厘米。月经史:14(5～6)/25～30 天(2013－10－20),月经量多,经行伴有小腹疼痛,色暗,夹有血块,经行前 1 周即开始有乳房胀痛感,经净消失。平素急躁易怒,眠差。乳腺彩超示双侧乳腺小叶增生。舌质红、苔薄黄,脉弦细涩。中医诊断癥瘕（肝郁脾虚、痰阻血瘀）;西医诊断子宫肌瘤。治宜疏肝健脾,活血化瘀。以逍遥散合桂枝茯苓丸加减治疗。

处方:当归 15 克,赤白芍各 15 克,柴胡 10 克,茯苓 15 克,炒白术 10 克,桂枝 6 克,桃仁 10 克,红花 15 克,三棱 10 克,莪术 10 克,合欢皮 15 克,生牡蛎 30 克,鳖甲 15 克。

每日一剂,分两次服,每次 300 毫升,分早晚饭后温服。连服 6 剂。11 月 8 日二诊,患者自诉服用上方后睡眠明显改善,得效原方继服 12 剂。11 月 22 日三诊,患者服用上方时月经来潮,量多伴大量血块,未出现腹痛及乳房胀痛。遵上方共服用 2 月后复查彩超,子宫肌瘤已缩小至（2×1）厘米。改为加味逍遥丸治之。

按:子宫肌瘤为女性生殖系统常见良性肿瘤,由子宫平滑肌组织增生而成,根据生长部位可分为宫体肌瘤和宫颈肌瘤,可单发或多发。其病因多与内分泌失调有关。根据其症状表现妇人下腹有结块,或胀或满或痛者,中医称为"癥瘕"。最早记载始于《内经》。《素问·骨空论》有"任脉为病,女子带下瘕聚。"《妇人良方大全》云:"夫妇人腹中瘀血者,由月经瘀塞不通,或产后余秽未尽,因而乘风取凉,为风冷所乘,血得冷则成瘀血也。血瘀在内,则时时体热面黄,瘀久不消,则变成积聚癥瘕。"《景岳全书》有:"癥者成形,而坚硬不移是也,瘕者无形,可聚可散者是也。"本病包括了现代医学的子宫、卵巢、盆腔实质性肿物（良性）、子宫内膜异位症及假孕综合征等。

本案患者属肝郁脾虚,痰阻血瘀。患者七情内伤,或郁怒伤肝,或忧思伤脾,致脏腑不和,气机阻滞,湿浊、瘀血内停,痰瘀互相搏结,渐积成癥。治疗上以逍遥散疏肝解郁,理气健脾;以桂枝茯苓丸活血化瘀,并加合欢皮、牡蛎解郁重镇安神,三棱、莪术活血化瘀,牡蛎、鳖甲软坚散结。药证相符,辨证准确,故获良效。

（杨秀秀　郭艳苓）

（二）气滞血瘀致癥瘕（多发性子宫肌瘤）

郝某,女,40 岁,滕州市某中学教师,以小腹作痛、经行淋漓不尽、经量多 3 月余,于 2013 年 7 月 13 日就诊。患者小腹作痛、拒按,不规则持续性出血,月经量较多,兼有血块,颜色暗红,带下较多,伴乳房胀痛,面部色斑,面色灰暗少华,易急躁,时两胁胀痛,寐差头晕,四肢乏力,舌质红,苔薄黄,脉沉弦滑。既往体健,腹软,下腹部轻压痛,无反跳痛,可扪及子宫增大,月经史14(7～12)/18～35(2013－07－05)。彩超示:子宫体增大,子宫轮廓不规则,子宫肌瘤最大者(3×3.2)厘米大小,并乳腺小叶增生;内分泌检查未见异常,诊断性刮宫病理检查正常。病属中医癥瘕,由气滞血瘀所致。治宜理气消瘕,化瘀止血,方用逍遥散合桂枝茯苓丸、失笑散加减。

处方:柴胡10克,当归15克,赤白芍各15克,茯苓15克,白术15克,桂枝10克,丹皮炭15克,五灵脂10克,炒蒲黄15克,三七粉6克,三棱10克,莪术10克,茜草15克,地榆炭15克,甘草5克。

每日1剂,水煎两次,取汁300～400毫升,分两次温服,嘱畅情志,多运动。服6剂后腰腹痛减轻,经量减少,但腰酸乏力明显。7月21日复诊,原方去茜草、地榆炭,加山药30克、山萸肉15克、黄芪30克,每日1剂,服至8月2日,患者出现乳房及小腹胀痛,脉见滑,经将至,以原方去茜草、地榆炭,加红花15克、益母草15克,服5剂,经来潮,色暗,夹大量血块,量中,乳房及腰腹痛立减,停药3天,继以原方5剂,每日1剂,服至第四剂经净。以此方案继调治2月余,于10月10日再诊,月经周期正常。诸症消失,B超检查"子宫体大小正常,肌瘤最大者(1.3×0.9)厘米"。

按:子宫肌瘤是女性生殖系统最常见的良性肿瘤,主要由子宫平滑肌组织增生而成,其中含少量的纤维结缔组织,就其临床表现,属中医"癥瘕"范围。癥瘕者谓妇女下腹包块,有形可征,有块可触。《素问·骨空论》曰"任脉为病……女子带下癥瘕。"《灵枢·水胀》载有"石瘕生于胞中,寒气客于子门,子门闭塞,气不得通,恶心当泻而不泻,血不以留止,日以益大,状如怀子……"《金匮要略·妇人妊娠病脉证并治》指出"妇人素有癥病……妇癥痼害……所以血不止者,其癥不去故也,当下其症,桂枝茯苓丸主之。"本案病机为气机不畅,痰阻血瘀而成,虽经量多,但色暗夹大量血块,故治疗宜遵《内经》"坚者削之……留者攻之,结者散之"之旨。本案取仲景化瘀消癥之法,采用逍遥散合桂枝茯苓丸、失笑散加减。方中以逍遥散疏肝健脾,畅通气机;以桂枝温通血脉,茯苓渗利下行而益心脾之气,有助于化痰湿行气血;癥瘕日久多化热,故配牡丹皮、赤芍凉血活血化瘀;三棱、莪术破瘀消癥;蒲黄、五灵脂、三七粉活血化瘀止痛,鉴于经量多而已久,加入茜草、地榆炭活血止血塞其流。该方配伍严慎,故调治3个月而获良效。

(赵　芸　王慎喜)

🌱 五、溢乳医案

肝旺脾弱致溢乳（高泌乳血症）

李某,女,32岁。因"非哺乳期乳房溢乳2年",2013年3月5日就诊。患者2年来无明显诱因出现乳房胀痛,乳房有乳汁溢出,伴有头晕、心烦易怒,口干、双目干涩、五心烦热、失眠,经前加重,经行先期,月经史13(4～7)/23～25天(2013－02－17),色鲜红,量可,无小腹疼痛,平素大便干。乳腺彩超示轻度乳腺增生,乳腺导管扩张,内分泌检查:FSH、LH降低,LH/FSH比值升高。PRL升高≥25ng/ml。甲状腺功能正常,颅脑CT排除脑垂体瘤。舌红、苔薄黄,脉弦细数。中医诊断溢乳(肝郁化火);西医诊断高泌乳血症。治宜疏肝解郁,清热泻火。方以丹栀逍遥散加减治疗。

处方:牡丹皮12克,炒栀子10克,柴胡10克,当归12克,茯苓12克,炒白术10克,白芍15克,酸枣仁30克,鳖甲12克,五味子10克,丝瓜络12克,生龙牡各30克。

每日一剂,每日两次,每次300毫升,分早晚2次饭后温服。连服6剂。3月12日复诊,患者诉服药后,乳房胀痛明显减轻,乳房溢乳减少,睡眠改善,烦热减轻,大便仍稍干,上方去白术加生地15克,继服12剂后乳房胀痛消失,溢乳停止,余证亦大减。继续进服12剂,诸症消失,随访半年未复发。内分泌检查结果正常,乳腺导管扩张消失。

按:溢乳又称为"乳泣"、"乳胎"、"鬼泣",主要指妇女非哺乳期间乳汁自行外出,现代医学认为,溢乳不是一个独立的疾病,而是一个重要症状,主要原因在于下丘脑功能紊乱,血中催乳素浓度增高,或兼见乳腺导管扩张所致,或由垂体肿瘤甲状腺功能异常引起。中医学对乳泣的认识由来已久,自宋代陈述《妇科秘典》有"妊娠乳自溢者,谓之乳泣",其病因"乃手少阴心,手太阳小肠二经虚热不能管摄经血所致",须知乳房属足厥阴肝经循行部位,如肝气横逆或化火,"厥阴肝木不能藏血",最易使乳汁外溢。本案证属肝郁化火。肝主疏泄,喜条达,恶抑郁,肝气郁滞而致乳房胀痛,肝郁化火,火热内扰,或热盛伤阴,故心烦易怒、头晕失眠、双目干涩、大便干。肝经布两胁,乳头属肝,肝火循经上行,迫乳妄行,故可致乳液外溢。故治疗上应以疏肝解郁、清热泻火为主,方以丹栀逍遥散疏肝解郁,清热泻火,加鳖甲、五味子、生地黄以清热滋阴降火,以酸枣仁滋阴安神,丝瓜络疏通经络,诸药配合,使肝气条达,肝火清降,阴津得复,血脉和顺,故溢乳及其他诸症均得消除。

（杨秀秀　刘淑贤）

第四节 儿科医案

一、麻疹医案

麻疹风热束肺证(麻疹)

宋某,女,9岁,山东巨野县独山双庙村人,1969年5月13日上午就诊。其母代述,两日前见患女精神不振,双目流泪,鼻塞流涕,听闻邻居小儿患麻疹很多,故前来确诊。刻诊,患者面潮红,皮肤发热,目赤怕光,眼泪汪汪,微咳,体温38.6℃,查咽部充血,双侧扁桃体无肿大,口颊黏膜可见数个针尖大小白点,周围红晕(西医称科氏斑)颈及胸部四肢已具少量红疹,纳呆干呕,脐中隐痛,双肺呼吸音稍粗,血常规白细胞$7.6×10^9/L$,中性63%,舌红、苔薄白,脉象浮数,此时正值当地麻疹流行,据其证候,属麻疹出疹期,治宜疏散风热,透疹解毒,方选银翘散加减。

处方:金银花10克,连翘10克,薄荷6克,荆芥6克,西河柳10克,升麻6克,葛根10克,蝉蜕6克,杏仁5克,桔梗6克,甘草3克。

上方3剂,冷水浸泡1小时,文火加热煮沸20分钟,煎煮两次,每次200毫升,每日1剂半,分早中晚3次温服。5月15日二诊,其母述昨日发热加重,测体温39.8℃,咳嗽加重,微喘,疹出渐多,伴头身痛,发热不恶寒,渴欲冷饮,头面胸背四肢均是密集的玫瑰样麻疹,目赤流泪,舌红,苔薄黄,脉洪大,双肺呼吸音粗。此气分热盛,以原方去薄荷、荆芥加炙麻黄6克、石膏15克、黄芩6克,继服3剂,煎煮及服法同上。5月17日三诊,咳嗽同前,双肺呼吸音粗,疹出遍身,且手足心也见少量麻疹,体温38.6℃,虽疹已全出但余热未尽,治宜养阴清热,平喘止咳,方选沙参麦冬汤、麻杏石甘汤。

处方:炙麻黄6克,杏仁6克,石膏15克,沙参10克,麦冬10克,金银花10克,桔梗10克,炙杷叶10克,芦根15克,焦三仙各15克,甘草3克。

上方服3剂,煎煮法同上,每日服1剂。5月20日四诊,麻疹渐退,体温37.6℃,口干渴,咳嗽减轻,喘平,舌质鲜红少津,脉细缓,此气分热清,但阴液未复,以沙参麦冬汤出入3剂,以善其效。

按: 麻疹是由麻疹病毒引起的小儿常见发疹性传染病。据《三因方》记载:"细粒如麻者,俗呼为麻,即肤疹也。"《景岳全书》"在罗松,曰沙子;在浙江为醋子。"麻疹之名,始于明代龚信《古今医鉴》,我国记载此病,以宋代钱乙《小儿药证直诀》为最早。陈文中《痘疹方论》已能区别天花与麻疹。其特征是传染性大,我国20世纪六七十年代,麻疹流行还很普遍,往往一方一村初见几例数日内即可大部传染,由于新生儿麻疹疫苗的预防接种,小儿麻疹目前已基本上得到控制。20世纪60年代,笔者毕业分配到山东巨野正值麻疹流行,在诊治小儿麻疹的过程中,积累了不少经验和教训。笔者认为麻疹初、中期以发表清宣为要,应让疹出透彻,以防疹毒内陷,除合并肺部感染、白细胞较高者,一般不主张使用抗生素。麻疹后期以养阴为主,兼顾脾胃,以加快正气恢复。因肺主皮毛,而麻疹即毒邪上犯于肺,郁于肌表,肺卫失宣,营卫瘀滞,故见发热,咳嗽等。本案初以银翘散加西河柳、升麻、葛根、蝉蜕清热解毒、发汗透疹,可使疹毒从表达外,中期以麻杏石甘宣肺清解,即可透疹,又可止咳平喘,金银花、连翘清热解毒,以防疹毒内陷,更加芦根、沙参、麦冬清热生津,桔梗、杷叶宣肺止咳。临床服之,每获良效。

（张义明　张　燕）

二、痄腮医案

热毒蕴结致痄腮（腮腺炎）

朱某某,男,7岁,山东滕州市春秋阁小区,因"感冒发热伴双侧耳垂下弥漫性肿痛3日"于2013年3月7日就诊。即诊,患儿两侧耳下腮部肿胀,先发于一侧,继而漫及双侧,张口困难,按之坚硬,边界不清,压痛明显,皮肤有灼热感,体温39.2℃,烦躁不安,面红目赤唇红,口干渴欲冷饮,头痛干呕,咽部红肿充血,滤泡增生,不欲饮食,尿少色黄,大便干结,舌红,苔黄,脉滑数。血常规:白细胞11.7×10^9/L,中性粒细胞5.62×10^9/L,淋巴细胞6.5×10^9/L,诊断为"流行性腮腺炎",给予抗生素等治疗,效果不佳。据其症候,属于痄腮(热毒蕴结),治宜清热解毒,软坚散结,方选普济消毒饮加减。

处方:柴胡15克,黄芩10克,黄连10克,连翘10克,板蓝根15克,桔梗10克,僵蚕10克,石膏20克,薄荷10克,蒲公英20克,玄参10克,浙贝母10克,升麻10克,牛蒡子6克。

上方3剂,冷水浸泡1小时,武火煮沸后文火煎煮20分钟,每剂煎煮两次,每次煎200毫升,分早、中、晚三次服用,每日一剂,忌食辛辣刺激食物。3月10日二诊,双侧腮部肿胀、疼痛明显减轻,灼热感消失,体温37.8℃,口微渴,咽部充血减轻,饮食渐佳,二便正常,舌红苔黄,脉滑。原方柴胡改为10克,继服3剂而诸症消失,复查血常规:白细胞6.3×10^9/L,中性粒细胞3.42×10^9/L,淋巴细胞4.1×10^9/L,服药6剂而病愈。

按:痄腮是以发热不退,咀嚼时颊部酸痛不舒,耳下腮部肿胀,边缘不清为特征的一种传染病,西医学称为流行性腮腺炎,因感染流行性腮腺炎病毒致病。临床按症状特征有"大头瘟"、"虾蟆瘟"、"大头风"、"鸬鹚瘟"等别名,统称为痄腮。

此病最早确立于金代《疮疡经验全书·痄腮》,其"此毒受在牙根耳聤,通过肝肾气血不流,雍滞颊腮,此是风毒肿。"提出痄腮的发病,是由风温邪毒所致,并指出了痄腮的病机和病位。明代《外科正宗》曰:"有冬温后天时不正感发传染者,多两腮肿痛",指出了痄腮具有传染性。清代《疡科心得集》中记载:"夫鸬鹚瘟者,因一时风温偶袭少阳,……此症永不成脓,过一候自能消散",提出了本病临床特征和疾病预后。本病以冬春季节多发,好发于学龄前以及学龄期儿童,有传染性,一般预后良好,发生后可获得终身免疫。本案系风温邪毒经口鼻而入,邪毒化火,热毒炽盛,蕴结于肺,循少阳经上行,气血瘀结于耳下所致,故而表现为高热、口渴、头痛、腮部肿痛、坚硬拒按、咀嚼困难等特点,本案为重证,易发生变证。疫毒宜清解,风热宜疏散,故治宜清热解毒为主佐以软坚散结,方选普济消毒饮加味。方中以黄连、黄芩为君,黄芩善清肺热,黄连善清胃热,二者合以清解中上焦热毒,柴胡升阳散火,寓"火郁发之"之意,引君药上达头面且能退热,连翘、薄荷、蒲公英、牛蒡子、升麻、僵蚕及石膏辛凉疏散头面、肌表之风热,以板蓝根助君药清热解毒,又合薄荷、桔梗以清理咽喉,以玄参、浙贝母等软坚散结。辛凉升散与苦寒清泻并用,佐以消肿散结,诸药并用,共奏清热解毒、消肿散结之功。

(郭方超　王慎喜)

🌿 三、乳蛾医案

乳蛾痰热互结证(扁桃体炎)

李某,男,5岁半,山东省薛城区临城街道办事处人,"咽喉肿痛伴咳嗽、低热2周余",西医给予抗生素、激素输液,效果不佳,遂于2013年10月8日来诊。即诊,患儿易感冒咳嗽,咽喉肿痛,迁延不愈,咽部干燥、灼热,口干欲饮,咳嗽咳痰,痰质黄稠,不易咯出,体温37.6℃,不欲饮食,大便干结,面黄体瘦,常自汗出,白细胞8.4×10⁹/L,中性粒细胞4.62×10⁹/L,咽部充血,滤泡增生,双侧扁桃体Ⅱ度肿大并化脓,有少许脓液附于表面,双肺听诊呼吸音稍粗,舌红,苔薄黄,脉细数。据其证候,属于乳蛾(痰热互结),治宜清热解毒、化瘀消肿兼扶正益表,方选玉屏风散合桑菊饮加减。

处方:黄芪15克,白术10克,防风5克,桑叶5克,菊花5克,桔梗5克,黄芩5克,连翘5克,杏仁3克,夏枯草15克,浙贝母5克,射干5克,蝉蜕5克,僵蚕5克,板蓝根10克,焦三仙各15克。

上方3剂,冷水浸泡1小时,大火煮沸后文火煎煮20分钟,每剂煎煮两次,每次煎200毫升,分早、中、晚3次温服,每日一剂,忌食辛辣刺激、肥甘油腻食物。10月11日二诊,低烧已退,体温36.5℃,咽痛减轻,咽部暗红,充血减轻,双侧扁桃体化脓消失,扁桃体Ⅱ度肿大,饮食尚可,二便正常,舌红苔黄,脉数,原方去桑叶、菊花,加赤芍 10 克,继服 6 付,用药方法同前。10 月 18 日三诊,诸症皆明显减轻,咽喉检查是咽部充血消失,扁桃体Ⅱ度肿大,双肺听诊未见异常,白细胞 $7.8×10^9$/L,中性粒细胞 $4.25×10^9$/L,原方继服一月而扁桃体肿大消失,免疫力明显提高,随访未见复发。

按: 乳蛾是以咽痛、咽喉两侧喉核红肿疼痛、化脓、吞咽不利为主症的咽部疾患,因其喉核肿大,形状似乳头或蚕蛾,故称乳蛾,又名喉蛾。乳蛾属于西医学的急性扁桃体炎和慢性扁桃体炎的范围。乳蛾之名,初见于《儒门事亲·喉舌缓急贬药不同解二十一》,文曰:"单乳蛾,双乳蛾……结薄于喉之两旁,近外肿作,因其形似,是为乳蛾。"历代医籍有关本病的名称较多,如《普济方》之肉蛾,《杂病源流犀烛》之连珠蛾,《张氏医通》之乳鹅,《瘟疫明辨》的喉结,《重楼玉钥》的鹅风,《焦氏喉科枕秘》的死乳蛾、乳蛾核,《咽喉脉证通论》的烂头乳蛾,《梅氏验方新编》的蛾子等。本病是儿科临床常见病、多发病,一年四季均可发病,多发于春秋两季,一般预后良好,长期不愈反复的乳蛾发生亦可形成反复呼吸道感染,降低小儿机体免疫力,影响小儿的健康成长。《疡科心得集·辩喉蛾喉痛论》云:"夫风温客热,首先犯肺,化火循经,上逆入络,结据咽喉,肿如蚕蛾",病位在喉,病变脏腑在肺胃。本案发于秋季,风热之邪入侵犯肺,肺气失宣,津液输布不调,聚而成痰,燥热之邪入里化火,火性炎上,循肺经上行于咽喉,聚而成乳蛾,故本案证属温燥伤肺,痰热互结,治宜清热解毒、化痰消肿兼扶正益表,方中黄芪、白术、防风扶正益表,黄芪得防风则益表而不留邪,防风得黄芪则祛邪而不伤正,桑叶、菊花疏散风热,连翘、桔梗、黄芩、板蓝根清热解毒利咽,浙贝母、射干、蝉蜕、僵蚕、夏枯草以消肿利咽、散结化痰,再以杏仁润肺止咳,加入赤芍凉血化瘀之品,收效更捷。

(郭方超　张冠军)

四、咳嗽医案

风热壅肺致咳喘(小儿肺炎)

张某,男,4 岁,滕州市北辛办事处居民,以感冒后咳喘 3 天,于 2013 年 6 月 25 日就诊。患儿 3 天前因感冒出现咳嗽、发热、憋喘,在外院给予抗生素治疗,效果不显著,今日就诊我院。现咳嗽,憋喘,咳痰不爽,发热,纳呆,大便干,舌红,苔薄黄,脉数。既往体质较弱,易感冒,无药物食物过敏史。体温 38.9℃,咽部充血,滤泡增生,双侧扁桃体Ⅱ度肿大,双肺呼吸音粗,未闻及干湿啰音,心率 90 次/分,律齐。余均无阳性发现。血常规:白细胞 $10.4×10^9$/L,中性粒细胞 0.785,淋巴 0.184;胸片示左肺纹理增粗。病属中医喘证,由外感风热壅肺所致,与西医的小儿肺炎相似。治宜辛凉宣泄,清肺平喘,方用麻杏石甘汤加味。

处方:麻黄 5 克,杏仁 3 克,石膏 15 克,柴胡 15 克,黄芩 10 克,浙贝母 10 克,鱼腥草 15 克,枳壳 10 克,炙冬花 10 克,炙杷叶 10 克,桔梗 10 克,射干 10 克,僵蚕 10 克,甘草 5 克。

每剂 1 剂,水煎两次,取汁 200～300 毫升,分三次温服,忌辛辣刺激之物,宜清淡易消化饮食,多饮温开水,服 3 剂。6 月 29 日复诊,已不发热,咳喘亦减轻,原方去柴胡,加生姜 3 片,继服 3 剂。7 月 3 日复诊,咳嗽痰多,上方继服 6 剂,随访痊愈。

按:患儿以咳喘为主症,证属中医喘证,相当于现代医学的支气管炎、肺炎、肺部感染。《素问·太阴阳明论》:"……犯虚邪贼风者,阳受之,……阳受之则入六腑……。入六腑则身热不时卧,上为喘呼"。《素问·通评虚实论》:"乳子中风热,喘鸣肩息"。《黄帝内经》最早记载了喘的名称,有"喘息"、"喘呼"、"喘渴"、"喘咳"、"上气"等称谓,并阐明了喘证的病因有外感与内伤,如"暑"、"风热"、"水气"、"虚邪贼风"、"气有余"等。病机有虚有实,病症在肺,亦可由心肾之病引发。该患者外感风热之邪,未及时发散,外邪束表,肺气不得宣泄,入里化热,故上逆作咳喘。治宜辛凉宣泄,清肺平喘,方用麻杏石甘汤加味。方中麻黄辛甘温,宣肺解表而平喘;石膏辛甘大寒,清泄肺胃之热以生津,倍麻黄四倍之伍,使宣肺而不助热,清肺而不留邪;杏仁苦降肺气,止咳平喘,既助石膏沉降下行,又助麻黄清肺热;黄芩、浙贝母、鱼腥草、桔梗清热化痰;款冬花、炙杷叶、枳壳降气化痰,止咳平喘;射干、僵蚕祛痰利咽。诸药合用共奏辛凉宣泄、清肺平喘之功效,患儿服药 10 余剂,病愈。

本案系由外感内热之邪,表邪未解入里化热,如《伤寒论》64 条"发汗后,不可更行桂枝汤。汗出而喘,无大热者,可与麻黄杏仁甘草石膏汤"。笔者临床体会,此患者往往病毒和细菌同时感染,血常规偏高,麻杏石甘汤虽症机相符,但对于抗细菌性炎症治疗,药力欠缺,故加入鱼腥草、黄芩清肺热解毒之品,收效更佳。对发热较高的病人可加入柴胡以退热,其效甚佳。

(赵 芸 王慎喜)

❀ 五、小儿泄泻医案

脾虚失运致泄泻(消化不良)

章某,男,8 月龄,山东省滕州市春秋阁小区人,反复出现腹泻月余,于 2013 年 7 月 28 日就诊。患儿 1 个月前腹泻,病情迁延不愈,时轻时重,每日腹泻 7～10 次不等,大便稀溏,甚则水样便,色淡不臭,夹有未消化之乳食,每于食后即泻,多食则痞满便多,食欲不振,面色萎黄,神疲乏力,形体消瘦,小便量少,舌淡,苔白,指纹色淡。据其证候,属于泄泻(脾虚失运),治宜健脾益气,助运化湿,方选参苓白术散加减。

处方:太子参5克,苍白术各10克,茯苓10克,山药10克,薏苡仁10克,白扁豆10克,陈皮3克,砂仁3克(后下),枳实3克,半夏3克,车前子5克,煨肉豆蔻3克,炮姜3克,焦三仙各10克,甘草3克。

上方3剂,冷水浸泡1小时,大火煮沸后文火煎煮30分钟,每剂煎煮两次,每次煎50毫升,分早、中、晚3次温服,每日一剂,服药期间减少二分之一的母乳量,以小米稀粥代之,避免过饱。8月1日二诊,泻已渐止,大便每日3~4次,便质正常,饮食好转,舌淡,苔薄白。原方继服3剂,用药方法同前,药后则大小便正常,饮食睡眠正常,面色渐红润,6剂而病愈。

按:泄泻是以大便次数、数量增多,粪质稀薄,甚如水样为特征的小儿常见病,西医学称为腹泻病,发于婴幼儿者又称婴幼儿腹泻。《内经》中早已有关于小儿泄泻的记载,如《灵枢·论疾诊尺》说:"婴儿病……大便赤瓣,飧泻,脉小者,手足寒,难已;飧泻,脉少,手足温,泄易已。《诸病源候论·小儿杂病诸候》记有"冷利候"、"久利候"等。《小儿药证直诀·五脏病》记载:"脾病,困睡,泄泻,不思饮食。"明确指出了小儿泄泻,病位在脾。本病在儿科发病率高,一年四季均可发病,夏秋季节多见。《幼幼集成·泄泻证治》云:"夫泄泻之本,无不由于脾胃……精华之气不能输化,乃至合污下降,而泄泻作矣。"小儿脾常不足的生理特点在年龄幼小者表现更为突出,所以泄泻多见于婴幼儿,尤其是1岁以内的婴儿。《幼科全书·泄泻》有"凡泄泻皆属湿"之说。本案幼儿脾气不充,脾主运化功能失常,脾胃虚弱,湿自内生,然脾性喜燥而恶湿,湿困中焦,运化失司,下泄作泻,故证属泄泻之脾虚失运,治宜健脾益气、助运化湿,方选参苓白术散加减。方中太子参、苍白术、茯苓既可益气健脾又可燥湿渗湿,山药、白扁豆、薏苡仁均可补脾健脾又能渗湿止泻,砂仁行气化湿,煨肉豆蔻补脾涩肠止泻,陈皮、半夏、枳实、焦三仙等健脾助运,以益气补脾之品配伍渗湿止泻药物,补泻同施,虚实并治,以渗湿为主,加入炮姜通运脾阳,车前子利水湿而实大便。此方功可补中气,健脾气,渗湿浊,行气滞,脾得健运,湿邪得去,则诸症自除。

(郭方超　刘淑贤)

🌿 六、疳积医案

脾虚食积(消化不良)

宋某某,男,6岁,山东省滕州市西岗镇段庄村人,因"身体瘦弱不思饮食2年余"于2013年7月10日就诊。即诊,患儿形体消瘦,不思饮食,脘腹胀满,腹部触之柔软,嗳气吞酸,面色萎黄,毛发稀疏、黄软,神情烦躁,多动不安,挤眉眨眼或口中频作异响,啃食指甲等异物,夜卧不宁,磨牙梦呓,大便干稀不调,夹杂未消化之完谷,臭秽异常,动则汗出,易感外邪,舌淡,苔白黄相兼稍腻,脉沉细滑。据其证候,属于疳积(脾虚食积),治宜健脾益胃,消食化积,方选枳实消痞丸加减。

处方:枳实10克,厚朴5克,太子参10克,白术10克,茯苓10克,黄连5克,干姜5克,陈皮5克,半夏5克,鸡内金10克,槟榔10克,焦三仙各15克,生龙牡各10克,甘草3克。

上方6剂,冷水浸泡1小时,武火煮开锅后文火煎煮30分钟,每次煎煮取200毫升,早晚各温服一次,每日1剂,忌食生凉、冷饮、油腻食物。7月17日二诊,诉饮食情况较前稍好转,二便调,仍多动急躁,夜寐不安,磨牙踢被,舌淡,苔白黄,脉沉细,以原方加钩藤10克,继服6剂,煎煮及服法同前。7月25日三诊,其母代述食欲明显好转,饭量增加,偏食、挑食症状转佳,已不啃食异物,多动挤眼频率降低,二便调,舌淡苔白,脉沉,效不更方,继续服一月而诸症皆消。后随访见患儿饮食佳,营养良好,发育正常。

按:疳积是由于喂养不当,或多种疾病的影响,使脾胃受损,气液耗伤而引起的临床以形体消瘦,面黄发枯,精神不振或烦躁不宁,饮食异常,大便不调为特征的一种慢性疾病,包括西医学的小儿营养不良和多种维生素缺乏症,以及由此引起的并发症。古代将其列为疹、痘、惊、疳四大要证之一,为历代医家所重视。疳积首见于《诸病源候论·虚劳病诸候》虚劳骨蒸候:"蒸盛过伤,内则变为疳,食入五脏。""久蒸不除,多变成疳。"《小儿药证直诀·诸疳》提出:"大抵疳病当辨冷热肥瘦,初病者为肥热疳,久病者为瘦冷疳","疳皆脾胃病,亡津液之所作也",将疳积病因病理归结于脾胃。《幼科铁镜·辨疳疾》曰:"疳者……或因吐久、泻久、痢久、虐久、汗久、热久、咳久、疮久,以致脾胃亏损,亡津液而成也",小儿生理特点为"脾常不足",先天不足,形体瘦小,脾失健运,纳谷不香,另后天喂养不当,过食肥甘厚味,食而不化,运化水谷精微力弱,不能营养机体,心肝失养,虚火内扰,故而发此疾病,本案亦然。治宜健脾益胃,消食化积,方选枳实消痞丸加减。方中枳实、厚朴行气消痞除满,太子参、白术、茯苓、甘草合为四君子,健脾益气祛湿和中,黄连配干姜清热燥湿、温中散寒,辛开苦降之力尤佳,陈皮配半夏行气散结而和胃健脾,槟榔、鸡内金、焦三仙健脾助运促消化,辅以生龙牡安神敛汗,平肝除烦,本方消补兼施,温清并用,辛开苦降,扶脾益肝,共奏健脾益胃、消食化积之效。

(郭方超 王慎喜)

七、肝风医案

脾虚肝旺致抽动（小儿多动症）

孙某某,男,8岁,山东省滕州市级索镇韩庄社区人,因"全身不自主抽动半年余"于2013年8月12日来诊。即诊,患儿全身不自主抽动,时发时止,时轻时重,伴注意力不集中,抽动无力,手足蠕动,可腹部抽动,喉中痰鸣,时时发出怪声,挤眉弄眼,面色萎黄,形体瘦弱,疲倦乏力,少气懒言,纳呆腹胀,大便稀溏,急躁易怒,多动不安,胸胁胀痛,善太息,夜寐磨牙,舌淡红,苔白黄相兼,脉沉弦。据其症候,属于抽动(脾虚肝旺),治宜疏肝健脾,熄风止痉,方选逍遥散合温胆汤加减。

处方:柴胡10克,当归10克,白芍15克,茯苓10克,苍白术各10克,竹茹5克,陈皮10克,半夏10克,胆南星5克,枳壳5克,太子参10克,天麻10克,钩藤10克,生龙牡各15克,甘草5克。

上方6剂,冷水浸泡1小时,武火煮开锅后文火煎煮30分钟,煎煮两次,每次取300毫升,分早晚两次温服,每日1剂。8月19日二诊,诉全身抽动同前,腹胀纳呆好转,大便次数减少,原方加砂仁5克(后下),继服6剂,煮沸15分钟后加入砂仁,服法同前。8月27日三诊,抽动较前减轻,纳食可,二便调,烦躁不安好转,夜寐佳,效果明确,上方继服12剂,用法同前。9月11日四诊,全身抽动减轻,乏力疲倦消失,喉中痰鸣消失,纳食可,二便调,睡眠正常,舌淡苔白,脉沉,以8月19日方继服,2月余而抽动止,未见复发。

按:抽动又称抽动-秽语综合征、抽动障碍、进行性抽搐、托力特综合征,主要表现为不自主的、反复的、快速的一个或多个部位肌肉运动抽动和发声抽动的综合征,并可伴有注意力不集中、多动、强迫动作和思维以及其他行为症状。中医古籍中无本病的病名,根据怪病多责之于痰,抽动又责之于风的理论,本病与痰证、风证相关,属惊风、抽搐、肝风、瘛疭、筋惕肉𥆧等范畴。《素问·至真要大论》曰:"诸风掉眩,皆属于肝"。《素问·阴阳应象大论》曰:"风胜则动","风为阳邪,其性善行而数变",指出不管任何部位的抽动,皆为风邪为患,古有"怪病多由痰作祟"之说,故本病病位主要在肝脾肾,肝风内动是主要病理特征,而痰则是主要病理产物。本案患者素体脾虚,体质较差,脾气虚弱,运化失司,而痰浊内生,痰阻清窍,脾虚气血生化无源,血虚生风,筋脉失养,肝木乘脾以致虚风内动。故治宜疏肝健脾,熄风止痉,方选逍遥散合温胆汤加减。肝主疏泄,性喜条达而恶抑郁;脾主运化,为气血生化之源,脾失健运,肝气乘脾,形成木不疏土、土不荣木的病理变化。方中柴胡、当归、白芍疏肝解郁,疏肝柔肝,太子参、白术、茯苓、山药健脾益气,半夏、陈皮、竹茹行气燥湿化痰和胃,天麻、钩藤、白芍、生龙牡镇肝熄风止痉,同时安神定志,肝脾并调,既扶脾弱,又抑肝强,辅佐熄风止痉、理气化痰,诸药配伍,既治抽动之本,又治风痰之标。

(郭方超 孙 艳)

八、遗尿医案

肾气不固致夜尿(遗尿症)

姜某某,女,6岁7个月,山东省枣庄市山亭区冯卯镇人,因遗尿1年余,四处就诊未果,于2013年12月10日就诊。即诊,患儿面色㿠白,形寒肢冷,常于睡中遗尿,醒后方觉,每晚1次以上,或间隔几日出现1次,夜尿频数,量多,尿色清长,易劳累,不欲活动,神色疲倦,饮食尚可,寐差易惊,舌淡苔白,脉沉无力,据其症候,属于夜尿(肾气不固),治宜温阳补肾,固涩止遗,方选肾气丸合缩泉丸加减。

处方:熟地黄5克,山茱萸5克,山药10克,茯苓10克,菟丝子10克,覆盆子5克,附子5克,肉桂3克,五味子5克,益智仁10克,乌药5克,桑螵蛸10克,炙远志10克,白术10克,甘草3克。

上方6剂,冷水浸泡1小时,武火煮开锅后文火煎煮30分钟,煎煮两次,每次取150毫升,分早晚两次温服,每日1剂。12月17日二诊,诉小便次数减少,尿量减少,饮食可,睡眠质量转好,服药1周遗尿3次,效不更方,继服6剂。12月25日三诊,代诉夜尿明显减少,尿色淡黄,乏力消失,形寒肢冷明显好转,饮食睡眠佳,舌淡,苔薄白,脉沉,上方继服12剂。随诊诸症皆消,遗尿已愈,未复发。

按:遗尿是指5岁以上的小儿不能自主控制排尿,经常睡中小便自遗,醒后方觉的一种病症。中医学对本病早有较全面的认识,《灵枢·九针》明确指出:"膀胱不约为遗溺。"《诸病源候论·小便病诸候》尿床候也说:"夫人有于睡眠不觉尿出者,是其察质阴气偏盛,阳气偏虚者,则膀胱肾气俱冷,不能温制于水,则小便多,或不禁而遗尿。"历代医家均认为小儿遗尿多系虚寒所致,常用温补之法,正如《诸病源候论·小儿杂病诸候》遗尿候曰:"遗尿者,此由膀胱有冷,不能约于水故也"。《幼幼集成·小便不利证治》亦云:"睡中自出者,谓之尿床,此皆肾与膀胱虚寒也"。肾为先天,司职二便,与膀胱相表里,膀胱为州都之官,主藏溺,小便的潴留和排泄为膀胱气化功能所司约,而膀胱气化功能的正常发挥又赖于肾的气化功能来调节。小儿"肾常不足",素体虚弱则肾气不固,膀胱气化功能失调而致遗尿。治宜温阳补肾,固涩止遗,方选肾气丸合缩泉丸加减。方中附子、肉桂二药相合,可补肾阳之虚以复气化之职,白术、甘草益气,地黄、山茱萸、山药补肝脾而益精血,以茯苓利水渗湿,乌药、益智仁、山药合而为缩泉丸,温肾祛寒,缩泉止尿,更加入菟丝子、覆盆子、桑螵蛸、五味子增加补肾缩尿之功,炙远志安神益智。本方以补阳为主配伍滋阴之品,旨在阴中求阳,使阳有所化,加入温肾缩尿、固涩之品,诸药合用,振奋肾阳,气化复常。

(郭方超　孙晋璞)

第五节　五官科医案

一、眼病医案

(一)风热蕴积、瘀阻胞睑致针眼(麦粒肿)

秦某,男,16岁,滕州市某中学高一学生,2013年3月7日,以右眼睫毛硬结伴肿痛2天就诊。自述1周前感冒伴鼻塞,流黄涕,头身四肢酸痛,恶寒发热,近两天右眼睑肿痛,于睫毛根部触及绿豆大小脓疱,胀痛,压痛明显,口干渴,纳眠可,二便调,体温37.8℃,咽部充血,双侧扁桃体Ⅰ度肿大,心肺(一),微咳,吐黄痰,舌红苔薄黄,脉浮数。西医诊为麦粒肿,中医诊为针眼,由风热蕴积,瘀阻胞睑所致,治宜疏风散热解毒,方用桑菊饮加减。

处方:桑叶15克,菊花15克,连翘15克,金银花10克,黄芩10克,薄荷10克,蝉蜕10克,僵蚕10克,浙贝母10克,白芷10克,当归10克,赤芍10克,白花蛇舌草15克,甘草5克。

上方水煎煮两次,每次300~400毫升,每日一剂分两次温服,首诊服用3剂,并配合局部热敷,忌揉眼部。3月11日上午复诊,身热退,痛减,胞睑肿好转,仍咳嗽咳痰。原方加入杏仁10克、炙杷叶15克继服5剂,复诊3次痊愈。

按:针眼即麦粒肿,是睫毛毛囊附近的皮脂腺或睑板腺的急性化脓性炎症,麦粒肿分为内麦粒肿和外麦粒肿两型,引起麦粒肿的细菌多为金黄色葡萄球菌。中医学中针眼又名土疳、土疡,俗名偷针。因生于胞睑,属五轮中肉轮。中医辨证病位在脾胃。脾胃为"仓廪之官,五味化焉",饮食有节,五味适合,则胃纳脾输营滋卫布,目系得养,清窍得濡。如过食五辛,过啖炙煿,则脏之气失调,湿热内蕴;上攻于目而为患。又肝开窍于目,如肝气不疏或肝气横逆,肝木克土,肝胃火旺,上犯于目,也可发生本病。主要表现为局部胞睑红肿,形如麦粒,微痒色红紫,继则焮痛而拒按。轻者数日可自行消散,重者排脓后始愈。本证有惯发性,多生于一目,但也有两目同发,或一目肿核消退后,另目又起。本病案为外感风寒之邪,入里化热,风热相搏,客于胞睑,热毒壅阻而成,治宜疏风清热,解毒化瘀,方选桑菊饮加减。方中以桑叶、菊花、薄荷疏风清热,以连翘、金银花、黄芩、白花蛇舌草清热解毒,以僵蚕、浙贝母、白芷散结化瘀,当归、赤芍活血化瘀,方证相符,治疗得当,收效快捷。若为惯发者,常由血虚易感风毒所致,或由余热未尽所致,治疗宜扶正气、调气血、清余热并举。

(徐守莉　朱源昊)

(二)肝肾阴亏致白涩症(干燥综合征)

李某,女,52岁,山东枣庄山亭区人,患者因口干目涩伴视物模糊耳鸣2月余,加重半月就诊,自述近2个月无明显诱因口干目涩视力下降,偶感双下肢麻木,夜间汗出甚,已绝经4年,伴腰膝酸软,面色潮红,急躁易怒,寐差多梦,二便调。曾于内分泌科查血糖,肝肾功能未见明显异常,查体见:双眼白睛略混浊,目内眦略红,分泌物少,咽部充血,舌红少苔脉细数。西医诊断为干燥综合征,中医诊为白涩症,由肝肾阴虚所致,治宜滋补肝肾、养阴生津,方用杞菊地黄汤加减。

处方:枸杞子15克,菊花15克,熟地黄15克,山药15克,茯苓15克,牡丹皮10克,泽泻10克,山茱萸10克,当归15克,白芍15克,桑椹子15克,丹参20克,红花15克,甘草6克。

上方水煎煮两次,每次煎取液400毫升,分两次温服,每日一剂。本案共服用一月半,口干、目涩症状消失,视力明显好转,平时辅以食物疗法百合粥(百合、莲子、银耳、枸杞子)服用,临床诸症皆愈。

按: 白涩症即西医所讲干燥综合征,是一种主要累及全身外分泌腺的慢性自身免疫性疾病,以口干、眼干、关节痛、反复腮腺肿大、乏力为主要临床表现,严重者可累及内脏。本病在中医文献中无相似的病名记载,现大多医家认为可归属为"燥证"范畴。本病的病机关键在于"阴虚",轻则肺胃阴伤,重则肝肾阴亏,本病早期燥邪侵袭机体,多以肺卫表证为主,可损及津液,日久病及阴血,出现血虚津亏,痹阻于经络血脉可致麻木疼痛,肝开窍于目,主筋,主疏泄,肝阴虚则清窍筋脉失养,而且眼干少泪,视物模糊,肢体麻木,若疏泄失常,气机不畅,可见气滞血瘀的表现。肾藏精主骨,若肾阴不足则可见消瘦、腰膝酸软、烦热盗汗等证。本案以杞菊地黄汤加减治之,治以滋养肝肾、养阴生津。其中滋阴药当属改善病情的首要药物,病久多兼瘀,故在杞菊地黄汤的基础上加入活血化瘀之品,如丹参、红花,以改善血液循环。对于脾胃虚弱的病人,长期服用滋阴药可能造成脾胃损伤,出现腹胀、便溏、纳呆等症状,此时加入白术、陈皮等健脾和胃。配以苦寒清热之黄柏、知母,又取丝瓜络、桑枝等风中之润剂,既无伤阴之弊,又符合"辛以润之"的经旨,达到宣痹通络止痛之功,药证相符,并在治疗过程中,嘱患者配合服用百合粥(百合、莲子、银耳、枸杞子),药食同用,一月半即诸症痊愈。

(徐守莉　朱源昊)

（三）肝肾不足、血虚血瘀致暴盲（糖尿病视网膜病变）

赵某,女,55岁,滕州市某单位下岗职工,2013年4月7日初诊。患者自诉糖尿病伴双眼视力下降4年余,右眼失明4个月。一年前曾于济南某医院眼科确诊为糖尿病视网膜病变Ⅳ期,4个月前右眼失明,仅有光感和可见手动。眼科检查发现眼底有一条状出血,视乳头呈增值性玻璃体病变,其他部分被混浊的玻璃体覆盖。口服药物治疗半年(具体药物不详),视力未恢复,现左眼视物模糊,右眼失明,多饮善饥,大便时干,口服降糖药物血糖控制可,舌暗红苔少,舌尖有瘀斑,脉细数。西医诊断糖尿病视网膜病变,中医诊断暴盲,由肝肾不足、血虚血瘀所致,治宜滋补肝肾,养血活血。以杞菊地黄丸加四物汤加味。

处方:枸杞子15克,菊花15克,熟地黄15克,山萸肉15克,五味子10克,怀山药30克,茯苓15克,泽泻10克,牡丹皮10克,当归15克,赤芍15克,白芍15克,川芎10克,红花10克,谷精草10克,甘草6克。

上方水煎服两次,每次300～400毫升,早晚各服一次,服用本方加减2个月后,左眼视物较前清晰,右眼复明。双眼视力:右眼0.04,左眼0.07。依上方加减继服2个月后,视力进一步恢复,眼科检查双眼视力均为0.1。

按:中医之暴盲即西医所讲糖尿病视网膜病变,有关糖尿病眼部并发症,历代医书均有记载,如《儒门事亲·三消论》说:"夫消渴者,多变聋盲,疮疡,痤痱之类"。《证治要诀》说:"三消之久,精血既方,或目无所见,或手足偏废"。眼底病病理变化,中医眼科认为是五轮中水轮病变,部位在瞳神,在脏属肾,又肝开窍于目,辨证上多责之于虚而忽视其实,依据其临床表现多为本虚标实之证,尤其早期、初期多兼实证,而在病理变化常与血运不畅、痰湿阻滞有关。中医学认为眼是全身不可分割的一部分,五脏六腑之精气皆上注于目,因此许多全身性疾病都有不同程度的眼底病表现。而消渴目病的病机多为病久气阴两虚,气虚无力行血,致血行瘀滞,目失濡养,阴虚火旺灼伤目络,血溢目络之外而成。眼部血运障碍,多为血管痉挛,静脉郁血,甚则郁久而脉道阻塞或破络而出。血管痉挛,郁血阻塞,经久不解,最后导致出血。本案依据瞳神为肾所主而责之于虚,肝藏血,肾藏精,肝肾同源,肝开窍于目,目得血而能视。"痰之本水也,源于肾",因此治痰也能起到滋肾的效果。古人所谓"泽泻利水通淋而补阴不足"即此义也。故以滋补肝肾,养血活血之法选用杞菊地黄汤加四物汤加减治疗,收到一定效果。杞菊地黄汤为补肝肾之平剂,其实亦为补虚扶正、标本兼顾、痰瘀同治的精方,方中熟地黄、山萸肉、山药为三补之品以治虚;茯苓、泽泻、牡丹皮为三泻之品以治实;三泻之中茯苓、泽泻利水消痰,牡丹皮活血凉血;丹参、川芎、红花、谷精草、菊花活血化瘀、祛风明目,当归、赤白芍养血活血,诸药合用,疗效显著。

（徐守莉　朱源昊）

二、耳病医案

肺经郁热致耳鸣（卡他性中耳炎）

李某，男，20岁，滕州市科圣职业学院学生，于2013年11月4日就诊。诉耳中憋气，有阻塞感5天，伴头痛咽干双耳胀感，鼻塞流涕，舌红苔薄黄脉弦数，自服感冒颗粒剂后感冒症状减轻，仍时感耳鸣，双耳胀感，咽痛，西医诊断为卡他性中耳炎，中医诊断为耳鸣，由肺经瘀热所致，治以疏风清热，散邪通窍，以桑菊饮加味治疗。

处方：桑叶10克，菊花10克，川芎15克，苏叶10克，杏仁10克，连翘10克，桔梗10克，蝉蜕10克，僵蚕10克，龙骨、牡蛎各10克，路路通10克，白花蛇舌草10克，甘草5克。

水煎煮两次，每次200毫升，每日一剂，首诊服用6剂后，自诉耳鸣咽痛明显减轻。继服3剂，耳鸣症状消失，诸症痊愈。

按：卡他性中耳炎又称渗出性中耳炎，是咽鼓管阻塞，通气及引流功能障碍而引起的非化脓性炎症。耳鸣是指外界无声而病者自觉耳中鸣响的一种疾病，患者所述之耳鸣，仅本人能听到，称为主观性耳鸣，在某种条件下，其鸣声也为他人所听闻，则为客观性耳鸣，临床以前者多见。耳鸣作为病症，古人已有类似的描述如脑鸣、耳数鸣等。耳鸣为多种疾病的常见症状，其病因复杂多端，临床上分虚实两大类，如《灵枢·口问》说："故上气不足，脑为之不满，耳为之苦鸣，头为之苦倾，目为之眩。"《灵枢·决气》说："精脱者耳聋"，但据临床观察，耳鸣耳聋患者，特别是突发性时间较短的青少年患者病机多与肾无关。如《素问·至真要大论》中指出："厥阴司天，客胜则耳鸣掉眩"，"少阳司天，客胜则……耳聋"。由于外邪而致聋者，多属于暴聋，《素问·气交变大论》所载："炎暑流行，金肺受邪，民病……耳聋"。因此在《内经》年代，耳鸣在病位上不独归于肾，而与肺肝也相关。在《丹溪心法·耳聋》中指出："耳聋皆属于热"。耳位于人体上部，风温燥邪多以口鼻而入，首先犯肺，肺经之经穴在耳中，名曰笼葱，司听闻之职，温燥之邪循经上扰笼葱，为风邪所蒙蔽，以致耳鸣。风邪之性，又常与热邪或寒邪兼夹为患，风热外袭，邪窜耳窍，则耳鸣益甚。耳窍经气痞塞不宣，故耳中憋气，有阻塞作胀感，头晕头痛，咽痛，舌红苔薄黄脉弦数，方选用桑菊饮加味治疗，风热袭肺，肺失清肃，上扰于耳窍，故选用桑叶清透肺络之热，菊花清散上焦之热，桔梗、杏仁一升一降，解肌肃肺，连翘清膈上之热，加入白花蛇舌草、连翘、僵蚕以清肺利咽解毒，路路通以开窍通痹，生龙牡以平肝。本方配伍严谨，疗效显著。

（徐守莉　朱源昊）

三、鼻鼽医案

肺气虚、风痰瘀肺致鼻鼽（过敏性鼻炎）

陈某，女，13岁，滕州市滨湖镇某中学初二学生，于2013年3月20日以反复发作的鼻塞，鼻痒，并头晕、头痛，前额痛甚1月余就诊。其母代述平素身体瘦弱，易感冒，遇风吹、异味刺激后鼻塞加重，流清涕不止，曾于耳鼻喉科检查确诊为过敏性鼻炎，口服中成药，效欠佳。查血常规、胸片未见明显异常，舌淡，苔薄黄，脉缓弱，西医诊断为过敏性鼻炎，中医诊断为鼻鼽，由肺气虚、风痰阻肺所致，治以补益肺气、化痰通窍，以玉屏风散加苍耳子散加减。

处方：黄芪15克，白术10克，防风5克，苍耳子10克，辛夷10克，白芷10克，细辛3克，赤芍10克，黄芩10克，连翘10克，鱼腥草15克，甘草5克。

上方水煎煮两次，每次煎取液300～400毫升，每日一剂。首诊服用5剂后鼻塞鼻痒明显减轻。复诊4次共服药20余剂，上述症状基本消失，3月后随访未见复发。

按：鼻鼽又称鼽、鼽嚏、鼽衄。鼻鼽一名，首见于《素问·脉解》。其曰："所谓客孙脉，则头痛、鼻鼽、腹肿者，阳明并于上，上者则其孙络太阴也，故头痛、鼻鼽、腹肿也"。鼻鼽是因禀赋特异，脏腑虚损，兼感外邪，或感受花粉灰尘及不洁之气所致，以突然或反复发作的鼻痒、喷嚏频频、清涕如水、鼻塞等症为主要临床表现的鼻病。本病不分男女，好发于30岁以下青少年，一年四季可发，但有季节性与常年性发作的不同，类似于西医的过敏性鼻炎。一般认为，本病急性发作期，尤其是季节性发作期，其辨证属于标证，病机与肺寒关系密切，治当以温肺为主；其缓解期，如季节性发作期过后，其辨证当属于本证，病机与肺、脾、肾阳亏虚关系密切，治当温肾、健脾、补益肺气，即"发时治肺，平时治肾"原则的应用。清代《杂病源流犀烛》说又有鼻鼽者，鼻流清涕不止，因肺经受寒而成也，《辨证录》卷三说："人有鼻流清涕，经久不愈，是肺气虚寒，非脑漏也。"其病机由于邪毒侵犯肺脏，或伤病体弱，伤耗肺气，致肺气亏虚，鼻阳不足，卫外不固，腠理疏松，风寒异气乘虚侵袭，致风痰阻肺，而发为本病。本案以玉屏风散合苍耳子散加减治之，其中据近年药理研究，黄芪、白术可调节体液免疫，促使cAMP水平上升，cGMP水平下降，从而抑制组织胺等介质的释放，因而具有提高IgA、IgG水平从而提高鼻腔分泌物中SIgA含量以增强局部防御功能的作用；一些温肺、祛风、清热的药物如细辛对过敏介质有拮抗作用，黄芩中所含黄芩苷能稳定肥大细胞，阻止过敏介质释放；辛夷、苍耳子、防风、甘草等均有抗过敏的作用，细辛亦具有抗组织胺的作用，因此，抗变态反应作用已成为温肺散寒、祛风脱敏、平调寒热法治疗过敏性鼻炎发作期或发作状态缓解过敏反应症状新的理论依据，选择具有抗变态反应作用的药物，亦成为本病治标或标本同治加减用药的思路之一。酌情加入活血化瘀的赤芍改善鼻部毛细血管的通透性,促进组织液吸收,消除血液循环障碍,消除鼻黏膜水肿,从而起到对症治疗作用,并协同、加强治标治本药物疗效。配以连翘、鱼腥草清热化痰。全方配伍合理严谨,奏效显著。

(徐守莉　朱源昊)

四、梅核气医案

气痰互结证梅核气(癔症球病)

　　刘某,女,82 岁,山东巨野县独山镇人,患者咽部物阻感,吞物障碍 3 月余。1969 年 4 月笔者到基层卫生室煅炼,正值老人已卧床五六天,进饮食甚少,刻诊,面色灰暗,体质稍胖,目闭不欲视物,语言低微,据其长女告之,3 月前因与家人生气,未能发泄,闷于胸中,数日后,即感咽中有物阻感,吐之不出,咽之不下,自认患噎膈病,拒绝治疗,后经家人强行到县人民医院做消化道钡餐检查及喉科检查,均未见异常,故未做任何治疗。病人情绪低落,饮食渐少,伴胸腹胀闷,检查咽喉部未见明显异物,双侧扁桃体不大,听诊心率 75 次/分,律整,无病理杂音,双肺及支气管正常,腹软,剑下及腹部轻度压痛,纳呆,二便正常,夜寝较差,舌体胖,边有齿印,苔白腻而滑,脉沉弦滑。病属中医梅核气,由肝郁气滞、脾虚湿阻、气痰互结所致,与西医癔症颇近似。治宜疏肝解郁、健脾化湿,以半夏厚朴汤加味。

　　处方:半夏 15 克,川朴 10 克,茯苓 15 克,苏梗 10 克,白术 15 克,枳壳 15 克,桔梗 10 克,浙贝母 10 克,黄连 5 克,生姜 5 片,焦三仙各 15 克。

　　水煎每日一剂,分两次服,每次 200～300 毫升。2 剂后病人自感咽喉通畅,纳食已增,腹部胀闷好转。5 剂后诸症消失,已能下床活动。此乃我从医以来的第一例验案,至今仍记忆犹新。

　　按:本病首见于《灵枢·邪气脏腑病形》,称为"心脉大甚为喉吤"。日人丹波元简解释"介芥古通,乃芥苇之乔,喉中有物,有妨碍之谓"。《金匮要略》称"喉中有炙脔",现代医学称为"癔症"。究其病机,《临证指南医案》谓肝木乘脾,肝失条达,易横逆克脾土,胃失和降,故咽头贴贴而不舒。《女科经论》:"气为积寒所伤,不与血和,血中之气溢而浮咽中,得水湿之气而凝结难移。"《诸病源候论》:"此胸膈痰结,与气相搏,逆上咽喉之间结聚"。本病多由情志不畅,肝郁气滞,脾虚失运,或肺胃宣降失和,聚津为痰,与气相搏,结于咽喉,致咽中有物阻感,吐之不出,咽之不下,临床应与噎膈病相鉴别。方中以半夏化痰散结,降逆和胃为君,厚朴下气除满,生姜辛温散结,苏梗芳香行气,理肺疏肝;加入白术配枳壳以升降气机除胃痞,桔梗配枳壳以宣降肺气,黄连与生姜相伍,以辛开苦降,浙贝母助半夏化痰散结,焦三仙健胃消食,故气舒痰去,病自愈矣。

梅核气多发于中老年女性,与情志不畅有关,临床应与食道癌(噎膈)和慢性咽炎有别,通过细查咽喉部位及消化道钡餐,三者鉴别不难。

(张义明　胥小鹏)

🌿五、牙痛医案

胃火炽盛致牙痛(急性牙龈炎)

陈某,男,62岁,滕州市中医医院职工,2006年10月2日就诊。患者10天前因感冒头身痛,静滴抗生素及抗病毒治疗后,诸症缓解,近5天出现左侧牙痛,齿龈红肿,曾口服消炎止痛药及中成药牛黄解毒片无效,痛甚则夜不能眠,注射杜冷丁只能止痛半小时左右,左侧头面疼挛,伴口渴、口臭、便秘,小便热感,专科检查:牙髓活动力电测定反应指标偏低,X线示牙周膜正常。舌质红,苔黄厚,脉洪数,参合脉症,西医诊断为牙髓炎,中医诊断为牙痛,由胃火炽盛所致,治宜清胃泻火、凉血止痛,方用清胃散加味。

处方:石膏30克,黄芩10克,黄连10克,生地黄15克,牡丹皮15克,升麻10克,细辛5克,花椒10克,荜茇10克,白芍30克,白芷15克,甘草5克。

上方水煎煮两次,每次200毫升,分两次温服,每日一剂。服药一剂痛减,三剂牙痛消失,口渴口臭明显好转,纳眠情况改善,二便调,临床诸症皆愈。

按:牙痛是口腔科临床最常见的症状之一,常是患者就医的主要原因。可由牙齿本身的疾病、牙周组织疾病、颌骨疾病、牙齿邻近组织疾病、神经系统疾病及全身疾病等所引起。牙痛在《内经》中多称为齿痛。如《灵枢·经脉》曰:"大肠手阳明之脉,是动则病齿痛颈肿"。又曰:"齿痛,不恶清饮,取足阳明;恶清饮,取手阳明"。从《内经》的这些论述中可以看出齿痛的病因多为热胜,与手足阳明经关系较为密切。《寿世保元》说:"论一切牙齿肿痛,皆属胃经火盛。多辛热厚味,亟服温暖之药过多,以致胃热,上下牙痛,牵引头脑而热,甚齿喜冷恶热者。"本病病机多因胃火炽盛,循经上冲,灼伤齿龈,经脉不利则牙痛,遇冷使热势减缓故痛减,遇热而使热势加重则痛增,热盛伤及血络则龈出血,腐败血肉则化脓,热盛津伤则口渴口臭,便秘尿赤,脉舌乃胃火炽盛之候,本案以清胃散加味治之,方中以黄连、石膏、黄芩清阳明胃热,牡丹皮、生地黄养阴清热,活血止痛,升麻升散阳明邪热,取白芍、元胡、细辛、花椒、荜茇止痛之效,药症相符,故一剂痛减,三剂牙痛消失。张主任根据临床经验,在清胃散的基础上,加入大量辛温止痛药,寒热并用,既能达到迅速止痛之效(一般用药后15~30分钟止痛),又能防止寒热偏性之弊。对于急慢性牙髓炎、牙周炎、龋齿等均具有良好的治疗效果,一般1~3剂均能达到止痛。

(徐守莉　朱源昊)

六、唇风医案

脾胃湿热证唇风（慢性唇炎）

张某，男，19岁，2013年10月1日初诊。因"唇部瘙痒、干裂2个月"来诊。患者2月前无明显诱因出现下唇红肿、灼热、疼痛，有瘙痒感，未重视，后症状持续不缓解，并逐渐出现唇部干裂、有少量脱屑，常不自觉舔咬口唇。于滕州市某医院诊为"慢性唇炎"，予氟美松软膏外用，效果不佳，为寻求中医药治疗就诊于门诊。刻下症见：下唇红肿，有少量渗出，触之有韧感，并有干裂，少量脱屑。患者平素口有异味，纳眠尚正常，大便干，舌红苔黄偏厚腻，脉滑数。中医诊断为唇风（脾胃湿热，浊气上泛）；西医诊断为慢性唇炎。治宜清热泻火，凉血润燥。方选清胃散合泻黄散加减治疗。

处方：石膏30克，知母10克，玄参10克，黄精10克，炒栀子10克，防风10克，藿香10克，生地黄10克，黄芩10克，石斛10克，陈皮10克，炒白术12克，甘草5克。

文火煎煮两次，每次300毫升，每日一剂，分早晚温服，连服6剂。嘱饮食清淡，忌食辛辣、腥膻食物，忌烟酒，防晒，改善不良生活习惯，避免手撕舔唇等，可外用香油或者甘油护唇，避免干燥、脱屑，保持大便通畅。10月8日二诊，患者自诉服药6剂后，唇肿消减大半，疼痒均明显减轻，口干减轻，大便不干，口臭减轻，守方继服6剂。10月15日三诊，患者诉服用上药后症状基本消失，唇肿、唇痒均消失，唯有唇部稍有干痒，有少量脱屑，原方减黄芩，继服15剂。半月后复诊，患者诉现已无不适，遂停药。随访2月未见复发。

按：唇风与西医慢性唇炎类似。大多原因不明，可能的原因有：风吹日晒、烟酒等不良刺激；不良生活习惯，如舔唇、咬唇、揭唇部皮屑；摄入过多含卟啉多的蔬菜、水果及药物；迟发性变态反应及感染等原因。治疗可口服氯喹，局部外用糖皮质激素类药膏。

中医认为本病多因嗜食肥甘厚腻、辛辣刺激食物，脾胃湿热内生，复感风邪，引动湿热之邪循经熏蒸唇口，或脾虚外感燥热之邪，致脾经血燥，熏灼唇口所致。《医宗金鉴》卷六十五说："此症多生于下唇，由阳明胃经风火凝结而成。初时发痒，色红作肿，日久破裂流水，疼如火燎，又似无皮，故风盛则唇不时瞤动。"《外科证治全书》卷二说："唇风，多在下唇……此脾经血燥也。"故唇风之辨分虚实。实为风火湿热，唇红肿痒溃痛且剧；虚为阴虚血燥，唇红燥裂溢水结痂。本案患者表现以湿热为主，因久病亦出现脾经血燥征象，故治疗上以清热泻火燥湿为主，同时佐以滋阴润燥，方选泻黄散以清泻脾胃伏火，清胃散以凉血泻火，加用藿香除湿醒脾，黄芩燥湿，石斛、黄精、玄参、生地黄、知母清热滋阴润燥，最后收到满意疗效。

（杨秀秀　朱源昊）

第六节 肿瘤科医案

一、中心型肺癌

正气亏虚、痰热壅肺证(中心型肺癌)

冯某,女,56 岁,山东省滕州市某企业工人。因憋喘、咳痰并痰中带血,于 2009 年 3 月 10 日来诊。即诊,患者面色萎黄,少气懒言,喘甚,频咳,痰中带血丝,发热,体温 38.3℃,纳呆,查体:右肺呼吸音粗,可闻及干湿性啰音,左肺呼吸音粗,未闻及干湿性啰音,心脏(一),腹部未见异常。辅助检查:胸部 CT 符合右肺中心型肺癌 CT 表现,截面约(4.1×5.3)厘米,并纵隔淋巴结肿大。血常规白细胞稍增高,肝功能正常。舌红,苔黄厚,大便干,小便可,脉滑数。据其症候,中医诊断为肺癌(肺气虚兼痰热壅肺),治宜扶正气,宣肺气,清热痰,化瘀癥,方选四君子汤、杏苏散加减。

处方:人参 15 克,白术 15 克,茯苓 15 克,陈皮 10 克,半夏 15 克,杏仁 10 克,桔梗 15 克,枳壳 10 克,川贝母 10 克,黄芩 10 克,鱼腥草 30 克,白花蛇舌草 20 克,白石英 20 克,甘草 5 克,小蓟 15 克。

上方 6 剂,冷水浸泡 1 小时,武火煮开后文火煎煮 20 分钟,煎煮两次,每次取 300 毫升,分早晚两次温服,每日 1 剂。3 月 17 日二诊,患者症状稍有好转,憋喘稍轻,仍有咳嗽,血丝痰,明显感觉较前有气力,继以原方 6 剂,煎煮同前,每日一剂。3 月 24 日三诊,继以原方。3 月 31 日再诊,咳血消失,原方去小蓟,继服 6 剂,诉咳嗽减轻,憋喘轻,纳食增加,精神可。间断服药 5 年,现患者精神尚可,憋喘轻,偶有咳血丝,纳食可,二便正常。复查胸部 CT,肿瘤进展不大,截面约(5.1×6.2)厘米。

按:中心型肺癌系指发生于支气管、叶支气管及肺段支气管的肺癌,以鳞癌和未分化癌居多。临床主要表现为咳嗽、咳血。历代医家对于肺癌类似症候的记载,散见于"咳嗽"、"咯血"、"积聚"、"肺痿"、"肺痈"、"胸痛"等病症的资料中,尤与"肺积"、"息贲"相似。《素问・咳论》的"肺咳之状,咳而喘息有音,甚则咳血;心咳之状,咳则心痛,喉中介介如梗状,甚则咽肿喉痹",在肺癌中均可见到。《难经》所称"肺之积,名曰息贲,在右胁下,覆大如杯。久之已,令人洒淅寒热、咳喘、发肺壅……"与晚期肺癌,肝、淋巴结转移引起的腋下及锁骨上淋巴结肿大的体征颇为相似。1997 年国家标准中医临床诊疗术语中定为肺癌,对于肺癌的病机认识,古人认为,既有六淫邪毒犯肺的外因,也有七情饮食所伤的内因。宋代严用和《济生方》云:"积者,生于五脏六腑之阴气也……此由阴阳不和,脏腑虚弱,风邪搏之,所以为积……"。明代李中梓《医宗必读·积聚》亦强调"积之成也,正气不足,而后邪气踞之,如小人在朝,由君子之衰也"。总之肺癌的发生,是在脏腑正气亏损的基础上,外感六淫邪毒,内伤七情饮食,导致肺气宣降失司,津液不布,积聚成痰,痰凝气滞,血行受阻,瘀血留结而成。方中四君子以扶肺气,杏苏散以顺应肺之气机,辅以白花蛇舌草及白石英等以化痰癥。病人每以肺部感染而病情加重,故加入鱼腥草、黄芩、白花蛇舌草以消肺热。该患者不手术,不放化疗,主要以上方为基本药物治疗,维持存活 5 年之久,显示了中药治疗癌症的确切疗效。

(邵珠琳　李恩强)

🌿 二、骨痛医案

肝肾亏虚、气滞血瘀证(骨转移瘤)

彭某,男,44 岁,山东省滕州市龙阳镇人,2013 年 5 月 24 日因小便异常就诊于滕州市中心人民医院,行腹部 CT 扫描,结果示左肾癌,大小约(5.9×7.6)厘米,左侧肋骨、骨盆、腹腔淋巴结多发转移,未行系统治疗,给予对症支持治疗。因乏力、疲倦、周身疼痛不适月余,于 2013 年 6 月 4 日来诊。即诊,患者面色萎黄,疲倦无力,脚步沉重,易烦躁易怒,两胁胀痛,双目干涩,腰酸耳鸣。查体:患者无发热,左肾区叩击痛,腰骶部压痛,舌质红,苔黄,脉沉弦。据其症候属于骨瘤(肝肾亏虚、气滞血瘀),西医诊断为左肾癌多发骨转移瘤。治宜疏肝益肾,活血化瘀,方选逍遥散、六味地黄汤加减。

处方:柴胡 10 克,当归 15 克,赤芍、白芍各 15 克,云苓 15 克,白术 15 克,山药 30 克,山黄肉 15 克,熟地黄 15 克,白花蛇舌草 20 克,党参 30 克,生龙牡各 30 克,郁金 15 克,牛膝 15 克,金毛狗脊 15 克,丹参 15 克。

上方 6 剂,冷水浸泡 1 小时,武火煮开后文火煎煮 30 分钟,煎煮两次,每次取 300 毫升,分早晚两次温服,每日 1 剂。6 月 11 日二诊,诉仍有腰痛,舌淡,苔黄,脉沉。原方未变取 6 剂,煎煮同前,温服。6 月 18 日三诊,诉腰骶稍痛,纳食可,二便调。以原方取 6 剂,煎煮同前。如此坚持服药半年,12 月 26 日复查 CT,结果示:左肾占位性病变,最大截面约(5.4×4.0)厘米,病灶明显缩小。患者无明显不适感觉,精神可,纳食正常,仍在继续治疗中。

按:骨转移瘤属中医"骨瘤"范畴,中医学认为骨肿瘤发病原因包括内因、外因两个方面。内因包括体质状况、精神状态、遗传和年龄等,体质强弱直接关系到疾病的发生、发展和预后。体质弱者,脏腑脆弱,膝理疏松,人体各器官功能活动失常,气虚血少,气血不和,则导致气滞血瘀,结聚成瘤。外因包括风、寒、暑、湿、燥、火的四时不正之气,称为"六淫",并认为六淫之邪气可引发肿瘤。本病为肾癌骨转移瘤,不论是解剖学的肾脏还是骨,中医定位辨证都离不开肾,故从中医脏象学说的观点可称为同脏发病,又肝肾乙癸同源,肝病往往累及于肾,肾病往往累及于肝。本患者除腰酸耳鸣并腰骶部作痛,更伴有两胁胀痛,显见肝肾同病,故治疗也应肝肾同治,方选逍遥散合六味地黄汤加减。方中以柴胡疏肝理气,当归、赤芍、白芍养血柔肝,以党参、白术扶正气,以六味地黄汤加狗脊、牛膝以补肾固本,加入丹参、郁金活血化瘀。患者一未做手术,二未放化疗,纯服中药,且也未用全蝎、蜈蚣、半枝莲、山慈菇等药,看似用药平淡,实则扣紧了肝肾两脏气机不畅之病机,服药月余,诸症明显减轻,且情绪良好,对病愈充满信心。原方基本变化不大,服药半年余,几乎无不适症。经 CT 检查,病灶明显缩小。

(邵珠琳　王延梅)

🌿 三、噎膈医案

痰阻血瘀证(食道癌)

季某,男,57 岁,山东省滕州市龙阳镇后营村人。因吞咽困难 9 个月,2013 年 7 月曾在滕州市中心人民医院检查上消化道钡餐示食管癌,胃镜检查,结果示食管中下段食管癌,胸部 CT 示癌与周围组织粘连,无法手术切除,患者遂行内科保守治疗,放疗 30 次,化疗两个周期。加重一周,于 2013 年 9 月 2 日来诊。即诊,患者面色萎黄,少气懒言,神疲乏力。患者饮酒史 30 年,每日约 250 毫升,9 个月前感觉吞咽堵塞感,咽物时打嗝,现吞咽梗阻感,咳吐黏涎,胸骨后烧灼感,可进少量流食,时有呕吐。舌红,苔黄厚,脉滑。中医辨证,病属噎膈(痰阻血瘀),治宜扶正气,调升降,化瘀癥。方选四君子合半夏泻心汤加减。

处方:人参 15 克,白术 15 克,茯苓 15 克,半夏 15 克,黄连 10 克,黄芩 10 克,干姜 10 克,枳壳 15 克,白花蛇舌草 20 克,浙贝母 15 克,鱼骨 30 克,山慈菇 10 克,陈皮 10 克,焦三仙各 30 克,甘草 5 克。

上方 6 剂,冷水浸泡 1 小时,武火煮开后文火煎煮 30 分钟,煎煮两次,每次取 300 毫升,分早晚两次温服,每日 1 剂。9 月 9 日二诊,患者诉症状稍减轻,烧灼感见轻,且能进食,苔黄变薄。继以原方再取 6 剂,煎煮同前,每日一剂,嘱其避风寒。9 月 17 日再诊,患者诉胸骨后烧灼感无,仍有吞咽阻挡感,咳吐黏涎稍减,精神较前好转。再以原方取药 6 剂继服,方法同前。3 月余症状渐轻,胸部 CT 示食道病灶稳定。后患者以上方在某药店购药在家中治疗,每一到两月来院调方一次,仍在治疗观察中。

按:食管癌系指由食管鳞状上皮或腺上皮的异常增生所形成的恶性病变。其发展一般经过上皮不典型增生、原位癌、浸润癌等阶段。古代医家认为，七情不遂，皆可影响气机失调，形成气结。《内经》提到："隔塞闭绝，上下不通则暴忧之病也。"《诸病源候论》说："忧恚则气结，气结则不宣流，使噎，噎者，塞不通也。"明朝李中梓提出："忧思悲恚则脾胃受伤，津液渐耗，郁气生痰，痰塞不通，气则上而不下，妨碍道路，饮食难进，噎塞所由成也。"说明噎膈的病因之一与七情郁结，脾胃损伤有密切关系。明代徐灵胎说："噎膈之证必有瘀血，顽痰逆气，阻隔胃气。"《名医指掌》称："膈病多起于忧郁，忧郁则气结于胸臆而生痰，久则痰结成块，胶于上焦，道路狭窄，不能宽敞，饮则可入，食则难入，而病已成矣。"说明气滞血瘀，痰湿凝结也是噎膈病因之一。本患者年近花甲，有30余年嗜酒史，须知酒最易生热聚湿，损伤食道，致使痰热互结，痰阻血瘀，脾胃升降失职，久则正气耗损，故治疗应扶正气为先，并顺脏气，调升降，化瘀癥并举。方中以人参为君，甘温大补元气，健脾养胃，白术为臣，苦温健脾燥湿，佐以云苓，甘淡渗湿健脾，苓术合用，健脾除湿之功更强，促其运化。半夏泄心汤用黄连、黄芩之苦寒降泄除其热，干姜、半夏之辛温开结散其寒，降逆和胃，辅以白花蛇舌草、山慈菇以散结化痰，陈皮理气，焦三仙健脾开胃。诸药配伍，补气和中，气得升降，全方配合，共奏益气健脾之功。

（邵珠琳　王延梅）

四、肝积医案

气滞血瘀证（原发性肝癌）

宋某，男，54岁，山东省滕州市张汪镇人，因右上腹胀痛不适2月余于2013年10月3日来诊。即诊，患者因长期饮酒及饮食不节2月前出现右上腹胀痛不适，就诊于滕州市中心人民医院，行腹部强化CT，结果示：原发性肝癌，AFP阳性，未做进一步治疗。后患者就诊于外地某私人诊所，给予中药内服及外用治疗，症状无改善，血液生化检查结果：ALT 51U/L，AST 106U/L，总胆红素38.5μmol/L，病毒筛查排除乙肝、丙肝。现右上腹疼痛逐渐加重，伴腹胀，纳呆，食后加重，四肢乏力，身体消瘦，巩膜轻度黄染，眠差，大便正常，小便短黄，面色晦暗，舌红，苔黄，脉沉弦。中医诊为肝积（气滞血瘀），治宜疏肝解郁，健脾益气，活血化瘀，方选逍遥散加味。

处方：柴胡10克，当归15克，赤芍、白芍各15克，白术15克，茵陈15克，云苓15克，党参15克，丹参20克，鳖甲15克，女贞子15克，五味子10克，旱莲草20克，甘草5克，白花蛇舌草20克。

上方6剂，冷水浸泡1小时，武火煮开后文火煎煮30分钟，煎煮两次，每次取300毫升，分早晚两次温服，每日1剂。10月10日二诊，患者诉服药后症状稍轻，小便量较前多,大便正常,舌红,苔薄黄,脉弦。继续以原方取 12 剂,煎煮方法同前。两周后再诊,腹胀症状改善,腹痛减轻,二便正常。复查血生化:ALT 35U/L,AST 40U/L,总胆红素 25.2μmol/L,用药效果明显,连服中药半年后,腹胀、胁痛症状消失,纳食佳,现复查腹部 CT 示肝脏肿块无变化,查体见腹部无压痛,肝脏肋下未触及。AFP 阴性。仍在继续治疗中。

按:肝癌是以上腹部或右上腹部疼痛、胀满或肿块为特征,伴食欲减退,恶心呕吐,消瘦乏力,甚至黄疸、鼓胀、发热、出血等表现的一种疾病。多由于感受湿热毒邪迁延留滞,七情郁结,饮食内伤所致肝脾失和,气血痰毒瘀结脉络,日久渐聚积成块停于胁腹而成。西医学中的原发性肝癌,包括单纯型、硬化型和炎症型,以及继发性肝转移癌。病因包括外邪侵袭、情志内伤、饮食不节、脏腑虚弱。本虚标实、因虚致病、因邪致实为本病总的病机。在发病早期,正气虚衰之象尚不严重,此期多以脾虚肝郁气滞为主要病机,可兼有湿浊中阻,湿热内蕴或瘀血内停;随着癥积日益增大,毒热瘀血互结,耗伤气阴,脏腑功能进一步受损,虚象逐渐加重。同时湿毒瘀胶结之热更甚,胁下癥块坚硬如石,定而不移,疼痛加重;湿毒瘀阻肝胆,胆汁外溢发为黄疸;湿热毒邪耗伤阴血,肝肾阴亏,火热灼伤血络,迫血妄行而出现动血诸症。肝癌类似病在古医籍中见于"肝积"、"脾积"、"悬贲"、"积聚"、"癖黄"、"癥"、"肥气"等。《难经·五十五难》说:"脾之积,名曰痞气,在胃脘,腹在如盘,久不愈,令人四肢不收,发黄疸,饮食不为肌肤。"似为本病。《难经》还指出"息贲"是于右胁下覆大如杯,亦似肝癌。《诸病源候论·积聚候》说:"诊的肝积,脉弦而细,两胁下痛……"逍遥散为肝郁血虚,脾失健运之证而设。肝为藏血之脏,性喜条达而主疏泄,体阴用阳。若七情郁结,肝失条达,或阴血暗耗,或生化之源不足,肝体失养,皆可使肝气横逆,胁痛、头痛、目眩等证随之而起。神疲食少,是脾虚运化无力之故。本方既有柴胡疏肝解郁,又有当归、白芍养血柔肝。尤其当归之芳香可以行气,味甘可以缓急,更是解郁血虚之要药。云苓健脾祛湿,使运化有权,气血有源。鳖甲、白花蛇舌草清热解毒,软坚散结,茵陈利湿退黄,丹参活血化瘀,党参扶正气。如此配伍,既补肝体,又助肝用,气血兼顾,肝脾并治,立法全面,用药周到,疗效显著。

(邵珠琳　张冠军)

图书在版编目(CIP)数据

薪火传承:张义明医论医话医案选集 / 张义明,赵芸,杨秀秀主编. —济南:山东科学技术出版社,2015(2021.1重印)

ISBN 978-7-5331-7685-3

Ⅰ.①薪… Ⅱ.①张… ②赵… ③杨… Ⅲ.①医论—汇编—中国—现代 ②医话—汇编—中国—现代 ③医案—汇编—中国—现代 Ⅳ.①R249.7

中国版本图书馆 CIP 数据核字(2015)第 029255 号

薪火传承——张义明医论医话医案选集

张义明　赵芸　杨秀秀　主编

出版者:山东科学技术出版社

地址:济南市玉函路 16 号

邮编:250002　电话:(0531)82098087

网址:www.lkj.com.cn

电子邮件:sdkj@sdpress.com.cn

发行者:山东科学技术出版社

地址:济南市玉函路 16 号

邮编:250002　电话:(0531)82098071

印刷者:北京时尚印佳彩色印刷有限公司

地址:北京市丰台区杨树庄103号乙

邮编:100070　电话:(010) 68812775

开本:710mm×1000mm　1/16

印张:18

彩页:2

版次:2021 年 1 月第 1 版 第 2 次印刷

ISBN 978-7-5331-7685-3

定价:72.00 元

附:主要作者简介

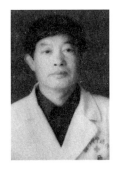

张义明　男,山东滕州市人,中共党员,1948年9月出生。1964年9月考入山东中医药高等专科学校中医四年制专业。1968年10月分配到山东省巨野县独山医院从事中医门诊工作1年。于1969年11月入伍到中国人民解放军125医院门诊从事中医工作,并于1970年3月在125部队政治部从事新闻报道工作。1971年元月进入北京中国医学科学院药物研究所中药研究生班学习两年,1972年11月毕业回125医院内科从事中西医诊疗及中医药研究工作,1975年5月转业,到山东泗水第二人民医院,先后担任中医科主任、业务院长等职。1991年5月以人才引进调入滕州市中医院,先后担任门诊部主任、医务科长、业务院长、党总支成员,从事中医药医疗、教学、科研和管理工作。2008年9月退休,继续返聘于中医院工作,兼任山东省中医药大学教授,《中国实验方剂学杂志》编委,《中国现代中医杂志》编委,任山东省中医药学会第四届理事会理事;枣庄市中医学会第三、四届理事会副理事长、内科专业委员会副主任委员;滕州市中医学会第三届理事会理事长;山东省五级中医药师承教育第一批省级指导老师;枣庄市第一、二批中医药师承指导老师;滕州市中医医院第一批中医药师承指导老师。

2003年被山东省人事厅,山东省卫生厅授予"山东省名中医药专家"称号,2005年被枣庄市卫生局授予"枣庄市卫生资深专家称号",2010年被枣庄卫生局授予"枣庄十大名中医"称号。

该同志热爱中国共产党,忠于党的中医事业,四十六年如一日,传承岐黄薪火,悬壶济世苍生,对技术精益求精,对病人满腔热情,不仅具有精湛的医术,而且具有高尚的医德。今虽已过花甲之年,仍坚持在中医医疗、教学、科研第一线,每周两天的专家门诊,日门诊量在70~100人次,每周两个上午的业务查房。擅长中医内科如脾胃病、肺病、中风病、消渴病、肾病、冠心病;外科急腹症、皮肤病;妇科月经病、带下病、妇科杂病、不孕不育症;儿科咳喘病,消化不良等疾病的诊断和治疗。由于中医药理论底蕴深厚,中医特色突出,临床经验丰富,坚持中西互补,故临床疗效显著,深受广大患者的赞誉。坚持中医药科研、教学和著书立说。近年来,个人主持中医药科研课题 6 项,分别获省医学科技进步奖二等奖一项,枣庄市科技进步二等奖三项,三等奖两项,滕州市科技进步奖一等奖一项。出版中医药专著 4 部,发表中医药学术论文 36 篇,带教大、中专等实习生 200 余人次,中医带徒 30 余人。由于业绩突出,共授予先进工作者奖 6 次,优秀共产党员 4 次,优秀科技工作者奖 6 次。

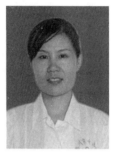

赵 芸 主治医师,中共党员,本科学历,1998 年毕业于山东中医药大学,中医专业,山东省五级中医师承继承人之一,现师承于山东省名中医药专家张义明主任医师。2004 年在山东省立医院进修消化专业。主要擅长脾胃病、妇科月经病、带下病的诊断与治疗。在导师张义明主任医师指导下完成枣庄市科技局立项科研二项,获枣庄市科技进步奖二等奖二项,课题组"增白祛斑汤粉剂内外合用治疗女性黄褐斑的临床及实验研究"第一位完成人,在省级及国家级核心期刊发表学术论文四篇,参与编著论著二部。2013 年获"枣庄市科技创新先进个人"奖。

杨秀秀 医师,硕士研究生,2011 年毕业于山东中医药大学风湿免疫专业,期间侍诊全国名老中医张鸣鹤教授三年,现师承山东省名老中医药专家张义明主任医师。擅长常见风湿免疫系统疾病如:风湿、类风湿关节炎、系统性红斑狼疮、强直性脊柱炎、肌炎等疾病的诊断及中西医结合治疗。进修皮肤病学,参与增白祛斑汤粉剂内外合用治疗女性黄褐斑的临床及实验研究的课题,发表省级及国家核心期刊论文二篇。

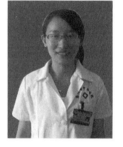

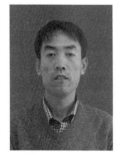

孙晋璞 主管药师,中共党员,本科学历,1998 年毕业于山东中医药大学,同年分配至滕州市中医医院工作。历任中药房主任、医务科长、药学部主任、院长助理等职。兼任山东中医药学会膏方委员会委员,山东省执业药师协会会员,主管中药师职称。醉心于祖国传统中医药学,工作期间一直致力于宏扬中医药文化,普及中医药知识,同时刻苦钻研中医药古籍,并与现代科学相结合,发表省级以上论文六篇,参编学术专著二部,获枣庄市科技进步奖三等奖二项,山东省中医药科技奖三等奖一项。

邵珠琳 主治医师,中国民主同盟会会员,肿瘤学硕士。1998年毕业于济宁医学院临床专业。2011年和2012年西医学习中医,师承山东省名老中医张义明先生,秉承扶正气,顺脏气,化瘀癥理论,采用中西医结合方法治疗各种中晚期肿瘤。2014年获得济南大学医学与生命科学学院肿瘤学硕士学位。2013年~2014年赴北京大学肿瘤医院介入高级研修班学习,擅长肿瘤影像诊断及微创综合治疗,尤其动脉灌注化疗,热化

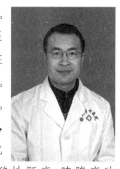

疗,放射性粒子植入治疗,射频消融治疗等,可开展原发及转移性肝癌、胰腺癌动脉灌注化疗术,影像引导下肺癌、肝癌、骨肿瘤粒子植入及射频消融术,胸腹水体腔热灌注化疗等。

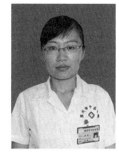

密　丽 医师,硕士研究生,2012年毕业于山东中医药大学中医内科专业,师承山东省名老中医药专家张义明主任医师。擅长于中风病科常见病、多发病(如脑梗死、脑出血、头痛等)临床诊疗工作。参加国家自然科学基金课题一项,发表国家级及省级论文四篇。

徐守莉 医师,硕士研究生,2013年毕业于山东中医药大学第一临床学院乳腺甲状腺外科专业,期间侍诊山东省名老中医宋爱莉教授三年,现师承山东省名老中医药专家张义明主任医师。擅长常见乳腺甲状腺疾病如:乳癖、乳痛、乳岩及气瘿、瘿痈等疾病的诊断及中西医结合治疗。发表省级核心期刊论文一篇。

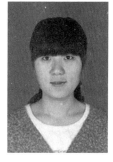

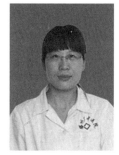

何召叶 主治医师,本科,学士学位,2004年毕业于山东中医药大学,师承于山东省名中医药专家张义明主任医师。擅长中风病、眩晕病、肺系病的中医治疗。承担枣庄市科研课题一项,获枣庄市科技进步奖二等奖一项,在国家核心期刊发表论文一篇。

郭艳苓 主治医师，本科，学士学位，2001年毕业于山东中医药大学。2012年在山东省中医院妇科跟随王东梅、刘金星等名中医进修学习。师从山东省名中医药专家张义明主任医师。擅长运用中医、中西医诊治：月经失调、不孕不育症、痛经、崩漏、乳腺增生、内分泌失调、各种妇科慢性炎症、卵巢囊肿、子宫肌瘤、更年期综合症等。承担枣庄市科研课题一项，获枣庄市科技进步奖二等奖一项，国家级核心期刊论文一篇，参与编著论著一部。

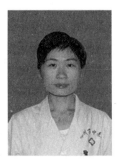

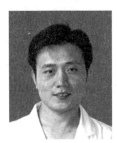

李恩强 主治医师，本科，学士学位，2003年毕业于山东中医药大学中医专业，师从山东省名中医药专家张义明主任医师，擅长中西医结合治疗内科疾病，尤其对中风、眩晕、头痛、咳嗽、积证等疾病的诊治有较深的研究。2013年获院十佳医生称号，承担枣庄市科研课题一项，获枣庄市科技进步奖二等奖一项，在国家级核心期刊发表论文一篇，参与编著论著一部。

胥小鹏 主治医师，本科学历，学士学位，2001年毕业于山东中医药大学中西医结合专业，毕业后一直从事中西医结合内科临床工作，师承于山东省名中医药专家张义明主任医师，擅长中西医结合治疗内科疾病，尤其是在老年病及肾病的诊治有较深的研究，在导师张义明主任医师指导下完成枣庄市科技局立项科研一项，获枣庄市科技进步奖二等奖一项，国家级核心期刊发表论文一篇，省级数篇，参与编著论著一部。

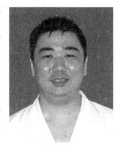

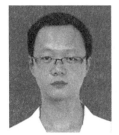

刘兴旺 主治医师，本科，学士学位，2002年毕业于山东中医药大学，针灸推拿专业。现师承山东省名中医药专家张义明主任医师。擅长综合运用针刺、艾灸、推拿、拔罐、刮痧等中医适宜技术治疗：颈椎病、肩周炎、偏头痛、腰椎间盘突出、坐骨神经痛、关节炎、骨质增生、面瘫、偏瘫、痛经、月经不调、青少年近视、小儿腹泻、小儿厌食、小儿咳嗽等证。发表省级及国家级论文三篇，参编论著一部。社会兼职：山东省中医药学会会员，山东省中医药学会推拿专业委员会委员。